BEITRÄGE

ZUR

NORMALEN UND PATHOLOGISCHEN PHYSIOLOGIE

NATHAN ZUNTZ

AM 25. JULI 1899

DEM 25. JAHRESTAGE SEINER ERNENNUNG ZUM PROFESSOR

DARGEBRACHT

VON SCHÜLERN UND FREUNDEN

LEIPZIG
VERLAG VON VEIT & COMP.
1899

Druck von Metzger & Wittig in Leipzig.

Inhalt.

Zur Brown-Séquard'schen Lähmung.

Von

Prof. **H. Oppenheim**
in Berlin.

Die Lehre Brown-Séquard's[1] von den Erscheinungen der Halbseitenläsion des Rückenmarks war das Ergebniss thierexperimenteller Untersuchungen, die erst später von diesem Forscher selbst und einer grossen Zahl anderer Autoren durch am Menschen angestellte Beobachtungen ergänzt und erweitert wurden. Während zunächst eine gewisse Harmonie zwischen den am Thier festgestellten und den durch die Beobachtung am Krankenbett gewonnenen Thatsachen zu walten schien, hat sich in der Folgezeit in dieser Hinsicht eine auffällige Divergenz der Wahrnehmungen und Deutungen geltend gemacht, bis zu dem Grade, dass die Lehre Brown-Séquard's, unter den Händen der Experimentatoren in ihren Grundlagen erschüttert, eine völlige Umwandlung erfuhr, während sie von den Klinikern fast durchweg wenigstens in ihren wesentlichen Zügen anerkannt und bestätigt wurde.

Diese Spaltung wird durch nichts deutlicher illustrirt, als durch die eigenthümliche Thatsache, dass Brown-Séquard selbst in den letzten Jahren seines Lebens seine Lehre widerrufen hat, während die Kliniker in imponirender Uebereinstimmung seine neue Theorie verwarfen und seine alte Lehre wieder auf den Schild erhoben.

Bei dieser Sachlage hielt ich es für eine nicht undankbare Aufgabe, an dieser Stelle, in einem den Ergebnissen der physiologischen Forschung gewidmeten Archiv eine Darstellung des gegenwärtigen Standes der Brown-Séquard'schen Lehre zu bieten, welche sich auf die am kranken Menschen angestellten Beobachtungen gründet. Ich habe mich dazu um so lieber entschlossen, als der Physiologe, dem diese Festschrift gewidmet ist, die

[1] Vgl. zu den Autorennamen das Litteraturverzeichniss am Ende dieser Abhandlung.

Resultate der klinischen Erfahrung und der menschlichen Pathologie niemals aus den Augen verloren, sondern mit dem warmen Interesse des für seine Wissenschaft und Kunst begeisterten Arztes verfolgt und verwerthet hat.

Die zeitlichen und räumlichen Grenzen, die mir bei dieser Besprechung gesteckt wurden, machen es erforderlich, dass ich mich auf die Erörterung der Hauptresultate beschränke, und auch da, wo ich mich auf eigene Erfahrungen stütze, nicht, wie es wünschenswerth wäre, ausführliche Krankengeschichten, sondern nur Extracte derselben bringe oder gar nur ihre Ergebnisse verwerthe. —

Die Thatsachen, welche durch das Thierexperiment ermittelt wurden, darf ich hier als im Wesentlichen bekannt betrachten und kann mich auf ein paar Hinweise beschränken.

Die ersten Mittheilungen Brown-Séquard's aus den Jahren 1846 bis 1850, an die sich in den nächsten Jahren eine Reihe weiterer anschlossen, wurden keineswegs widerspruchslos hingenommen. Zu den entschiedensten seiner ursprünglichen Gegner gehörte Schiff, der die gekreuzte Anästhesie durch eine Läsion der nichtoperirten Rückenmarkshälfte erklärte. Widerspruch erhob auch Chauveau, dem Brown-Séquard zugeben musste, dass die Kreuzung der sensiblen Bahnen sich nicht bei allen Thieren derselben Classe in der gleichen vollständigen Weise vollzöge, Vulpian, der die contralaterale Anästhesie als eine Consequenz der homolateralen Hyperästhesie betrachtet wissen wollte, indem er eine Art von „balancement physiologique des deux moitiés de la moelle épinière“ annahm.

Diese Anschauung Vulpian's ist besonders durch eine Anzahl klinischer Beobachtungen widerlegt worden, in denen die gleichseitige Hyperästhesie oder auch die gekreuzte Anästhesie längere Zeit bezw. dauernd das einzige Zeichen einer unvollkommenen Halbseitenläsion bildeten.

Unter den Experimentatoren der Folgezeit gab es einzelne, deren Beobachtungsresultate nur in einigen Punkten von den Brown-Séquard'schen abwichen. So fand Ferrier (1885) beim Affen nach Halbseitenläsion des Rückenmarks die Lagegefühlsstörung im Gegensatz zu Brown-Séquard auf der gekreuzten Seite.

Turner nähert sich Brown-Séquard am meisten. Seine Theorie lautet (für den Menschen): Für die unteren Extremitäten gilt die Brown-Séquard'sche Lehre im vollen Umfange, für die oberen ändert sich das Verhalten der sensiblen Bahnen insofern, als nur die der Schmerz- und Temperatur-Empfindungsleitung dienenden sich kreuzen, während die für die tactilen Reize nach ihrem Eintritt in's Halsmark auf beiden Seiten nach oben verlaufen. Aehnlich spricht sich Bechterew aus.

Den wirksamsten und entschiedensten Einspruch gegen die durch Brown-Séquard begründete Lehre erhob Mott, indem er bei seinen besonders am Affen ausgeführten Experimentaluntersuchungen zu Ergebnissen gelangte, die den von Brown-Séquard festgestellten durchaus entgegengesetzt waren. Er fand niemals die Sensibilität auf der gekreuzten Seite aufgehoben, vielmehr in der Regel eine doppelseitige, aber auf der gelähmten überwiegende (oder gar eine sich mehr oder weniger auf diese beschränkende) Gefühlsabstumpfung.

Aehnlich waren die von Bottazzi, Marshall, Horsley u. A. erzielten Resultate.

Besonders aber fällt es in's Gewicht, dass Brown-Séquard selbst unter dem Drucke dieser Thatsachen und der durch seine neuen Experimente gewonnenen Anschauungen seinen alten Standpunkt verliess, die Lehre von der Kreuzung der sensiblen Bahnen im Rückenmark verwarf und eine neue Theorie aufstellte, nach welcher die contralaterale Anästhesie auf einer Hemmung beruhe, welche durch den von Seiten der Läsion gesetzten Reizzustand bedingt sei. Ueber die Natur dieser Hemmung spricht sich jedoch Brown-Séquard so unklar aus, dass Brissaud seine Ausführung „bien obscur" nennt.

Die Ansicht, dass die Durchschneidung centripetal verlaufender Hemmungsbahnen die Ursache der gleichseitigen Hyperästhesie sei, ist auch von anderen Autoren (Woroschiloff, Koch, Martinotti u. A.) ausgesprochen worden.

Unter den experimentellen Beobachtungen, die Brown-Séquard selbst anstellte und gegen seine alte Lehre in's Feld führte, sind folgende die bemerkenswerthesten: 1. Die Durchschneidung hinterer Wurzeln im oberen Dorsalmark kann gleichfalls eine Hyperästhesie der gleichseitigen, eine Anästhesie des gekreuzten Hinterbeines zur Folge haben. 2. Ist durch eine halbseitige Durchschneidung des Cervicalmarks eine gekreuzte Anästhesie hervorgerufen, so kann sie durch eine zweite entsprechende Operation im Dorsalmark in Hyperästhesie umgewandelt werden. 3. Die durch Halbseitenläsion des Dorsalmarks gesetzte Anästhesie des gekreuzten Hinterbeines schwindet, wenn der Ischiadicus der anästhetischen Seite leicht gedehnt wird u. s. w.

Auf die experimentellen Untersuchungen, die zur genaueren Localisation der der sensiblen Leitung dienenden Bahnen von Woroschiloff, Koch, Osawa, Martinotti, Holzinger, Singer und Münzer, Horsley, Tooth, Barbacci u. A. angestellt wurden, braucht hier nicht eingegangen zu werden, ebenso wenig auf die von Turner, Rossolimo, Mott u. A. ausgeführten Experimente, welche über die bei der Rückbildung des Brown-Séquard'schen Symptomencomplexes in's Spiel tretenden Vorgänge Licht verbreiten sollten.

Dem Wirrsal von Widersprüchen und Meinungsverschiedenheiten auf dem Gebiete des Thierexperimentes steht eine erfreuliche Congruenz der

Wahrnehmungen und Anschauungen bei jenen Forschern gegenüber, die die Symptome der Halbseitenläsion am kranken Menschen studirt haben. Nicht als ob hier in allen Fällen und unter allen Verhältnissen völlig identische Symptombilder hervorgetreten wären. Nein, es fehlt auch hier nicht an Verschiedenheiten der Beobachtungsergebnisse und an ungelösten Fragen — aber in Bezug auf den Kern der Sache, die Anerkennung der alten Lehre Brown-Séquard's und ihrer Deutung, herrscht eine fast vollkommene Einigkeit.

Die ältere Casuistik — Brown-Séquard, Köbner, Turner, Enderlen und Raymond [1] haben mehr oder weniger vollständige Zusammenstellungen derselben geboten — hatte schon die Thatsache hervorspringen lassen, dass die Halbseitenläsion des Rückenmarks beim Menschen einen Symptomencomplex erzeugt, der in seinen Grundzügen dem Brown-Séquard'schen Gesetz entspricht. In der grossen Mehrzahl der Fälle äusserte sich die Halbseitenläsion, mochte sie nun durch Verletzungen oder durch Krankheitsprocesse anderer Art bedingt sein, durch: gleichseitige Lähmung, gleichseitige Hyperästhesie und contralaterale Anästhesie. Beobachtungen, die von diesem Schema abwichen, waren so spärlich, dass man sie fast vernachlässigen konnte, oder der atypische Charakter der Erscheinungen liess die Deutung zu, dass nicht eine reine, sondern eine unvollkommene Halbseitenläsion, oder eine über die Grenzen der einen Rückenmarkshälfte hinausgreifende Affection vorliege.

Die klinischen und pathologisch-anatomischen Erfahrungen der neueren Zeit verlangen aber um so mehr Beachtung, als inzwischen die Anschauungen über den Faserverlauf und die Bedeutung der verschiedenen Leitungswege im Rückenmark in mancher Hinsicht geklärt worden sind.

Es sind besonders die Abhandlungen von Raymond, Enderlen, Laehr, Mann, Brissaud, Kocher und Schlesinger nebst meinen eigenen Erfahrungen auf diesem Gebiet, auf welche sich die folgende Darstellung stützt.[2]

Es ist unbestritten und wird durch keine einzige Beobachtung widerlegt, dass die Halbseitenläsion des Rückenmarks beim Menschen eine Lähmung des homolateralen Beines, bezw. der homolateralen Gliedmaassen hervorbringt. Diese Lähmung ist, wie das namentlich von Wernicke und Mann hervorgehoben, von Müller u. A. bestätigt wurde, insofern keine ganz vollständige, als die absolute und dauernde Paralyse nur gewisse Muskelgruppen, nämlich

---

[1] Mann und Jeremias haben dagegen das Facit aus den von ihnen citirten, aber nicht wiedergegebenen Beobachtungen der vorliegenden Litteratur gezogen.

[2] Leyden und Goldscheider haben im Nothnagel'schen Handbuch der speciellen Pathologie und Therapie namentlich die physiologische Seite dieser Frage eingehend besprochen.

die Beuger des Ober- und Unterschenkels und die Strecker (Dorsalflexoren) des Fusses betrifft, während die anderen nicht vollständig ergriffen werden, bezw. ihre Bewegungsfähigkeit theilweise wieder erlangen. Für diese bei cerebraler wie bei spinaler Hemiplegie der dauernden Lähmung entgehenden Muskeln nimmt Mann einen Innervationszufluss aus der anderen Rückenmarkshälfte an, so dass die streng einseitigen Affectionen sie verschonen, bezw. nicht völlig paralysiren. Dass die Lähmung bei spinaler Hemiplegie oft in ganz hervorragendem Maasse die Strecker des Fusses und der Zehen betrifft, kann ich auch nach meinen Erfahrungen bestätigen.

Ferner beweist die Mehrzahl der vorliegenden Beobachtungen, dass die Lähmung des Beines, so lange die Läsion ihren Sitz oberhalb des Lendenmarks hat, eine spastische ist, wenn auch das Verhalten des Muskeltonus und der Sehnenphänomene gewissen Schwankungen unterworfen ist, die hier nicht berücksichtigt werden sollen.

Ich habe nachher auf die wichtige Frage einzugehen, ob und unter welchen Verhältnissen die Muskeln der gelähmten Seite einem Schwunde anheimfallen.

Die Hyperästhesie der gelähmten, also dem Sitze der Affection entsprechenden Seite, ist eine in der grossen Mehrzahl der Krankengeschichten erwähnte Erscheinung. Wenn auch ihre Intensität eine wechselnde ist und sie sich nicht immer, entsprechend den Angaben Brown-Séquard's, für alle Gefühlsqualitäten geltend macht, so bildet sie doch ein nahezu regelmässiges oder doch durchaus gewöhnliches Symptom der halbseitigen Verletzungen und Erkrankungen des menschlichen Rückenmarks. Aus einzelnen Beobachtungen (Schrader, Beck) scheint hervorzugehen, dass da, wo die Hyperästhesie vermisst wurde, die Halbseitenläsion eine unvollständige war.

Meine eigenen Wahrnehmungen haben allerdings zu einem von der herrschenden Lehre etwas abweichenden Resuttat geführt, insofern als ich eine ausgesprochene Hyperästhesie häufig vermisste, dagegen recht oft eine relative Hyperästhesie zu constatiren Gelegenheit hatte, nicht im Leyden'schen, sondern in dem Sinne, dass die die gelähmte, bezw. paretische Seite treffenden Reize weit lebhafter empfunden wurden, als die an der anderen, während es nicht immer sicher entschieden werden konnte, ob eine Hyperästhesie des einen oder eine Hypästhesie des contralateralen Beines allein vorlag. Zwar stellte sich bei weiterer Untersuchung meist heraus, dass beide Zustände vorhanden waren, aber die Hyperästhesie war doch keineswegs eine in die Augen springende. So ist es mir fast nie vorgekommen, dass ich von den Patienten dieser Kategorie eine Klage gehört hätte, wie z. B. von den an localer Hauthyperästhesie leidenden Tabikern, die selbst die Berührung der Bettdecke nicht ertragen. Ebenso wenig kam es vor, dass die Hyperästhesie der Haut die an Brown-Séquard'scher Lähmung Leidenden verhinderte, beim Gehen die Fusssohle des von der Parese betroffenen Beines auf den Boden zu setzen und sich auf sie zu stützen, eine Erscheinung, die wir sonst bei Hyperästhesie der Fusssohle, mochte sie nun neuritischen (Polyneuritis alcoholica) oder hysterischen Ursprunges sein, oft zu beobachten Gelegenheit hatten.

Kocher erwähnt dagegen u. A. einen Fall, in welchem die Hyperästhesie der tiefen Theile eine so beträchtliche war, dass die Bewegungen der Extremität mit Schmerzen verbunden waren.

Mit dem Hinweis auf meine Erfahrungen soll die namentlich auch durch das Thierexperiment gut begründete Lehre von der Hyperästhesie als Symptom der Halbseitenläsion gewiss nicht bekämpft werden. Ich halte mich schon aus dem Grunde nicht für berechtigt dazu, als sich meine Erfahrungen zum grössten Theil einerseits auf Krankheitsfälle beziehen, in denen der Symptomencomplex der Halbseitenläsion unvollkommen oder verwaschen war, andererseits auf solche von reinem, vollkommenem Typus, aber langsam-progredienter Entstehung und stabilem Zustand nach langer Dauer des Leidens.

Immerhin will ich bemerken, dass bei der Feststellung der Hyperästhesie das Urtheil durch den Vergleich mit der gefühllosen Extremität irregeleitet werden kann, und dass namentlich auch die lebhafte Steigerung der Hautreflexe, die sich häufig auf der gelähmten Seite findet, eine Hyperästhesie vortäuschen, oder eine Ueberschätzung des Grades derselben veranlassen kann.

Die Anästhesie oder die Gefühlsabstumpfung der gekreuzten Seite darf als eine regelmässige Erscheinung der Halbseitenläsion des menschlichen Rückenmarks bezeichnet werden. Diese Thatsache ist meines Wissens in den letzten Jahren von Seiten der Kliniker allgemein anerkannt und von Keinem in Zweifel gezogen worden. Die Schwierigkeiten, die Verschiedenheiten in der Beobachtung und Deutung beginnen aber sofort, wenn wir der Frage nach dem Verhalten der einzelnen Gefühlsqualitäten näher treten.

Nach der ursprünglichen Lehre Brown-Séquard's betrifft die Gefühlslähmung der gekreuzten Seite alle Sensibilitätsqualitäten, mit Ausnahme des Muskelgefühls, bezw. der Sensibilität der tiefen Theile (wir könnten sie kurz als Bathyästhesie bezeichnen). Wir pflegen diese Gefühlsqualität jetzt gewöhnlich mit der Lageempfindung zu identificiren. Mit dieser Angabe Brown-Séquard's stimmen weder die älteren noch die neueren klinischen Beobachtungen in allen Punkten überein.

Zunächst ist es die Bathyästhesie, deren Verhalten nicht ganz sichergestellt ist. Freilich existirt eine grosse Zahl von guten Beobachtungen schon in der älteren Litteratur, in denen die Lageempfindung durchaus entsprechend den Angaben Brown-Séquard's auf der Seite der Lähmung aufgehoben oder herabgesetzt, auf der Seite der Anästhesie erhalten war. Einige Male (Brown-Séquard, Raymond u. A.) wurde auch festgestellt, dass ein die tiefen Theile (Muskeln u. s. w.) der gefühllosen Seite treffender Druck schmerzhaft empfunden wurde.

Nur in einem kleinen Bruchtheile der Fälle fand sich die Lagegefühlsstörung auf der contralateralen Seite, oder sie war — etwas häufiger — beiderseits nachzuweisen.

Die neuen Beobachtungen und auch meine eigenen Erfahrungen entscheiden durchaus zu Gunsten der Brown-Séquard'schen Lehre. In meiner Casuistik tritt die Bathyanästhesie nie ausschliesslich auf der gekreuzten, meist ausschliesslich auf der gelähmten Seite und zuweilen doppelseitig hervor. Wo das letztere zutraf, sprachen auch andere Gründe dafür, dass der Krankheitsprocess über die Mittellinie hinausgegriffen hatte.

Bei einer Hemiläsion des oberen Halsmarks griff in zwei meiner Beobachtungen die Ataxie auch auf den contralateralen Arm über, während nur die gleichseitige Unterextremität betroffen war.

Besonders ist es noch eine Thatsache, die auch da, wo über diese Sensibilitätsqualität nichts ausgesagt ist, den Rückschluss gestattet, dass sie auf Seite der Lähmung herabgesetzt war, die Thatsache, dass in vielen Fällen (z. B. in den von Neumann, Gilbert, Schultz, mir, Herhold, Kocher, Raymond beschriebenen) und so auch in einem Theil meiner eigenen in den Anfangs gelähmten Gliedmaassen mit Eintritt der Besserung oder in den von vornherein nur paretischen Ataxie die Bewegungen begleitete.

Dagegen ist mir weder unter den fremden noch unter den eigenen Beobachtungen eine begegnet, in der die Ataxie ausschliesslich die contralaterale Seite betroffen hatte.

Umgekehrt deutet aber auch diese Localisation der Ataxie auf der homolateralen Seite auf ihre innige Beziehung zur Bathyanästhesie.

Im höheren Maasse divergiren die Angaben und die Anschauungen bezüglich des Verhaltens der tactilen Sensibilität. Ich schliesse mich hier jenen Autoren an, welche zwischen Berührungs- und Druckempfindung eine scharfe Grenze nicht ziehen, und werde die Bezeichnung Tastsinn, Berührungsempfindung, tactile Empfindung u. s. w. promiscue gebrauchen.

Einer relativ kleinen Zahl von Beobachtungen, in denen die Tastempfindung, der Brown-Séquard'schen Lehre entsprechend, auf der gekreuzten Seite herabgesetzt oder aufgehoben war, steht eine grössere gegenüber, in denen diese Empfindungsqualität gar nicht beeinträchtigt, und eine Anzahl weiterer, in denen sie doppelseitig oder gar nur auf der gelähmten

Seite herabgesetzt war. In meiner Casuistik handelt es sich entweder — und zwar meistens — um intacte Berührungsempfindlichkeit oder um bilaterale leichte Hypästhesie; einige Male fand sie sich nur am contralateralen Bein, und in zwei Fällen von Typus cervicalis superior der Halbseitenläsion nur am Arm der gelähmten Seite.

Die neueren Forschungen haben nun eine Thatsache, die allerdings auch früher nicht vernachlässigt war, schärfer herausgehoben: dass die Anästhesie der gekreuzten Seite meistens ausschliesslich für die Schmerz- und Temperaturempfindlichkeit Gültigkeit hat.

In den Lehrbüchern von Gowers und mir (auch in der 1. Auflage) ist das schon hervorgehoben. Insbesondere aber haben Mann, Kocher, Laehr, Raymond, Brissaud in den letzten Jahren diese Thatsache gewürdigt. Mann hat in 6 Fällen eigener Beobachtung auf der gekreuzten Seite Thermanästhesie und Analgesie bei gut erhaltener oder nur minimal herabgesetzter (die Patienten empfanden die leiseste Berührung, „wenn auch zuweilen etwas dumpfer") Berührungsempfindung nachgewiesen. Ausserdem hat er die vorhandene Casuistik in Bezug auf diese Frage gesichtet und ermittelt, dass in 31 von 51 Fällen diese partielle Empfindungslähmung, die dissociirte Anästhesie (oder der type syringomyélitique der Franzosen) entweder von vornherein bestand oder sich bald aus der totalen Anästhesie entwickelte, während von den 21 Fällen, in denen sich die Empfindungsstörung auf alle Reizarten bezog, ein grosser Theil kurze Zeit nach dem Beginn des Leidens veröffentlicht sei. Dagegen sei kein einziger Fall von Halbseitenläsion beschrieben, in welchem ausschliesslich die tactile Sensibilität auf der gekreuzten Seite aufgehoben war. Jeremias, der diese Frage später an einem grösseren Litteraturmaterial prüfte, gelangt ebenfalls zu dem Schluss, dass die partielle Empfindungslähmung die typische Form der Gefühlsstörung bei Brown-Séquard'scher Lähmung sei.

Mit besonderer Bestimmtheit ist Brissaud, dessen Abhandlungen über diesen Gegenstand zum Theil weiter zurückreichen, für diese Anschauung eingetreten. Während aber die genannten Autoren diese Art der Anästhesie in generelle Beziehung zur Halbseitenläsion brachten, macht sie Brissaud von der Natur bezw. der speciellen Localisation des Processes abhängig, indem er in diesem „type syringomyélitique" die charakteristische Form der Anästhesie bei der durch die syphilitischen Erkrankungen des Rückenmarks bedingten Halbseitenläsion erblickt. Dieser Punkt bedarf nachher der weiteren Auseinandersetzung.

Die in den klinischen Beobachtungen durchweg hervortretende Anästhesie der gekreuzten Seite ist von den Autoren auf die Kreuzung der sensiblen Bahnen im Rückenmark zurückgeführt worden, während die neue

Hemmungstheorie Brown-Séquard's allgemein — nur Raymond und Jolly verhalten sich nicht ganz ablehnend — verworfen wurde.

Bezüglich des Vorganges und Ortes der Kreuzung herrscht insoweit eine Congruenz der Anschauungen, als sie sich unmittelbar oder bald nach dem Eintritt der sensiblen Wurzelfasern und ihrer Collateralen in der grauen Substanz, bezw. in den Commissuren abspielt. Die französischen Forscher (Raymond, Brissaud u. A.) denken dabei an die hintere Commissur, während die deutschen in Anlehnung an Edinger, Bechterew, Kölliker u. A. im Ganzen mehr geneigt sind, den Ort der Kreuzung in die vordere Commissur zu verlegen.

Wie und wo sich dieser Vorgang nun auch abspielen mag, darüber herrscht kaum noch ein Zweifel, dass die sensiblen Bahnen zum grossen oder zum grössten Theile in die entgegengesetzte Rückenmarkshälfte und hier in einem allerdings noch nicht mit Bestimmtheit abgegrenzten Faserzug des Vorderseitenstrangrestes nach oben gelangen.

Man hat an das Gowers'sche Bündel gedacht, dann aber wieder Bedenken gegen diese Annahme erhoben. Es scheint, als ob diese Bahn durch Fasern gebildet würde, die zunächst nahe der grauen Substanz liegen, dann aber immer mehr nach aussen, an die Peripherie des Seitenstranges, gedrängt werden (Mann, Brissaud).

Gerade auf der Aufstellung und Anerkennung dieser Thatsache basirt die Ablehnung der neuen Lehre Brown-Séquard's. Und falls man gezwungen wäre, die am Thiere als Folge der Hemisection festgestellten Erscheinungen im Sinne von Horsley, Mott u. A. zu deuten, so bliebe nichts übrig, als eine grundsätzliche Differenz in dem Verhalten der sensiblen Leitungsbahnen zwischen Mensch und Thier anzunehmen, wie das auch schon von Bezold, Kocher u. A. ausgesprochen worden ist.

Mit der überwiegenden Mehrzahl der Forscher halte ich also an der Lehre von der Kreuzung der sensiblen Bahnen resp. eines grossen Antheiles derselben im menschlichen Rückenmark fest.

Welche Gefühlsbahnen sind es aber, die ihre Kreuzung schon im Rückenmark erfahren? Die klinischen Beobachtungen drängen zu der Annahme, dass es in erster Linie oder ausschliesslich die der Leitung der Schmerz- und Temperaturempfindung dienenden Bahnen sind, welche in jeder Höhe des Rückenmarks in die graue Substanz (Hinterhorn) eintreten und von hier in den gekreuzten Vorderseitenstrang gelangen. Hier also findet sich die geschlossene Bahn, in welcher die von der contralateralen Körperseite kommenden Schmerz- und Temperaturreize zum Gehirn fortgeleitet werden. Jede Herderkrankung des Vorderseitenstranggebietes wird also, wenn sie diese Bahn zerstört, eine Thermanästhesie und Analgesie der contralateralen

Körperseite, bezw. des gekreuzten Beines hervorrufen, während die Erkrankungen, die sich auf die hintere graue Rückenmarksubstanz beschränken, selbst wenn sie eine beträchtliche Höhenausdehnung besitzen (Gliosis), nur eine homolaterale Therm-Alg-Anästhesie hervorrufen (s. w. u.).

In Uebereinstimmung mit der alten Lehre Brown-Séquard's machen es die klinischen Erfahrungen wahrscheinlich, dass die Leitungswege für die Sensibilität der tiefen Theile, also vor Allem die bei der Prüfung des Lagegefühles in's Spiel tretenden Empfindungen, ganz oder zum grössten Theile in der gleichseitigen Rückenmarkshälfte nach oben gelangen.

Zweifelhaft ist es jedoch, ob sie ihren Weg durch den Hinterstrang oder durch den Kleinhirnseitenstrang (oder durch beide Gebiete) nehmen. Es scheint nicht, als ob die graue Substanz einen wesentlichen Antheil an der Vermittelung dieser Eindrücke habe, da die speciellen Erkrankungen derselben (Gliosis und Hämatomyelie; von den reinen Vorderhornerkrankungen können wir ja hier absehen) in der Regel nicht mit einer Beeinträchtigung der Lageempfindung verknüpft sind. Dagegen existiren einzelne Beobachtungen, in welchen localisirte Affectionen des Hinterstranggebietes sich durch Lagegefühlsstörung und Ataxie äusserten.

So citirt Kocher einen von Hammond beschriebenen Fall, in welchem bei einer Fractur des XI. Brustwirbels ein die Hinterstränge comprimirendes Fragment Lagegefühlsstörung und Ataxie hervorgebracht hatte, während die tactile Empfindung kaum beeinträchtigt war. Mit der Entfernung des Fragmentes gingen die Ausfallserscheinungen zurück.

Hale White bringt eine Beobachtung von Compression des Rückenmarks bei Wirbelcaries mit Analgesie, während das Lagegefühl intact und die Tastempfindung nur unbedeutend herabgesetzt war; durch die Autopsie wurde Unversehrtheit der Hinterstränge am Orte der Compression ermittelt. Allerdings fehlt die genauere (histologische) Untersuchung. Auch ist die Beobachtung schon deshalb keine beweiskräftige, weil bei Rückenmarkscompression auch die histologisch intacten Fasern doch leitungsunfähig sein können, wie das gerade die Erfahrungen bei Wirbelcaries lehren.

Ferner hat Mann in einem Falle von Rückenmarkserkrankung, in welchem die ventrale Hälfte beider Hinterstränge degenerirt war, an keiner Körperstelle eine Aufhebung des Berührungs- und Lagegefühles nachweisen können. Da hier jedoch die Läsion des Hinterstranges nur eine partielle war und vorwiegend das Gebiet betraf, welches von endogenen oder absteigenden Fasern ausgefüllt wird, so dürfte aus dieser Beobachtung kein Beweis gegen die Bedeutung des Hinterstranges für die Vermittelung der Lageempfindungs-Impulse abgeleitet werden.

Wir halten es nach den vorliegenden und den eigenen Erfahrungen wahrscheinlich, dass die bei der Prüfung des Lagegefühles in Wirksamkeit tretenden Reize ihren Weg (ganz oder zum grössten Theile) durch den gleichseitigen Hinterstrang zum Gehirn nehmen.

Wie das Verhalten der tactilen Empfindung bei der Brown-Séquard'schen Lähmung noch am wenigsten klargestellt ist, so ist auch die Frage nach der Bedeutung der verschiedenen Leitungswege für die Berührungsreize noch eine völlig ungelöste. Uns interessiren hier vorwiegend die Schlüsse, die sich aus den klinischen Beobachtungen von Halbseitenläsion des Rückenmarks für die Entscheidung dieser Frage ziehen lassen. Die Thatsache, dass sich der Brown-Séquard'sche Symptomencomplex so sehr häufig durch eine partielle Empfindungslähmung (Thermalganästhesie) des contralateralen Beines äussert, hat zu ganz verschiedenen Auslegungen und Schlussfolgerungen geführt.

Brissaud, der, wie oben angeführt, dieses Verhalten als ein für die Lues spinalis nahezu pathognomonisches betrachtet, will es aus der Localisation des Processes erklären. Dieser ergreife hier in der Regel (Ausnahmen lässt er zu, wie z. B. den Charcot-Gombault'schen Fall) nur das Vorderseitenstranggebiet mit Einschluss der grauen Substanz, während die Hinterstränge verschont blieben. Die specifische Erkrankung dringe entweder von den Meningen aus in's Rückenmarkgewebe oder greife mittels der Gefässe (Nekrobiose, Erweichung) auf dasselbe über. Bei dem Eindringen von der seitlichen Peripherie her werde die gekreuzte Gefühlsbahn sofort gefährdet. Auch von den vasculären Processen und ihren Folgen können die Hinterstränge verschont bleiben, weil sie ihre eigenen Gefässe besitzen.

Die Schwäche dieser Argumentation springt in die Augen. Wer Gelegenheit gehabt hat, sich mit der pathologischen Anatomie der Rückenmarkssyphilis eingehender zu beschäftigen, dem wird es gewiss nicht entgangen sein, wie häufig — man könnte fast sagen: in welch' electiver Weise — das syphilitische Granulationsgewebe sowohl wie die durch Gefässerkrankung inducirte Erweichung gerade das Hinterstranggebiet betrifft. Ich habe aber auch in einem Falle von Brown-Séquard'scher Lähmung mit partieller Empfindungslähmung der in Frage stehenden Art bei Lues spinalis die Betheiligung des Hinterstranges durch die anatomische Untersuchung feststellen können.

Dem gegenüber liegt eine sehr interessante Beobachtung von Hanot und Meunier vor, in welcher eine doppelseitige gummöse Erkrankung des Rückenmarks, die ihren Sitz besonders in der grauen Substanz hatte und wohl auch die Vorderseitenstranggebiete betraf, dagegen die Hinterstränge nahezu völlig verschonte, einen doppelseitigen Brown-Séquard („le double syndrome de Brown-Séquard") mit partieller Empfindungslähmung erzeugt hat. Wir dürfen jedoch meines Erachtens diese Beobachtung deshalb nicht im Sinne Brissaud's deuten, weil diese Localisation des specifischen Processes eine ungewöhnliche ist, die „dissociation syringomyélique“ der Gefühlsstörung dagegen bei der Lues spinalis ein recht häufiges Vorkommniss bildet (vgl. weiter unten meine eigenen, den Brissaud'schen vorausgegangenen Angaben über diesen Punkt). Uebrigens liegt auch ein von L. R. Müller untersuchter Fall von Brown-Séquard'scher Halbseitenläsion mit partieller Empfindungslähmung vor, in welchem ein Solitärtuberkel die eine Hälfte des Rückenmarks mit Einschluss des Hinterstranges zerstört hatte (wenn es auch der Autor nicht ausschliessen kann, dass einzelne Fasern unversehrt blieben). Die Brissaud'sche Hypothese steht also zweifellos auf schwachen Füssen.

Andere Autoren haben die Bedeutung des Hinterstranges für die Fortleitung der tactilen Reize überhaupt in Frage gestellt und andere Bahnen für diese in Anspruch genommen. Man hat dabei besonders an Fasern gedacht, die aus den hinteren Wurzeln direct in die seitliche Grenzschicht der grauen Substanz gelangen sollen (Edinger). Neuerdings taucht die Annahme auf, dass es überhaupt keine langen, directen Bahnen für die Empfindungsleitung giebt, sondern dass auch die tactilen Reize schon im Rückenmark ein zweites Neuron in Anspruch nehmen.

Die grösste Beachtung verdient zweifellos die Auffassung Mann's (der sich die von Turner und Mackentosh eng anschliesst): dass den Berührungsreizen jeder centripetale Weg offen stehe, dass, so lange überhaupt noch Fasern für die Fortleitung centripetaler Erregungen vorhanden seien, diese von den Berührungsreizen betreten werden können.

Für die Richtigkeit dieser Annahme sprechen viele Thatsachen, besonders auch die, dass bei der Tabes dorsalis die tactilen Empfindungen (wenigstens an den Extremitäten) oft lange Zeit, selbst bis in die spätesten Stadien erhalten bleiben, während das Schmerzgefühl längst erloschen und auch die Bathyästhesie schon beeinträchtigt oder aufgehoben ist. Jedenfalls können also die Hinterstränge in grosser Ausdehnung entartet sein, ohne dass die Leitung der Tastempfindungen aufgehoben zu sein braucht.

Ich gehe nun aber keineswegs so weit, wie jene Autoren, die gegen die qualitative Sonderung der einzelnen Empfindungsarten überhaupt Bedenken erheben und so auch das Vorhandensein getrennter Leitungsbahnen für die verschiedenen Gefühlsqualitäten in Abrede stellen. Ich halte an der Bedeutung der grauen Substanz und des innerhalb des gekreuzten Vorderseitenstranges gelegenen Faserzuges für die Schmerz- und Temperaturempfindung, ebenso an der Bedeutung des gleichseitigen Hinterstranges für die bewusste Lageempfindung fest. In Bezug auf die Tastreize acceptire ich die Ansicht Mann's, dass sie durch alle aufsteigenden Bahnen hirnwärts geleitet werden können, wenn auch in erster Linie dieser Function Faserbündel dienen mögen, die in den Hintersträngen nach oben ziehen.

Nach der alten Brown-Séquard'schen Lehre und einem immerhin nicht kleinen Theil der klinischen Beobachtungen, müsste man annehmen, dass auch die Leitung für diese Empfindungsqualität vorwiegend eine gekreuzte ist. Jedenfalls wurde eine Tastsinnstörung ausschliesslich am Bein der verletzten bezw. erkrankten Seite nur ausnahmsweise gefunden. Kocher spricht zwar die Vermuthung aus, dass sich hinter der Hyperästhesie häufig eine geringe tactile Hypästhesie verberge, die nur durch genaue Untersuchung ermittelt werden könne, indes geht das aus den sorgfältigen Prüfungen, die namentlich in neuerer Zeit von einzelnen Klinikern (auch von mir) angestellt wurden, nicht hervor.

Nimmt man nun an, dass 1. die tactilen Reize vorwiegend in die gekreuzte Rückenmarkshälfte übergeleitet werden, dass aber auch die gleichseitige bis zu einem gewissen Grade für diese Function eintreten kann und dass 2. sowohl die directen wie die indirecten aufsteigenden Bahnen von diesen Reizen betreten werden können, so sind die bei der Halbseitenläsion des menschlichen Rückenmarkes beobachteten Verhältnisse in befriedigender Weise gedeutet.

Wir würden dann bei der vollkommenen, also besonders bei der totalen traumatischen Halbseitenläsion wenigstens im Beginn eine tactile Hypästhesie am Bein der gekreuzten Seite zu erwarten haben und würden begreifen, dass ein geringer Grad derselben manchmal dauernd nachzuweisen ist, wie das Mann auch für seine Fälle hervorhebt.

Noch einer anderen, allerdings recht hypothetischen Vorstellung könnte man Raum geben: die langen, directen, gleichseitigen Bahnen werden von jenen Reizen benutzt, die in der Regel nicht empfunden werden, sondern nur die Coordinationscentren und andere subcorticale (bezw. pontine, medulläre u. s. w.) Centren beeinflussen. Durch besondere Aufmerksamkeit, Uebung u. s. w. können diese Reize auch percipirt werden, d. h. direct aus den subcorticalen Centren in's Bewusstsein aufgenommen werden. Bei Individuen jedoch, die weniger auf feine Empfindungen zu achten gewöhnt sind, dringen nur die die indirecten Wege im Rückenmarke einschlagenden (sich hier schon kreuzende Bahnen benutzenden) Reize, also Schmerz- und Temperaturreize, sowie die stärker latenten, tactilen Reize in's Bewusstsein. Dieselben Bahnen werden bei den Individuen der erstbezeichneten Kategorie benutzt, wenn die directen Bahnen zerstört sind. Damit hätten wir eine Erklärung für die Thatsache, dass 1. bei Brown-Séquard'scher Lähmung sehr oft jede Beeinträchtigung der Tastempfindung fehlt (für das Bein der verletzten Seite Fortleitung durch graue Substanz in contralateralen Seitenstrang, für das Bein der gekreuzten Seite Fortleitung im entsprechenden Hinterstrange, Fähigkeit, diese Reize in's Bewusstsein aufzunehmen); 2. häufig oder nicht selten eine Abstumpfung der tactilen Empfindung an der contralateralen Seite besteht (weil das Individuum gewohnt ist, nur die mittels der gekreuzten, indirecten Bahnen fortgeleiteten Reize zu percipiren).

Die Hyperästhesie der homolateralen Körperseite hat gar manche Hypothese in's Leben gerufen. Die von Woroschiloff u. A. ausgesprochene Ansicht, nach welcher es sich um die Ausschaltung einer Hemmungsbahn handelt, wurde schon erwähnt. Eine weitere Annahme, nach welcher die Hyperästhesie durch die partielle Schädigung der gesunden Rückenmarkshälfte, welche irritirend auf die sensiblen Bahnen wirkt, zu Stande kommt, hat viel Bestechendes. Doch spricht gegen sie die Thatsache, dass auch bei unvollkommenen Halbseitenverletzungen und schon im Beginn von Erkrankungen, die mit einer Compression der einen Rückenmarkshälfte verbunden sind, Hyperästhesie bestehen kann und dass sie in einzelnen Fällen noch nach Jahren und Decennien in unveränderter Weise fortbestand.

An dieser Klippe scheitert auch die Raymond'sche Ansicht, der die Hyperästhesie auf Reizung der contralateralen Seite durch die von Schiefferdecker, Singer, Homén und besonders von Enderlen nachgewiesene primäre traumatische Degeneration (Quellung u. s. w.) zurückführen will. Man könnte an eine die Rückenmarksaffection begleitende Meningealreizung denken, da es feststeht, dass die das Mark treffenden Verwundungen meistens mit einer Meningealhämorrhagie verbunden sind und auch die nicht-traumatischen Erkrankungen der Medulla spinalis, besonders die specifischen, sehr oft mit einer Affection der Hüllen verknüpft sind. Aber dieser meningitische Process ist doch nur ausnahmsweise ein streng halbseitiger, während sich die Hyperästhesie regelmässig auf die eine Körperseite beschränkt.

Kocher hat sich mit dieser Frage viel beschäftigt, ohne zu einem klaren Resultat zu gelangen. Seine Hypothese lautet so: „Wird die eine Rückenmarkshälfte getrennt, so wird der Hauptheil der die Berührungsempfindungen leitenden Fasern in der Grenzschicht des Seitenstranges mitgetrennt, die gekreuzten müssen also die Leitung der Empfindung allein übernehmen, diese haben aber zum grössten Theile indirecte Leitung, indem sie die graue Substanz passiren, welche als Summationsorgan wirkend die Berührungsempfindung zur Schmerzempfindung steigert."

Gower's Auffassung, die sich an die oben erwähnte Vulpian'sche Theorie anschliesst, befriedigt nicht und fällt mit dieser. Sotta's Vermuthung, dass die Sklerose der Pyramidenbahn erregend auf die benachbarten sensiblen Faserzüge wirke, bedarf keiner Berücksichtigung.

Man könnte folgender Vorstellung Raum geben: Nehmen wir an, *a b c* (Fig. 1) repräsentire die langen aufsteigenden Bahnen der bei *b d* verletzten Rückenmarkshälfte und supponiren wir, dass in denselben nur Impulse nach oben fortgeleitet werden, die auf subcorticale resp. cerebelläre, bulböse Centren (Coordinationscentren u. s. w.) einwirken, ohne zum Bewusstsein zu gelangen, während die mit den hinteren Wurzeln h—h_4 hereinströmenden Reize, welche bewusste Empfindungen auslösen, durch die Seitenzweige i—i_4 auf die contralaterale Seite gelangen. Jeder bei der Gefühlsprüfung angewandte Reiz spaltet sich also in zwei Componenten, von denen der eine in der Bahn *a b c* nach oben gelangt und subcorticale u. s. w. Centren beeinflusst, während der andere nach Ueberleitung in die gekreuzte Seite und die secundär aufsteigende Bahn die bewusste Empfindung auslöst. Durch eine bei *d b* gesetzte Leitungsunterbrechung wird die Abspaltung der direct nach oben gelangenden Impulse verhindert und so erhalten die von *h* nach *i* fortgeleiteten, in's Bewusstsein dringenden Erregungen einen entsprechenden Intensitätszuwachs.

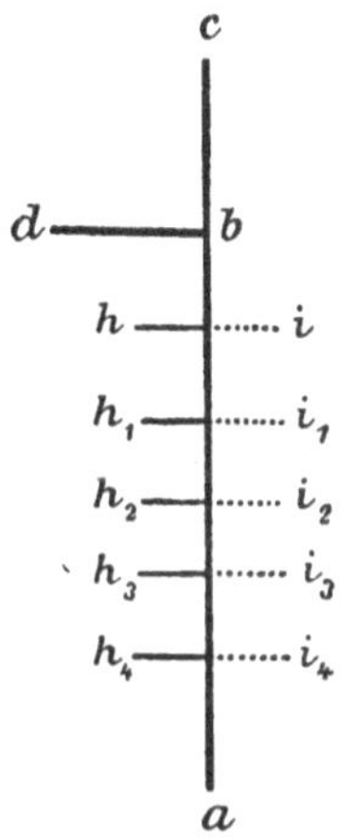

Fig. 1.

Diese Hypothese hätte vor der von Woroschiloff u. A. aufgestellten den Vorzug, dass sie auf die unklaren Hemmungswirkungen verzichtet und den neuen Erfahrungen — der Lehre von den Collateralen u. s. w. — gerecht wird.

Das Verhalten der Sehnenphänomene und Hautreflexe, der Blasen- und Mastdarmfunction, der vasomotorischen und oculopupillären Symptome u. s. w. soll hier nicht erörtert werden, da ich zu dem Bekannten nichts Wesentliches hinzuzufügen haben würde. Ebenso soll die durch die Läsion der direct in den Krankheitsherd einmündenden hinteren Wurzeln bedingte Anästhesie und Hyperästhesie, welche sich an der oberen Grenze der gelähmten resp. anästhetischen Körpertheile findet — sie ist von Brissaud besonders sorgfältig studirt worden — hier unberücksichtigt bleiben.

Dagegen halte ich es für geboten, gewissen, den Brown-Séquard'schen Symptomencomplex begleitenden Reizerscheinungen auf motorischem und sensiblem Gebiet ein paar Bemerkungen zu widmen.

Ausser den gewöhnlichen Zeichen der Rigidität treten in der von der Parese betroffenen Extremität häufig Zuckungen, Zittern (meist spastisches) und andere motorische Reizerscheinungen hervor. Es genügt, einen Blick auf die von Enderlen, Raymond u. A. zusammengestellten Fälle, sowie auf die Kocher'sche Casuistik zu werfen, um sich von der Häufigkeit dieser Erscheinung zu überzeugen. Die gewöhnliche Muskelsteifigkeit steigert sich am Bein zuweilen zur Streckcontractur, während Beugecontractur nur selten vorzukommen scheint.

Die am Arm bei hohem Sitz der Läsion sich ausbildende Contractur kann der hemiplegischen gleichen oder einem anderen Typus entsprechen. So zeigte in einem Falle meiner Beobachtung (Figg. 2 u. 3), in welchem die Affection ihren Sitz im linken oberen Cervicalmark (Höhe des 2. bis 4. Cervicalnerven) hatte, der Arm folgende Stellung: Oberarm stark adducirt, Unterarm etwa im rechten Winkel gebeugt, Hand ad maximum supinirt und überstreckt, Grundphalangen der Finger leicht, Mittelphalangen stark gebeugt, Endphalangen überstreckt.

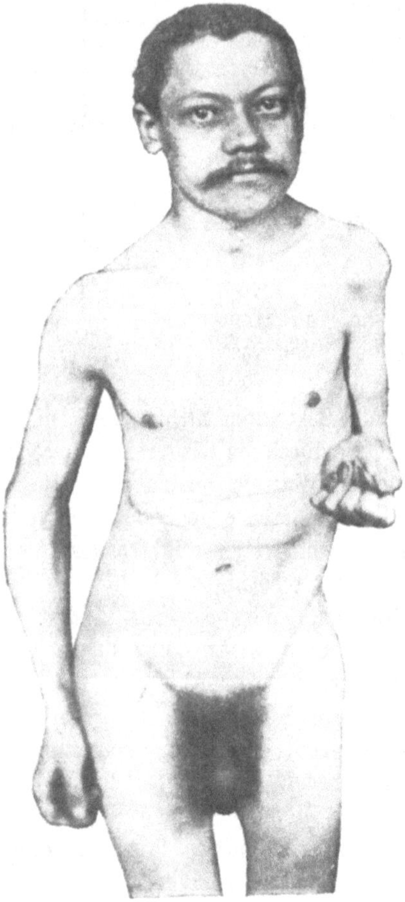

Fig. 2.

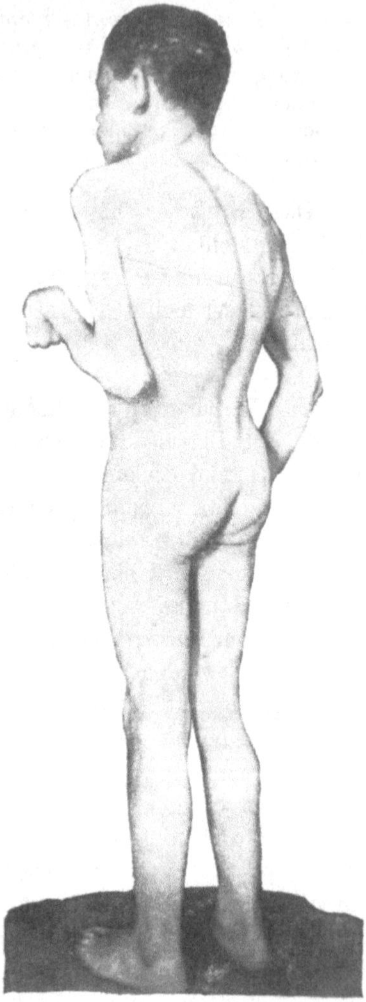

Fig. 3.

Hier bildete die Muskelstarre das wesentliche, wenn nicht das einzige Hinderniss für die activen Bewegungen des Armes. Von Zeit zu Zeit kam es zu tonischen Muskelkrämpfen im linken Arm, weniger im Bein, durch welche der Oberarm stark an den Thorax gepresst, der Unterarm spitzwinkelig flectirt und auch in den übrigen Muskeln die Spannung beträchtlich gesteigert wurde.

Von besonderem Interesse war dabei die Erscheinung, dass, während diese Contractur schmerzlos empfunden wurde, sich mit den anfallsweise auftretenden tonischen Krämpfen in der linken Körperseite regelmässig Schmerzen in der ganzen rechten Körperseite (Arm, Rumpf und Bein) verbanden. So entstand eine Combination von motorisch-sensiblen Reizerscheinungen, die nach ihrer Localisation genau den typischen Ausfallserscheinungen der Brown-Séquard'schen Lähmung entsprachen und sie begleiteten. Ich habe für diesen interessanten Symptomencomplex die Bezeichnung Spasmodynia cruciata vorgeschlagen.

In der vorliegenden Casuistik ist das Symptom der ausstrahlenden Schmerzen in den von Lähmung und Anästhesie ergriffenen Gliedmaassen sehr oft erwähnt (Brown-Séquard, Charcot, Berndt, Vix, Enderlen, Raymond, Müller, Kocher u. A.). Und da wir andererseits auch die motorischen Reizerscheinungen als ein häufig beobachtetes Symptom bezeichneten, könnte man vermuthen, dass die Spasmodynia cruciata ebenfalls zu den vulgären Erscheinungen der Halbseitenläsion gehöre. Dem ist jedoch keinewegs so. Die motorischen und sensiblen Reizphänomene finden sich unabhängig von einander beschrieben. Ja es fällt auf, dass als Sitz der Schmerzen bald die gelähmte, bald (aber vorwiegend) die anästhetische Körperseite bezeichnet wird. Da, wo die Schmerzen die gelähmte Seite betrafen, hat es sich wohl meistens entweder um ausstrahlende Schmerzen in den direct betroffenen Wurzelgebieten, oder um schmerzhafte Empfindungen, die durch die Contractur ausgelöst wurden, gehandelt. Ausserdem kann auch die vasomotorische Lähmung zu schmerzhaften Empfindungen, die allerdings in meinen Beobachtungen meist als Causalgie geschildert wurden, führen. Und schliesslich könnte sich die Hyperästhesie auch einmal bis zu dem Grade steigern, dass jeder, auch der leichteste Reiz (Lufthauch u. s. w.) schmerzhaft empfunden wird.

Kocher widmet diesen Erscheinungen und ihrer Pathogenese einige beachtenswerthe Erörterungen, ohne jedoch die Spasmodynia cruciata deutlich zu schildern. Am nächsten streift dieses Symptom J. Schnabl in einer Krankendemonstration des Wiener med. Clubs (Sitzung vom 9. Februar 1898).[1]

Er bespricht einen früher von ihm vorgestellten Fall von Lues spinalis mit Brown-Séquard'schen Symptomen, bei welchem sich im Stadium

---

[1] Schnabl war mein Zuhörer, als ich im Sommer 1898 dieses Symptom in der Vorlesung demonstrirte, und hat mich bei der Gelegenheit auf seine Beobachtung aufmerksam gemacht.

der Besserung (unter Hg-Kur) „Schmerzen, welche vom rechten Fusse in's Hypochondrium und die Hüfte ausstrahlen, tonische Krämpfe im linken (gelähmten) Fusse" einstellten.

Obgleich nicht gesagt wird, dass es sich um das gleichzeitige Auftreten der sensiblen und motorischen Reizerscheinungen handelte, hat mir das doch Schnabl mündlich bestätigt.

In dem einen meiner Fälle lagen die Residuen eines seit etwa 14 Jahren abgelaufenen Leidens vor, das wahrscheinlich von den Wirbeln ausgegangen war und ursprünglich eine mehr oder weniger den ganzen Querschnitt schädigende Compression des oberen Halsmarks hervorgebracht hatte; diese hatte sich bald so weit zurückgebildet, dass nur noch die Zeichen der Hemiläsion mit besonders starker Ausbildung der Reizsymptome vorlagen. Alles drängte hier zu der Annahme, dass von einem meningealen Narbengewebe aus die entsprechende Rückenmarkshälfte beeinträchtigt (gedrückt und gezerrt) wurde, so dass ich eine operative Behandlung warm befürwortete. Auf diesen Reiz, den ein Narbengewebe auf die nicht ganz zerstörten motorischen und sensiblen Leitungsbahnen ausübte, glaubte ich das Phänomen des Spasmodynia cruciata zurückführen zu können. Damit stimmte eine weitere Beobachtung, in welcher die Erscheinung im Beginn eines Leidens auftauchte, bei welchem es später zur Ausbildung des Symptomencomplexes einer vollkommenen Halbseitenläsion kam. Auch der von Schnabl angeführte Fall lässt sich in diesem Sinne deuten. Kocher ist, obgleich er unser Symptom nicht ausdrücklich erwähnt, doch zu derselben Erklärung gelangt: „Für die in einzelnen unserer und der Fälle anderer Autoren aufgetretenen Reizerscheinnngen in Form von ausstrahlenden Schmerzen und Spasmen auf der gleichen Seite bei Hemiläsion scheint uns in Anlehnung an Bekanntes am nächsten zu liegen, eine nur theilweise Schädigung und daherige abnorme Erregung sensibler und motorischer gleichseitiger Bahnen verantwortlich zu machen ohne Unterbrechung ihrer Leitung. Die beiden Formen von Reizphänomenen treten in Fällen auf, wo andere Symptome auf unvollständige Trennung hinweisen, gehen den übrigen Symptomen voran und treten erst im Stadium der Besserung auf. Im Fall Bischoff (von Kocher beschrieben. Ref.) mit Cervicalspondylitis tritt im Fuss Ameisenkriechen und Anästhesie gleichzeitig auf und im linken Knie Steifigkeit und Abnahme der Kraft. Im Falle Krebs treten mit Zurückgehen der motorischen Lähmung Zuckungen in den Beinen und mit Verschwinden der Analgesie ausserdem Schmerzen in den früher schmerzunempfindlichen Theilen auf." — Man sieht aus diesen Bemerkungen, dass sich Kocher's Beobachtungen nahe mit den unserigen berühren und dass er dieser Kategorie von Erscheinungen schon die richtige Deutung gegeben hat.

Es ist hier noch kurz darauf hinzuweisen, dass unter den gleichen Bedingungen auch Parästhesieen in der anästhetischen — bezw. dann nur hypästhetischen — Seite vorkommen, wie sie schon in der älteren Casuistik, dann von Kocher, Mann („Jucken auf der ganzen anästhetischen Seite") u. A. geschildert werden. Brown-Séquard beschreibt ebenfalls schon Parästhesieen in der anästhetischen Seite. Einer meiner Patienten klagte über starkes Brennen in der homolateralen, starkes Kältegefühl in der contralateralen Seite. Er machte die bezeichnende Bemerkung: „Am liebsten möchte ich den rechten Fuss immer in heisses, den linken in kaltes Wasser stecken." Diese Empfindung des Brennens in dem gelähmten Bein war die Folge der vasomotorischen Parese, während die Kälteempfindung der gekreuzten Seite in der That wohl als eine Parästhesie in dem anästhetischen Gliede zu deuten war.

Allocheirie, die sehr schwer zu erklären, findet sich unter diesen Verhältnissen einige Male (Brown-Séquard, Jolly) beschrieben.

Eine interessante Frage, die bislang eine wesentliche Berücksichtigung nicht gefunden hat, ist die nach dem Vorkommen der Muskelatrophie bei Brown-Séquard'scher Lähmung.

Es ist bekannt und leuchtet ohne Weiteres ein, dass die Muskeln, die ihre trophischen Fasern aus dem Krankheitsherd beziehen, der Atrophie verfallen. Sitzt dieser also im Bereich der Cervicalanschwellung, so erzeugt er einen umschriebenen Muskelschwund an der gleichseitigen Oberextremität. Oder, um ein Beispiel anderer Art aus der eigenen Erfahrung anzuführen: Bei einem Patienten, der die Erscheinungen des Typus cervicalis superior der Brown-Séquard'schen Lähmung darbot, so dass sich Arm und Bein der entsprechenden Seite im Zustand der spastischen Lähmung befanden, liess sich nur im Cucullaris der gleichen Seite atrophische Lähmung mit Entartungsreaction, in einem analogen Fall nur im Zwerchfell bezw. N. phrenicus der gleichen Seite eine starke Herabsetzung der elektrischen Erregbarkeit nachweisen.

Demgegenüber steht es zu erwarten, dass die durch die Läsion der Pyramidenbahn bedingte Monoplegia bezw. Hemiplegia spinalis stets eine einfache und nicht von Muskelschwund begleitet ist. Indess fällt es bei einer Durchsicht der Litteratur doch auf, wie oft unter diesen Verhältnissen die Atrophie der gelähmten Gliedmaassen erwähnt ist (Beobachtungen von Brown-Séquard, Rosenthal, Neumann, Charcot, Vix, Nolte, Riegel, Burresi, Hoffmann, Herhold, d'All Armi, Mann u. A.). Freilich ist die sich auf das Wesen der Atrophie und besonders auf das Verhalten der elektrischen Erregbarkeit beziehende Schilderung meist eine unzureichende.

Bei einer Sichtung der fremden und eigenen Beobachtungen in Bezug auf das Vorkommen, den Charakter und die Grundlage dieser Atrophie ergiebt sich Folgendes:

1. Bei lange bestehender Brown-Séquard'scher Lähmung kann sich, wie das schon Brown-Séquard selbst betont hat, Inactivitätsatrophie in den Gliedmaassen, also meistens im Bein der gelähmten Seite, entwickeln. Diese Atrophie ist immer eine einfache und nur mit geringer quantitativer Abnahme der elektrischen Erregbarkeit verknüpft. Ich habe sogar unter solchen Verhältnissen einige Male jede Störung der elektrischen Erregbarkeit vermisst.

2. Fällt die Erkrankung oder Verletzung, die der Halbseitenläsion zu Grunde liegt, in die Kindheit bezw. in die Zeit des Wachsthumes, so bleiben die Muskeln aber auch die Knochen der gelähmten Seite in der Entwickelung zurück. Die Gliedmaassen sind dann kürzer, die Muskeln dünner als auf der gesunden Seite, wie das, von Brown-Séquard, Neumann, Herhold u. A. geschildert, durch Figg. 2 u. 3 sehr deutlich illustrirt wird. Auch unter diesen Verhältnissen documentirt sich die Atrophie durch eine einfache Abnahme der Erregbarkeit, die selbst in dem so ausgesprochenen Falle, auf den sich die Illustrationen beziehen, nur eine recht geringe war. Wir haben also hier dieselben Verhältnisse, welche die Hemiplegie der cerebralen Kinderlähmung im späteren Alter bietet.

3. Bei der traumatischen Halbseitenläsion kann eine echte Atrophie mit Entartungsreaction auch in den Muskeln zu Stande kommen, die aus den unterhalb der Hemiläsion gelegenen Rückenmarksabschnitten innervirt werden, wenn sich, wie das nicht so selten vorkommt, mit der halbseitigen Zerstörung am Orte der Verletzung eine Röhrenblutung im Verlaufe des Vorderhornes verbindet, d. h. eine Blutung, welche in Form einer Säule die vordere graue Substanz in grosser Ausdehnung durchsetzt.

4. In analoger Weise kann sich ein gliomatöser Process verbreiten. Auch bei Lues spinalis kann es vorkommen, dass ausser einem Herd, der die Symptome der Halbseitenläsion hervorbringt, andere an tieferen Stellen im Vorderhorn bezw. an den vorderen Wurzeln sitzen, die eine Atrophie der Muskeln der gelähmten Extremität erzeugen.

Ueber das Vorkommen anderweitiger trophischer Störungen bei Brown-Séquard'scher Halblähmung ist nicht viel bekannt, und auch ich kann nichts Neues dazu anführen, und doch würden genaue Beobachtungen dieser Art von grossem Interesse sein. Jedenfalls zeigt eine auch nur oberflächliche Prüfung der Litteratur, dass trophische Störungen an der Haut, an den Gelenken, Nägeln u. s. w. sowohl auf der gelähmten (hyperästhetischen) wie auf der anästhetischen Seite gefunden worden sind.

In einem von Alessandrini geschilderten Falle schwollen gegen das Lebensende die Gelenke der gelähmten Seite und wurden der Sitz heftiger

Schmerzen; es fanden sich Blutergüsse in denselben. Eine Arthropathie im Knie der gelähmten Seite bestand in dem von Joffroy und Salmon sowie in einem von Vigués beschriebenen Fall.

Decubitus entwickelte sich in einzelnen Fällen auf der anästhetischen Seite, so bei Vigués und Charcot, und bei Joffroy-Salmon auf der gelähmten.

Bei einem Patienten Neumann's kam es zur wiederholten Abstossung der Nägel an der gefühllosen Extremität, bei einem von Mann beobachteten entwickelten sich „trophische Geschwüre" am linken (anästhetischen) Fuss. Jedenfalls bedarf diese Frage einer gründlichen Nachprüfung unter genauer Berücksichtigung der Sensibilität, der vasomotorischen Störungen, der durch die atactischen Bewegungen bedingten Traumen u. s. w. Gewiss lässt sich aus der vorliegenden Litteratur bei einer ad hoc vorgenommenen Sichtung weit mehr herauslesen, als diese meine Angaben zu versprechen scheinen.

Kommt der Brown-Séquard'sche Symptomencomplex bei jedem Höhensitz der Halbseitenläsion vor?

Es würde überflüssig sein, diese Frage hier aufzuwerfen, wenn sich nicht bezüglich derselben selbst in einzelnen sonst durchaus sachverständigen Darstellungen irrthümliche Angaben fänden, während sie nur von wenigen Forschern klar und correct beantwortet worden ist.

Es ist selbstverständlich — und doch nicht genügend beachtet worden — dass die Verletzungen und Erkrankungen des untersten Rückenmarksabschnittes, des Conus und Sacralmarkes, auch wenn sie sich streng auf eine Seite beschränken, die typischen Merkmale der Brown-Séquard'schen Lähmung nicht hervorbringen können, weil in dieser Höhe noch keine sensiblen Faserzüge in die gekeuzte Rückenmarkshälfte hinübergelangt sind, höchstens wäre es anzunehmen, dass im oberen Sacralmark ein Theil der die ano-vesicale Sphäre versorgenden Empfindungsbahnen bereits ihre Kreuzung erfahren hätten.

Eine Erkrankung des Sacralmarks, welche sich auf die eine Seite beschränkt, wird also eine unilaterale, und zwar gleichseitige Lähmung und Anästhesie hervorbringen. Im Wesentlichen gilt dies auch noch für die einseitigen Affectionen des unteren Lendenmarks; sie erzeugen eine schlaffe (meist auch atrophische) Lähmung des homolateralen Beines mit Anästhesie an demselben (s. w. u.).

Deutlich ausgesprochen findet sich das bei Gowers, ebenso habe ich die Thatsache in meinem Lehrbuch (auch in der 1. Aufl.) betont.

Auch aus der Zusammenstellung von Raymond geht hervor, dass Beobachtungen von Brown-Séquard'scher Lähmung mit einem im unteren Lenden- oder gar im Sacralmarke sitzenden Krankheitsherd nicht existiren.

Er bezeichnet den von Reinhold geschilderten Fall, in welchem das rechte Bein ganz gelähmt war, der Herd also seinen Sitz im oberen Lenden- (wenn nicht im unteren Brust-) mark haben musste, als den, in welchem die Hemisection den relativ tiefsten Sitz hatte.

Dagegen findet sich bei Leyden-Goldscheider eine Angabe, die leicht zu Missverständnissen führen kann: „Die Dissociation des Bewegungs- und Empfindungsvermögens deutet ausserdem so sicher auf die spinale Localisation, dass das Vorhandensein bezw. Fehlen dieses Symptomes differentialdiagnostisch verwendet werden kann. Findet sich bei einer Lähmung oder Parese eines Beines die Sensibilitätsstörung auf derselben Seite, so spricht dies für Affection der peripherischen Nerven bezw. Nervenwurzeln (Affection der untersten Brust- bezw. der oberen Lendenwirbel, Meningitis spinalis, Neuritis). Findet sich dagegen das gelähmte Bein frei von Sensibilitätsstörungen, während solche am anderen Bein vorhanden sind, so spricht dies für eine Affection des Rückenmarks selbst.“ Der erste Theil dieses Satzes ist also in seiner Allgemeinheit nicht richtig, und es muss das um so mehr hervorgehoben werden, als sich andere, den thatsächlichen Verhältnissen Rechnung tragende Bemerkungen über diesen Punkt bei v. Leyden und Goldscheider nicht finden.

L. R. Müller's Annahme, dass Erkrankungen im oberen Kreuzmark wohl noch im Stande seien, den Symptomencomplex der Halbseitenläsion hervorzubringen, ist gewiss nicht ganz zutreffend.

Wernicke und Mann haben nicht nur die hier angeführten Thatsachen klar und deutlich entwickelt, sie haben unsere Kenntnisse auch nach einer Richtung erweitert, indem sie einen bis da nicht bekannten Typus der Brown-Séquard'schen Lähmung beschrieben, wie er bei Affectionen des Lendenmarks in die Erscheinung treten kann. Es fand sich in einem Falle eine schlaffe, atrophische Lähmung des ganzen linken Beines (mit Entartungsreaction), ebenso war an diesem die Sensibilität für Schmerz und Temperatur stark herabgesetzt, während an dem motorisch-intacten rechten Bein sich eine Gefühlsstörung nur in der Gegend vom Scrotum, Penis und Perineum nachweisen liess. Nur auf Grund dieser umschriebenen Gefühlsstörung, zu deren Feststellung Wernicke die richtigen aprioristischen Erwägungen führten, konnte dieser Fall noch der Gruppe von Brown-Séquard zugerechnet werden. Er lehrt auf's Deutlichste, dass die am tiefsten in's Mark eintretenden Bahnen auch am frühesten ihre Kreuzung erfahren.

Mann theilt eine weitere verwandte Beobachtung mit, welche zu beweisen scheint, dass die sensiblen Bahnen für die Fusssohle schon in der Höhe des 2. und 3. Lumbalsegments auf die andere Seite gelangt sind.

Eine weitere Bereicherung der Brown-Séquard'schen Lehre, welche wir den klinischen Beobachtungen der jüngsten Zeit verdanken, ist die der doppelseitigen Brown-Séquard'schen Lähmung.

Hanot et Meunier sind die ersten gewesen, die einen Fall dieser Art beschrieben haben. Vor Kurzem hat dann Brissaud diese Frage eingehender behandelt und gezeigt, dass hinter einer doppelseitigen Lähmung ein doppelseitiger Brown-Séquard stecken kann, und zwar dann, wenn sich diese Paraplegie mit Dissociation der Empfindungsstörung in der Weise verbindet, dass an dem stärker oder völlig gelähmten Bein nur ein leichte, an dem paretischen eine beträchtliche Thermoanästhesie und Analgesie gefunden wird. In dem Falle von Hanot et Meunier wurde der Symptomencomplex hervorgebracht durch zwei Gummata, die sich vorwiegend innerhalb der grauen und benachbarten weissen Substanz beider Rückenmarkshälften entwickelt hatten. Und Brissaud meint: „que la paraplégie syphilitique sensitivomotrice bilatérale est quelquefois une double hémiparaplégie motrice avec double hémianaesthésie croisée."

So interessant diese Beobachtungen auch sind, in diagnostischer Hinsicht dürften sie kaum eine wesentliche Bedeutung erlangen. Ebenso handelt es sich nur um ein Curiosum in einem von mir an anderer Stelle kurz angeführten Falle, in welchem sich zu den Erscheinungen einer an den unteren Extremitäten localisirten Halbseitenlähmung eine vorwiegend die oberen, aber in entgegengesetzter Weise betreffenden gesellte.

24jähriges Mädchen. Bemerkte vor 2 Jahren gleichzeitig Schmerzen im linken und Ermüdung im rechten Beine; Anfangs vorübergehend, später blieb die Schwäche im rechten Beine eine andauernde, während die Schmerzen schwanden. Seit Sommer dieses Jahres besteht Kältegefühl und Schwäche in der linken, Taubheitsgefühl in der rechten Hand. Seit $1^1/_2$ Jahren Schwindelanfälle, auch Blasenschwäche.

Status: Gegenwärtig Zittern des den Boden berührenden rechten Fusses. Beträchtliche Rigidität im rechten, geringe im linken Beine. Enorme Steigerung der Sehnenphänomene rechts, etwas geringere links. Erhebliche Schwäche im ganzen rechten, geringe Parese im linken Beine. Sensibilität für tactile Reize beiderseits herabgesetzt, links fast erloschen. Am linken Beine Thermanästhesie und Analgesie, während rechts für Nadelstiche Hyperalgesie besteht und die Temperaturempfindung nur wenig herabgesetzt ist.

Rechts Fusssohlenreflex sehr lebhaft, links schwach, Zehenreflex beiderseits mit Dorsalflexion der grossen.

Linke Hand cyanotisch, kalt, Sehnenphänomene an beiden Armen erhöht. Motorische Schwäche im ganzen linken Arme, rechts Beweglichkeit erhalten. Tactile Hypästhesie in einzelnen Gebieten beider Arme; dagegen Thermhypästhesie und Hypalgesie nur an der rechten Hand.

Lagegefühl an beiden Füssen und an der linken Hand herabgesetzt; keine Ataxie.

Hirnnerven frei.

Meine Diagnose lautete: Sclerosis multiplex. Und zwar nahm ich an, dass es sich zwar um mehrfache Herde, aber besonders um zwei Hauptherde handele, von denen der eine im unteren Dorsalmark rechts, der andere im oberen Cervicalmark links seinen Sitz habe. Ausser an Sclerosis multiplex hätte man etwa noch an multiple Tumoren denken können, doch fehlten für diese Annahme alle Anhaltspunkte. —

Dass unter solchen Verhältnissen das Brown-Séquard'sche Bild nicht rein erscheint, sondern dass der höher gelegene Herd, namentlich wenn er eine umfangreichere Zerstörung bedingen würde, die durch die dorsale Halbseitenläsion erzeugten Erscheinungen modificirt, ist natürlich. Dass sich in unserem Falle der Symptomencomplex immerhin noch deutlich erkennen und herausschälen liess, lag darin begründet, dass der Herd im rechten unteren Brustmark nicht nur der ältere, sondern auch der umfangreichere war, während der im linken oberen Cervicalmark nur eine partielle Hemiläsion verursachte.

Zum Schlusse möchte ich in aller Kürze die Krankheitszustände anführen, welche die Erscheinungen der Halbseitenläsion hervorzubringen im Stande sind. Von den directen Verletzungen des Rückenmarks brauche ich nichts zu sagen. Sie ahmen das Thierexperiment am getreuesten nach und können den reinsten und vollkommensten Typus der Brown-Séquard'schen Lähmung im Gefolge haben. Unter meinen Beobachtungen haben jedoch die Fälle, in denen die Halbseitenläsion nicht traumatischen Ursprungs war, ein ganz bedeutendes Uebergewicht. Und zwar stehen hier im Vordergrunde die syphilitischen Erkrankungen des Rückenmarks. Das lehrt auch schon ein Ueberblick über die ältere Litteratur, in der die syphilitische Grundlage sehr oft erwähnt worden ist, wenn auch der Thatsache meist keine weitere Beachtung geschenkt wurde (Brown-Séquard, Folet, d'Owen-Rees, Charcot-Gombault, Köbner u. A.).

Ich habe dann im Jahre 1889 unter Mittheilung eigener durch die Obduction verificirter Beobachtungen die Rolle, welche der Brown-Séquard'sche Symptomencomplex bei der Lues spinalis spielt, näher bezeichnet. Einige Jahre später haben sich französische Autoren (Lamy, Sottas, Raymond, Gilles de la Tourette und Brissaud) mit dieser Frage beschäftigt und meinen Ausführungen so wenig Beachtung geschenkt, dass ich die Gelegenheit wahrnehme, auf diese Frage zurückzukommen.

Besonders bezeichnend ist die Darstellung Brissaud's. Noch in seiner neuesten Bearbeitung[1] dieser Frage äussert er sich so: „Déja en 1889, Oppenheim avait mentionné incidemment le fait; et, deux ans plus tard,

[1] *Leçons sur les maladies nerveuses.* Paris 1899. Série X. p. 230.

M. Lamy concluait dans des termes parfaitement explicites, que (hier citirt Brissaud Lamy wörtlich) le syndrome de Brown-Séquard complet et permanent est très rare dans le syphilis, tandis que, ébauché et transitoire, il constitue la régle."

Also ich hatte die Thatsache nur beiläufig angeführt, während Lamy klar und deutlich den Symptomencomplex als „ébauché" und „transitoire" geschildert habe.

Zum Vergleiche damit setze ich meine Ausführungen wörtlich hierher: „Als drittes Kriterium führe ich die Erscheinung an, dass die Symptome der Brown-Séquard'schen Halblähmung wenigstens in einem Theile der Fälle in irgend einem Stadium angedeutet sind. Ich sage „angedeutet". Man findet nämlich die Parese vorwiegend in dem einen. die Anästhesie in dem anderen Beine ausgeprägt, wie der oben mitgetheilte Fall lehrt und wie ich es in vielen, nur klinisch beobachteten Fällen constatirt habe, aber, soweit ich sehe, verwischt sich diese Erscheinung meistens in relativ kurzer Zeit. Sie erklärt sich aus den geschilderten anatomischen Verhältnissen."

Ist Brissaud's Behauptung, dass erst Lamy den Begriff „ébauché" und „transitoire" geschaffen habe, da berechtigt?

In derselben Abhandlung aus dem Jahre 1889 habe ich dann weiter gezeigt, dass die Dissociation der Empfindungsstörung unter diesen Verhältnissen etwas gewöhnliches ist und auch einen Fall von Brown-Séquard'scher Lähmung mit Obduction beschrieben, in dem die gekreuzte Anästhesie ausschliesslich den Temperatursinn betraf.

Da auch diese Frage von den genannten französischen Forschern, besonders von Brissaud, etwas verschoben worden ist, erlaube ich mir, mich noch einmal zu citiren:

„Gegenüber der jetzt herrschenden Tendenz, den Befund einer partiellen Empfindungslähmung, vor Allem des Schmerz- und Temperaturgefühls auf eine Syringomyelie zu beziehen, muss ich noch hervorheben, dass ich bei spinales Lues mehrmals, so auch in dem oben mitgetheilten Falle, eine isolirte oder doch besonders stark ausgeprägte Temperatursinnstörung gefunden habe. Eine sichere, anatomisch begründete Deutung dieser Thatsache kann ich nicht geben, doch ist es begreiflich, dass die von der Peripherie hereindringenden Geschwulstzapfen sofort auf das Hinterhorn treffen, welches ich in den von mir untersuchten Fällen mehrfach tief erkrankt und durch den Narbenzug verlagert und in seiner Configuration verändert gefunden habe."

Die neueren und zum Theil sehr gründlichen Arbeiten der französischen Autoren (Lamy, Gilbert et Lion, Sottas, Jorand, Gilles de la Tourette, Raymond und Brissaud) haben diese Thatsachen im Wesentlichen bestätigt. Auch meine eigene spätere Erfahrung hat zu demselben Ergebniss geführt, so dass ich dem Angeführten nur das Eine hinzuzufügen habe, dass über ein Drittel meiner Beobachtungen von Brown-Séquard'scher Lähmung sich auf die Lues spinalis oder cerebrospinalis bezieht.

Nicht selten wird der Symptomencomplex der Halbseitenläsion durch die Gliosis spinalis erzeugt. Wenn diese auch weit häufiger eine homolaterale Thermalg-Anästhesie von segmentaler Anordnung (Loehr, Schlesinger) schafft, so ist doch auch der Brown-Séquard'sche Typus in Folge Uebergreifens der Affection auf die weisse Substanz nicht ungewöhnlich (Hoffmann, Schlesinger, eigene Beobachtung, Raymond, Lähr, Brissaud u. A.).

Ebenso können andere Rückenmarkstumoren sich namentlich im Beginn ihrer Entwickelung durch den Brown-Séquard'schen Symptomencomplex manifestiren.

Auch die Hämatomyelie kann, wie das schon von Brown-Séquard, Charcot, Taylor, Remak, Hoffmann u. A. beobachtet, besonders aber von Minor festgestellt worden ist, die Erscheinungen der Halbseitenläsion hervorbringen.

Weit weniger sichergestellt ist das für die Myelitis, wenn auch vereinzelte klinische Beobachtungen, darunter zwei eigene, und spärliche anatomische Befunde auf diese Grundlage hinweisen. Der Moeli'sche Fall mit Obductionsbefund darf weder streng hierher noch zur Sklerose (wie das Jeremias irrthümlich annimmt) gerechnet werden, da es sich zwar um eine disseminirte Myelitis, aber doch um eine specifische Erkrankung (gummöse Hepatitis!) gehandelt hat.

Bei Wirbelleiden, und zwar beim Tumor der Wirbelsäule, wie bei Caries, können die Symptome der Hemiläsion des Rückenmarks ebenfalls zur Entwickelung kommen (von den traumatischen Wirbelaffectionen sehe ich dabei ab). Im Ganzen findet sich diese Grundlage nur in einem geringen Procentsatz der mitgetheilten Fälle und damit harmonirt meine persönliche Erfahrung. Es verdient aber hervorgehoben zu werden, dass nach Abheilung einer Caries das Brown-Séquard'sche Symptomenbild als stabiles Leiden persistiren kann (eigene Beobachtung). Von besonderem Interesse ist ferner ein Fall meiner Beobachtung, in welchem ein Sarcom, das in den Wirbelcanal hineingedrungen war und die Zeichen der Halbseitenläsion hervorgebracht hatte, exstirpirt wurde mit dem Erfolg, dass alle Spinalerscheinungen völlig zurücktraten und bei einer von mir 9 Jahre später vorgenommenen Untersuchung noch ein völlig normales Verhalten nachgewiesen werden konnte.

Wenig Beachtung hat bisher noch die Thatsache gefunden, dass bei der multiplen Sclerose die Brown-Séquard'sche Lähmungsform keine ungewöhnliche Erscheinung ist. Bei Leyden, Erb und Wernicke finden sich schon Hinweise auf dieses Vorkommniss. Ich habe dann mehrfach Gelegenheit genommen, das zu betonen, und in den bekannten Abhandlungen von Uhthoff und Freund finden sich von mir beobachtete Fälle, die den

Beweis liefern, dass die Brown-Séquard'sche Lähmung durch Sclerose bedingt sein kann. Freilich fanden sich in dem einen zur Obduction gekommenen Falle neben Herden von halbseitiger Verbreitung so viele andere, zum Theil selbst diffus den Querschnitt durchsetzende, dass aus dem anatomischen Befunde nicht viel für die Deutung der Erscheinungen entnommen werden konnte.

Jüngst hat dann Jeremias dieser Frage unter Anführung entsprechender Beobachtungen eine eingehendere Besprechung gewidmet. — Es liegt in der Natur der Sache und geht auch aus meinen Beobachtungen hervor, dass das Symptomenbild Brown-Séquard's bei der Sclerosis multiplex in recht unvollkommener Entwickelung hervortritt und niemals einen dauernden Bestand hat, da die in der Folge auftauchenden neuen Herde die anatomisch-physiologischen Bedingungen für das Zustandekommen dieser Erscheinungen in mannigfaltigster Weise umgestalten. Es gilt dies für die Sclerose noch in höherem Maasse als für die syphilitischen Erkrankungen des Rückenmarks.

Litteraturverzeichniss.

Brown-Séquard, Recherches et expériences sur la physiologie de la moelle épinière. *Thèse inaugurale.* Paris 1846. — Derselbe, De la transmission des impressions sensitives dans la moelle épinière. *Comptes rendus de la Soc. de biol.* 1849 et *Gazette méd. de Paris.* 1850. — Derselbe, Explication de l'hémiplégie croisée du sentiment. *Comptes rendus de la Soc. de biol.* 1850 et *Gazette méd. de Paris.* 1850. p. 556. — Derselbe, Cas de perte de la sensibilité d'un côté du corps et de perte du mouvement de l'autre côté. *Méd. Exp.* 1853. p. 288. — Derselbe, Recherches sur la transmission des impressions etc. *Journal de physiol. de l'homme et des animaux.* 1863. — Derselbe, Recherches sur le trajet des diverses espèces etc. *Archives de physiol.* 1868 et 1869.

Vigués, Plaie de la moelle épinière etc. *Moniteur des hôp.* 1855. Nr. 105.

Bezold, *Zeitschrift für wissenschaftliche Zoologie.* 1858. Bd. IX.

Richter, *Inaug.-Dissert.* Berlin 1867.

Rosenthal, *Oesterr. Zeitschrift für praktische Heilkunde.* 1867. Nr. 50.

Charcot, *Arch. de physiol. norm. et path.* 1868. T. I.

W. Müller, *Beiträge zur pathologischen Anatomie und Physiologie des menschlichen Rückenmarks.* Leipzig 1871.

Joffroy et Salmon, *Gazette med. de Paris.* 1872. Nr. 6, 7, 8.

Bernhardt, *Berliner klinische Wochenschrift.* 1872 und *Archiv für Psych.* Bd. IV.

Charcot et Gombault, *Arch. de Physiol.* 1873.

Riegel, *Berliner klinische Wochenschrift.* 1873. Nr. 18

Rühl, *Inaug.-Dissert.* Würzburg 1873.

Vix, *Correspondenzblatt des ärztlichen Vereins in Rheinland.* 1874. Nr. 14.

d'All Armi, *Bayerisches ärztliches Intelligenzblatt.* 1875. Nr. 48.

Ollivier, bei Leyden, *Klinik der Rückenmarkskrankheiten.* 1875.

Remak, *Berliner klinische Wochenschrift.* 1877.

Köbner, *Deutsches Archiv für klinische Medicin.* 1877.

Beck, Ueber Verletzungen der Wirbelsäule u. s. w. Virchow's *Archiv.* 1879.

Remak, *Archiv für Psych.* 1879. Bd. IX.

Schultze, *Archiv für Psych.* 1878. Bd. VII.

Schulz, Halbseitenläsion des Rückenmarks. *Centralblatt für Nervenheilkunde.* 1880. Nr. 15.

Albanese, *Gazetta chir. d. Palermo.* 1879. Nr. 1 u. 2.

Moeli, *Archiv für Psych.* 1881.

Wernicke, *Lehrbuch der Gehirnkrankheiten.* 1881.

Gilbert, *Archives de neurol.* 1882. Nr. 9.

G. Fischer, *Deutsche Zeitschrift für Chirurgie.* 1885.

Taylor, A case of spinal hemianesth. etc. *Americ. Journal of nerv. and psych.* 1884.

Ferrier, *Brain.* 1885.

Schrader, *Deutsche Medicinalzeitung.* 1885. Nr. 76.

Hoffmann, Drei Fälle von Brown-Séquard'scher Lähmung. *Archiv f. klinische Medicin.* 1886.

Sachs, *Journal of nerv. and ment. dis.* 1886. Vol. XIII.

Albrecht, *Deutsche Zeitschrift für Chirurgie.* 1887. S. 473.

Nolte, Brown-Séquard'sche Halbseitenläsion. *Inaug.-Dissert.* 1887.

Volkmann, *Archiv für klinische Medicin.* 1887.

Oppenheim, *Archiv f. Psych.* 1888. Bd. XIX. — Derselbe, *Zur Kenntniss der syphilitischen Erkrankungen des centralen Nervensystems.* Vortrag vom 17. Oct. 1889. Berlin 1890. — Derselbe, Ueber atypische Formen der Gliosis spinalis. Vortrag vom 14. November 1892. *Archiv für Psych.* Bd. XXIV. H. 2. — Derselbe, *Lehrbuch der Nervenkrankheiten.* I. Aufl. 1894; II. Aufl. 1898.

Charcot, *Leçons du mardi.* 1888/89. T. II. p. 53.

Vulpian, *Diction. encyclop. des sciences.* Série 2. T. VIII.

Martinotti, Hyperästhesie und Verletzung des Halsmarks. *Dies Archiv.* 1890. Physiol. Abthlg.

Reinhold, Ein Fall von traumatischer Brown-Séquard-Lähmung. *Inaug.-Diss.* Bern 1889.

Werner, *Memorabilien.* 1890.

Bornträger, *Deutsche medicinische Wochenschrift.* 1890. Nr. 4.

Neumann, Ueber Rückenmarksverletzungen durch Stich u. s. w. Virchow's *Archiv.* 1890. Bd. CXXII.

Hertel, *Charité-Annalen.* 1890.

Turner, On hemisection of the spinal cord. *Brain.* 1891.

Barbacci, *Centralblatt für allgemeine Pathologie.* 1891. Nr. 9.

Mott, *Journal of physiol.* 1891. Vol. XII. 2.

Newmark, *Med. news.* 1892.

Determann, *Deutsche Zeitschrift für Nervenheilkunde.* 1892.

Krauss, *Zeitschrift für klinische Medicin.* 1891.

Minor, *Archiv für Psych.* 1892 u. 1896.

Gowers, *Lehrbuch der Nervenkrankheiten.* II. Aufl. Deutsche Uebersetzung. Bonn 1892.

Vuceti, *Allgemeine Wiener med. Zeitung.* 1892. Nr. 10.

Lamy, *Thèse de Paris.* 1893.

Sottas, *Revue de méd.* 1893.

Hammond, *Journal of nerv. and ment. dis.* July 1893.

Brissaud, Hémiparaplegie spinale etc. *Leçons sur les maladies nerv.* 1893/94.

Asmus, *Bibliotheca med.* 1893.

Krafft-Ebing, *Allgemeine Wiener med. Zeitung.* 1894.

Clarke, *Lancet.* 1894.

Brown-Séquard, *Arch. de Physiol.* 1894.

Herhold, *Deutsche medicinische Wochenschrift.* 1894. Nr. 1.

Wernicke, *Deutsche medicinische Wochenschrift.* 1895. Nr. 47.

Gerhardt, *Berliner klinische Wochenschrift.* 1895.

Enderlen, Ueber Stichverletzungen des Rückenmarks. *Deutsche Zeitschrift f. Chirurgie.* 1895. Bd. XL.

Beevor, *Neurologisches Centralblatt.* 1895.
Bottazzi, *Centralbtatt für Physiologie.* 1895. Bd. VII.
H. Schlesinger, *Neurologisches Centralblatt.* 1895. Nr. 14.
L. Mann, Klinische und anatomische Beiträge zur Lehre von der spinalen Hemiplegie. *Zeitschrift für Nervenheilkunde.* 1896. Nr. 10.
Jolly, *Berliner klinische Wochenschrift.* 1896. S. 109.
Laehr, *Archiv f. Psych.* 1896. Bd. XXVIII. — Derselbe, *Charité-Annalen.* Bd. XXII.
Kocher, Die Verletzungen der Wirbelsäule u. s. w. *Mittheilungen aus den Grenzgebieten u. s. w.* 1896. Bd. I.
Marshall, Horsley, *Proceed. of the royal soc.* Vol. LVII.
Bottazzi, *Arch. ital. d. Biol.* Vol. XXIV.
Raymond, *Leçons sur les maladies du système nerveux.* Paris 1896. — Derselbe, Sur un cas d'hémisection traumatique de la moelle. *Nouvelle icon. de la Salp.* 1897.
L. R. Müller, *Deutsche Zeitschrift für Nervenheilkunde.* 1897. — Derselbe, Untersuchungen über die Anatomie und Pathologie des untersten Rückenmarksabschnittes. *Habilitationsschrift.* Leipzig 1898.
Ruhemann, *Deutsche medic. Wochenschrift.* 1897. Vereinsbeilage S. 111.
Hanot et Meunier, *Nouvelle icon. de la salp.* 1896. Bd. IX.
v. Leyden-Goldscheider, Die Erkrankungen des Rückenmarks. Nothnagel's *Specielle Pathologie und Therapie.* Bd. X.
Bregmann, *Zeitschrift für Nervenheilkunde.* 1897. Bd. X.
Pitot et Cestan, *Annales de dermat.* 1897. T. VIII.
Brissaud, Le double syndrome de Brown-Séquard etc. *Progrès méd.* 1897. Nr. 29, 51. — Derselbe, *Leçons sur les maladies* etc. Série X. Paris 1899.
Sievers, Fall af Brown-Séquard. *Finska läk. handl.* 1897.
Karl Jeremias, Casuistische Beiträge zur spinalen Hemiplegie u. s. w. *Inaug.-Dissert.* Breslau 1898.
Müller, *Zeitschrift für Nervenheilkunde.* 1898. Bd. XII.
Reinhardt, *Zeitschrift für Chirurgie.* 1898. Bd. XLVII.
Déjerine, *Progrés méd.* 1898.
Schnabl, *Wiener klinische Wochenschrift.* 1897. Nr. 50 u. 1898. Nr. 9.

Ueber das Verhalten des Eudoxins.

Von

Dr. **Walther Löb**
in Bonn.

Bei der Jodirung des Phenolphtaleïns entsteht, wie ich vor längerer Zeit in Gemeinschaft mit Alex. Classen[1] zeigen konnte, ein Tetrajodphenolphtaleïn von der Formel:

$$C_6H_4\begin{cases} C{=}(C_6H_2J_2OH)_2 \\ CO\cdot O \end{cases},$$

welches, ausgezeichnet durch therapeutisch verwerthbare Eigenschaften, unter dem Namen Nosophen in der Therapie Verwendung findet.

Von den Salzen des Nosophens sind hauptsächlich das Natrium- (Antinosin) und das Wismuthsalz (Eudoxin) bezüglich ihrer physiologischen und medicamentösen Bedeutung untersucht worden. Während aber die chemischen Processe, welche das Antinosin mit der Entfaltung seiner Wirkung erleidet, in einfachen und durchsichtigen Reactionen bestehen, sind bis jetzt bei dem therapeutisch vielfach untersuchten Eudoxin die chemischen Verhältnisse noch nicht eingehender studirt worden. Die Bedeutung derselben für das Verhalten des Eudoxins im Organismus legte die Aufgabe nahe, zunächst über die rein chemische Natur dieses Wismuthsalzes volle Klarheit zu schaffen.

Die Wirkung des Eudoxins bei Darmaffectionen ist zuerst von Rosenheim[2] ausführlich untersucht worden, später von de Buck,[3] von Schön-Ladniewski[4] und einer Reihe anderer Aerzte. Sie alle constatirten die günstige Wirkung des Eudoxins auf den Verlauf oder die Symptome

---

[1] Classen und Löb, *Berichte der deutschen chem. Gesellschaft.* Bd. XXVIII. S. 1603.

[2] *Berliner klinische Wochenschrift.* 1895. Nr. 30.

[3] *Belgique médicale.* 1896. Nr. 27.

[4] *Wiener medicinische Presse.* 1897. Nr. 45.

bestimmter Magen- und Darmaffectionen. Während nun im Magen das Eudoxin mit Säuren in Berührung ist, wird es im Darme alkalischer Einwirkung unterworfen; auch stellt sich die Wirkung im Darme ein, wenn bei innerlicher Einnahme das Eudoxin zunächst den sauern Mageninhalt passiren muss. Es war deshalb zunächst von Wichtigkeit, das typische Verhalten des Eudoxins gegen Säuren und gegen Alkalien, sowie gegen künstlichen Magensaft zu prüfen.

Das Eudoxin wird in der Weise dargestellt, dass man zu einer verdünnten wässerigen Lösung des Antinosins, des Natriumsalzes des Nosophens, eine Lösung von reinstem Wismuthchlorid in gesättigter Kochsalzlösung zusetzt, wobei sich durch doppelten Umsatz das Wismuthsalz des Nosophens bildet und als unlösliches Pulver abscheidet.

Das Experiment zeigt nun, dass in Abhängigkeit von den Bedingungen zwei verschiedene Wismuthsalze entstehen, indem einmal eine völlige Neutralisirung des Nosophens stattfindet, sich also ein neutrales Salz bildet, dann aber auch durch nur theilweise Neutralisirung ein sogenanntes basisches Salz zur Abscheidung gebracht werden kann.

Dem ersteren kommt die Formel zu:

$$\left[C_6H_4 \left< {C=(C_6H_2J_2O)_2 \atop COO} \right. \right]_3 Bi_2 .$$

Es entsteht nach der Gleichung:

$$3\left[C_6H_4 \left< {C=(C_6H_2J_2ONa)_2 \atop COO} \right. \right] + 2\,BiCl_3$$

$$= \left[C_6H_4 \left< {C=(C_6H_2J_2O)_2 \atop COO} \right. \right]_3 Bi_2 + 6\,NaCl$$

und enthält 52·9 Procent Jod und 14·5 Procent Wismuth.

Das basische Salz bildet sich durch die Umsetzung:

$$\left[C_6H_4 \left< {C=(C_6H_2J_2ONa)_2 \atop COO} \right. \right] + BiCl_3 + H_2O$$

$$= C_6H_4 \left< {C=(C_6H_2J_2O)_2BiOH \atop COO} \right. + 2\,NaCl + HCl .$$

Es entspricht mithin der Formel:

$$C_6H_4 \left< {C \left< {C_6H_2J_2O \atop C_6H_2J_2O} \right> BiOH \atop COO} \right. ,$$

entsprechend 48·51 Procent Jod und 19·98 Procent Wismuth.

Das letztere Salz, ein völlig unlösliches, bräunlich gefärbtes amorphes Pulver, kommt als Eudoxin ausschliesslich in den Handel, so dass die folgende chemische Untersuchung sich nur auf dieses basische Salz erstreckt.

Das Eudoxin besteht aus zwei Gruppen, aus dem Säurerest:

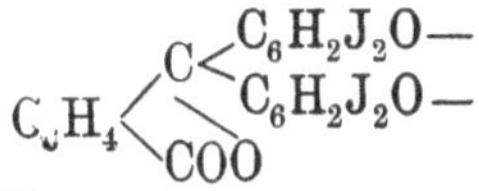

und dem Basenrest =BiOH.

Der Säurerest ist im Nosophen ebenso wie in allen seinen Salzen enthalten. Dieser Jodphenolphtaleïnkern ist, wie bereits früher[1] erwiesen, von ungemeiner Beständigkeit in Bezug auf die inneren Bindungen und die Festigkeit der Jodatome. Sowohl concentrirtere Säuren, wie Alkalien bleiben bei längerem Kochen auf das Molecül ohne Einfluss, eine Erscheinung, welche die vollständige Haltbarkeit des Nosophenmolecüles, die Verhinderung der Jodabspaltung im Organismus veranlasst und ebenso zur Erklärung der Ungiftigkeit des Nosophens und seiner Salze herangezogen wird.

Nur ganz concentrirte Schwefelsäure und Salpetersäure vermögen eine Spaltung des Molecularcomplexes unter Freiwerden elementaren Jodes zu veranlassen. Bei dem Kochen des Nosophens und seiner Salze mit Natronlauge resultirt stets unzersetztes Antinosin, während Säuren das unveränderte Nosophen zurückliefern.

Anders verhält sich der Basenrest des Eudoxins =Bi—OH, dessen leichte Abspaltung und Reactionsfähigkeit eine ganze Reihe von Veränderungen zulässt.

I. Verhalten des Eudoxins gegen Alkalien.

Aus dem Eudoxin wird durch Natronlauge selbst in der stärksten Verdünnung Antinosin gebildet, welches sich mit der bekannten blauen Farbe auflöst. Das Wismuth scheidet sich als weisses, flockiges Pulver ab, zunächst als Hydrat $Bi(OH)_3$, welches aber bereits in der Flüssigkeit unter Wasserabspaltung in das Metahydrat BiO·OH übergeht:

$$Bi(OH)_3 = BiO\cdot OH + H_2O\,.$$

Die Zersetzung ist eine so vollständige, dass man das Wismuth auf diese Weise quantitativ bestimmen kann.

Bei Anwendung concentrirter Alkalien löst sich das gebildete Antinosin mit hellbrauner Farbe auf, indem eine Sprengung des inneren Lactonringes stattfindet. Der Gang der Zersetzung ist der nämliche, wie der in verdünnter Lösung.

[1] Classen und Löb, *Berichte der deutschen chem. Gesellschaft.* Bd. XXVIII. S. 1603. — Löb, *Verhandl. deutscher Naturforscher u. Aerzte.* 1895. Bd. II (2). S. 49.

II. Verhalten des Eudoxins gegen Salzsäure.

Bei der Bedeutung der Salzsäure für den Organismus habe ich zunächst das Verhalten des Eudoxins nur gegen diese Säure geprüft.

Das Resultat ist allgemein, dass bei Berührung des Eudoxins mit Säuren alsbald Nosophen abgespalten wird, während das Wismuth in das betreffende Salz der Säure, bezw. in die weiteren Umwandlungsproducte des Salzes übergeht.

In ganz concentrirter Salzsäure wird das Wismuth als lösliches Wismuthchlorid in Lösung gehalten, während das Nosophen als helles, flockiges Pulver sich abscheidet. Die Umsetzung vollzieht sich nach der Gleichung:

$$C_6H_4\left\langle\begin{matrix}C{=}(C_6H_2J_2O)_2Bi{-}OH\\ \diagdown \\ COO\end{matrix}\right. + 3\,HCl = C_6H_4\left\langle\begin{matrix}C{=}(C_6H_2J_2OH)_2\\ \diagdown \\ COO\end{matrix}\right. + BiCl_3 + H_2O\,.$$

Eudoxin. Nosophen.

Filtrirt man das ausgeschiedene Nosophen ab und wäscht mit concentrirter Salzsäure nach, so kann man im Filtrat das Wismuth mit Ammoniak vollständig als Hydroxyd, bezw. Metahydrat fällen.

Es ist eine bekannte Eigenthümlichkeit des Wismuthchlorides, nur in Gegenwart concentrirter Salzsäure oder in mit Chloriden der Alkalien gesättigter Lösung (durch Bildung beständigerer Doppelsalze) sich unverändert zu halten.

Setzt man aber zu solchen Lösungen des Chlorides Wasser hinzu, so tritt eine theilweise oder auch völlige Zersetzung des Chlorides unter Bildung des Oxychlorides ein, welch letzteres sich als unlösliches Pulver abscheidet:

$$BiCl_3 + H_2O = BiOCl + 2\,HCl\,.$$

Wismuthoxychlorid.

Die Menge des entstehenden Oxychlorides und des unzersetzt bleibenden und in Lösung befindlichen Trichlorides ist abhängig von der Concentration der Salzsäure, und zwar in der Weise, dass in concentrirter Salzsäure oder in concentrirten Salzlösungen nur das lösliche Trichlorid, in ganz verdünnter Salzsäure oder in ganz verdünnten Salzlösungen nur das unlösliche Wismuthoxychlorid gebildet wird.

Bei den mittleren Concentrationen der Salzsäure oder der Salzlösung wird stets ein Theil als Trichlorid, ein Theil als Oxychlorid abgeschieden. Das Verhältniss der beiden Zersetzungsproducte ist von den Concentrationen in dem Sinne abhängig, dass die Menge des Wismuthchlorides mit den Concentrationen wächst und mit den Verdünnungen abnimmt, während das Oxychlorid sich gerade entgegengesetzt verhält.

III. Verhalten des Eudoxins gegen künstlichen Magensaft.

Die Verdünnung der Salzsäure im Magensafte liess es als wahrscheinlich erscheinen, dass das Eudoxin einerseits in Nosophen und andererseits nahezu vollständig in unlösliches Wismuthoxychlorid zerlegt wird.

Jedoch tritt eine kleine Variation durch die Gegenwart der Chloride im Magensafte ein, welche, gleich einer stärkeren Concentration wirkend, durch Bildung beständigerer Doppelsalze mit dem Wismuthtrichlorid, den gelöst bleibenden Antheil des letzteren gegenüber den entsprechenden Verhältnissen in den reinen Lösungen etwas erhöht.

Die Zersetzung des Eudoxins in künstlichen Magensaft geht also in der Weise vor sich, dass sich neben dem Nosophen, welches unlöslich ist, lösliches Wismuthtrichlorid, bezw. seine Doppelsalze und unlösliches Wismuthoxychlorid bildet.

Bei der Resorption dieses Reactionsgemenges in den alkalischen Darminhalt wird der dorthin gelangende Antheil der Wismuthsalze in Wismuthhydroxyd, bezw. Metahydrat verwandelt, und zwar in gleicher Weise aus dem Trichlorid, wie aus dem Oxychlorid, während das unlösliche Nosophen in das lösliche Antinosin übergeht.

Ein Fall von multipler Hirnnervenlähmung.

Zugleich als Beitrag zur Lehre von der Geschmacksinnervation.

Von

Dr. R. Cassirer,
I. Assistenten der Poliklinik.

(Aus der Poliklinik des Hrn. Prof. H. Oppenheim.)

Die Lehre von der Geschmacksinnervation gehört zu den Capiteln der Physiologie, die, obwohl viel und von den verschiedensten Seiten her bearbeitet, doch noch eine grosse Unsicherheit unserer Kenntnisse erkennen lassen. Die im Folgenden mitgetheilte Beobachtung erscheint geeignet, unser Wissen über diesen Gegenstand in einem kleinen Punkte zu mehren, und ich darf mir seine Mittheilung an dieser Stelle deshalb vielleicht gestatten.

Hrn. Prof. Oppenheim gestatte ich mir für die Ueberlassung des Falles und für sein der Arbeit entgegengebrachtes Interesse meinen besten Dank zu sagen.

Karl W., 48 Jahre, Arbeiter. Zum ersten Male in der Poliklinik am 19. Juni 1898 untersucht. Patient giebt an, dass er am 25. Mai 1898, als er auf einem Balken stand, etwa $1^1/_2$ bis 2^m hoch heruntergefallen sei; er sei mit der rechten Kopfseite gegen das Steinpflaster aufgeschlagen und habe an der rechten Schläfen-Scheitelgegend zwei aufgeschlagene Stellen gehabt. Wodurch er gefallen sei, könne er nicht sagen, vielleicht sei er ausgerutscht, jedenfalls sei der Sturz seiner Meinung nach nicht durch einen Schwindelanfall oder etwas Aehnliches bedingt gewesen. Er war nach dem Sturz nicht bewusstlos; dagegen hatte er von vornherein sehr heftige, nach der linken Schulter ausstrahlende Schmerzen, so dass er die nächste Nacht nicht schlafen konnte; dazu fiel ihm ein wüstes, dumpfes Gefühl im Kopfe auf. Er bekam sofort einen Verband; von einer Lähmung konnte er am ersten Tage nichts bemerken; erst am nächsten Tage fiel ihm auf, dass er heiser sprach, nicht gut schlucken und den linken Arm nicht gut heben konnte.

Die Schlingstörung hielt vier Wochen lang an; flüssige Nahrung konnte er überhaupt nicht zu sich nehmen, weil er sich sofort verschluckte, Festes ging noch eher; er lebte mehrere Wochen hindurch fast nur von Eiern. Auch jetzt hat er noch erhebliche Beschwerden beim Schlucken, er empfindet dabei immer noch Schmerzen in der linken Seite des Halses. Die Heiserkeit der Sprache soll sich nicht gebessert haben; sonst habe er beim Sprechen keine besonderen Beschwerden gehabt, er weiss nichts von einem Beweglichkeitsdefect der Zunge; nur eins fiel ihm auf, wenn er im Munde die Zunge nach der linken Seite bringen wollte, um von dort einen Speiserest heraus zu schaffen, ging das nicht so gut wie früher. Die Beweglichkeitsbeschränkung im Arm blieb bestehen, so wie sie im Anfang war; er konnte

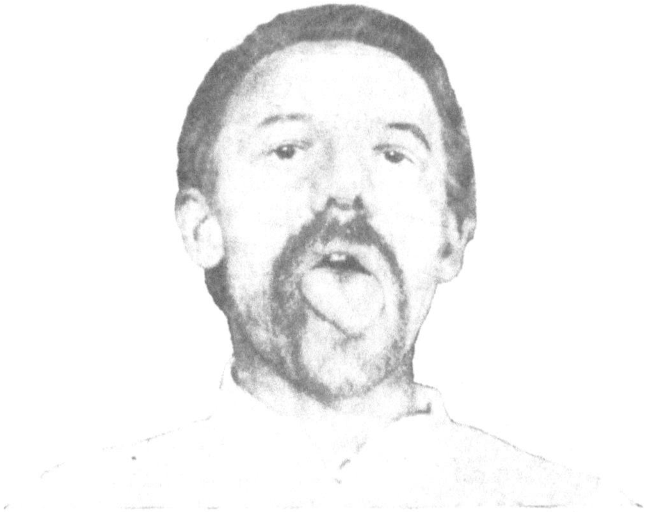

Fig. 1.

den Arm nicht vollkommen erheben, besonders wenn er etwas Schweres in die Höhe bringen wollte, und er hatte dabei immer das Gefühl, als ob der Arm zu kurz wäre. Von einer Geschmacksstörung ist ihm nichts zum Bewusstsein gekommen. — Bis zu dem Unfall sei er ganz gesund gewesen. Lues, Alcoholismus negatur.

Stat. praes. Grosser, kräftig gebauter Mann. Hautfarbe etwas fahl. Subjective Beschwerden: Unangenehmes, dumpfes, ziehendes Gefühl im Genick, das nicht gerade schmerzhaft ist; beim Schlucken Schmerzen in und zur Seite des Kehlkopfes; im Kehlkopf ferner immer das Gefühl von Schleimansammlung. — Der linke Arm ist nicht so kräftig, wie der rechte, er hat immer das Gefühl, als ob er zu kurz wäre. Das Schlucken fester Speisen soll jetzt ganz gut gehen; beim Schlucken dünner Speisen sei immer noch Vorsicht nöthig, sonst komme ein Theil der Speisen wieder zur Nase heraus und er gerathe in's Husten; das Kauen mache ihm keine Beschwerden. Er sei dauernd heiser.

Die Untersuchung ergiebt: Beim Sprechen fällt sofort die Heiserkeit des Patienten auf; auch der Husten ist stimmlos; die Sprache klingt deutlich nasal; sonst an der Sprache nichts Auffälliges, alle Buchstaben werden gut und in normaler Weise gebildet. Die herausgestreckte Zunge (s. Fig. 1) weicht deutlich mit der Spitze nach links ab; die Raphe bildet einen nach links concaven Bogen; die linke Zugenhälfte ist dünner, stärker gerunzelt, und stärker mit Schleim bedeckt; in ihr sieht man lebhafte fibrilläre Zuckungen. Sie fühlt sich deutlich schlaffer an; am Boden der Mundhöhle

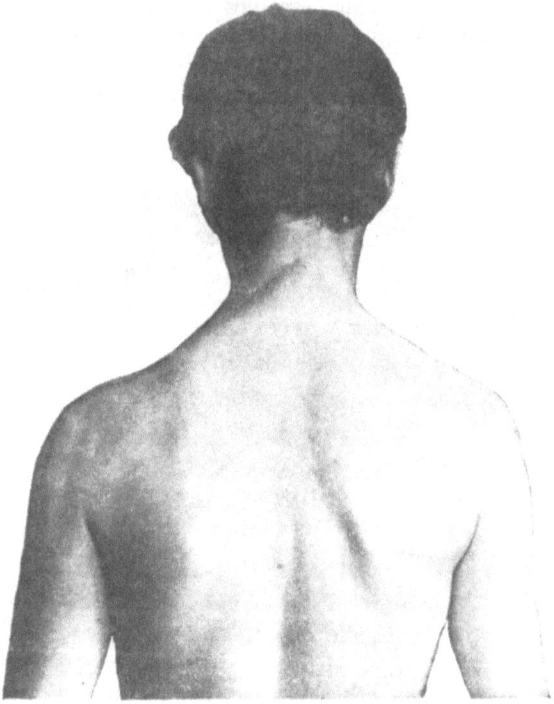

Fig. 2.

liegt die Zunge gerade; der linke Zungenrücken steht nicht höher als der rechte. Elektrisch findet sich bei directer galvanischer Reizung deutlich träge Zuckung mit Ueberwiegen der Anode; die faradische directe Erregbarkeit ist stark herabgesetzt. Indirecte Reizung vom N. hypoglossus aus gelang nicht. Der Kehlkopf erscheint links nicht ganz so gut von Muskeln bedeckt wie rechts. Beim Sprechen oder Schlucken bleibt er genau in der Mittellinie. Der M. omohyoideus spannt sich links gut an. Die elektrische Prüfung der Muskeln am Boden der Mundhöhle und der den Kehlkopf bedeckenden Muskeln ist nur sehr schwer und mit nicht ganz sicherem Resultat durchzuführen. So viel ergiebt sich als sicher, dass an den Muskeln am Boden der Mundhöhle eine quantitative Abnahme der elektrischen Erregbarkeit vorhanden ist, deutliche Entartungsreaction findet sich dagegen nicht; die nach Abhebung des sehr stark entwickelten Platysma geprüften Längsmuskeln zwischen Kehlkopf und Zungenbein zeigen elektrisch im Wesentlichen normale Verhältnisse, jedenfalls auch keine sichere Entartungsreaction.

Die Uvula steht schon in der Ruhe etwas nach rechts hinüber, der linke Gaumenbogen steht etwas tiefer als der rechte; das ganze Cavum pharyngeum erscheint rechts etwas weiter und geräumiger wie links. Beim Phonieren wird nur der rechte Gaumenbogen spitz und steil, der linke hängt schlaff

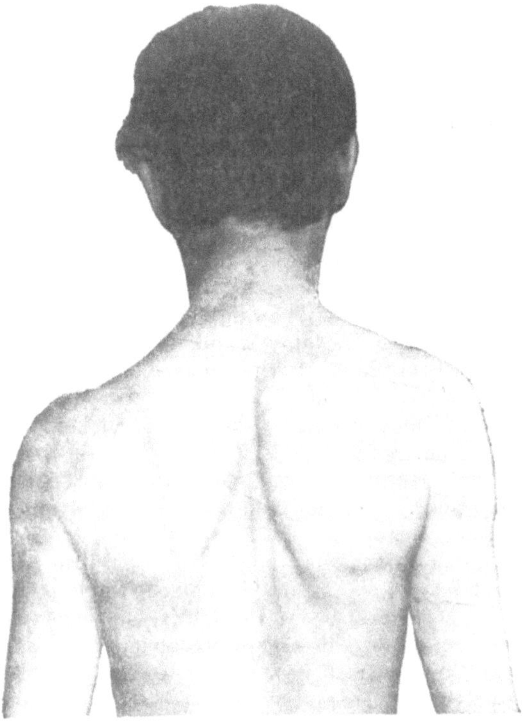

Fig. 3.

herunter. Die Reflexerregbarkeit des Gaumensegels ist links herabgesetzt, rechts normal. Bei stärkerem Betupfen der rechtsseitigen Rachenwand verschieben sich die hinteren Partieen derselben coulissenartig, beim Reflexschlucken schieben sich die rechte Rachenwand und die rechten Gaumenbögen nach vorn und der Mitte zu, auf der linken Seite fallen diese Bewegungen aus und die linksseitige Gaumen-Rachenmusculatur wird nur mechanisch mitgezogen. In der Gaumen-Rachenmusculatur links besteht deutliche Entartungsreaction. Beim Schlucken von Flüssigkeiten kommt Patient auch heute noch in's Husten. Dabei fällt, wie erwähnt, auf, dass der Husten stimmlos ist. Die laryngoskopische Untersuchung ergiebt: Das linke Stimmband bleibt bei der Athmung und beim Phoniren völlig unbeweglich, das rechte überschreitet bei der Phonation die Mittellinie; das linke Stimmband ist am Rande ausgehöhlt, erscheint schlaffer. Die Stimme ist heiser. Ob der linke M. cricothyreoid. wirkt, lässt sich nicht sicher entscheiden, da auch eine Anspannung des rechten M. cricothyreoideus bei der Lautbildung nicht deutlich wird.

Die ganze linksseitige Schultergegend ist in ihren Contouren verändert (vergl. auch die vorstehenden Figg. 2 u. 3). Die linke Schulter steht im Ganzen tiefer und etwas mehr nach vorn, der obere freie Rand des Cucullarisfehlt links. Der Kopf steht ein ganz klein wenig nach rechts hinübergeneigt, das Kinn ist dabei etwas gehoben und nach links gedreht, die Fossa supra- und infrospinata sind deutlich abgeflächt; der acromiale Winkel des Schulterblattes steht rechts in. gleicher Höhe mit dem oberen inneren Winkel, links um einige Centimeter tiefer; die Scapula ist links weiter von der Wirbelsäule abgerückt, ihr innerer Rand ist von dieser rechts 6 ^{cm}, links 8 bis $8^1/_2$ ^{cm} entfernt; er verläuft rechts in normaler Weise, etwa parallel der Wirbelsäule von unten nach oben, links dagegen etwas von oben aussen nach unten innen; aber es besteht keine ausgesprochene Schaukelstellung. Die Clavicula verläuft links mehr in gerader Linie, dadurch dass der acromiale Theil des Schulterblattes nach vorn zu vorgeschoben ist. Das Schulterheben erfolgt links mit viel geringerer Kraft als rechts; man sieht dabei keine Anspannung der oberen Bündel des Cucullaris, während der auch in der Ruhe schon etwas stärker hervortretende Levator angul. scapul. deutlich hervorspringt. Auf das Commando: Brust heraus! wird links die Annäherung der Schulter an die Wirbelsäule nur unvollkommen ausgeführt. Dabei springen wieder der M. levat. angul. scap. und besonders die Rhomboidei sehr stark hervor, während von den Contouren des Cucullaris, die rechts sehr deutlich sind, nichts zu sehen ist; abnorm deutlich markirt sich durch das Fehlen des Cucullaris der innere Scapularrand; durch den starken Zug des Levator und der Rhomboidei wird dabei der obere Theil des Schulterblattes ein wenig nach aussen gedreht und sein unterer Winkel gehoben. Die Erhebung des Armes über die Horizontale gelingt nur, wenn das linke Schulterblatt dabei vom Untersucher im Sinne einer Wirkung des Cucullaris angehoben wird; es fehlen beim Erheben des Armes ganz die rechts sich abhebenden unteren Cucullarisbündel. Der untere Winkel wird beim Erheben des Armes über die Horizontale vollkommen normal nach aussen gedreht. — Der linke M. sternocleidom. tritt in der Ruhe weniger deutlich hervor, als der rechte, doch ist sowohl die Formendifferenz, als die Functionsschwäche hier nicht so erheblich als beim Cucullaris; die Bewegungen (insbesondere Drehung des Kopfes nach rechts und Heben des Kinnes) gelingen, wenn auch mit deutlich verminderter Kraft. Im linken Sternocleidomast. und Cucullaris besteht typische Entartungsreaction, nur die oberen Cucullarisbündel sind faradisch noch erregbar, aber auch hier besteht deutliche, träge Zuckung bei galvanischem Reiz; es gelingt nicht, im Gebiet des mittleren Cucullaris normal reagirende Muskelfasern mit Sicherheit aufzufinden.

Der Geschmack ist auf der ganzen linken Zungenhälfte, sowohl auf den vorderen Partien wie in der Gegend der Papillae circumvallatae und hinter denselben aufgehoben. Es wurden alle vier Geschmacksqualitäten geprüft, und zwar süss mittels starker Zuckerlösung, salzig mittels starker Kochsalzlösung, sauer durch Acid. acet., bitter durch Tinct. chinae. Die

Angaben des Patienten über diesen Punkt sind stets bestimmt und eindeutig; die Prüfung wurde in der nächsten Zeit mehrmals wiederholt, immer mit demselben Resultat. Der Geschmack am Gaumen wurde nicht geprüft. Rechts wurden an allen Abschnitten der Zunge richtige Angaben gemacht.

Sensibilität: Berührungen und Nadelstiche im ganzen Gesicht, auch an Augen und Nasenschleimhaut und der Schleimhaut des Mundes und der Zunge prompt und sicher gefühlt. Nur an den hintersten Zungentheilen in der Gegend hinter den Papillae circumvallatae und an den hinteren Gaumenpartieen werden Pinselberührungen und Nadelstiche links ganz constant weniger sicher und weniger schmerzhaft empfunden als rechts; ebenso spürt Pat. die Kälte eines Glasstabes rechts deutlicher als links in den hinteren Rachenpartieen; auch beim Schlucken kalten Wassers hat er rechts eine stärkere Kälteempfindung, trotzdem die Speisen wegen der linksseitigen Rachenmuskellähmung im linken Rachenraum längere Zeit verweilen.

Die Kaumusculatur wirkt beiderseits gleich kräftig. Der Facialis ist völlig intact. Die Augenbewegungen sind frei; die Pupillen reagiren prompt. Der Augenhintergrund ist normal. Der Geruch ist beiderseits gut; ebenso das Gehör.

An den Extremitäten finden sich keinerlei Störungen; die Patellarreflexe sind ziemlich stark.

Der Puls ist etwas beschleunigt, 88 in der Minute, regelmässig, stark gespannt. An der Radialis wie an den anderen fühlbaren Arterien starke Arteriosklerose. Cor perkutorisch und auscultatorisch normal. Im Urin ziemlich erheblicher Eiweissgehalt. Keine geformten Bestandtheile im Urin. — Behandlung: Labile Galvanisation der gelähmten Muskeln und stabile quer durch die Med. oblong.

Die weitere Beobachtung lässt einen langsamen aber stetigen Rückgang aller krankhaften Symptome erkennen. Im Folgenden seien aus den wiederholt aufgenommenen Status nur die wichtigsten Angabeu entnommen, um das allmähliche Fortschreiten der Besserung erkennen zu lassen.

27. August 1898. Stimme heiser. Kauen geht gut; das Essen kommt nicht mehr zur Nase heraus; doch muss Patient auch heute noch Flüssiges vorsichtig schlucken. Zunge gerade, linke Hälfte deutlich atrophisch; kein Unterschied im Zungenbelag. Rechter Gaumenbogen wird beim Phoniren deutlich spitzer; das Zäpfchen verzieht sich dabei stärker nach rechts. Reflexerregbarkeit des Gaumens wie vordem. Ein kalter Glasstab auch heute noch hinten am Gaumen rechts kälter empfunden wie links; doch ist der Unterschied nicht sehr gross und für die anderen Qualitäten des Gefühls überhaupt nicht mehr sicher. — Bei forcirtem Athmen sieht man jetzt einige Bündel der Clavicularportion des Cucullaris sich anspannen, insbesondere wenn man dabei die Schulter niederdrückt. Sonst fehlt Cucullariswirkung noch völlig. — Elektrische Erregbarkeitsverhältnisse überall wie vordem; Geschmack ebenso.

Mitte September 1898. Die Klagen über dumpfen Schmerz im Genick dauern fort, ebenso über gelegentliches Verschlucken und die Beweglichkeitsstörung im Arm „als ob der Arm zu kurz wäre“. Die Zunge kommt jetzt gerade heraus; die linke Zungenhälfte ist noch deutlich dünner und mehr gerunzelt; im Zungenbelag kein Unterschied; einige fibrilläre Zuckungen in der linken Zungenhälfte. Deutliche Entartungsreaction. An der linken

Schulter Configurationsanomalien wie vordem, im Ganzen nur etwas weniger ausgesprochen; das Schulterheben gelingt schon etwas besser. Beim Erheben des Arms noch dieselben Beschwerden wie vordem. Die Contour des linken Sternocleidomast. tritt ganz deutlich hervor, die Wirkung des Muskels bleibt nur mässig hinter der des rechten zurück. Entartungsreaction im Cucullaris. Laryngoskopisch wie vordem; ebenso Geschmack dauernd auch auf der vorderen linken Zungenhälfte fehlend. Sensibilität überall auch an den hinteren Zungenpartieen und am Gaumen normal. Im Urin Eiweiss, auch jetzt wie bei allen späteren Untersuchungen keine geformten Elemente nachweisbar.

2. December 1898. Sehr erhebliche Besserung. Der Geschmack auf der ganzen linken Zungenhälfte stark herabgesetzt, vielleicht eine geringe Besserung gegen früher. Keine Heiserkeit der Stimme mehr; laryngoskopisch ganz normal. Die Stellungsanomalie des linken Schulterblattes eben noch angedeutet; im Gebiet des linken Cucullaris noch die letzten Zeichen der entschwindenden Entartungsreaction im unteren Theil des Muskels. Schulterheben gut, Armheben noch etwas abgeschwächt. Zunge links noch eine Spur dünner wie rechts; keine Entartungsreaction mehr. Im Urin Eiweiss. Subjective Beschwerden (Schmerzen im Genick) wie vordem.

26. Januar 1899. Klagen über Schmerzen, die vom Halse aus zum Genick ziehen, und über Schleimansammlung im Kehlkopf, namentlich des Morgens. Der linke Arm soll nicht so hoch gehoben werden können wie der rechte; im ganzen Körper soll eine Schwäche bestehen, die ihn vollkommen arbeitsunfähig mache. Beim Schlucken keine Beschwerden mehr. Zunge gerade, linke Zungenhälfte an den Rändern noch etwas dünner wie rechte. Keine Entartungsreaction mehr, nur geringe quantitative Herabsetzung, Stellung des linken Schulterblattes im Ganzen etwas tiefer, Spina scapulae verläuft links noch ein ganz klein wenig mehr horizontal wie rechts. Abstand beider Schulterblätter von der Mittellinie fast gleich. Geringes Maass von Cucullarisatrophie, so dass die Fossae supra- und infraspinat. etwas eingesunken sind, die Spina und der innere Rand des Schulterblattes etwas mehr hervortreten und auch der untere Rand des Rhomboid. inf. links deutlicher sichtbar ist. Function des Cucullaris beiderseits gleich, auch beim Erheben des Armes kein Bewegungsdefect, wenn die Bewegung auch links etwas mühsamer geschieht. Elektrisch mässige, quantitative Herabsetzung, namentlich im oberen Cucullarisabschnitt, kein Zeichen von Entartungsreaction mehr. Im Sternocleidom. zwischen rechts und links kein Unterschied mehr. Laryngoskopisch normal; Gaumensegel bewegt sich beiderseits gleich gut. Geschmack auf beiden Zungenhälften heute ganz gleich; keine Störungen der Sensibilität.

Eiweiss im Urin, wie vordem. Puls 104, etwas klein; starke Arteriosklerose. Herzgrenzen normal. Keine Hypertrophie des linken Ventrikels. Keine Oedeme. Allgemeinzustand gut.

Es wird dem Patienten gerathen, seine Arbeit versuchsweise wieder aufzunehmen.

Fassen wir die wichtigsten Punkte der Krankengeschichte noch einmal zusammen. Bei einem 48jähr. Arbeiter, der bis dahin schwere Arbeit anstandslos verrichten konnte, entsteht im Anschluss an einen Sturz aus

$1\frac{1}{2}$ m Höhe auf den Kopf ohne sichere Zeichen einer schweren Gehirnerschütterung (Bewusstlosigkeit, Erbrechen, Krämpfe) oder einer Schädelfractur (Blutung aus Nase, Ohr, Mund) folgendes von uns zuerst 4 Wochen nach dem Unfall beobachtete Krankheitsbild: Degenerative Atrophie der linken Zungenhälfte mit Entartungsreaction, Lähmung der linksseitigen Gaumen-, Rachen- und Kehlkopfmusculatur, degenerative atrophische Lähmung des linken Sternocleidomastoideus und Cucullaris mit Entartungsreaction, völlige Aufhebung des Geschmackes auf der ganzen linken Zungenhälfte, Aufhebung bezw. Abschwächung der Sensibilität auf den hintersten Theilen der Zunge und am weichen Gaumen, während im Uebrigen die Sensibilität an den Schleimhäuten der Zunge, der Wangen, der Nase und des Auges sowie die der Haut des Gesichts ganz intact war. Die Functionen aller übrigen Hirnnerven blieben ungeschädigt, es bestand von weiteren Krankheitssymptomen überhaupt nur noch eine mässig starke Arteriosklerose und eine Albuminurie. Der Verlauf war ein überraschend günstiger; es trat im Verlauf von $\frac{3}{4}$ Jahren eine fast vollkommene Genesung ein. Die Krankheitssymptome besserten sich ganz allmählich und ganz stetig; zuerst verschwand die von Anfang an nicht sehr in den Vordergrund tretende Sensibilitätsstörung, es folgten die Lähmungserscheinungen, zuerst die von seiten der Rachen-, Gaumen-, Kehlkopfmusculatur, dann die am Sternocleidomastoideus, am Cucullaris und der Zunge, zuletzt verschwand, und zwar an allen Theilen der Zunge gleichzeitig, die Geschmacksstörung. Als der Kranke aus unserer Behandlung entlassen wurde, bestand neben der Arteriosklerose noch die Albuminurie, die übrigens dauernd ohne sichere Zeichen einer Nephritis verlief, nie Oedeme, nie Cylinder u. s. w. im Harn, keine Vergrösserung des linken Ventrikels.

Die Diagnose des Falles ist unschwer zu stellen: Paralyse bezw. Parese des linken N. hypoglossus, Vagus, Accessorius und Glossopharyngeus.

Abgesehen von der Wichtigkeit, die der Fall für die Frage der Geschmacksinnervation hat, bietet er auch sonst noch eine Reihe interessanter Momente.

An der Richtigkeit der Diagnose kann kein Zweifel sein. Es könnte sich höchstens darum handeln, ob die totale Geschmackslähmung zu der Annahme zwingt, dass ausser dem Glossopharyngeus auch der Trigeminus noch geschädigt sei, trotz des Fehlens aller anderen für eine Läsion des Trigeminus sprechenden Symptome. Auf diese Frage wollen wir erst später eingehen. Abgesehen davon also bedarf die symptomatologische Diagnose keiner weiteren Begründung. Auch die Beantwortung der Frage, wo die

Schädigung der Nerven erfolgt ist, macht keine besonderen Schwierigkeiten. In der Medulla oblongata selbst, sei es im intramedullären Verlauf der Nerven, sei es in den Kernen, kann die Läsion nicht sitzen, weil bei der ausserordentlichen Höhenausdehnung, die ein solcher Herd haben müsste, nothwendiger Weise eine Affection anderer Theile des Querschnittes, darunter auch der lebenswichtigen Athmungscentren, der Schleife u. s. w. statthaben müsste. Das also können wir ohne Weiteres ausschliessen und es bleibt als Sitz der Läsion nur der extramedulläre Verlauf der Nerven.

Da wir nun für die offenbar gleichzeitig entstandene Lähmung aller vier Nerven nur eine einzige Ursache anzunehmen geneigt sein werden, so müssen wir den Ort der Läsion dort suchen, wo durch eine Schädigung alle vier Nerven betroffen werden können; das ist zunächst in der intracraniellen Verlaufsstrecke der vier Nerven von ihrem Austritt aus der Medulla oblongata bis zu ihrem Austritt aus der Schädelhöhle durch das Foramen jugulare bezw. Foramen condyloid. ant. Aber auch noch ausserhalb des Schädels, unmittelbar nach ihrem Austritt liegen die vier Nerven so nahe bei einander, dass sie gemeinsam geschädigt sein könnten. Doch wird die Annahme eines solchen Sitzes der Läsion sofort unwahrscheinlich, wenn wir bedenken, wodurch diese bedingt wurde. Sie entstand im Anschluss an einen Sturz auf den Kopf; ob sie sofort im selben Augenblicke eintrat, oder sich erst im Laufe einiger Stunden entwickelte, ist, da über den Patienten aus dieser Zeit keine ärztlichen Angaben uns vorliegen, nicht mehr sicher festzustellen; wie dem auch sei, jedenfalls waren nach 24 Stunden evidente Zeichen der Lähmung vorhanden. Ein etwas allmähliches Einsetzen würde am besten mit der Annahme übereinstimmen, dass eine langsam anwachsende Blutung nach und nach die Nerven comprimirte. Die Annahme einer Blutung erscheint mir aber für jeden Fall die plausibelste, namentlich in Rücksicht auf den günstigen Verlauf des Falles. Denn würde es sich um eine directe Zerstörung der Nervenbündel, etwa durch die mit einer Basisfractur gleichzeitig entstandene Continuitätstrennung der Nerven gehandelt haben, so wäre eine so rasche und so vollständige Restitutio ad integrum schwer zu begreifen. Und die Ursache der Blutung? Darüber können wir nur Vermuthungen haben. Zeichen einer Basisfractur können wir der Erzählung des Kranken nicht entnehmen, es bestand keine Bewusstlosigkeit, keine Blutung aus Nase, Ohr oder Mund; trotzdem kann ja eine Fractur sehr wohl vorgelegen haben und die Ursache einer Blutung gewesen sein. Aber es ist auch noch etwas anderes denkbar: Patient hat eine starke Arteriosklerose und wir könnten daher auch annehmen, dass bei dem Fall auf den Kopf die Blutung ohne Dazwischenkunft einer Basisfractur aus einem arteriosklerotisch veränderten Gefässe erfolgte. Die Arteriosklerose hat bei dem Unfall vielleicht auch weiterhin ihre Hand im Spiele gehabt; es ist nämlich nicht aufgeklärt, wieso Patient gestürzt ist; Patient selbst denkt daran, dass er mit dem Fuss irgendwie hängen geblieben sei, doch weiss er nichts Sicheres; er verneint es auch, einen Schwindel verspürt zu haben, durch den er zu Fall gekommen sei, doch ist ein Zusammenhang der Art wohl denkbar, dass Patient plötzlich, von einem arteriosklerotischen Schwindelanfall befallen, herabgestürzt sei. Dass die Arteriosklerose etwa erst nach dem Unfall entstanden sei, ist ganz unwahrscheinlich, denn wenn so etwas auch im Anschluss an Schädel- bezw. Gehirnerschütterungen vorkommt, so ist in unserem Falle, wo 4 Wochen nach dem Unfall schon eine ausgesprochene Arteriosklerose bestand, ein solcher Zusammenhang nicht annehmbar. Noch von einem zweiten bei dem Kranken beobachteten Symptom ist es mir wahrscheinlich, dass es schon vor dem Unfall bestand, das ist die dauernd bei ihm nachgewiesene ziemlich erhebliche Albuminurie. Albuminurie ist bekanntlich bei Processen, die mit einer Raumbeschränkung in der hinteren Schädelgrube einhergehen, und ferner auch sonst bei Kopfverletzungen gefunden worden. Aber die Albuminurie scheint mir in dem vorliegenden Falle für eine solche Genese einmal zu constant und zu hochgradig zu sein, und was besonders gegen eine solche Annahme spricht, sie ist nicht mit dem Rückgang der übrigen Symptome, der doch auch eine Resorption der Blutung und ein Aufhören der Compression der Medulla oblongata zur Voraussetzung hat, verschwunden. Deshalb nehme ich an, dass sie schon vor dem Unfall vorhanden war. Mit dieser Annahme steht das Bestehen der Arteriosklerose gut in Uebereinstimmung.

Wir sind mit diesen Erörterungen bereits in die Besprechung der Symptomatologie unserer Beobachtung hineingerathen. Im Folgenden wollen wir noch weiter einzelne bemerkenswerthe Punkte aus der Krankengeschichte erörtern.

Die halbseitige Zungenatrophie zeigt das gewöhnliche, in den letzten Jahren oft geschilderte Bild. — Es wurde bei der Untersuchung der Function sowohl wie der elektrischen Erregbarkeit besonders auf das Verhalten der den Mundboden bildenden Muskeln und der Unterzungenbeinmuskeln geachtet. Ganz sichere Resultate erhielten wir nicht, doch schien die Unterzungenbeinmusculatur nicht gestört zu sein: der Omohyoideus war sicher intact, der Kehlkopf verschob sich bei Bewegungen nicht nach einer Seite, eine überzeugende Abflachung des Halses zwischen Kinn und Zungenbein bestand nicht und die elektrische Untersuchung ergab keine sicheren Anzeichen von Entartungsreaction. Es scheint, soweit aus der Litteratur zu entnehmen ist, dass diese Muskeln nur dann bei einer Hypoglossuslähmung betheiligt sind, wenn der Hypoglossusstamm unterhalb der Anastomose mit den oberen Cervicalnerven betroffen wird; aus dieser

Anastomose scheinen nämlich die später in die Ansa hypoglossi übergehenden Fasern ganz oder zum grössten Theil zu stammen. Die Integrität dieser Muskeln in unserem Fall stimmt zu der Annahme eines Sitzes der Läsion oberhalb dieser Stelle. — Die Muskeln des Mundbodens waren, dem Resultat der elektrischen Untersuchung nach — deutliche quantitative Herabsetzung — von der Parese mit betroffen.

Die klassischen Symptome der halbseitigen Zungenatrophie waren in unserem Falle deutlich vorhanden: die Ablenkung der herausgestreckten Zunge nach der gelähmten Seite, die concave Krümmung der Raphe, die Schlaffheit, die fibrillären Zuckungen und die Runzelung der gelähmten Zungenhälfte und die Entartungsreaction. Im Munde lag die Zunge gerade, wich nicht, wie öfter beobachtet, nach der gesunden Seite ab.

Die Functionsstörungen waren, wie in vielen dieser Fälle, sehr gering. Auf besonderes Befragen gab Patient die Schwierigkeit zu, Speisereste mit der Spitze der Zunge aus der linksseitigen Backentasche herauszuholen; die sonstigen Bewegungen der Zunge waren intact. Viel erheblichere functionelle Störungen hat Dinkler (10) beschrieben: Die Aussprache des x und sch ist erschwert, bei dem Versuche, rasch zu sprechen, versagt die Zunge sehr schnell, und die Worte werden unverständlich. Die Speisen bleiben grösstentheils nicht auf der gelähmten Zungenhälfte liegen, so dass sie von dem Kranken mit dem Finger hervorgeholt werden müssen. Um den Bissen von der Zunge nach dem Rachen zu befördern, bedarf es vielfach besonderer Mühe und einer Art Rückwärtsschleudern des Kopfes. In keinem bisher beschriebenen Falle einseitiger Hypoglossuslähmung finden sich sonst so hochgradige Störungen des Sprechens und Essens; in einer Reihe von Beobachtungen aber findet sich doch immerhin auch die eine oder die andere Functionsstörung; so um nur von den neueren Fällen einige zu nennen, konnte Kron's (27) Patient das R nicht aussprechen, Moyer's (38) Patient bemerkte, dass er mit der gelähmten Seite nicht so gut essen und die Speisereste nicht so gut herausbringen konnte, Hirsch's (24) Kranker konnte die Zunge Anfangs nicht nach der gelähmten Seite bringen, Marina's (38) hatte Schwierigkeiten beim Aussprechen gewisser Buchstaben (s und r) und auch beim Essen. Marina führt diese Störungen darauf zurück, dass hier die XII. Lähmung acut einsetzte; das hat aber nicht für alle übrigen Fälle Geltung und es bedarf noch weiterer Nachforschung nach der Ursache dieses differenten Verhaltens. In unserem Falle bestanden Störungen des Sprechens — abgesehen von der anders bedingten Heiserkeit und dem Näseln — nicht. Die Lähmung war acut entstanden, aber freilich war sie niemals vollständig und zudem hatten wir den Kranken in der ersten Zeit nach dem Einsetzen der Lähmung nicht in Beobachtung. Dass die Sensibilität der Zunge, abgesehen von den hintersten Partieen derselben, intact war, entspricht der allgemein anerkannten Erfahrung, dass der Hypoglossus nichts mit der Sensibilität der Zunge zu thun hat; die Hypästhesie im hintersten Abschnitt der Zunge (wie auch am Gaumen und im Rachen) ist auf die Affection des X. bezw. IX. Hirnnerven zurückzuführen.

Endlich sei noch in Rücksicht auf die bisweilen geäusserte Ansicht, dass das Platysma vom Hypoglossus versorgt werde, erwähnt, dass dasselbe in unserem Falle sehr stark entwickelt war und elektrisch normale Reaction zeigte.

Die Lähmung des Sternocleidomastoideus und des Cucullaris sind durch die Läsion des äusseren Accessoriusastes bedingt gewesen. Die Schwäche des Sternocleidom. war von vornherein weniger ausgesprochen als die des Cucullaris, der Kopf wurde ein wenig im Sinne des entsprechenden gesunden Muskels der anderen Seite nach links gehalten, das Kinn etwas gehoben; die Drehung des Kopfes nach der gesunden Seite war schwächer als die nach der kranken; die Atrophie des Muskels war niemals sehr ausgesprochen, die Besserung trat hier früher als im Cucullarisgebiet ein.

Die Schultergegend zeigte die bei der einseitigen Cucullarisschwäche stets gefundenen Anomalien in der Configuration und in der Stellung des Schulterblattes. Wir brauchen auf die in der Krankengeschichte ausführlich mitgetheilten Einzelheiten, den Tiefstand der Schulter, das Herabsinken und Nachvorngehen des Schulterblattes, das Abrücken desselben von der Mittellinie und seine Drehung um den äusseren oberen Winkel, hier nicht weiter einzugehen. Die Drehung war nur in sehr geringem Maasse vorhanden, sie documentirte sich darin, dass der innere Schulterblattrand nicht mehr parallel der Wirbelsäule, sondern ein klein wenig schief von innen unten nach aussen oben verlief. Es bestand also keine ausgesprochene Schaukelstellung. Bekanntlich hat die Frage nach der Entstehung des Mouvement de bascule vielfache Erörterungen hervorgerufen. Remak (42) hat zuerst 1888 und dann 1892 darauf aufmerksam gemacht, dass bei einer durch operative Läsion am Foramen jugulare veranlasste Cucullarislähmung die Drehstellung fehlt. Da nun das Versagen des mittleren Drittels diese Stellung bedingt, so ist er zu der Ansicht gekommen, dass dieser Abschnitt des Muskels von Cervicalästen aus dem zweiten bis vierten Cervicalnerven versorgt würde. Die späteren Erfahrungen sind im Allgemeinen dieser Remak'schen Ansicht günstig gewesen, noch in jüngster Zeit fehlte bei hoher Accessoriuslähmung die Schaukelstellung in einem Falle von Kron (28), und war dagegen in einem Falle von Lähr (30) vorhanden, wo die Narbe sich im mittleren Drittel des Halses befand und zudem Sensibilitätsstörungen eine sichere Mitbetheiligung cervicaler Aeste verriethen. Auch die Fälle von Neisser (39a) und Sternberg (49) sprechen zu Gunsten der Remak'schen Anschauung, für die sich auch jüngst noch Souques et Duval (48) aus verschiedenen Gründen ausgesprochen haben. Auch in unserem Falle mit hohem, d. h. intracraniellem Sitz der Läsion des Accessorius fehlte die Schaukelstellung. Allerdings war es uns andererseits nicht möglich, mit Sicherheit ein elektrisch normal reagirendes mittleres Bündel nachzuweisen, und es ist zweifelhaft, ob man aus dem Fehlen der Schaukelstellung auf das Vorhandensein eines intacten solchen Bündels in unserem Falle schliessen darf; man könnte einer solchen Annahme gegenüber einwenden, dass überhaupt keine ganz totale Läsion des Accessorius vorlag, dass ebenso wie die Function des Sternocleidomastoideus auch die des mittleren Cucullarisdrittels nicht ganz aufgehoben war und so der Eintritt der Schaukelstellung vermieden wurde. Unsere Beobachtung ist für die Entscheidung dieser Frage nicht recht zu verwerthen; immerhin wird man Remak auch nach dieser Beobachtung zugestehen müssen, dass „Erfahrungen, dass die Drehstellung des Schulterblattes auch nach intracranieller Erkrankung des Accessorius oder Läsionen desselben bald nach seinem Austritt aus der Schädelhöhle zu Stande kommt, nicht vorliegen. So lange solche nicht beigebracht sind, muss man daran festhalten, dass die motorischen Nerven desjenigen Cucullarisabschnittes, durch dessen Lähmung die Drehstellung entsteht, zum Cucullaris erst später entweder in der Bahn des Accessorius oder direct aus den Cervicalnerven gelangen."

Die durch die Schwäche des Cucullaris bedingten Functionsstörungen waren bei unserem Kranken die gewöhnlichen: es fiel aus bezw. war sehr schwach die Hebung der Schulter und die Anspannung des clavicularen Bündels bei forcirter Athmung (oberes Drittel), die Hebung des Schulterblattes, sowie die Adduction des Schulterblattes bis an die Wirbelsäule beim Commando „Brust heraus" (mittleres und unteres Drittel). Bei dem Versuch, diese Bewegung auszuführen tritt, wie wir auf der Figur 3 sehen, die Contour des M. levator angul. scapul. und der untere Rand des Rhomboid. abnorm deutlich in Erscheinung. Interessant und wichtig ist die auch in unserem Falle beobachtete Schwäche beim Erheben des Armes, namentlich über die Horizontale hinaus. Man wird in solchem Falle immer geneigt sein, an eine Mitbetheiligung des M. deltoid. und besonders des Serrat. antic. major zu denken. Wir konnten uns überzeugen, dass beide Muskeln in unserem Falle in normaler Weise vorhanden waren, so dass die Erklärung für die Functionsschwäche beim Erheben des Armes nur in der Cucullaris-Parese zu suchen ist. Das hat Duchenne (12) schon festgestellt, indem er bemerkte, „wenn auch der Serratus antic. maj. die mittlere Portion des Cucullaris zum Zwecke der senkrechten Erhebung des Armes immer ersetzen kann, so resultirt nichtsdestoweniger aus dem Wegfall dieser letzteren Muskelwirkung eine beträchtliche Abschwächung bei allen Bewegungen der oberen Extremität, sobald der Oberarm sich vom Rumpf entfernt und ganz besonders, wenn er über die Horizontale erhoben wird." Es ist leicht zu verstehen, dass bei einer Lähmung des ganzen Cucullaris die Bewegungsstörung im Oberarm eine recht erhebliche wird. So konnte ein Kranker Lähr's den Arm nach vorn bis zur Horizontalen erheben, nach der Seite dagegen nur so weit, dass der Arm mit der Brust einen ganz spitzen Winkel bildete. „Zur Drehung der Scapula sei es nothwendig, dass letztere im oberen Theil fixirt wird; ist dies durch Cucullarislähmung nicht möglich, so kann auch der Serratus nicht ordentlich in Action treten." Man wird überhaupt bedenken müssen, dass durch die abnorme Stellung, die das Schulterblatt bei der Cucullarislähmung einnimmt, die Insertionspunkte der dort inserirenden Muskeln derart verschoben werden, dass ein volles Inactiontreten dieser Muskeln nicht mehr möglich ist. Auf diese Stellungsanomalien und die dadurch bedingte Zerrung des Bandapparates des Schultergelenkes werden wir auch die Schmerzen im Arme, über die unser Kranker ebenso wie andere in gleicher Lage lange Zeit klagte, zurückführen müssen.

Von weiteren motorischen Ausfallserscheinungen bestanden bei unserem Falle eine Lähmung der Gaumen-Rachenmusculatur und eine solche der inneren Kehlkopfmuskeln, Lähmungen also, die man bisher auf eine Störung des N. vagus und des „inneren" Astes des Accessorius bezogen hat. Die Zugehörigkeit dieses inneren Astes zum Accessorius ist, wie bekannt, in letzter Zeit sehr energisch bestritten worden, indem behauptet wurde, dass die in diesem verlaufenden Fasern dem Vagus entstammten; der Accessorius soll nach dieser Auffassung, die, wenn auch von der überwiegenden Mehrzahl der Forscher angenommen, doch noch nicht ganz unbestritten ist, nichts mit der motorischen Innervation speciell des Kehlkopfes zu thun haben. Da unser Fall in keiner Weise uns befähigt, zu dieser Streitfrage in dem einen oder dem anderen Sinne Stellung zu nehmen, so verzichten wir auf eine weitere Erörterung desselben und halten uns nur an die Symptome, die unser Fall in dieser Beziehung zeigt.

Die Functionsstörung war die gewöhnliche und bot nichts Besonderes. Die Sprache war näselnd und heiser, Flüssigkeit kam beim Essen durch die Nase, es bestand eine Schwierigkeit, feste Gegenstände zu schlucken und Patient kam beim Schlucken leicht in's Husten. Die Bewegungsdefecte am Gaumensegel, am Zäpfchen und am Stimmband (Cadaverstellung) waren die gewöhnlichen. Die Gaumen-Rachenmuskeln zeigten deutliche Entartungsreaction, das Cavum pharyngeum erschien auf der rechten Seite geräumiger als auf der linken. Das scheint in den verschiedenen Fällen verschieden zu sein, wie Möbius (37) gezeigt hat, der in einem Falle eine Erweiterung der Rachenhöhle auf der kranken Seite fand, in einem anderen eine Verengerung. „Von vornherein", sagt er, „könnte man zweifelhaft sein, welche Wirkung eine halbseitige Parese der Constrictores pharyngis auf die Lage der Rachenschleimhaut habe. Man könnte sich ebenso denken, dass die Rachenhöhle erweitert, als dass ihre Wölbung durch den Zug der gesunden Muskelbündel abgeflacht werde." Wodurch die Verschiedenheiten bedingt werden, entzieht sich vorläufig unserer Beurtheilung.

Die laryngoskopische Untersuchung ergab das für Recurrenslähmung typische Bild: Cadaverstellung, beim Phoniren bleibt das kranke Stimmband unbeweglich, das gesunde nähert sich ihm bis über die Mittellinie. Ob der N. laryngeus sup. an der Lähmung betheiligt war, können wir nicht entscheiden; die äussere Betastung des Kehlkopfes liess uns auch auf der gesunden Seite eine Anspannung des M. cricothyreoid. bezw. eine Annäherung von Schild- und Ringknorpel nicht deutlich erkennen. Und die Sensibilität im Kehlkopf, die bei Lähmung des N. laryngeus sup. gestört ist, wurde nicht geprüft. Im Spiegelbild soll nach Gerhardt die Lähmung des Laryng. sup. am ehesten daran zu erkennen sein, dass der schlaffere Stimmbandrand mehrfache seichte Wellenbiegung zeige.[1] Uns fiel nur auf, dass der Stimmbandrand concav war.

Die einzige Sensibilitätsstörung, die wir in dem ganzen Krankheitsbilde fanden, war eine Hypästhesie für alle Qualitäten am hintersten Theil der Zunge, am Gaumen und im Rachen, die wir auf die Vago-Accessoriusparalyse zu beziehen haben. Nach Bernhardt ist über das Vorkommen solcher Störungen bei diesen Nervenlähmungen wenig bekannt; bei Lähmungen im Gebiet des äusseren Accessoriusastes fehlen sie stets, bei solchen des inneren Astes (bezw. des Vagus) können sie auch fehlen, wie Bernhardt in einem eigenen Falle nachweisen konnte. Remak fand dagegen in einem Falle eine leichte Herabsetzung der Sensibilität im Bereich der gelähmten Gaumensegelhälfte und der gesammten Kehlkopfschleimhaut; Minor fand in zwei Fällen sogar eine complette Anästhesie des ganzen weichen Gaumens und des Pharynx.

Es scheinen hier individuelle Verschiedenheiten zu bestehen, indem offenbar in einer Anzahl von Fällen der X. und XI. (und vielleicht auch der IX.) Hirnnerv die sensible Innervation dieses Gebietes übernehmen, während in anderen Fällen dem Trigeminus diese Rolle zufällt. Bei Trigeminuslähmungen finden wir nämlich in Bezug auf die Sensibilität dieser Theile ganz dasselbe wechselnde Verhalten, indem sie einmal vollkommen erhalten ist [Wallenberg (53), Scherer (43), Wolff (54)], ein anderes

---

[1] Gerhardt, *Kehlkopfgeschwülste und Bewegungsstörungen der Stimmbänder.* 1896. S. 61.

Mal dabei deutliche Anästhesie besteht [Hirschl (25), Ziehl (56), Philipps (40)], wie denn auch die Betheiligung des Trigeminus an der motorischen Innervation des Gaumensegels eine schwankende zu sein scheint.

An den Lungen, am Herzen und an den Abdominalorganen fanden wir keine, auf Vagusläsion zu beziehenden Symptome. Ueber die Albuminurie, die hier in Betracht kommen könnte, haben wir bereits oben gesprochen.

Es bleibt uns noch der wichtigste Punkt zu besprechen, die Frage nämlich, was unser Fall für die Lehre von der Geschmacksinnervation bedeutet.

Sie gehört seit Langem zu einem der strittigsten Punkte in der Physiologie. Physiologen und Pathologen haben sich mannigfach bemüht, sie zum Abschluss zu bringen, bisher vergeblich. Trotzdem noch aus jüngster Zeit eine zusammenfassende Darstellung der Frage aus der Feder Frankl-Hochwart's (19) vorliegt, wird es uns nicht erspart bleiben, das wichtigste hierher gehörige Material noch einmal in extenso uns vor Augen zu führen; so nur können wir darüber in's Klare kommen, ob und in wie weit unsere Krankenbeobachtung in diese dunklen und schwierigen Verhältnisse Licht bringt.

Zur Zeit geht die am weitesten verbreitete Ansicht dahin, dass die vorderen zwei Drittel der Zunge ihre Geschmacksfasern vom Trigeminus erhalten, während der Glossopharyngeus den Rest der Zunge versorgt. Können wir unsere Beobachtung mit dieser Anschauung in Uebereinstimmung bringen? Das scheint mir nicht möglich zu sein. Wir müssten zu diesem Zwecke annehmen, dass ausser den vier letzten Hirnnerven noch der Trigeminus an einer von dem Hauptherd weit entfernten Stelle geschädigt sei, und dass durch diese Läsion gerade nur die Nervenfasern geschädigt wurden, die der Geschmacksempfindung vorstehen. Denn sonst findet sich im ganzen Krankheitsbilde kein einziges Symptom, das auf eine Quintuslähmung bezogen werden könnte. Sensibilität, Motilität und Reflexe im ganzen Trigeminusgebiet sind normal, die Störung der Sensibilität am Pharynx, Rachen und dem hintersten Theil der Zunge muss, wie eben erwähnt, auf die Schädigung des Vago-Accessorius (oder des Glossopharyngeus) bezogen werden. Die von vornherein ganz und gar unwahrscheinliche Annahme einer Schädigung nur allein der gustatorischen Fasern des Trigeminus wird dadurch völlig zu nichte gemacht, dass die Geschmackslähmung im vorderen und hinteren Theil der Zunge eine vollkommen gleiche Entwickelung nahm, sie verschwand pari passu an allen Theilen der Zunge. Immer wieder von Neuem vorgenommene Geschmacksprüfungen ergaben stets dasselbe Resultat: gleichen Befund an allen Abschnitten der linken Zungenhälfte.

Dieselben Gründe, die gegen irgend eine Läsion des Trigeminus sprechen, sprechen auch gegen eine solche des Facialis, der etwa noch für die Geschmacksinnervation in Betracht kommen könnte.

Es giebt dann noch eine mehr peripher gelegene Stelle, von der aus Geschmacksläsionen hervorgerufen werden können, das ist die Paukenhöhle. Bekanntlich kommt es bei destructiven Processen in dieser durch Schädigung des Plexus tympanicus und der Chorda tympani leicht zu Geschmacksstörungen. Abgesehen davon, dass Patient auf dem linken Ohr gut hörte und niemals eine Ohreiterung gehabt haben will, lässt das eben erwähnte Symptom der gleichmässigen allmählichen Besserung ebenso wie der augenblickliche Zustand von völlig wieder hergestellter Schmeckfähigkeit auch diese Annahme ganz ausschliessen und es bleibt dabei, nur die Läsion des IX. Hirnnerven, und zwar in dessen extramedullärem (und intracraniellem) Verlauf ist die Ursache für die die ganze Zungenhälfte betreffende Geschmacksstörung.

Unsere Beobachtung widerspricht darnach der allgemeinen Annahme, die, wie erwähnt, dahin geht, dass der N. glossopharyngeus nur das hintere Drittel der Zunge versorgen soll, während der N. trigeminus den Rest übernimmt.

Wenn wir unsere Nachforschungen, welche Nerven für die Geschmacksinnervation der Zunge überhaupt in Betracht kommen können, in der Peripherie beginnen, so sehen wir sofort ein, dass von den in der Zunge endigenden Nerven nur der N. glossopharyngeus und der N. lingualis berücksichtigt zu werden brauchen. Ueber das Verzweigungsgebiet dieser beiden Nerven haben uns vor Kurzem angestellte Untersuchungen von Zander (55) ganz bestimmte Ergebnisse geliefert. Zander fand, dass der N. lingualis sich nur in der Schleimhaut der Zungenspitze und des Zungenkörpers, nicht aber in der Zungenwurzel verzweigt. Die meisten Fasern endigen makroskopisch bereits vor den Papillae circumvallatae, einige gehen über sie noch etwas hinaus und es ist nach allgemeinen Erfahrungen wahrscheinlich, dass ihr wahres Ende noch einige Millimeter weiter liegt; beiderseits ziehen Fasern der einen Seite etwas über die Mittellinie hinaus auf die andere Seite. Der Glossopharyngeus zieht in einem vorderen Zweige bis etwa an die Papilla foliat., die medialen Zweige endigen zum Theil in, zum Theil einige Millimeter vor den Papillae circumvallatae. Uebrigens betheiligt sich auch der Vagus constant an der Innervation der Zungenwurzel, meist mit zwei Zweigen. Dadurch, dass die Gebiete dieser Nerven sich stellenweise an ihren Grenzen überlagern, sind die Grenzgebiete doppelt innervirt.

Es unterliegt nun nach vielfachen Untersuchungen keinem Zweifel, dass der N. lingualis neben sensiblen auch geschmacksempfindende Fasern führt. Das haben schon ältere Autoren (Busch, Inzani u. A.) festgestellt. Von neueren Beobachtungen nenne ich die von Halban (21), der in zwei Fällen operativer Durchtrennung des N. lingualis Sensibilitäts- und Geschmacksverlust auf der vorderen Zungenhälfte bis zu den Papill. circum vallatae fand. Sehr genau hat Zander einen derartigen Fall untersucht; er fand völlige Anästhesie nur in einem dreieckigen Feld in dem vorderen Theil der Zunge, das sowohl von der Spitze als von der Mittellinie überall entfernt blieb, im Ganzen 5·5 ^{cm} lang war und an der Seite bis zu den Papill. foliat. reichte. In der Umgebung dieses Feldes trat allmählicher Uebergang zu normaler Empfindung ein. Die Prüfung erfolgte sowohl für sensible Reize als für Geschmacksreize, für letztere mittels des galvanischen Stromes.

Verfolgen wir den Weg der Geschmacksfasern vom Lingualis aus weiter, so sehen wir, dass diese den Nerven sehr bald wieder verlassen und durch die Chorda tympani in den Facialis ziehen. Ueber den Verlauf der Chorda braucht hier nichts gesagt zu werden. Die Thatsache, dass die Chorda die Geschmacksfasern von dem N. lingualis aus weiter führt, ist seit Langem als ganz sicher bekannt. Sie ist einerseits durch experimentelle Voruntersuchungen festgestellt worden, zuerst 1818 von Bellingeri, dann besonders von Bernard, später von Prevost (nach Frankl-Hochwart). Sehr zahlreich aber sind besonders die Erfahrungen der Otiater, die eine Zerstörung der Chorda, die in der Paukenhöhle ziemlich ungeschützt liegt, häufig eintreten sahen, theils durch destructive Processe in der Paukenhöhle, theils durch nothwendige operative Eingriffe bedingt. Blau, ebenso Urbantschitsch sahen direct nach Reizung der blossliegenden Chorda Geschmackssensationen in der entsprechenden vorderen Zungenhälfte auftreten. Diesen gesicherten Erfahrungen gegenüber kann Carl's (6) Ansicht, der der Chorda die Geschmacksleitung abspricht, nicht in's Gewicht fallen. Die Frage ist nun wieder, wie gross ist der Wirkungskreis der Chorda in der Zunge. Da differiren die Ansichten etwas. Es ist nämlich von Schiff behauptet worden, dass nicht alle Geschmacksfasern aus dem N. lingualis in die Chorda gehen, sondern dass ein Theil von dem Nerven aus durch eine (nach Hyrtl allerdings nicht constante) Anastomose zum Ganglion oticum zieht. Die klinischen Untersuchungen ergeben kein einheitliches Resultat. Wolf (54) fand in seinem Falle nach Durchschneidung der Chorda eine völlige Geschmackslähmung an der Zungenspitze, die aber nur 2 ^{cm} weit nach rückwärts reicht; Schulte (47) glaubt gegen die Beweiskraft dieses Falles einwenden zu dürfen, dass es schiene, als ob die Chorda nicht ganz durchtrennt worden wäre, es sei auch auffällig rasch zur Restitution gekommen. Er fand in seinem Falle eine völlige Aufhebung des Geschmackes in den ganzen vorderen zwei Dritteln; dasselbe konnte Scheier (43) in einer entsprechenden Beobachtung constatiren. Ausführliche Untersuchungen hat Schlichting (45) angestellt. Er glaubt aus der Art der Operation bezw. aus dem Aussehen und dem Zustand der Paukenhöhle bestimmte Schlüsse darauf ziehen zu können, ob die Chorda beschädigt sei, und er hat in mehreren nach solchen, hier nicht weiter zu erörternden Gesichtspunkten untersuchten Fällen folgende Resultate gefunden. Zwei Mal war das vordere Drittel, ein Mal die vordere Hälfte, drei Mal die vorderen zwei Drittel, ein Mal die vorderen drei Viertel und ein Mal die vorderen vier Fünftel betroffen. Die Richtigkeit der Schlichting'schen Kriterien vorausgesetzt, worüber dem Verf. ein Urtheil nicht zusteht, würden sich aus diesen Thatsachen grosse individuelle Verschiedenheiten ergeben. So lange aber nicht entsprechende Untersuchungen auch für den N. lingualis vorliegen, können wir aus diesen immer noch nicht schliessen, dass, wie Schiff will, nur ein Theil der Geschmacksfasern des Lingualis in die Chorda zieht, da ja auch für den Lingualis solche Verschiedenheiten denkbar wären und zudem bei der durch Zander nachgewiesenen doppelten Innervation gewisser Gebiete nicht einmal unwahrscheinlich erscheinen können. Jedenfalls zieht in der Mehrzahl der Fälle der grösste Theil der Lingualisfasern zur Chorda und durch diese durch die Paukenhöhle zum Facialis. Ihr Vorhandensein im Facialis ist klinisch sichergestellt durch den Nachweis von Geschmackslähmungen bei Facialisparesen, deren Sitz im Facialis vom Ganglion geniculi bis zur Einmündungsstelle der Chorda ist. Für diese durch eine Selbstbeobachtung Roux' zuerst bekannt gewordene Thatsache bedarf es keiner weiteren Belege.

Vom Ganglion geniculi aus kommen centralwärts für die Geschmacksfasern zunächst zwei Wege in Betracht: Erstens durch den Facialis bezw. die Portio intermedia Wrisbergii, zweitens durch Verbindungen des Ganglion geniculi mit dem Ganglion spheno-palatinum (N. petros. superf. maj.) oder mit dem Ganglion oticum (N. petros. superf. min.) zum Trigeminus und in diesem weiter zur Medulla oblongata. Indem wir es vor der Hand dahingestellt sein lassen, welchen der beiden Wege die Geschmacksfasern zum Trigeminus eventuell einschlagen, wollen wir erst einmal untersuchen, ob überhaupt Anhaltspunkte für ein Vorkommen dieser Fasern im gemeinsamen Trigeminusstamm da sind. Es liegen darüber experimentelle Untersuchungen vor von Schiff (44) und Vulpian (52a). Doch ist das Resultat der experimentellen Untersuchungen bei der grossen Schwierigkeit, die Nervenstämme isolirt an der Basis des Schädels zu treffen und ausserdem Geschmacksstörungen bei Thieren festzustellen, ein unsicheres und nur mit Vorsicht zu verwerthendes, wie übrigens die Physiologen selbst zugeben. Es sei aber immerhin angeführt, dass es Schiff gelungen ist, den Trigeminus beim Hunde an der Basis isolirt zu durchtrennen und dass er darnach Geschmackslähmung auf den vorderen zwei Dritteln der Zunge fand. Vulpian fand wenigstens in einem Falle, wo der Quintus bei unverletztem Facialis durchschnitten war, eine vollkommene Degeneration der Chorda. Viel wichtiger sind aber die klinischen Ergebnisse, wie denn schon Erb (13) 1875 betont hat, dass eine Entscheidung dieser Fragen am ehesten von einer genauen Analyse pathologischer Beobachtungen zu erwarten sei. Es giebt nun eine ganze Reihe basaler Trigeminuslähmungen, in denen sich eine Geschmacksstörung auf dem vorderen Theil der Zunge fand. Diese Beobachtungen sind schon von früheren Forschern, unter denen ich Erb (13), Ziehl (56), Schmidt (46) nenne, zusammengestellt und auf ihre Beweiskraft geprüft worden. Zweifellos müssen die Fälle, die eine überzeugende Geltung in Anspruch nehmen, sehr genau untersucht und in Bezug auf gewisse Punkte ausdrücklich examinirt sein. Nicht nur, dass selbstverständlich jede Läsion im Facialis oder Glossopharyngeus ausgeschlossen sein muss, ist es auch nothwendig, dass das Gehörorgan untersucht ist, und eine destructive Läsion der Paukenhöhle, die, wie Schlichting's Untersuchungen wieder auf's Neue lehren, sehr oft mit Geschmacksstörungen vergesellschaftet ist, ausgeschlossen werden kann. So ist der erste Fall von Erb, ebenso wie der von Heusner aus diesem Grunde nicht völlig beweisend. Aber bei aller Kritik bleiben doch noch eine Anzahl von Beobachtungen, die auch mir gegen alle Einwürfe gewappnet zu sein scheinen; ich nenne von neueren die von Asher (1), Ferrier (16), Ziehl (56), Schmidt (46), Scheier (43), Hirschl (35), Philipps (40).

In erster Reihe sind hier aber die Fälle zu nennen, in denen die Section gemacht werden konnte. Der erste Fall dieser Art ist von Romberg mitgetheilt; ich citire ihn nach Ziehl:

42 jährige Frau. Vor 4 Jahren schwerer Sturz. Jetzt im ersten und zweiten Ast des Trigeminus alles normal, im dritten Ast Aufhebung der Sensibilität. Kaubewegungen normal. Linke Zungenhälfte des Geschmackes ganz beraubt, doch wurde nur der vordere Zungenabschnitt geprüft. Die Section ergiebt, dass der dritte linke Trigeminusast an der Stelle, wo er in das Foramen ovale tritt, von einem Exsudat bezw. einer Wucherung des Neurilemms umgeben ist; soweit das Neurilemm verändert war, erschien auch der Nerv angeschwollen, gelblich gefärbt, und vielleicht etwas härter. Die motorische Portion war völlig normal, ebenso der Glossopharyngeus.

Völlig einwandsfrei ist die Beobachtung insofern wohl doch nicht, als über das Verhalten des Gehörs und den Zustand der Paukenhöhle nichts gesagt ist und die Untersuchung des IX. Hirnnerven offenbar keine mikroskopische war. — In jüngster Zeit sind zwei weitere Fälle mit Sectionsbefund veröffentlicht worden, der erste stammt von Wallenberg (53).

33 jährige Frau, starke Kachexie. Am ganzen Körper eine Anzahl bohnen- bis wallnussgrosser Tumoren, rundlich, auf der Unterlage verschieb-

lich, auf Druck nicht schmerzhaft. Allmähliche Entwickelung der folgenden nervösen Symptome: Hyposmie der linken Seite, linksseitige Abducensparese sehr wechselnden Grades, neuralgische Anfälle und Anästhesie im Gebiete aller drei Aeste des linken Quintus, am stärksten in der Schleimhaut der Zunge, der Mundhöhle und der Lippen; geringe Parese der linken Kaumuskeln, und eine Geschmacksstörung, die darin bestand, dass, „während auf der völlig anästhetischen Zungenspitze alle vier Geschmacksqualitäten prompt und sicher unterschieden wurden, der Geschmack auf dem Zungenrücken links vollkommen erloschen war. Am Gaumen wieder normale Verhältnisse." Linksseitige Zungenatrophie. Die Section ergiebt: Dura und Pia übersät von den kleinsten schwarzen Knötchen, ferner grössere ähnliche Geschwülste an verschiedenen Stellen des Gehirns, kleinste Knötchen wieder im Abducens sin., am Foram. condyloid. ant., den Hypoglossus comprimirend; schliesslich ist die Portio major des linken Quintus etwa $^1/_2$ cm nach seinem Austritt aus der Brücke in eine blaugraue Masse verwandelt, die Geschwulst reicht bis ins Ganglion Gasseri und zerstört die Nervenfasern bis auf einen geringen Rest am lateralen nnd medialen Rande, sowie an der dorsalen Fläche. Portio minor intact. Glossopharyngeus und Portio intermedia Wrisbergii völlig intact.

Hier muss nothwendig die basale Quintusläsion für die Ageusie verantwortlich gemacht werden und wir müssen Wallenberg zugeben, dass sein Fall den stricten Beweis dafür liefert, dass in der Portio major Trigemini Geschmacksfasern verlaufen. Aber eigenthümlich ist die Ausbreitung der Geschmackslähmung, leider sind nur die in der Krankengeschichte darüber enthaltenen Angaben nicht ganz so detaillirt, wie man gern wünschen möchte. Was ist unter Zungenspitze zu verstehen, bezw. wie weit reicht das geschmacksempfindende Gebiet nach hinten? Die Integrität des Geschmacks an dieser Stelle lässt sich am ehesten wohl auf den noch erhaltenen Rest von Fasern im Nervenstamm zurückführen. Der Zungenrücken zeigt nach der Krankengeschichte Ageusie, es ist aber nicht ausdrücklich gesagt, ob auch der Zungengrund, das Gebiet am Zungenrücken hinter den Papillae circumvallatae ageusisch war. War das der Fall, so reichte der Einfluss des Trigeminus in diesem Falle ungewöhnlich weit nach hinten; immerhin war aber auch hier noch der Geschmack am Gaumen, wie ausdrücklich bemerkt wird, normal. Es sei noch bemerkt, dass unter den im Grosshirn sitzenden Tumoren keiner war, der die Ageusie erklären konnte.

Endlich ist noch ein dritter, leider in einem sehr wichtigen Punkte nicht aufgeklärter Fall mit Sectionsbefund von Hagelstam (20) mitgetheilt worden.

39jährige Frau. Beständige Schmerzen in der linken Gesichtshälfte. Herabsetzung der Sensibilität im ganzen Quintusgebiet, auch in der Mundhöhle. Am vorderen Drittel der Zunge links Geschmack aufgehoben für alle vier Qualitäten, nur dieser Abschnitt der Zunge konnte geprüft werden, weil Patientin grosse Schwierigkeiten hatte, den Mund zu öffnen.

Geruch links herabgesetzt. Lähmung der Kaumuskeln. Gaumensegelparese. Section: An der Basis cranii ein wallnussgrosser Tumor im medialsten Theil der mittleren Schädelgrube, hinten der Vorderfläche der Pars petrosa anliegend, vorn bis zur Fiss. orbitalis reichend. Das Ganglion Gasseri ist völlig in die Geschwulst aufgegangen; letztere war theilweise durch die unterliegenden Knochen durchgewachsen und wölbte den hinteren Theil des Nasenrachenraums vor. Die Geschwulst erwies sich mikroskopisch als Endotheliom; der linke sensible und motorische Trigeminus war in hohem Grade degenerirt, Degeneration der spinalen Trigeminuswurzel, der cerebralen Trigeminuswurzel und der Kerne. Ausserdem war links auch der Tractus solitarius in toto degenerirt, seine sämmtlichen Nervenfasern waren in ausgeprägtem körnigen Zerfall; auch mehrere der intramedullären Vago-Glossopharyngeuswurzeln waren links dünner und grauer als rechts.

Hier ist also erstmals die klinische Untersuchung nicht vollständig, da eine Geschmacksprüfung nur für die vorderen Zungenpartieen möglich war, und ferner findet sich eine intramedulläre IX. Nervenaffection — der Tractus solit. führt zum Mindesten zum grossen Theil Glossopharyngeusfasern. —

Hagelstam weiss keine Erklärung für diese Degeneration des Tractus solitarius; er erwähnt, dass Homen in einem früher publicirten ganz ähnlichen Fall dasselbe Vorkommniss fand. Vielleicht ist die Vermuthung gerechtfertigt, dass doch an irgend einer Stelle die Fasern, die mit dem Glossopharyngeus in Verbindung treten (N. petros. superf. min., N. Jacobsonii) oder dieser selbst durch die Geschwulst geschädigt wurden. Art und Sitz der Geschwulst scheinen solcher Annahme nicht ungünstig. Jedenfalls ist das gleichzeitige Befallenwerden der spinalen Quintuswurzel und des Tractus solitarius, das auch sonst mehrfach, besonders bei bulbärer Tabes beobachtet wurde, wohl im Auge zu behalten, zumal auch in Rücksicht auf den erst später zur Sprache kommenden mikroskopischen Befund Wallenberg's. Hagelstam's Fall aber ist in Folge dieser complicirten Verhältnisse für die Frage, ob im V. Nervenstamm Geschmacksfasern verlaufen, nur mit grosser Vorsicht zu verwerthen, man kann kaum mehr sagen, als dass er einer solchen Annahme nicht widerspricht.

Weiteres wichtiges Beweismaterial zu dieser Frage verdanken wir noch den Chirurgen, von den Fällen herrührend, wo diese wegen hartnäckiger Quintusneuralgie zur Herausnahme des Ganglion Gasseri geschritten sind. Die wichtigsten Beobachtungen rühren von Krause (29) her. Krause fand nach dieser Operation in einigen Fällen Geschmacksstörungen, die sich in verschiedener Weise abstuften. Im Fall III wurde 20 Tage post operat. süss, salzig und bitter auf der vorderen Zungenhälfte überhaupt nicht empfunden, Zuckerlösung auf dem äusseren Rande des mittleren Zungenabschnittes nicht, aber weiter nach der Mittellinie zu richtig als süss, wenn auch erst nach längerer Einwirkung und weniger deutlich erkannt; im

Falle IV bestand noch nach 6 Monaten eine völlige Geschmackslähmung; bei V schmeckten nach 6 Wochen zwei Drittel der rechten Zungenhälfte überhaupt nicht, im hinteren Drittel wurde süss nur langsam und schwach empfunden, bitter nicht, sauer und salzig Anfangs nur als brennend und erst allmählich wurde hier die Qualität erkannt, aber immer nur schwach. Sobald man aber das hintere Drittel der Zunge bei zurückgebeugtem Kopf prüfte, wurde ganz deutlich geschmeckt — eine wichtige Andeutung in Bezug auf die Methodik der Geschmacksprüfung.

Aehnliche positive Resultate erhielten nach Krause's Angaben auch Tiffaney in zwei von fünf Fällen, ferner Blüher, Keen and Mitchell und Finney and Thomas in einem Fall.

Ehe wir aus diesen Folgen der Exstirpation des Ganglion Gasseri auf das Vorhandensein von Geschmacksfasern im basalen Quintus schliessen dürfen, haben wir uns zu fragen, ob nicht etwa Nebenverletzungen dies Resultat herbeigeführt haben könnten. Dixon (11) hat das Letztere behauptet: es würde während der Operation ein grosser Theil der Fossa cranii media seiner Duralbekleidung beraubt und dadurch könne leicht der N. petrosus superf. maj. und minor beschädigt werden und auch das Ganglion geniculi könne in solchen Fällen sehr leicht lädirt und damit eine Läsion der Chorda tympani bedingt werden. Aber Krause selbst hatte sich diese Frage der Nebenverletzungen schon vorgelegt und er erklärt bestimmt, dass sowohl der N. petros. superf. maj. und minor wie das Gangl. geniculi von jeder Verletzung verschont geblieben seien. Diese Erklärung werden wir zu respectiren haben und die Resultate der Untersuchung nach Herausnahme des Gangl. Gasseri der bei Basallähmungen des Trigeminus anreihen dürfen. Natürlich ist auch bei den letzteren immer darauf zu achten, ob nicht eine weitere Ausdehnung der krankhaften Veränderungen über den Quintusstamm hinaus auf die Nervi petrosi oder das Ganglion geniculi stattgefunden hat. Ein Fall von Long und Egger wird von den Autoren selbst als ungeeignet zur Entscheidung der Frage von der Geschmacksinnervation bezeichnet, weil die vorhandene Meningitis gummosa sich sehr wohl auf andere Gebilde als den Quintusstamm verbreitet haben konnte. Auch dieser Punkt verdient also volle Beachtung und wird bei der Feinheit der in Frage stehenden Nervenverbindungen nicht immer leicht klarzustellen sein.

Wenn nun nach alledem nicht bezweifelt werden kann, dass in einer Anzahl von Fällen Geschmacksfasern im Quintusstamm verlaufen, so fragt es sich weiter, welchen der beiden oben erwähnten Wege vom Ganglion geniculi zum Quintusstamm diese Fasern einschlagen. Für den Uebergang in den zweiten Ast (Gangl. geniculi, N. petros. superf. maj., N. vidianus, Gangl. sphenopalat.) hat sich Schiff auf Grund experimenteller

Untersuchungen, und Erb (14) auf Grund eines eigenen Falles ausgesprochen, ferner Salomonson (43 b) und Heusner (22); die meisten neueren Beobachter, insbesondere Ziehl (56) und Schmidt (46) haben dagegen mehr für den dritten Ast vom Ganglion geniculi durch den N. petros. minor zum Ganglion oticum plädirt. Sehr wahrscheinlich gemacht wird dieser letztere Weg durch eine Beobachtung Krause's. Er resecirte am 16. März 1894 den zweiten Quintusast an der Vorderöffnung des Canalis rotund. und brachte dabei das Gangl. sphenopalat. jedenfalls völlig ausser Verbindung mit dem Gangl. geniculi, wahrscheinlich wurde es sogar mit resecirt. Der erste und dritte Quintusast blieben unberührt, zeigten auch nachher functionell keine Störungen und der Geschmack blieb völlig normal; so war es noch kurz vor der zweiten Operation im August 1895. Am 23. August 1895 wurde nun das Ganglion Gasseri herausgenommen und man erhielt jetzt eine völlige Aufhebung des Geschmackes auf den vorderen zwei Dritteln der Zunge. Diese Erfahrung spricht eindeutig für den dritten Ast; es giebt nach meiner Ansicht keinen klinischen Fall, der dieser Annahme mit Sicherheit widerspräche, doch soll dieser Frage als nur von secundärer Bedeutung hier nicht weiter nachgegangen werden.

Die eben mitgetheilten Beobachtungen lehren uns nun weiter über die Ausdehnung des Innervationsbezirkes, den die geschmacksleitenden Fasern des Trigeminus auf der Zunge haben, Folgendes. Im Allgemeinen entspricht es dem, was wir für den Lingualis und die Chorda gefunden haben; versorgt werden die vorderen Theile der Zunge in verschiedener Ausdehnung weit nach hinten, jedenfalls wird in dieser Richtung das Gebiet der Papillae circumvallatae nicht wesentlich überschritten. Ganz sicher ist es, und es wird ausdrücklich in zahlreichen Krankengeschichten dies Verhalten bestätigt [Krause, Hirschl, Marinesco et Sérieux (36), Ferrier (16), Schmidt], dass das hintere Zungendrittel nicht vom Trigeminus versorgt wird; auch in Schmidt's oben erwähntem Falle war wenigstens der Gaumen noch nicht ohne Geschmacksempfindung. Und doch hat ein Forscher von allererstem Range, Gowers (18. 19), in wiederholten Publicationen behauptet, dass der Quintus die Geschmacksfasern für die ganze Zunge enthielte. Sein von ihm zuletzt ausführlicher mitgetheilter Fall lässt auch kaum Einwendungen zu; es bestand hier sicher Geschmackslähmung auf der ganzen Zungenhälfte und es lag kein Anhaltspunkt dafür vor, einen anderen Nerven als den schwer geschädigten Trigeminus dafür verantwortlich zu machen. Auch eine der Geschmackslähmung um viele Jahre folgende Gehörsstörung, in Folge Mittelohrerkrankung, scheint für die Geschmackslähmung nicht in Betracht zu kommen. Freilich ist der Fall ziemlich complicirt und ätiologisch — wie aber auch eine Reihe der übrigen Beobachtungen von Trigeminuslähmung —

unklar. Wenn er nun auch volle Berücksichtigung verdient, so ist man doch nicht berechtigt, über ihn die übrigen Erfahrungen zu vergessen und davon abzugehen, dass in der Regel der hintere Theil der Zunge nicht vom Trigeminus mit Geschmacksfasern versorgt wird. Der Weg, den Gowers den vom hinteren Theil der Zunge kommenden Fasern zuweist, die ja im Lingualis sicher nicht vorhanden sind, geht vom Glossopharyngeus durch den N. Jacobsonii in die Paukenhöhle und von dort durch den N. petros. superf. min. zum Trigeminus. Sehr interessant ist in Gowers' Fall die Thatsache, dass nach 7jährigem Bestehen der Geschmackslähmung am hinteren Zungenabschnitt sich allmählich wieder eine gewisse Schmeckfähigkeit herausstellte. Da eine Regeneration von Fasern nach so langer Zeit höchst unwahrscheinlich ist, scheint es Gowers plausibler, anzunehmen, dass nunmehr der Glossopharyngeus, „der bei niederen Thieren vielleicht die Geschmackseindrücke zum Hirn leite“, jetzt die Function des Trigeminus auch hier beim Menschen übernommen hat. Wenn man, wie wir meinen, mit voller Bestimmtheit annehmen darf, dass auch beim Menschen für gewöhnlich der Glossopharyngeus der Geschmacksnerv des hinteren Zungendrittels ist, so erscheint diese Erklärung nur noch um so glaublicher. Von anderen Autoren, die ähnlich wie Gowers die Ansicht aussprachen, dass die Geschmacksfasern in toto im Quintus verlaufen, fand ich nur noch Fergusson (15) und Turner (52).

Unsere bisherigen Erörterungen lehrten uns, der Trigeminusstamm enthalte Geschmacksfasern für den vorderen Theil der Zunge, vielleicht ganz ausnahmsweise auch für die ganze Zunge. Aber andere Beobachtungen lehren uns weiter, der Trigeminus enthält nicht immer solche Fasern. Das beweisen am sichersten Beobachtungen, die wieder nach Exstirpation des Ganglion Gasseri angestellt wurden. Ich führe hierfür nur Krause's fünften Fall an.

Bei einem Patienten, der zwei Jahre post operat. von Hitzig untersucht wurde, ergab sich, dass Patient ganz so wie vor der Operation auf allen Theilen beider Zungenhälften gleich gut schmeckt. Alle vier Geschmacksempfindungen werden beiderseits vollkommen prompt und richtig ausgelöst, und zwar an der operirten linken Seite an den seitlichen Rändern der Zungenspitze und des mittleren Drittels der Zunge ebenso sicher wie am Gaumen und den hinteren Partieen der Zunge, obwohl die Versuche hinter einander und in der verschiedensten Reihenfolge gemacht wurden, nur ganz vereinzelt gab er links Kochsalz als sauer an, wenn die Zunge unmittelbar vorher mit Essig bestrichen war.

Da hier an der Herausnahme des ganzen Ganglion nicht gezweifelt werden kann, ist der stricte Beweis für das Fehlen von Geschmacksfasern im Trigeminus für diesen Fall geliefert; aber es ist das nicht der einzige, sondern nur der am genauesten untersuchte Fall. Krause hat selbst noch in zwei weiteren Fällen keine Geschmacksstörung gefunden, Tiffaney vermisste sie 3 Mal in 5 Fällen, Finney and Thomas 1 Mal, ebenso Marchant et Herbet (34) in ihrem Falle; ob in allen den letzten Fällen eine Herausnahme des Ganglion eine vollkommene war, entzieht sich meiner Beurtheilung.

Aber es kommen uns auch hier noch andere klinische Fälle zu Hilfe. Es giebt einige Fälle von basaler Trigeminuslähmung ohne Geschmackslähmung. Erb allerdings konnte im Jahre 1875 einen solchen Fall nicht ausfindig machen, aber unter den von ihm genannten Fällen scheint mir der von Renzi und Lussana mitgetheilte Fall doch in dieser Beziehung sehr bemerkenswerth, hier bestand völlige Anästhesie im Quintusgebiet und der Geschmack war erhalten für Zucker, Kaffee, Tabak, Citrone. Die Section ergab einen, mehrere Zoll grossen schwärzlichen Tumor in der linken Hemisphäre, das Ganglion Gasseri und seine drei Aeste waren durch Druck in den Zustand völliger Erweichung gerathen. Eine mikroskopische Untersuchung fehlt allerdings, aber die Deutung, dass nur die Geschmacksfasern nicht beschädigt gewesen wären, während alle übrigen Fasern schwer lädirt waren, ist doch recht gezwungen und unwahrscheinlich. Viel sicherer erscheint mir aber folgender Fall Bruns' das Fehlen von Geschmacksfasern im Quintusstamm zu demonstriren.

27 jähriger Mann. Durch Unfall Schädelbasisfractur, Bewusstlosigkeit, Blut aus Nase und Mund; am Morgen nach dem Unfall konstatirte der Arzt rechtsseitige Facialislähmung, Blutung aus dem rechten Ohr, Mydriasis und Ptosis am linken Auge; allmähliches Eintreten einer linksseitigen neuroparalytischen Keratitis. 11 Wochen nach dem Unfall untersuchte Bruns den Patienten zum ersten Mal. Er fand links Ptosis und Mydriasis, Trochlearis- und totale Abducenslähmung, rechts totale periphere Lähmung des Facialis; ausserdem bestand links eine totale Lähmung des sensiblen und motorischen Trigeminus. Im ganzen Gebiete desselben wurden Berührungen, Temperaturreize und tiefe Nadelstiche nicht gefühlt; es besteht links Keratitis neuroparalytica; Lähmung der linken Kaumuskeln mit Fehlen der faradischen Erregbarkeit. Rechts alter Mittelohrkatarrh (schon seit mehreren Jahren Ohrensausen und Schwerhörigkeit), Gaumensegel beiderseits normal, Schlucken gut. Geschmack links für alle Qualitäten völlig normal, auch die galvanische Geschmacksempfindung war normal. Rechts bestand auf der ganzen Zungenhälfte totale Geschmackslähmung. Alles Uebrige normal.

Bruns führt die Schädigungen der schwer betroffenen Nerven in seinem Falle (also des linken Quintus, Abducens und Trochlearis und des rechten Facialis) auf eine schwere Quetschung, Zerrung bezw. Zerreissung der Nerven zurück. Und er glaubt, dass sein Fall, der „klinisch und speciell pathologisch-anatomisch so besonders durchsichtig sei“ unzweifelhaft beweise, dass die Ansichten über den Verlauf der Geschmacksfasern, wie sie von Schiff und Erb proclamirt seien, keineswegs absolut sichergestellt seien.

Man wird Bruns in der Beurtheilung der Beweiskraft seines Falles unbedingt Recht geben müssen, wenigstens was den Punkt anbetrifft, dass diese Beobachtung mit Sicherheit das Fehlen von Geschmacksfasern im Trigeminusstamm beweise. Ziehl hat versucht, und ihm hat sich Schmidt angeschlossen, dem Fall eine andere Deutung zu geben, doch ist dieselbe eine höchst gekünstelte und ganz und gar unwahrscheinliche. Da die Quintuslähmung nicht gleich im Anfang von dem damaligen Arzte constatirt wurde, so müsste sie als secundäre Erscheinung aufgefasst werden, bedingt durch einen durch das Trauma hervorgerufenen chronisch entzündlichen Process, und bei solchen Processen erkläre sich das Erhaltenbleiben einzelner Fasergattungen ohne Weiteres. Ziehl selbst scheint aber mit dieser Erklärung doch nicht ganz zufrieden zu sein, denn er fügt ihr noch eine zweite hinzu, man müsse zur Erklärung des Erhaltenbleibens des Geschmackes annehmen, dass die Schädigung des dritten Astes des Trigeminus im For. ovale oder dicht unterhalb desselben an der unteren Schädelfläche stattgefunden habe, wo die zum Gangl. oticum ziehenden Geschmacksfasern den Trigeminus schon verlassen haben. Eine Erklärung ist so unwahrscheinlich wie die andere: es bleibt für die Thatsache totaler Trigeminuslähmung mit völliger Integrität des Geschmackes keine Erklärung, als die, den Geschmacksfasern einen anderen Weg anzuweisen. Nebenbei sei bemerkt, dass Ziehl in einem zweiten Punkte, der Erklärung der Geschmackslähmung auf dem rechten hinteren Zungendrittel, mit seiner Erklärung Recht zu haben scheint, wenn er diese auf eine durch kein anderes Symptom sich bemerkbar machende Schädigung des rechten Glossopharyngeus zurückführt.

Eine weitere hierher gehörige Beobachtung verdanken wir Dana (cit. nach Bruns). Er beschrieb einen Fall von totaler central bedingter Trigeminuslähmung, in dem keine Alteration des Geschmackes vorhanden war. Dana nimmt an, dass auch die zuerst in der Chorda verlaufenden Geschmacksfasern der vorderen Zungenhälfte durch den Plexus tympanicus in den Glossopharyngeus übergingen. Dadurch aber, dass es sich um eine centrale Erkrankung handelt, wird in der That der Werth dieser Beobachtung in Bezug auf die zur Entscheidung stehenden Frage gemindert, da in solchem Falle die im Trigeminusstamm vorhandenen geschmacksleitenden Fasern schon einen anderen Weg eingeschlagen haben können.

Frankl-Hochwart (17) berichtet einen ihm von Du Beron mündlich mitgetheilten Fall, wo trotz isolirter völliger rechtsseitiger totaler motorischer und sensibler Trigeminuslähmung der Geschmack völlig erhalten war. Ein Fall von Tooth (51) mit auch anatomisch nachgewiesener völliger Zerstörung des Quintusstammes ohne Störung des Geschmackes ist leider klinisch nicht genügend untersucht, um als beweisend gelten zu können.

Fälle, wie die eben citirten von völliger Aufhebung der sensiblen Function des Trigeminus ohne Geschmacksstörung, lehren übrigens, wie nebenbei bemerkt sei, dass Klippel's (26) Theorie von der Nothwendigkeit des Zusammenwirkens des Quintus und Glossopharyngeus für die Entstehung der Geschmacksempfindung sicher falsch ist.

Die Fälle, in denen der Trigeminusstamm keine Geschmacksfasern führt, scheinen aber auch nach allem Gesagten nicht einmal so grosse Ausnahmen zu sein; bei Operationen fanden sie sich etwa eben so oft, wie die anderen. Wenn dem so ist, so haben frühere Untersucher in der Deutung ihrer Beobachtungen sich eines bemerkenswerthen Fehlers schuldig gemacht. Zur Entscheidung der Frage nämlich, in welchem Ast des Quintus die Geschmacksfasern verlaufen, haben sie sowohl Befunde mit wie ohne Geschmackslähmung herbeigezogen und haben in folgender Weise argumentirt: Es findet sich bei Lähmung des ersten und zweiten Trigeminusastes und bei Integrität des dritten keine Geschmackslähmung, das beweist, dass die Geschmacksfasern im dritten Aste verlaufen; oder umgekehrt Integrität des ersten und zweiten Astes, Lähmung des dritten Astes, keine Geschmacksempfindung, das beweist, dass die Geschmacksfasern im dritten Aste verlaufen. Diese Methode ist offenbar ganz unzulässig. Da nicht stricte nachgewiesen ist, dass Geschmacksfasern im Trigeminus stets vorhanden sind, ist es nur zulässig, Schlüsse aus solchen Fällen zu ziehen, wo eine Ageusie bestand; im anderen Fall von ungestörter Geschmacksempfindung kann man ja nie entscheiden: Nahmen die Geschmacksfasern in diesem Fall überhaupt ihren Weg durch den Trigeminus, oder schlugen sie einen anderen Weg ein.

Von anderen Wegen kommen nun für die Fasern der Chorda noch folgende in Betracht. Erstens durch den Facialis zum Gehirn. Dass der Facialis diese Function wirklich hat, wie zuerst Lussana annahm, dafür liegt kein Beweis vor. Es giebt keinen einwandsfreien Fall basaler Facialislähmung mit Geschmacksverlust; an den aus früherer Zeit stammenden hat Erb (13) im Jahre 1875 Kritik geübt und gezeigt, dass sie nicht beweiskräftig sind; dagegen citirt er einen Fall von Ziemssen, in dem sich bei basaler VII-Lähmung nur noch einige wenige intacte Facialisfasern fanden und doch kein Geschmacksverlust bestanden hatte. Und Scheier (43) citirt einen hierher gehörigen Fall von doppelseitiger fettiger Degeneration beider Faciales an der Schädelbasis, den Wachsmuth berichtet, in dem kein Geschmacksverlust bestand. Von neueren Autoren hat sich nur

Dixon (10) für die Annahme ausgesprochen, dass die Geschmacksfasern im VII. Nerven verlaufen, doch nur auf Grund unzureichender theoretischer Erwägungen. Ebenso wenig hat eine von Schulte geäusserte, recht merkwürdige Ansicht sich Anhänger zu erwerben vermocht. Er geht von der „Thatsache“ aus, dass weder basale Facialislähmungen, noch basale Trigeminuslähmungen zu Geschmacksstörungen und Degenerationen in der Chorda führen und nimmt daher als Geschmacksnerven den von Sapolini entdeckten XIII. Hirnnerven in Anspruch, den dieser von seinem Ursprung in den Seitensträngen am IV. Ventrikels durch das Ganglion geniculi hindurch bis zu den äussersten Verzweigungen der Chorda in der Zunge verfolgte. Die ganze Annahme hängt völlig in der Luft und braucht wohl nicht weiter discutirt zu werden.

Stich (50) hat gemeint, dass die Chordafasern nach ihrem Eintritt in den Facialis in centrifugaler Richtung verlaufen. Er stützt sich darauf, dass bei einem Manne, dem gelegentlich einer Operation der Facialis gleich am Austritt aus dem Foramen stylomastoid. durchtrennt war, die Geschmacksempfindung an den vorderen Zungentheilen herabgesetzt war. Stich verallgemeinert ganz zu Unrecht diese Erfahrung; in der Mehrzahl der Fälle stellt sich unter solchen Umständen eine Geschmacksstörung nicht ein; Frankl-Hochwart giebt zu, dass vereinzelt solche Fälle vorkommen und citirt als solche die von Vizioli und Lotzbek. Einen neueren Fall hat Scheier (43) beschrieben. Er durchschnitt ebenfalls gelegentlich einer Operation den Facialis am Foramen stylomastoid. und fand bei einer nach einigen Tagen vorgenommenen Prüfung des Geschmackssinnes Verlust desselben auf den vorderen zwei Zungendritteln. Jedoch erhebt er gegen seine Beobachtung selbst den Einwand, den schon Erb gegen die von Stich erhoben hatte, dass es sich um eine erst später eingetretene secundäre Betheiligung der Chorda handele, welche von einer von der Wunde her fortgeleiteten Neuritis ascendens facialis herrühre. Man muss immerhin mit Frankl-Hochwart die Möglichkeit zugeben, dass ausnahmsweise einzelne Chordafasern einmal centrifugal im VII. Nerven weiter verlaufen; Frankl-Hochwart lässt sie dann auf dem Wege des Auriculo-temporalis sich zum Quintus begeben, sie könnten auch durch eine sicher nachgewiesene Anastomose des Facialis zum Glossopharyngeus in dessen Bahn gelangen.

Wo aber bleibt die Hauptmasse der Chordafasern in den Fällen, in denen sie nicht durch den Trigeminusstamm zieht. Es bleibt für sie nur ein Weg übrig, der Glossopharyngeus. Bevor wir nun aber auf die Thatsachen eingehen, die diesen gleichsam per exclusionem aufgestellten Schluss, dass die Chordafasern in diesen Fällen durch den Glossopharyngeus das Gehirn erreichen, ausreichend begründen, wollen wir uns erst noch mit der bisher fast gänzlich ausser Acht gelassenen Geschmacksinnervation des hinteren Theiles der Zunge beschäftigen. Wir sahen, dass neben dem Lingualis sich noch der Glossopharyngeus in dem hinteren Theil der Zungenschleimhaut verästelt. Dass er diese Partie auch mit Geschmacksfasern in der übergrossen Mehrzahl der Fälle versorgt, lehren zunächst die physiologischen Versuche, über die Frankl-Hochwart ausführlich berichtet. Vintschgau und Hönigschmied durchschnitten am Kaninchen den Glossopharyngeus und fanden darnach einen Schwund der Schmeckbecher der Papillae circumvallatae und foliatae. Ranvier, Drasch und Sandmeyer konnten im Gegensatz zu Baginsky das bestätigen, auch Rosenberg sah dasselbe; er konnte ferner auch bei einem Mann die Papillae circumvallatae untersuchen, bei dem in Folge eines Neoplasmas an der Schädelbasis der Glossopharyngeus der einen Seite vollkommen degenerirt war; auf der Seite der Degeneration fand er in zahlreichen Schnitten nur zwei Becher, die anderen waren zu Grunde gegangen und ihre Stelle war mit Epithel ausgefüllt.

Die zahlreichen klinischen Fälle, in denen nach Läsion des Trigeminus nur die vorderen Theile der Zunge des Geschmackes beraubt waren, sprechen in demselben Sinne, dass der Glossopharyngeus der Geschmacksnerv für das hintere Drittel der Zunge ist. Sehr gering ist dagegen die Zahl der Fälle, in denen durch eine Verletzung des Glossopharyngeus selbst eine Geschmackslähmung bedingt und damit der positive Beweis dafür geliefert wird, dass dieser Nerv den Geschmack leitet. Zwei oder drei Fälle waren bisher bekannt, erstens der von Lehmann (31).

20jähriger Mann. Durch ein Trauma Schädelbasisfractur mit Schädigung des zwölften und siebenten Gehirnnerven. Als die motorischen Erscheinungen schon zurückgegangen waren, ergiebt die Geschmacksprüfung auf der rechten Seite nur an einer kleinen Region an der Spitze ein erhaltenes, wenn auch nicht völlig normales Geschmacksvermögen, während am Rande, in der Mitte und in der Gegend der Papillae circumvallatae der Geschmack völlig fehlte und zwar für alle Geschmacksqualitäten. Dabei war die Sensibilität beider Zungenhälften aufs beste erhalten.

Ziehl (56) hat einen Fall mitgetheilt, in dem bei einer allmählich eingetretenen multiplen Hirnnervenlähmung mit Betheiligung des linken Abducens, Facialis, Acusticus (letzterer nur wenig betroffen), Glossopharyngeus, Vagus und Hypoglossus und unter Schonung des Trigeminus auf dem hinteren Zungentheil Geschmackslähmung bestand, während die Sensibilität wenigstens für das Berührungsgefühl intact war. Der Fall ist zwar etwas complicirt und es ist auch eine centrale Entstehung nicht auszuschliessen, doch erscheint er immerhin verwerthbar.

Am wichtigsten ist die von Pope (41) mitgetheilte Beobachtung.

76jähriger Arbeiter erkrankte plötzlich ohne Bewusstseinsverlust mit Schlinglähmung und Parese des linken Armes und des linken Beines; die linke

Pupille war weiter als die rechte, reagirte nicht auf Lichteinfall; die linke Seite des Gaumens stand höher als die rechte. Geschmack, mit schwach salziger Lösung und Syrup geprüft, ergab, dass rechts alles gut geschmeckt wurde, während links hinten nichts geschmeckt wurde; dagegen wurde links an der Spitze sauer geschmeckt, süss nicht. Die Section ergab nach einigen Tagen: die linke Vertebralis ist bis auf $^3/_4$ Zoll ausgedehnt und an der Vereinigungsstelle mit der anderen Vertebralis völlig thrombosirt; die erweiterte Arterie presst direct auf den Glossopharyngeus, während Quintus und Facialis ganz normal waren.

Die mitgetheilten Fälle beweisen, dass der hintere Theil der Zunge seine Geschmacksfasern vom Glossopharyngeus erhält. Sie differiren bezüglich der Grösse des Versorgungsgebietes dieses Nerven; im Fall von Pope scheint auf den ersten Blick wenigstens für gewisse Qualitäten die ganze Zungenhälfte unter Botmässigkeit des IX. Nerven zu stehen. Wir müssen uns aber da früherer von Vintschgau angestellter Untersuchungen erinnern, der bewiesen hat, dass die Zungenspitze nicht bei allen Menschen in gleicher Weise geschmacksfähig ist. Bei sich selbst fand er, dass er nur sauer gut an der Spitze empfinden konnte, weniger gut süss, schlecht salzig, fast gar nicht bitter. Da wir es nun bei Pope's Beobachtung mit einem alten, 76jährigen Manne zu thun haben, und da über das Geschmacksvermögen an der Spitze der gesunden Zungenhälfte nichts Genaues gesagt ist, werden wir gut thun, in der Verwerthung des Befundes zurückhaltend zu sein; Pope selbst glaubt auf Grund seiner Beobachtung annehmen zu sollen, dass der Glossopharyngeus mehr mit der Empfindung von süss zu thun hat; die sonstigen Erfahrungen ergaben aber, wie auch Krause hervorhebt, gar keinen Anhaltspunkt für die Annahme, dass die verschiedenen Geschmacksqualitäten in differenter Weise auf die beiden Geschmacksnerven wirken. — In Lehmann's Beobachtung ist sicher mehr als das hintere Drittel der Zunge vom IX. Nerven innervirt, bei der von Ziehl nur dieses.

Der einzige Fall, in dem die ganze Zungenhälfte nur vom Glossopharyngeus mit Geschmacksfasern versorgt wurde, und wo trotz Integrität des Quintus und Facialis durch alleinige Schädigung des IX. Nerven eine complette Geschmackslähmung entstand, ist der von uns mitgetheilte. Er bildet eine werthvolle Ergänzung des bisher vorhandenen Materiales.

Resümiren wir noch einmal kurz den Stand der Frage. In einer gewissen Anzahl von Fällen verlaufen Geschmacksfasern im basalen Trigeminus für den vorderen Theil der Zunge, in wohl sehr seltenen Fällen vielleicht auch für die ganze Zunge (Gowers), in einem Theil der Fälle fehlen sie sicher im basalen Trigeminus. Im basalen Facialis sind sie sicher nicht vorhanden. In der weit überwiegenden Mehrzahl der Fälle verlaufen im Glossopharyngeus die Geschmacksfasern für den hinteren Theil der Zunge, in einer gewissen Zahl von Fällen versorgt dieser Nerv aber auch den vorderen Theil der Zunge. Der letztere Satz wird positiv bewiesen durch unseren Fall, der keinerlei andere Deutung zulässt; er war aber schon höchst wahrscheinlich gemacht durch das Fehlen von Geschmacksstörungen bei completter basaler Trigeminuslähmung (Bruns) und nach Exstirpation des Ganglion Gasseri (Krause).

Die Zahl der verwerthbaren Beobachtungen ist noch zu klein, als dass es heute schon möglich wäre, sich eine genauere Uebersicht darüber zu verschaffen, wie oft die Geschmacksfasern des vorderen Zungenabschnittes im Trigeminus, und wie oft sie im Glossopharyngeus verlaufen. Keineswegs aber scheint mir das vorliegende Material dazu zu berechtigen, den letzteren Weg als einen nur ganz ausnahmsweise eingeschlagenen zu bezeichnen. Denn wenn wir die Fälle von basaler Trigeminuslähmung mit kritischen Augen ansehen und uns dabei der Forderung bewusst bleiben, dass überhaupt nur Fälle mit Störung des Geschmackes verwerthbar sind, so schrumpft die Zahl derjenigen, die den Verlauf der Geschmacksfasern durch den Trigeminus beweisen, bedenklich zusammen, und die Exstirpationsfälle, die die klarsten Daten ergeben, zeigen ungefähr ebenso oft Geschmacksstörung, wie sie sie vermissen lassen.

Wir haben uns nun weiter die Frage vorzulegen, wie die Geschmacksfasern aus dem Lingualis und der Chorda in den betreffenden hierher gehörigen Beobachtungen in den Glossopharyngeus gelangen. Es liegen dafür zwei Möglichkeiten vor, wenn wir davon absehen, dass vielleicht ein ganz geringer Faserantheil vom Lingualis direct zum Ganglion oticum geht. Die Geschmacksfasern gehen also entweder mit der Chorda zum Ganglion geniculi und von dort durch eine sicher gestellte Verbindung des Ganglion genicul. zum Plex. tympanicus in die Paukenhöhle und von da durch den Nervus Jacobsonii zum Ganglion petrosum, oder sie verlaufen im Facialis peripher bis zu seiner Austrittsstelle aus dem Foram. stylomastoid. (s. oben die Ansicht von Stich) und dann durch eine ebenfalls sichergestellte Verbindung des Facialis mit dem Glossopharyngeus in diesen.

Wir haben keine sicheren Anhaltspunkte zur Entscheidung dieser Frage. Wir wissen aus den Beobachtungen der Otiater nur eins, dass nämlich destruirende Affectionen der Paukenhöhle auch Geschmacksstörungen im hinteren Zungenabschnitte hervorrufen können. Urbantschitsch [citirt nach Bernhardt (3)] hat zuerst gezeigt, dass diese Geschmacksstörungen auf eine Affection des Plexus tympanicus und speciell der in diesem enthaltenen Faserantheile des Glossopharyngeus zurückzuführen sind. Schlichting's (45) schon einmal citirte Untersuchungen gehen auch auf diesen

Punkt ein. Er glaubt einen Fall beobachtet zu haben, der dafür spricht, dass eine Verletzung des Plexus tympanicus bei erhaltener Chorda zur Geschmackslähmung in dem hinteren Theil der Zunge und am weichen Gaumen führt, und er hat vier Fälle mit Zerstörung des Plexus tympanicus und der Chorda gesehen, in denen völlige Aufhebung der Geschmacksempfindung bestand, nur einmal waren noch kleine empfindende Inseln vorhanden.

Es bleibt aber, wenn wir diese Thatsachen auch ohne Weiteres anerkennen müssen, recht schwierig, zu verstehen, wie in diesen Fällen eigentlich die Geschmacksstörung durch Läsion des Plexus tympanicus zu Stande kommt. Es geht ja doch sicher nur ein kleiner Theil der IX. Nervenfasern durch den N. Jacobsonii zur Paukenhöhle, während die Hauptmenge direct vom Gangl. petrosum weiter im IX. Nervenstamm zum Gehirn zieht und weiter ist eigentlich auch gar kein Weg ersichtlich, auf dem die im N. Jacobsonii und Plex. tympan. enthaltenen Fasern weiter zum Gehirn ziehen; denn in der Mehrzahl der Fälle schlagen sie sicher nicht den einzig gangbaren Weg: Plex. tympan., N. petros. superf. min., Gangl. oticum, Trigeminusstamm, ein, da, wie oben gezeigt, im Quintusstamm die Fasern für das hintere Drittel der Zunge nicht vorhanden sind. So bleibt eigentlich nur die befremdliche Annahme, dass sie im Plex. Jacobsonii denselben Weg zurückziehen, den sie gekommen sind, zum Ganglion petrosum. Hier sind noch erhebliche Schwierigkeiten vorhanden, die, soweit ich die Litteratur übersehe, noch nicht genügend betont wurden.

Es bleibt uns nun bezüglich der Geschmacksfasern noch eine Frage zu beantworten: Wo liegt ihre Endigung in der Medulla oblongata? Auch hier kommen wir mit unseren heutigen Kenntnissen zu keinem sicheren Schluss, wenn auch durch eine vor nicht langer Zeit von Wallenberg in seinem schon erwähnten Falle gemachte Beobachtung einiges Licht in diese dunkle Sache gebracht wurde. Wallenberg fand bei mikroskopischer Untersuchung seines Falles Folgendes: eine durch die Zerstörung des Ganglion Gasseri bedingte Degeneration der spinalen Quintuswurzel. „In der Höhe des inneren Facialiskernes löst sich ein von degenerirten Fasern eingeschlossenes ovales Stück gelatinöser Substanz vom dorsalen Winkel der linken spinalen Quintuswurzel los und entfernt sich von ihr spinalwärts in dorsomedialer Richtung ... es geht an der Austrittsstelle des Glossopharyngeuskernes direct in den Kern des solitären Bündels über. Die Zahl der degenerirten Fasern, am cerebralen Ende noch bei Weitem die der gesunden überwiegend, ist schon vor der Austrittsstelle der IX. Wurzeln auf ein Minimum gesunken und beschränkt sich von da abwärts auf einzelne Elemente.“

Diese Verbindung des Trigeminus mit dem solitären Bündel, das im Wesentlichen die Endstelle des Glossopharyngeus zu sein scheint, ist zuerst von Roller (43) beschrieben worden. Böttiger (4) sah es zuerst bei

Degeneration des übrigen solitären Bündels erhalten bleiben; dieselbe Beobachtung konnten Schiff und ich (7) in mehreren Fällen machen. Roller hat ihm auch schon seine Bedeutung als Geschmacksnervenwurzel — bezw. nach unseren heutigen Anschauungen Geschmacksnervenendigung — angewiesen. Auch Wallenberg (53) meint, dass es wahrscheinlich der Leitung von Geschmacksempfindungen diene. „Die Betheiligung des Trigeminus an der Constitution jenes Bündels wird naturgemäss grossen Schwankungen unterliegen, und es scheint mir darin eine anatomische Begründung für die von Bruns schon im Jahre 1888 betonte Differenz in der Antheilnahme des Trigeminus an der Geschmacksinnervation der Zunge bei verschiedenen Individuen gegeben zu sein."

Auf die Möglichkeit einer gemeinsamen centralen Endigung der Geschmacksfasern durch Verbindungen von der spinalen Trigeminuswurzel zum Glossopharyngeus hatte übrigens vor langem auch schon Müller (39) hingewiesen.

Es muss weiteren Forschungen vorbehalten bleiben, festzustellen, ob die von Wallenberg dem in Rede stehenden Faserzug gegebene Deutung richtig ist; eine gewisse Schwierigkeit besteht unter Anderem darin, dass wir gerade bei völlig degenerirter spinaler Trigeminus- und Glossopharyngeus-Wurzel diesen Faserzug vollkommen erhalten fanden.

Auch klinische Forschungen werden dazu beitragen können, über diese Fragen Licht zu verbreiten. Es wird nämlich mehr als bisher darauf geachtet werden müssen, wie sich der Geschmack in Fällen bulbärer Läsion mit Trigeminusanästhesie verhält. Einen Fall dieser Art Quintusanästhesie auf der einen Seite, dabei gleichzeitige völlige Geschmackslähmung auf dieser Seite und Geschmackslähmung auch auf dem hinteren Theil der anderen Zungenhälfte beschreiben Long und Egger (32), sie führen die Geschmacksstörungen auf eine intramedulläre Quintusaffection zurück, doch ist das klinische Bild zu complicirt, als dass es sichere Schlüsse in dieser Richtung gestattete. Auch Bechterew (2) und neuerdings Higier (23) haben auf diese Combination der Trigeminusanästhesie mit Geschmackslähmung (unter gleichzeitiger Schädigung auch der anderen Specialsinne) aufmerksam gemacht.

Es muss ja gewiss zugestanden werden, dass der Gedanke etwas Verführerisches hat, die auf so mannigfach wechselnden und verschlungenen Wegen zum Gehirn geleiteten Geschmacksempfindungen würden in der Medulla oblongata zu einer gemeinsamen Endstätte geleitet.

Für die Leitungswege selbst aber werden wir daran festhalten müssen, dass grosse individuelle Schwankungen und Verschiedenheiten vorkommen, wie das Oppenheim (39 b) und Bruns schon seit längerer Zeit betont haben. Unser Fall erschien mir geeignet, für eine der hier möglichen Modalitäten den vollgültigen klinischen Beweis zu erbringen.

Litteraturverzeichniss.

1. Asher, A case of paralysis of the trifacial nerve; with remarks. *British medic. Journal.* 1878. Vol. II. p. 514.

2. Bechterew, *Deutsche Zeitschrift f. Nervenheilk.* 1895. Bd. VIII. S. 119.

3. Bernhardt, *Erkrankung der peripheren Nerven.* Wien 1895. Bd. I.

4. Böttiger, Beiträge zur Lehre von der chronischen Ophthalmoplegie. *Archiv für Psychiatrie.* Bd. XXI.

5. Bruns, Multiple Hirnnervenläsion nach Basisfractur. *Ebenda.* Bd. XX.

6. Carl, Beitrag zur Frage: Enthält die Chorda tympani Geschmacksfasern. *Archiv für Ohrenheilkunde.* Bd. X.

7. Cassirer und Schiff, Beiträge zur Pathologie der chronischen Bulbärerkrankungen. *Arbeiten aus dem Institut Obersteiner.* Bd. IV.

8. Dana, *Journal of nervous and mental diseases.* 1886. p. 85. (Nach Bruns.)

9. Dinkler, Beitrag zur Lehre von den Stamm- und Wurzellähmungen des Hypoglossus. *Deutsche Zeitschrift für Nervenheilkunde.* Bd. XIII. S. 251.

10. Dixon, Further note on the course of the taste fibres. *Edinbourgh med. Journal.* 1897. Vol. I.

11. Duchenne, *Physiologie der Bewegungen.* (Deutsch von Wernicke.) S. 12.

12. Erb, *Handbuch der Krankheiten der peripheren Nerven.*

13. Derselbe, Ueber rheumatische Facialislähmung. *Archiv für klin. Medicin.* 1875. Bd. XV.

14. Derselbe, Ueber den Weg der geschmacksvermittelnden Chordafasern zum Gehirn. *Neurologisches Centralblatt.* 1882. S. 73.

15. Fergusson, The nerve-supply of the sense of taste. *Medical news.* 1890. Vol. II. p. 395.

16. Ferrier, Paralysis of the fifth cranial nerve. *Lancet.* 1888. Vol. I. p. 1.

17. v. Frankl-Hochwart, *Die nervösen Erkrankungen des Geschmacks u. s. w.* Wien 1898.

18. Gowers, *Lehrbuch der Nervenkrankheiten.* (Deutsch von Grube.) Bd. II. S. 210.

19. Derselbe, Paralysis of the fifth nerve. *Edinbourgh medic. Journal.* 1897. Vol. I. p. 37.

20. Hagelstam, Lähmung des Trigeminus und Entartung seiner Wurzeln u. s. w. *Deutsche Zeitschrift für Nervenheilkunde.* Bd. XIII. S. 205.

21. Halban, Zur Physiologie der Zungennerven. *Wiener klin. Rundschau.* 1896.

22. Heusner, Eine Beobachtung über den Verlauf der Geschmacksfasern. *Berliner klinische Wochenschrift.* 1886. Nr. 44.

23. Higier, Wie verhalten sich die Specialsinne bei Anästhesie des Gesichts? *Deutsche Zeitschrift für Nervenheilkunde.* Bd. XIII. S. 316.

24. Hirsch, Note on a case of traumatic injury etc. *New York med. Journal.* 1897. p. 788.

25. Hirschl, Ueber rheumatische Trigeminuslähmung. *Wiener klin. Wochenschrift.* 1896. Nr. 38.

26. Klippel, Troubles du gout et de l'odorat dans le tabes. *Arch. de neurolog.* 1897. Bd. III.

27. Kron, Fall traumatischer Hypoglossusaccessoriuslähmung. Ref. *Neurolog. Centralblatt.* 1898. S. 601.

29. Krause, *Die Neuralgie des Trigeminus.* Leipzig 1896. S. 82 ff.

30. Lähr, Fall von Accessoriuslähmung. *Neurolog. Centralblatt.* 1899. Nr. 1.

31. Lehmann, Ein Beitrag zur Lehre vom Geschmackssinn. *Archiv f. Phys.* Bd. XXXII. S. 194.

32. Long et Egger, Contribut. à l'étude des paralysies du trijumeau chez l'homme. *Arch. de physiol.* 1897. Nr. 4.

33. Lussana et Renzi, *Arch. de physiol.* T. II. p. 25.

34. Marchand et Herbet, Résection du ganglion de Gasser. *Rev. de chirurg.* 1897. Nr. 4.

35. Marina, Fall von isolirter rechtsseitiger Hypoglossuslähmung. *Neurolog. Centralblatt.* 1896. S. 338.

36. Marinesco et Sérieux, Sur un cas de lésion traumat. du trijumeau et du facial. *Arch. de physiol.* 1893. p. 454.

37. Möbius, Ueber mehrfache Hirnnervenlähmung. *Centralblatt für Nervenheilkunde.* 1887. Nr. 15/16.

38. Moyer, Hemiatrophy of the tongue. *New York med. Journal.* 1897.

39. Müller, Zwei Fälle von Trigeminuslähmung. *Archiv für Psychiatrie.* Bd. XIV. S. 263.

39a. Neisser, Ueber Vago-Accessoriusparalyse. *Berliner klin. Wochenschrift.* 1897. Nr. 12.

39b. Oppenheim, *Lehrbuch der Nervenkrankheiten.* I. Aufl. Berlin 1894.

40. Philipps, Paralys. of the fifth nerve. *Clin. Societ. of London.* 1897. Vol. I. p. 267.

41. Pope, Thrombosis of vertebral artery pressing on glossopharyngeal nerve: unilateral loss of taste at back of tongue. *Brit. med. Journ.* 1889. Vol. II. p. 1148.

42. Remak, *Berliner klinische Wochenschrift.* 1888. Nr. 7 u. 1892. Nr. 42.

43. Roller, Der centrale Verlauf des N. glossoph. *Archiv für mikroskopische Anatomie.* 1881.

43a. Salomonson, *Inaug.-Dissert.* Berlin 1888.

43b. Scheier, Beitrag zur Kenntniss der Geschmacksinnervation. *Zeitschrift für klinische Medicin.* 1895. Bd. XXVIII. S. 441.

44. Schiff, Les nerfs gustatifs. *Rev. de la Suisse romande.* 1887. p. 51.

45. Schlichting, Klinische Studien über die Geschmackslähmung durch Zerstörung der Chorda tymp. und des Plex. tymp. *Zeitschrift für Ohrenheilkunde.* Bd. XXXII. S. 388.

46. Schmidt, Ein Fall vollständig isolirter Trigeminuslähmung u. s. w. *Deutsche Zeitschrift für Nervenheilkunde.* Bd. VI. S. 438.

47. Schulte, Die Beziehungen der Chorda tympani zur Geschmacksperception auf den zwei vorderen Dritteln der Zunge. *Zeitschr. f. Ohrenheilk.* Bd. XV. S. 67.

48. Souques et Duval, Sur une variété de paralysie associée du muscle grand dentelé. *Nouvelle Iconogr. de la Salpêtr.* 1898. Nr. 6.

49. Sternberg, Ueber Lähmung des äusseren Accessoriusastes. Ref. *Neurolog. Centralblatt.* 1898. S. 428.

50. Stich, *Charité-Annalen.* Bd. VIII. S. 68. (Nach v. Frankl-Hochwart.)

51. Tooth, Destructive lesion of the fifth nerve trunk. *St. Bartholemew's Hosp. Rep.* Vol. XXIX. p. 215.

52. Turner, Note on the course of the fibres of taste. *Edinbourgh med. Journ.* 1897. Vol. II. p. 261. — Derselbe, Facial paralys. and the sense of taste. *Edinb. Hosp. Rep.* Vol. IV. p. 326.

52a. Vulpian, *Gaz. méd. de Paris.* 1878. T. VII. p. 99.

53. Wallenberg, Das dorsale Gebiet der spinalen Trigeminuswurzel u. s. w. *Deutsche Zeitschrift für Nervenheilkunde.* Bd. XI. S. 391.

54. Wolf, Zur Function der Chorda tympani. *Zeitschrift für Ohrenheilkunde.* Bd. IX. S. 152.

55. Zander, Ueber das Verbreitungsgebiet der Gefühls- und Geschmacksnerven in der Zungenschleimhaut. *Anatomischer Anzeiger.* Bd. XIV. S. 131.

56. Ziehl, Ein Fall von isolirter Lähmung des ganzen dritten Trigeminusastes u. s. w. Virchow's *Archiv.* Bd. CXVII. S. 52.

Ferner:

Althaus, Zur Physiologie und Pathologie des Trigeminus. *Archiv für klinische Medicin.* 1870.

Jaffé, Ein Fall von geheilter Trigeminuslähmung. *Berliner klin. Wochenschr.* 1879. Nr. 43.

Neumann, ref. *S. J.* Bd. CXXV. S. 164.

Ruhemann, Beziehungen des Trigeminus zur Gesichtsatrophie. *Centralblatt für klinische Medicin.* 1889. Nr. 1.

Senator, Ein Fall von Trigeminusaffection. *Arch. f. Psych.* Bd. XIII. S. 590.

Zeuner, Klinischer Beitrag über den Verlauf der Geschmacksfasern. *Neurolog. Centralblatt.* 1888. Nr. 16.

Ueber die Schicksale der Eiweissstoffe nach Einführung in die Blutbahn.

Von

Prof. **Immanuel Munk** und Dr. **Max Lewandowsky**.

(Aus dem physiologischen Institut der Universität Berlin.)

Während früher die Anschauung geherrscht hat, dass nur diejenigen Eiweissstoffe aus dem Darmcanal in die Säfte übertreten können, die zuvor durch Magen- und Pankreassaft peptonisirt worden sind, ist insbesondere von Brücke[1] zuerst betont worden, dass auch die genuinen, nativen, nicht denaturirten Eiweisskörper direct der Resorption unterliegen können. Dafür scheinen die Erfahrungen zu sprechen, welche an solchen Darmfisteln von Menschen und Thieren gemacht worden sind, zu denen der Zutritt von Verdauungssäften und damit auch deren Enzymen (Pepsin, Trypsin) ausgeschlossen war und aus denen eingebrachte Eiweissstoffe schon innerhalb 4 Stunden in ziemlich reichlicher Menge verschwanden, ohne dass in den Darmschlingen sich Albumosen oder Peptone nachweisen liessen. Die Resorption der nativen Eiweisskörper wurde in manchen dieser Beobachtungen, so in denen von C. Voit und Bauer[2] beim Hunde, ferner von Czerny und Latschenberger[3] beim Menschen, noch dadurch überzeugend erwiesen, dass entsprechend dem Eiweissübertritt in die Säftemasse auch der Eiweissumsatz und die Harnstoffausfuhr durch den Harn in die Höhe ging. Gegen diese und ähnliche Versuche liesse sich höchstens noch der Einwand erheben, dass in diesen, zwar von Verdauungsenzymen fast freien Darmschlingen, doch zumal bei neutraler bis alkalischer Reaction des Inhaltes

[1] *Sitzungs-Berichte der Wiener Akademie.* 1869. Bd. LIX. 2. Abth. S. 617.
[2] *Zeitschrift für Biologie.* 1869. Bd. V. S. 562.
[3] Virchow's *Archiv.* 1874. Bd. LIX. S. 161.

durch Bakterien eingeleitete Spaltungen, die als erste Producte ebenfalls sog. Peptone liefern, der Resorption vorausgegangen seien, daher es als noch nicht völlig erwiesen gelten dürfe, dass genuine oder nicht denaturirte Eiweissstoffe also solche der Aufsaugung unterlegen sind. Und derselbe Einwand liesse sich gegen die mit Nährklystieren gemachten therapeutischen Erfahrungen erheben, insofern auch hier die Eiweissresorption aus dem Dickdarm und dem Mastdarm, so sehr sie über allen Zweifel bewiesen ist, doch keinen sicheren Rückschluss gestatte auf die Form, ob genuin oder denaturirt, in welcher der Uebertritt der Albuminstoffe erfolgt sei.

Nun hat inzwischen der Eine von uns (Munk) im Verein mit A. Rosenstein[1] an einer Lymph(chylus)fistel beim Menschen mit Sicherheit feststellen können, dass nach Genuss von mässigen Eiweissmengen, 80 bis 103 ^{grm} Eiweiss (in magerem Fleisch) in einer Mahlzeit, in den nächstfolgenden 12 Stunden weder die Menge des ausfliessenden Chylus, noch das damit ausgeführte Eiweissquantum merklich zunimmt, eine Erfahrung, die, neuerdings von L. B. Mendel[2] an einem Magenfistelhunde bestätigt, den bestimmten Schluss gestattet, dass das im Darm resorbirte Eiweiss fast ausschliesslich in die Blutbahnen übertritt und kein merklicher Antheil davon in die Lymphbahnen des Darms.[3] Kann nun auch genuines und nicht denaturirtes Eiweiss in die Blutbahnen übertreten, so müsste — dies wäre gleichsam die Probe auf das Exempel — sich erweisen lassen, dass, wie das aus dem Darm resorbirte, so auch das in ähnlich langsamem Tempo direct in's Blut eingeführte native Eiweiss im Körper zur Verwerthung gelangt, ohne doch, oder höchstens zu einem ganz geringen Bruchtheil, der Ausscheidung durch die Nieren zu verfallen. Denn dass nicht etwa auf die durch die Pfortaderwurzeln resorbirten und mit dem Pfortaderblut der Leber zugeleiteten Eiweissstoffe die Leber selbst eine chemisch umwandelnde Wirkung übt, ist durch gleichzeitig und unabhängig von einander ausgeführte Versuche von Neumeister[4] und I. Munk[5] bewiesen, denen zufolge durch die Pfortaderwurzeln infundirte sog. Peptone die Leber

[1] I. Munk und Rosenstein, *Dies Archiv.* 1890. Physiol. Abthlg. S. 379; Virchow's *Archiv.* 1891. Bd. CXXIII. S. 496.

[2] *Americ. Journal of physiol.* 1899. Vol. II. 3. p. 137.

[3] Es sei denn, dass, wie in einem Versuche von Asher und Barbéra (*Centralblatt für Physiologie.* 1897. Bd. XI. Nr. 17. S. 403; *Zeitschrift für Biologie.* 1898. Bd. XXXVI. S. 212), einem Hunde übermässige Mengen von solchem Eiweiss beigebracht werden, das einer verbreiteten Annahme zufolge den Verdauungsorganen keine Arbeit aufbürdet und daher schneller resorbirt wird, wie Witte's Pepton (zumeist aus Albumosen bestehend). In solchem Falle erscheint etwa $^1/_{15}$ vom resorbirten Eiweiss im Chylus wieder (I. Munk, *Centralblatt für Physiologie.* Bd. XI. Nr. 19. S. 587).

[4] *Zeitschrift für Biologie.* 1890. Bd. XXVI. S. 315.

[5] *Dies Archiv.* 1890. Physiol. Abthlg. Suppl. S. 134.

unverändert passiren (Neumeister), daher auch in gleicher Gabe und Schnelligkeit die Senkung des Blutdruckes und die narkotische Wirkung herbeiführen, wie wenn sie, mit Umgehung der Leber, direct in die Jugularvene eingespritzt werden (Munk).

Solche Versuche mit directer Einführung von gelösten Eiweissstoffen in die Blutbahn sind schon von verschiedenen Autoren unternommen worden, haben aber eigentlich nur bezüglich eines nativen Eiweisskörpers sichere Resultate ergeben, und das sind die Eiweisskörper des Blutplasmas oder Blutserums: das Serumalbumin und Serumglobulin. Durch die Transfusionserfolge ist über allen Zweifel erwiesen, dass die Serumalbumine und -globuline derselben Species in weitem Umfange (bis zu 3 ^{grm} Serumeiweiss pro Kilo Thier) vertragen und assimilirt werden. Die Angabe von O. Weiss,[1] dass das Serum verschieden geschlechtlicher Thiere derselben Species nicht assimiliert wird, ist von Friedenthal und Lewandowsky[2] im hiesigen Institut widerlegt worden. Was die Serumeiweisse einer anderen Species anlangt, so war von Forster,[3] Ponfick[4] u. A. festgestellt worden, dass das Pferdeserum von Hunden in erheblichen Mengen verwerthet werden kann. Dagegen bestand über die Frage der allgemeinen Assimilirbarkeit fremden Serums noch eine Discussion. Erst Friedenthal und Lewandowsky[2] haben gezeigt, dass die Differenzen in den Angaben der Autoren hier wahrscheinlich auf die verschiedene Giftigkeit der einzelnen Sera zurückzuführen sind, und dass, wenn diese Giftigkeit durch eine von ihnen angegebene einfache Methode (Erwärmen auf 60° C. bis zur Opalescenz des Serums) beseitigt wird, die Sera aller fremden Species auch ohne Weiteres assimilirbar werden.

Andere genuine Eiweissstoffe, wie Eieralbumin und Caseïn, sollen indes nach Cl. Bernard, Stokvis, Creite, Runeberg und besonders Neumeister[5] „bei künstlicher Einführung in die Blutbahn auch nicht einmal in den geringsten Mengen vertragen werden. Dagegen gelangt denaturirtes Eieralbumin in Form von Syntonin oder Albuminat, direct in's Blut gespritzt, nicht zur Ausscheidung, sondern wird assimilirt.“[6]

Dass Eieralbumin, obwohl in chemischer Hinsicht dem Serumalbumin so ähnlich, noch nicht einmal in den geringsten Mengen in der Blutbahn

---

[1] Pflüger's *Archiv.* 1896. Bd. LXV. S. 215.

[2] *Berliner klinische Wochenschrift.* 1899. Nr. 12. S. 249; *Dies Archiv.* 1899. Physiol. Abthlg. S. 531

[3] *Zeitschrift für Biologie.* 1875. Bd. II. S. 518.

[4] Virchow's *Archiv.* 1875. Bd. LXII. S. 278.

[5] Vgl. die Litteratur hierüber bei Neumeister, *Lehrbuch der physiologischen Chemie.* 2. Aufl. 1897. S. 300, Fussnote 3 u. 4, und S. 301, Fussnote 1 u. 2.

[6] *Ebenda.* S. 300, Text.

vertragen wird, könnte man allenfalls so deuten, dass das Eieralbumin dem Organismus gegenüber einen Fremdkörper bildet, der daher als solcher schnell durch den Harn ausgestossen wird. Allein dann wäre es um so weniger zu verstehen, dass nach Neumeister genuines Phytovitellin, das doch sicherlich körperfremd oder heterogen ist, in beträchtlicher Menge in der Blutbahn der Thiere vertragen wird. Andererseits kann doch genuines Caseïn für den Organismus nicht als Fremdkörper gelten, und wäre er es selbst für das Blut, das doch Caseïn nicht enthält, so wäre es wiederum unverständlich, weshalb Acidalbuminate (Syntonine) und Alkalialbuminate, die doch, weil denaturirt, in viel höherem Grade als Fremdkörper für das Blut anzusehen sind, in der Blutbahn vertragen und vollständig assimilirt werden. Zahlreiche Versuche mit Infusion verschiedener Eiweissarten hat Neumeister[1] ausgeführt; er hat „grosse Mengen von Syntonin (100 ccm gesättigter Lösung in 1·5 Proc. Soda) und von Albuminat (100 ccm gesättigter Lösung in 1·5 Proc. Soda) aus Hühnereiweiss mittelgrossen Hunden in die Jugularis gespritzt. Niemals hat er hiernach auch nur Spuren von Eiweiss im Harn gefunden. — Denselben Erfolg hatte die entsprechende Einführung von Syntonin, aus Rindsmuskeln durch 0·25 Proc. Salzsäure in der Kälte ausgezogen (100 ccm einer gesättigten Lösung in 1·5 Proc. Soda), die von genuinem Phytovitellin aus Kürbisssamen (175 ccm einer gesättigten Lösung in 1 Proc. Soda und 0·6 Proc. Kochsalz), sowie die von reinem Serumalbumin aus Rinderblut in derselben Menge und Flüssigkeit." Ferner „der Thatsache, dass Hühnereiweiss" (scil. als solches) „die Darmschleimhaut passiren kann, aber auf der anderen Seite nicht assimilirt wird und daher der Ausscheidung durch die Nieren verfällt" (wie daraus erhellt, dass nach Ueberladung des Darmes mit rohem Hühnereiweiss dasselbe im Harn erscheinen kann), „entspricht das prompte und baldige Erscheinen von Hühnereiweiss im Harn, wenn man dasselbe in eine Vene spritzt."

Diese verschiedenen und mit einander kaum in Einklang zu bringenden Beobachtungen schienen uns, schon wegen ihrer principiellen Bedeutung für die Frage des Eiweissstoffwechsels, der Nachprüfung werth, um so mehr, als Neumeister von seinen Versuchen nur die Ergebnisse summarisch mittheilt, und gerade der eine Versuch, über den er etwas mehr berichtet, mit intravenöser Einführung von gelöstem genuinen Caseïn den Einwendungen eine breite Angriffsfläche bietet. Neumeister sagt hierüber,[2] „ich liess einem mittelgrossen Hunde 0·82 ccm[3] Caseïn als neutrale Natronverbindung in 60 ccm Wasser gelöst sehr langsam in die V. pediaea ein-

[1] Neumeister, *Sitzungsberichte der physikalisch-medicinischen Gesellschaft in Würzburg.* 1889. S. 64 ff.; die angezogenen Sätze *ebenda.* S. 72 u. 74.

[2] *Ebenda.* 1889. S. 74.

[3] Soll wohl heissen „Gramm".

strömen. Der zunächst gelassene fast neutrale Harn erwies sich stark eiweisshaltig. Aber das anscheinend in seiner ganzen Menge ausgeschiedene Caseïn[1] war offenbar verändert: Es liess sich wohl durch Salpetersäure, durch Essigsäure und Ferrocyankalium, aber nicht mehr durch Essigsäure allein oder durch Salzsäure ausfällen . . ." Offenbar sind solche Versuche, in denen das „anscheinend" die quantitative Bestimmung vertritt, nicht als exakt und beweiskräftig zu erachten.

Während wir nun mit den gleich mitzutheilenden Versuchen beschäftigt waren, erschien eine Mittheilung von C. Lilienfeld[2] (aus dem Zuntz'schen Laboratorium), worin u. A. auch über Versuche mit intravenöser Einführung von gelösten Eiweisskörpern berichtet wird. Dieser Autor hinwiederum hat nicht bestätigen können, dass in Sodasolution gelöstes Syntonin im Körper behalten und verwerthet wird, vielmehr sah er danach nicht nur die ganze injicirte Menge, sondern mehr als das Doppelte davon durch den Harn austreten; er deutet dies als eine durch das im Blut kreisende Syntonin bedingte Nierenreizung. Dagegen wurde Conglutin, also pflanzliches Eiweiss, in Soda gelöst, gut vertragen und assimilirt. Somit konnte auch diese Mittheilung die planmässige Durchführung und Beendigung unserer Versuche nicht überflüssig machen.

Unsere Versuche sind an Kaninchen und ein Controlversuch am Hunde ausgeführt. Der zu prüfende, möglichst rein dargestellte oder käuflich erhältliche Eiweisskörper wurde in 0·5 bis 1 procentiger Sodasolution gelöst und die durch Papier oder Glaswolle filtrirte, von allen corpusculären Elementen befreite Flüssigkeit durch eine in die V. facial. ant. oder jugularis herzwärts eingebundene Glascanüle aus einer Bürette im langsamen Tempo, zu $^1/_3$ bis 1 ccm pro Minute, einfliessen gelassen. Von welcher Bedeutung das möglichst langsame Einfliessen unter geringem Druck in die Vene ist, hat der Eine von uns (Munk) schon vor 12 Jahren bei Gelegenheit von Untersuchungen[3] kennen gelernt, die der Verwerthung intravenös eingeführter Stoffe (Zucker, Glycerin, Buttersäure, Seifen) für den respiratorischen Bedarf galten; hier ging selbst von dem so leicht assimilirbaren Traubenzucker ein Bruchtheil in den Harn über, wofern die Einführung nicht genügend langsam erfolgte. Den Versuchsthieren wurde zumeist erst Harn abgedrückt und auf Freisein von Eiweiss geprüft. War die gewünschte Eiweissmenge eingeflossen, so wurde die Vene unterhalb der Canüle ligirt, die Canüle entfernt, die Hautwunde vernäht und das Thier in einen Käfig gebracht, in dem es auf einem, aus verzinnten eisernen Rundstäben gebil-

---

[1] Im Original nicht gesperrt.
[2] *Zeitschrift für physik. und diätet. Therap.* 1899. Bd. II. Heft 3.
[3] I. Munk, Pflüger's *Archiv.* 1889. Bd. XLVI. S. 303.

deten Durchschlag sass, unterhalb dessen sich eine mit Zink ausgekleidete Schieblade zum Auffangen des etwa gelassenen Harnes befand. Meist wurde der Harn nicht spontan gelassen, sondern musste durch Abdrücken gewonnen werden. Im vereinigten (klar filtrirten und auf ein rundes Volumen aufgefüllten) Tagesharn wurde zuerst auf Eiweiss, dann ob das eventuell gefundene Eiweiss mit dem infundirten identisch, gefahndet.

Zur quantitativen Bestimmung des Eiweisses wurde der Harn, wenn er, wie in der Mehrzahl der Fälle, nicht ganz klar war, mit Sodalösung, unter Zusatz von etwas Magnesiumsulfat, alkalisirt,[1] auf ein rundes Volumen aufgefüllt und ein aliquoter Theil, mindestens $^1/_3$ bis $^1/_2$ von der Tagesmenge, des nunmehr absolut klaren Filtrates mit Essigsäure angesäuert, dazu Kochsalz- oder Bittersalzlösung gesetzt, zum Kochen erhitzt, durch ein dichtes Filter gegeben und der ausgewaschene Niederschlag sammt dem Filter nach Kjeldahl behandelt, so der Eiweissstickstoff in Ammoniak übergeführt und dies durch Ueberdestilliren mittels Natronlauge bestimmt. Gewöhnlich fand sich nur noch am 2. Tage noch Eiweiss, manchmal in kaum zu bestimmender Menge; der Harn des 3. Tages war meist eiweissfrei.

Zur qualitativen Probe auf Eiweiss diente das Ueberschichten von Salpetersäure, die mit $^1/_2$ Vol. concentrirter Kochsalzlösung versetzt war, mit dem zu prüfenden Harn, die Reaction mit Ferrocyanwasserstoff (Essigsäure + Ferrocyankalium) und das Erhitzen mit Essigsäure und Kochsalz- bezw. Bittersalzlösung.

Zunächst wurde das Schicksal infundirten Caseïns geprüft, worüber nur ein, wie oben gezeigt, höchst mangelhafter Versuch von Neumeister vorlag. Zur Verwendung gelangte ein von Schering's Fabrik dargestelltes, schneeweisses, feinkörniges bis staubfeines Präparat, das der Eine von uns[2] schon früher untersucht hat und das neben Caseïn noch 10·7 Procent Wasser, 1 Procent Fett und 1·1 Procent Asche enthielt. Es löste sich in 1 procent. Soda zu einer, auch nach dem Filtriren milchigen Flüssigkeit, und zwar war das milchige Aussehen um so stärker, je concentrirter die Lösung.

Graues Kaninchen von 1510 ^{grm} erhält 27 ^{ccm} einer (nach Kjeldahl) 3·36 procentigen Lösung Caseïnlösung, also 0·907 ^{grm} Caseïn, innerhalb 48 Minuten in die Jugularis infundirt. Der zuvor abgedrückte Harn war eiweissfrei. Der Harn der nächsten 48 Stunden vereinigt[3] und auf 250 ^{ccm}

---

[1] Der Magnesiazusatz zu dem alkalisirten Harn hat bekanntlich die Bedeutung, einen Niederschlag von Magnesiumcarbonat bezw. -sulfat und -phosphat zu erzeugen, der fein suspendirte Trübungen mit niederreisst, so dass nunmehr der Harn klar filtrirbar wird.

[2] I. Munk, *Dies Archiv.* 1895. Physiol. Abthlg. S. 551.

[3] Wurde abgedrückter oder spontan gelassener Harn aufbewahrt, so geschah dies unter Thymolzusatz.

aufgefüllt; in 100 ccm 0·0152 grm, also im Gesammtharn 0·038 grm Eiweiss. Der Harn des 3. Tages eiweissfrei. Das spärlich im Harn erscheinende Eiweiss war anscheinend unverändertes Caseïn, insofern der Harn schon beim vorsichtigen Ansäuern mit Essigsäure sich trübte. Also wurden

ausgeschieden . . . 4 Procent
zurückbehalten . . . 96 „

bei einer Gabe von 0·6 grm Caseïn per Kilo Thier.

Einem schwarzen Kaninchen von 1302 grm wurden 46·5 ccm einer wie dünne Milch aussehenden Caseïnlösung innerhalb 1 Stunde 18 Min. infundirt, insgesammt 3·164 grm Caseïn. Der Harn der nächsten 24 Stunden, unter Zusatz von Soda und etwas Magnesiumsulfat auf 150 ccm gebracht, enthielt in 100 ccm klaren Filtrates 0·079 grm Eiweiss, der Harn des folgenden Tages giebt, auf die Hälfte eingeengt, nur 0.02 grm Eiweiss. Somit sind 0·119 + 0·02 = 0·139 grm Eiweiss ausgetreten, d. h. es wurden

ausgeschieden . . . 4·5 Procent
zurückbehalten . . . 95·5 „

bei einer Caseïngabe von 2·4 grm per Kilo Thier.

Weisses Kaninchen, dunkeläugig, 1530 grm. Innerhalb 57 Minuten infundirt 41·7 grm einer 8·44 procentigen Caseïnlösung in 1 Procent Soda, im Ganzen 3·52 grm Caseïn. Harn des folgenden Tages enthält 0·106 grm, am 2. Tage 0·063 grm Eiweiss; der am 3. Tage ist eiweissfrei. Gesammtausfuhr von (anscheinend unverändertem) Caseïn 0·169 grm, also wurden

ausgeschieden . . . 4·7 Procent
zurückbehalten . . . 95·3 „

bei 2·3 grm Caseïn per Kilo Thier.

Im schroffsten Widerspruch mit Neumeister's Angabe, dass „beim mittelgrossen Hunde schon 0·82 grm Caseïn intravenös eingeführt anscheinend vollständig durch den Harn austritt", was vermuthlich einer Gabe von 0·08 grm Caseïn pro Kilo Thier entspricht (leider findet sich bei Neumeister keine Angabe über das Gewicht seines Versuchsthieres), sehen wir hier bei Kaninchen von nur 1·32 bis 1·81 kg von einer 6 bis 30 Mal so grossen Caseïngabe per Kilo nur 4 bis 4·7 Procent, also nur $^1/_{25}$ bis $^1/_{21}$ des infundirten Quantums durch den Harn austreten. Es ist damit über allen Zweifel erwiesen, dass in Soda gelöstes Caseïn bis auf einen kleinen Bruchtheil im Körper zurückbehalten und verwerthet wird, auch wenn es bis zu 2·4 grm per Körperkilo intravenös eingeführt wird.

Irgend welche Störungen hatte die Infusion nicht zur Folge; die Thiere wurden nach Beendigung der Beobachtung noch anderweitig verwendet. Dem zum zweiten Versuch benutzten Kaninchen, dessen Körpergewicht am 4. Tage nach der Infusion nur 1270 grm betrug, wurden 15 ccm der 3·36 proc. Caseïnlösung, im Ganzen 0·504 grm Caseïn, in die Bauchhöhle eingespritzt. Im Harn der nächsten 24 Stunden keine Spur von Eiweiss durch eine der drei scharfen Reactionen nachweisbar. Also ist die Verwerthung des in eine seröse Höhle eingespritzten Caseïns noch vollständiger als bei Infusion freilich gelangten hier nur 0·4 ^{grm} per Kilo Thier zur Injection.

So gut danach das infundirte Caseïn assimilirt wird, so wenig ist auch das genuine Eieralbumin ein „für die Blutbahn fremder Körper, der nicht einmal in den geringsten Mengen vertragen wird“. Freilich ist seine Assimilirbarkeit eine viel geringere; immerhin werden nach unseren gleich zu beschreibenden Versuchen beim Kaninchen 54 Procent, beim Hund sogar 82 Procent des intravenös Eingeführten verwerthet. Auch in dieser Hinsicht hätte Neumeister um so weniger Berechtigung gehabt, auf Grund seiner mangelhaften Versuche sich so bestimmt zu äussern, als schärfere gegentheilige Erfahrungen vorliegen, die er kennen musste, da sie von ihm wenigstens in der Litteraturübersicht aufgeführt werden. Denn sehen wir selbst vom Versuche J. Chr. Lehmann's[1] ab, der einem Hund (von welchem Gewicht?) 0·82 ^{grm} Eiweiss infundirt hatte und davon 0·63 ^{grm} = 77 Procent durch den Harn austreten sah, so liegt ein, wie es scheint, einwandfreier Versuch von Forster[2] vor, dessen 18 Tage lang hungernder Hund von knapp 40 ^{kg} nach Infusion von 73·3 ^{grm} Eierweiss = 1·84 ^{grm} per Körperkilo innerhalb der nächsten 3 Tage 53·3 ^{grm} Eiweiss = 72 Procent der Einfuhr ausschied.

Hündin, 12·3 ^{kg} schwer, deren durch Katheter gewonnener Harn eiweissfrei ist, erhält am 3. Hungertage 25 ^{ccm} Eierweisslösung mit 1·26 ^{grm} Ovalbumin, also 0·1 ^{grm} per Kilo, infundirt. Harn der nächsten 48 Stunden vereinigt, auf 350 ^{ccm} aufgefüllt; 100 ^{ccm} Filtrat enthalten 0·064 ^{grm} Eiweiss, also in der ganzen Menge 0·225 ^{grm}. Der Harn des 3. Tages ist eiweissfrei. Das Harneiweiss giebt alle Reactionen eines Albumins (beim Erhitzen des Harns beginnt die Trübung bei 68° C. u. A.). Also

ausgeschieden . . .	18 Procent
zurückbehalten . . .	82 „

bei 0·1 ^{grm} per Kilo Thier.

Kaninchen von 1540 ^{grm}, 15·5 ^{ccm} Eiweisslösung mit 1·02 ^{grm} Ovalbumin innerhalb 1 Stunde 13 Min. in die Jugularis infundirt. Harn des Versuchstages 59 ^{ccm}, des folgenden 48·5 ^{ccm}, des 3. Tages 97 ^{ccm}, vereinigt und auf 300 ^{ccm} aufgefüllt; in 100 ^{ccm} Filtrat 0·158 ^{grm} Eiweiss, also im Gesammtharn 0·474 ^{grm}. Somit wurden

ausgeschieden . . .	46 Procent
zurückbehalten . . .	54 „

bei 0·66 ^{grm} per Körperkilo.

[1] Virchow's *Archiv*. 1863. Bd. XXX. S. 593.
[2] *Zeitschrift für Biologie*. 1872. Bd. XI. S. 527.

Schwarzes Kaninchen von 1460 grm erhielt 15 ccm Eierweisslösung, mit 0·743 grm Ovalbumin, in die Bauchhöhle eingespritzt. Im vereinigten Harn der drei nächsten Tage 0·31 grm Eiweiss. Also wurden

ausgeschieden . . .	32 Procent
zurückbehalten . . .	68 „

bei 0.5 grm per Körperkilo.

Also geht aus diesen Versuchen die bemerkenswerthe Thatsache hervor, dass für das auch vom Darm aus unzweifelhaft schwerer assimilirbare genuine Eierweiss es keinen sehr grossen Unterschied macht, ob es in wässeriger Lösung direct in die Blutbahn oder in die Bauchhöhle gespritzt wird. In beiden Fällen tritt ein beträchtlicher Antheil durch den Harn heraus: bei Injection in die Bauchhöhle 32 Proc., bei Infusion in die Vene 18 bis 46 Proc. Offenbar hängt dies damit zusammen, dass von der Bauchhöhle aus der Uebertritt des Eierweiss in das Blut langsamer erfolgt, so dass die Gewebszellen sich desselben in grösserem Umfange bemächtigen können. Der schlechten Assimilation des Eierweiss entspricht es auch, dass hier erst der Harn des 4. Tages eiweissfrei war.

Die nächsten Versuche betrafen Acidalbuminat oder Syntonin, zu dessen Darstellung sowohl Fibrin als das oben erwähnte Caseïnpräparat benutzt wurden. Die beste Assimilirbarkeit ergab sich für das Syntonin aus Fibrin.

Zur Darstellung wurde unter Weingeist aufbewahrtes Fibrin ausgepresst, zuerst in $^1/_4$ procentiger Salzsäure quellen gelassen, dann unter Zusatz von so viel HCl, dass der Säuregehalt fast 1 Procent HCl entsprach, 24 Stunden lang im Brütofen digerirt, von dem ungelösten Rest abfiltrirt, das Filtrat vorsichtig mit Soda neutralisirt, vom ausfallenden Syntonin am Saugfilter abfiltrirt und so lange mit Wasser gewaschen, bis das ablaufende kaum noch Cl-Reaction gab, der Niederschlag in $^3/_4$ procentiger Sodasolution gelöst. Von dieser filtrirten alkalischen Syntoninlösung wurden einem Kaninchen von 1680 grm innerhalb 1 Stunde 8 Min. 41·3 ccm einer (nach Kjeldahl) 2·69 procentigen Syntoninlösung, also 1·11 grm Syntonin, infundirt. Am folgenden Tage liessen sich 58 ccm Harn abdrücken; auf 100 ccm aufgefüllt, im Filtrat nur schwache Eiweissreaction; in 75 ccm Filtrat (Aufkochen mit Essigsäure und Magnesiumsulfat) Eiweiss bestimmt, im Tagesharn 0·0192 grm. Der am folgenden Tage abgedrückte Harn giebt keine Eiweissreaction mehr, auch nicht, nachdem er bei alkalischer Reaction auf die Hälfte eingedampft worden ist. Somit wurden.

ausgeschieden . . .	2 Procent
zurückbehalten . . .	98 „

bei 0·66 grm Syntonin per Körperkilo.

Ein wenig schlechter gestaltete sich die Assimilation bei Acidalbuminat (Syntonin) aus Caseïn.

Schering'sches Caseïn wurde, da es in 0·25 procentiger Salzsäure nicht quillt, unter weiterem Salzsäurezusatz auf einen Gehalt von etwa 2 Procent HCl gebracht und mehrere Stunden bei 60 bis 80° digerirt, vom Ungelösten abfiltrirt, das Filtrat mit Soda genau neutralisirt, das dabei entstandene Präcipität abfiltrirt, fast Cl-frei gewaschen, der Niederschlag in möglichst wenig 0·8 procentiger Sodasolution gelöst, aufgekocht und nach der Filtration infundirt. Im Ganzen wurden 25 ccm einer 3·88 procentigen Syntoninlösung (nach Kjeldahl) einem 1470 grm schweren Kaninchen innerhalb 34 Minuten injicirt, also 0.97 grm Syntonin. Der Harn der nächsten 24 Stunden war eiweisshaltig, und zwar fanden sich darin 0·053 grm Eiweiss. Der Harn des nächstfolgenden Tages liess keine Spur von Eiweiss mehr entdecken. Also wurden von einer ebenso grossen Gabe, wie im vorigen Versuch, nämlich 0·66 grm per Körperkilo, 5·5 Procent durch den Harn ausgeschieden und 94·5 Procent zurückbehalten.

Noch ungünstiger gestaltet sich die Verwerthung, wenn das durch Säuredigestion aus Caseïn gebildete Syntonin nicht durch Neutralisiren, sondern durch Dialysiren gegen fliessendes Wasser aus der salzsauren Lösung niedergeschlagen wurde. Von einem so dargestellten, in 0·8 procentiger Sodasolution gelösten, filtrirten, aber nicht aufgekochten Syntonin (die Lösung enthielt 5·76 Procent) wurden einem Kaninchen von 1340 grm innerhalb 36 Minuten 30 ccm, also 1·728 grm Syntonin infundirt. Etwa 1/4 Stunde nach Beendigung der Infusion, als das Thier schon in seinen Käfig übergeführt war, bekam es active Exspiration, dann traten Krämpfe ein, die unter Stillstand der Athmung nach wenigen Stunden zum Tode führten. Ein zweites kräftigeres Kaninchen von 1800 grm erhielt von derselben Lösung 25 ccm mit 1·44 grm Syntonin innerhalb 29 Minuten infundirt. Darnach schwere Vergiftungserscheinungen: Dyspnoë, active Exspiration, dabei gute Herzaction; nach 3 Stunden ist das Thier erholt und am nächsten Morgen munter. Der Harn zeigt mässige Eiweissreaction, entsprechend 0.1395 grm Eiweiss für die Tagesmenge. Der Harn des folgenden Tages giebt nur schwache Reaction; er enthält nur 0·045 grm Eiweiss. Der Harn des 3. Tages ist frei von Eiweiss. Im Ganzen wurden 0·1845 grm Eiweiss durch den Harn ausgeschieden, d. h. 13 Procent des Infundirten, so dass also nur 87 Procent zurückbehalten wurden. Die relativ schweren Vergiftungserscheinungen, denen das erste Kaninchen erlegen ist, dürften sich daraus erklären, dass bei der durch 3 Tage fortgesetzten Dialyse gegen Leitungswasser sich in dem Maasse, als die Salzsäure herausdiffundirte, eine gelinde Fäulniss entwickelt hat, deren Bakterien bezw. Toxine um so intensiver wirken mussten, als die Syntoninsodalösung nicht aufgekocht, sondern nur einfach filtrirt zur Infusion gelangte. Daher rief dieselbe Syntoninlösung auch schwere Vergiftungserscheinungen hervor, als einem dritten Kaninchen von 1850 grm 30 ccm davon, mit 1·728 grm Syntonin, in die Bauchhöhle eingespritzt wurden. Auch hier trat Athemnoth, active Exspiration, Benommenheit und Schwäche auf, so dass das Thier auf die Seite fiel und einige Zeit so liegen blieb. Allmählich besserte sich der Zustand, war aber noch am nächsten Morgen nicht so, dass das Thier als wiederhergestellt gelten konnte. Erst im Verlaufe des folgenden Tages schwanden die krankhaften Erscheinungen. Der Harn des 1. Tages enthielt 0·057, der des 2. Tages 0·096, der des 3. Tages 0·03 grm Eiweiss; erst am 4. Tage war das

Eiweiss verschwunden. Im Ganzen wurden von einer Gabe, die fast 0·9 grm Syntonin per Körperkilo entsprach, 0.183 grm Eiweiss = 10·6 Procent ausgeschieden. Vielleicht erklärt sich das ungünstigere Verhältniss der Assimilation sowohl von der Blutbahn als von der Bauchhöhle aus in den beiden letzten Versuchen daraus, dass unter den Toxinen solche waren, die eine Nierenreizung hervorriefen. Denn dass dem Caseïn-Syntonin als solchem eine bessere Assimilirbarkeit zukommt, wird durch den an zweiter Stelle berichteten Versuch bewiesen, wo das Tage lange Dialysiren vermieden und die Syntoninlösung vor der Infusion einmal aufgekocht wurde.

Zu den Versuchen mit Alkalialbuminat diente je ein aus Eieralbumin und aus Caseïn dargestelltes Präparat. Käufliches Eieralbumin (albuminum ex ovo siccum) resp. Schering'sches Caseïn wurden mit der 20fachen Menge ca. $2^1/_2$ proc. Natronlauge so lange gekocht, bis sich fast Alles gelöst hatte (dabei entwich Ammoniak), filtrirt, das erkaltete Filtrat mit Essigsäure vorsichtig neutralisirt, das ausgeschiedene Alkalialbuminat abfiltrirt, mit Wasser ausgewaschen, in wenig 1 proc. Sodalösung unter Erwärmen und einmaligem Aufkochen gelöst und in die Infusionsbürette filtrirt.

Ein schwarzes Kaninchen von 1670 grm, das zuvor zum Fibrin-Syntonin-Versuch gedient hatte, erhielt innerhalb 37 Minuten 35·3 ccm einer 12·6-procentigen Lösung von Eieralbuminat, darin 4·45 grm Albuminat. Unmittelbar darnach liessen sich 18 ccm eines fast klaren alkalischen Harns abdrücken, der mit dem am nächsten Morgen gewonnenen vereinigt und auf 100 ccm aufgefüllt wurde. Schon auf Zusatz von ein wenig Essigsäure zum klaren Filtrat trat Trübung ein, die nach Zusatz von Neutralsalz und Erhitzen reichlicher und leichter filtrirbar wurde. Für den 1. Tag betrug die Eiweissausscheidung 0·302 grm. Der Harn des folgenden Tages, schon weniger reich an Eiweiss, enthielt noch 0.108 grm. Der Harn des 3. Tages war eiweissfrei. Im Ganzen traten aus 0·41 grm, d. h. es wurden

ausgeschieden . . .	9·2 Procent
zurückbehalten . . .	90·8 „

bei einer Gabe von 2·65 grm Albuminat per Körperkilo.

Einem anderen Kaninchen von 1550 grm wurden innerhalb 49 Minuten 44·7 ccm einer 8·92 procentigen Caseïn-Albuminatlösung, mit 3·99 grm Albuminat, infundirt. Der Harn des 1. Tages war ziemlich reich an Eiweiss; die Ausscheidung berechnet sich auf 0·232 grm Eiweiss. Der schon eiweissärmere Harn des folgenden Tages enthielt nur 0·089 grm. Im Ganzen traten durch den Harn — der des 3. Tages war eiweissfrei — 0·321 grm Eiweiss aus, d. h. es wurden

ausgeschieden . . .	8 Procent
zurückbehalten . . .	92 „

bei 2·57 grm Albuminat per Körperkilo.

Somit war die Assimilirbarkeit des Albuminates mit 91 bis 92 Proc. des Infundirten fast so gut als die der Acidalbuminate (Syntonin).

Weiter prüften wir, unseres Wissens als die Ersten, das Verhalten der P-haltigen Nucleoproteïde bezw. Nucleohistone bei intravenöser Einführung.

Zum ersten Versuch diente ein vor Jahresfrist in unserem Laboratorium von J. Velichi[1] aus glatten Muskeln (Muskelmagen des Schweines) dargestelltes Nucleoproteïd, das, mit Alkohol und Aether behandelt, behufs Analyse (es enthielt 15·21 Proc. N und 8·6 Proc. P) bis zum constanten Gewicht von 105° wiederholt erhitzt worden war, wodurch einerseits seine Löslichkeit in schwacher Sodasolution verringert, andererseits seine thrombosirende Wirkung bei Injection in die Blutbahn vernichtet worden war. Es wurde in möglichst wenig 1 proc. Soda unter Erwärmen gelöst und unter Saugdruck durch Glaswolle filtrirt.

Von einer solchen, nach Kjeldahl, 2·908 procentigen proteïdhaltigen Lösung wurden einem Kaninchen von 1430 grm innerhalb 32 Minuten 37 ccm, im Ganzen 1·076 grm Proteid intravenös injicirt, ohne jedes Zeichen von Störung. Der Harn der nächsten 24 Stunden, auf 100 ccm aufgefüllt und filtrirt, gab, mit Essigsäure vorsichtig angesäuert, schwache Trübung, die sich auf $MgSO_4$-Zusatz und Erhitzen verstärkte; auf den Tagesharn berechnen sich 0·029 grm Eiweiss. Der Harn des folgenden Tages zeigte keine Spur von Eiweiss, auch nicht nach Einengen auf das halbe Volumen. Somit erschienen nur 0·029 grm oder 2·7 Procent Eiweiss im Harn wieder, d. h. es wurden

ausgeschieden . . . 2·7 Procent
zurückbehalten . . . 97·3 „

bei $^3/_4$ grm Proteïd per Körperkilo.

Ein Proteïd von der Gruppe der Nucleohistone wurde aus Thymus dargestellt. Der fein gewiegte Thymusbrei wurde erst mit Wasser verrührt und die durch Centrifugiren getrennte wässerige Lösung abgehoben, der Brei nochmals mit $^1/_4$proc. Soda macerirt und ebenfalls durch Cenfrifugiren das alkalische Extract getrennt; die Filtrate der vereinigten Auszüge wurden mit Essigsäure ausgefällt, der abfiltrirte schneeweisse Niederschlag in schwach ammoniakalischem Wasser gelöst, das Filtrat abermals mit Essigsäure versetzt, der Niederschlag in $^1/_2$proc. Soda auf 56 bis 60° C. eine halbe Stunde lang erwärmt und durch Glaswolle unter negativem Druck filtrirt. So resultirte eine graumilchige, opalisirende Lösung, die nach Kjeldahl 2·675 Proc. Proteïd enthielt.

Von dieser Lösung wurden einem Kaninchen von 1350 grm innerhalb 1 Stunde 16 Minuten 50 ccm mit 1·34 grm Nucleohiston infundirt. Der in den nächsten 24 Stunden gewonnene trübe alkalische Harn, 78 ccm, mit Wasser unter Zusatz von einigen Tropfen $MgSO_4$ auf 100 ccm aufgefüllt;

[1] *Centralblatt für Physiologie.* 1898. Bd. XII. Nr. 11. S. 352.

Filtrat gab schon auf Essigsäurezusatz Trübung. Zur quantitativen Bestimmung wurden 50 ccm klares Filtrat mit Essigsäure und $MgSO_4$ erhitzt und auf etwa das halbe Volumen eingeengt; auf den Tagesharn kamen 0·013 grm Eiweiss. Während das Thier nach der Injection kein Zeichen von Störung dargeboten hatte, macht es heute einen entschieden kranken Eindruck, frisst nicht mehr und wird am nächsten Morgen sterbend angetroffen. Der ausgedrückte Harn des 2. Tages ergab 0·0168 grm Eiweiss. Im Verlaufe des Vormittages stirbt das Thier unter Krämpfen. Die Section weist eine frische Bronchopneumonie auf, deren Zusammenhang mit einer solchen, im Kaninchenstall herrschenden Affection, an der andere Thiere auch ohne jeden Eingriff eingegangen sind, höchst wahrscheinlich war. Im Ganzen traten 26 + 17 = 43 mgrm Eiweiss, anscheinend unverändertes, schon auf Essigsäure ausfallendes Nucleohiston wieder aus, d. h. es wurden

ausgeschieden . . .	3·2 Procent
zurückbehalten . . .	96·8 „

bei 1 grm Proteïd per Körperkilo.

Dass indes selbst eine Zeit lang zum Sieden (100°) erhitzte Nucleohistonlösungen von der Blutbahn aus nicht indifferent sind, zu eigenthümlichen Zufällen führen, unter Umständen sogar toxisch wirken können, lehren folgende Versuche.

Eine in gleicher Weise, wie beschrieben, aus Thymus dargestellte alkalische Proteïdlösung, die nach Kjeldahl 2·32 Procent Histon enthielt, wurde einem Kaninchen von rund 1500 grm infundirt, und zwar liefen etwa 40 ccm innerhalb 37 Minuten ein, ohne dass auffällige Erscheinungen beobachtet wurden. Bei weiterer Injection wurde die Herzaction schwächer und unregelmässig, und als eben 49 ccm eingelaufen waren, trat schwere Dyspnoë mit Krämpfen auf, darnach sehr bald Stillstand des Herzens, während die Athmung noch länger als eine Minute fortfuhr. Die Section lehrte, dass die Bauchhöhle in Folge Ruptur eines, wahrscheinlich venösen Gefässes mit einem grossen, noch flüssigen Bluterguss erfüllt ist. Wahrscheinlich hat man sich den Zusammenhang so zurecht zu legen, dass die Ueberfüllung des Gefässsystems mit der ausserordentlich zähen Colloidlösung — schon 2 procentige Nucleohistonlösungen sind zähflüssig, gehen nur unter Saugdruck durch's Filter und sehen auch noch nach wiederholtem Filtriren trübe und nur durchscheinend grau aus — die Ruptur veranlasst hat, zumal eine solche zähe Flüssigkeit nur sehr schwierig transfundirt (transsudirt).

Ein weisses Kaninchen von 1690 grm erhielt innerhalb 51 Minuten 35·1 ccm einer ebenfalls aus Thymus dargestellten, alkalischen Proteïdlösung, die nach Kjeldahl 2·075 Procent enthielt, im Ganzen 0·73 grm Proteïd. Darnach keine auffälligen Erscheinungen. Am nächsten Morgen Harn abgedrückt, auf 75 ccm aufgefüllt; in 50 ccm klaren Filtrates 13 mgrm Eiweiss, also für den Tagesharn fast 20 mgrm. Am 2. Morgen wird das Thier todt, aber noch warm und frei von Todtenstarre vorgefunden. Der in der Blase vorgefundene Harn lässt keine Spur von Eiweiss erkennen. Die Section ergiebt sulzige Oedeme in der Haut, ödematöse Musculatur und eine frische Pneumonie. Unter der begründeten Annahme, dass, da der Harn in der

Blase eiweissfrei befunden wurde, die Ausscheidung des Infundirten schon vor Eintritt des Todes beendet war, sind

ausgeschieden . . .	3	Procent
zurückbehalten . . .	97	„

bei 0·43 grm Proteïd per Körperkilo.

Es sei übrigens noch bemerkt, dass der ausgeschiedene Harn weder auf Albumosen (Histone), noch auf Pentosen, die Spaltproducte der Proteïde, Reactionen gab. Auf Pentosen wurde ausser mit der Tollens'schen (Chloroglucin und Salzsäure) auch noch mittels der Orcin-Salzsäureprobe (Salkowski, Blumenthal) gefahndet.

Von der zum letzten Versuch benutzten alkalischen Proteïdlösung wurde nach nochmaligem Aufkochen eine Infusion an einem anderen, rund 1600 grm schweren Kaninchen vollzogen, und zwar in 46 Minuten 50 ccm mit 1·04 grm Nucleohiston, entsprechend 0·875 grm per Kilo Thier. Darnach erschien das Thier traurig, ohne indes besondere auffällige Zeichen darzubieten, wurde am nächsten Morgen zwar noch lebend, aber auf der Seite liegend gefunden und ging 22 Stunden nach der Infusion ein. Die Section deckte eine bestimmte Todesursache nicht auf.

Aus diesen Versuchen erhellt also so viel, dass die Nucleoproteïde in einer Lösung, die zuvor auf etwa 60° C. erwärmt worden ist, in's Gefässsystem eingeführt nur zu einem ausserordentlich geringen Betrage, nämlich 2 bis 3 Proc., durch den Harn ausgeschieden, also fast vollständig assimilirt werden, dass aber die zu den Histonen zu rechnende Proteïdgruppe (aus Thymus) in etwas grösserer Menge, etwa von 0·6 grm pro Körperkilo ab, intravenös eingeführt, toxisch wirkt: Dyspnoë (active Exspiration) und unregelmässige Herzthätigkeit bedingt, an denen die Thiere bald früher, bald später zu Grunde gehen können. Diese Störungen beruhen nicht etwa auf der Eigenschaft der Nucleoproteïde, bei Injection in die Blutbahn das Blut zum Gerinnen zu bringen, denn diese Wirkung wird sicher durch Erhitzen ihrer Lösungen auf 100°, ja, soweit unsere Erfahrungen reichen, schon durch halbstündiges Erwärmen auf 56 bis 60° C. vollständig vernichtet, ohne dass aber die sonstigen, krankhafte Störungen bezw. den Tod herbeiführenden Wirkungen dieses Proteïds schwinden. Vielleicht hängt ein Theil der Störungen mit der zähflüssigen Beschaffenheit der Nucleohistonlösungen zusammen, wie oben angedeutet.

Schliesslich wurde, gleichsam zur Vervollständigung unserer Erfahrungen, noch ein Versuch mit einem Albuminoid, mit Leim angestellt, von dem nach Neumeister's Darstellung Klug[1] gefunden haben soll, dass er intravenös eingeführt „nicht in den geringsten Gaben vertragen wird". Allein die Durchsicht des Originales lehrt, dass Klug berichtet, es habe nach intravenöser Einführung von 72 ccm einer 10 proc. Leimlösung bei

[1] Pflüger's *Archiv.* 1891. Bd. XLVIII. S. 122.

einem 7 Kilo schweren Hunde sowohl das 1 Stunde darnach abgelassene Carotisblut als auch der Harn Leimreactionen ergeben; dasselbe sei der Fall gewesen, als einem Kaninchen von 1420 grm 14 ccm derselben 10 proc. Leimlösung infundirt wurden. „Aus diesen Erfahrungen folgt indes nicht", wie Klug irrthümlich meint, „dass der Organismus den in das Blut injicirten Leim nicht benutzt, sondern durch die Nieren mit dem Urin ausscheidet". Zu einer solchen Schlussfolgerung bedarf es selbstverständlich einer quantitativen Bestimmung der Ausscheidungsverhältnisse.

Einem 1500 grm schweren Kaninchen wurden von einer (nach Kjeldahl) 8·815 procentigen Gelatinelösung[1] 30·6 ccm mit 2·645 grm Glutin langsam innnerhalb 41 Minuten in die V. facialis infundirt. Etwa vom 24. ccm ab änderte sich etwas der Athemtypus, die Exspiration wurde activ, dagegen änderte sich die Herzaction kaum. Doch wurde wegen der Dyspnoë schon nach 30 ccm mit der Infusion abgebrochen. Vom Brett losgebunden erschien das Thier binnen Kurzem wieder munter und blieb es auch weiterhin. Am nächsten Tage wurde ein alkalischer Harn abgedrückt, der, auf 100 ccm gebracht und filtrirt, auf Zusatz von Essigsäure und etwas Salz (NaCl, $MgSO_4$) und Erhitzen kein Eiweiss erkennen liess, dagegen erfolgte nach Ansäuern mit Essigsäure auf Zusatz von Tannin ein dicker wolkiger Glutinniederschlag, auch gab der Harn die Biuretreaction. Der abfiltrirte Tanninniederschlag (nebst Filter) von 20 ccm Filtrat wurde nach Kjeldahl behandelt; es fanden sich darin 25 mg Glutin, also für den Tagesharn 0·125 grm. Der Harn des 2. Tages war noch reicher an Glutin, er enthielt 0.193 grm; der des 3. Tages 0·05 grm und der des 4. Tages 0·024 grm; Eiweiss fand sich neben Glutin nie. Am 5. Tage endlich war der Harn frei von Leim. Somit traten durch den Harn im Ganzen 0·392 grm Glutin aus, d. h. es wurden

ausgeschieden . . .	14·8 Procent
zurückbehalten . . .	85·2 „

bei 1·76 grm Glutin per Körperkilo.

Wurde somit der Leim offenbar schlechter intravenös vertragen, als die geprüften Proteïne und Proteïde, das Hühnereiweiss ausgenommen, so wurden doch auch von ihm bei einer recht beträchtlichen Gabe von $1^3/_4$ grm per Körperkilo rund $^7/_8$ assimilirt und nur $^1/_8$ ausgeschieden.

Somit können wir auch bezüglich des Leimes weder Klug's Angabe noch Neumeister's allzu wenig kritische Zusammenfassung bestätigen. Auch das Albuminoid wird zu recht beträchtlichen Mengen bei intravenöser Einführung im Körper zurückbehalten und offenbar verwerthet.

Das Ergebniss unserer Untersuchungen ist, dass die verschiedenen von uns geprüften Eiweissstoffe (Proteïne, Proteïde, Glutin): Caseïn, Eiereiweiss,

[1] Feinste französische weisse Gelatine wurde in etwa dem zehnfachen Gewicht von Wasser durch Erwärmen gelöst, aufgekocht, heiss unter Saugdruck durch Glaswolle filtrirt und das Filtrat vor der Einführung in die Infusionsbürette nochmals zum Sieden erhitzt.

Acid- und Alkalialbuminate, Nucleoproteïde, Leim in beträchtlicher Menge direct aus der Blutbahn assimilirt und verwerthet werden. Die quantitativen Unterschiede, die sich hierbei herausgestellt haben, dürften in der verschiedenen chemischen Constitution der einzelnen, einander verwandten Stoffe begründet sein; zum Theil dürfte hierbei auch die Reinheit des Präparates und bezüglich sonstiger schädlicher Nebenwirkungen die Beimischung von Bakterien bezw. von aus dem Eiweiss gebildeten Toxinen entscheidend sein. Durchgreifende Unterschiede aber, wie sie Neumeister zwischen genuinen und denaturirten Eiweissstoffen bezüglich ihrer Verträglichkeit von der Blutbahn aus sowie ihrer Assimilirbarkeit statuiren wollte, bestehen sicherlich nicht. Es muss daher auch Neumeister's Vorstellung durchaus zurückgewiesen werden, als wären dem Organismus gegen den directen Uebertritt gelöster genuiner Eiweissstoffe aus dem Verdauungstractus in das Blut Schutzmaassregeln erforderlich und dass z. B. die Labgerinnung des Caseïns also aufzufassen ist: „Hieraus wird nunmehr die physiologische Bedeutung der Labgerinnung verständlich, welche offenbar den Organismus vor einem Eindringen unveränderten Caseïns unter allen Umständen schützen soll . . .“[1]

Durch unsere Versuche ist zum ersten Male für eine Reihe verschiedenster Eiweisskörper der einwandfreie Nachweis erbracht worden, dass dieselben als solche, d. h. unverändert aus dem Darmcanal in die Blutbahn übertreten können. In welchem Umfang dieser Vorgang etwa thatsächlich statthat und in welchem Maasse er gegenüber der in der Darmwand stattfindenden Regeneration des Eiweiss aus dessen Verdauungsproducten (Albumosen, Pepton) in Betracht kommt, dies zu entscheiden ist zur Zeit unmöglich.

---

[1] Neumeister, *Lehrbuch der physiologischen Chemie.* 2. Aufl. 1897. S. 302.

Ueber die Adhäsion des Blutes an der Wandung der Blutgefässe.

Von

Dr. **Benno Lewy**
in Berlin.

Für unsere theoretischen Anschauungen von der Bewegung des Blutes in den Gefässen ist der Umstand von Bedeutung, ob das Blut an der Gefässwand adhärirt oder nicht. Bisher ist man allerdings im Allgemeinen von der Voraussetzung ausgegangen, die fast als selbstverständlich erschien, dass eine Benetzung der Innenwand der Gefässe durch das in ihnen strömende Blut stattfinde; da jedoch vor einiger Zeit in der nachher zu erörternden Weise Einwände gegen diese Voraussetzung erhoben worden sind und da bei naturwissenschaftlichen Dingen nichts selbstverständlich ist, sondern jede Behauptung und Annahme der Prüfung durch die Beobachtung auf ihre Berechtigung bedarf, so erscheint es nothwendig, festzustellen, ob wir wirklich die Voraussetzung der Adhäsion machen dürfen.

Die Strömung irgend einer Flüssigkeit durch eine Röhre wird durch die innere und die äussere Reibung verzögert; die erstere, die innere Reibung entsteht durch die Behinderung der Bewegung, welche zwei einander berührende Flüssigkeitstheilchen einander in Folge der Verschiedenheit ihrer Strömungsgeschwindigkeit bereiten; die äussere Reibung findet statt zwischen der Röhrenwand und den diese berührenden Flüssigkeitstheilchen, ist also abhängig sowohl von der Beschaffenheit der Flüssigkeit, als von der der Gefässwand. Sobald Adhäsion zwischen Flüssigkeit und Röhrenwand statt hat, z. B. bei der Strömung von Wasser durch eine Glasröhre, so ist die äussere Reibung als unendlich gross anzusetzen;[1] die einmal an der Röhrenwand befindlichen Flüssigkeitstheilchen haften in diesem Falle fest an der Wand, ohne an der Bewegung der übrigen

---

[1] Wüllner, *Lehrbuch der Experimentalphysik.* I. § 86.

Flüssigkeitstheilchen Theil zu nehmen. Bei Flüssigkeiten, welche nicht an der Röhrenwand adhäriren, hat die äussere Reibung einen endlichen Werth. Man sieht leicht ein, dass die Adhäsion einen verzögernden Einfluss auf die Strömung ausüben muss, dass eine Flüssigkeit schneller durch eine von ihr nicht benetzte Röhre strömt, als durch eine solche von im Uebrigen gleichen Grössen- und Lageverhältnissen, an deren Wand sie aber adhärirt.

Für die grossen Gefässe, etwa von der Grössenordnung der menschlichen Carotiden und darüber hinaus, ist es bisher noch nicht gelungen, Formeln aufzustellen, welche diesen Umstand, ob Adhäsion stattfindet oder nicht, berücksichtigen. Für Gefässe, welche im physikalischen Sinne als capillar aufzufassen sind, d. h. für Gefässe, deren Durchmesser nicht grösser als 3 mm ist (z. B. die meisten Seitenäste der Extremitätenarterien des Menschen, sämmtliche Gefässe eines kleinen Thieres u. s. w.), besitzen wir jedoch eine Formel, welche beide Reibungen, die innere und die äussere, berücksichtigt. Es ist dies eine Formel, aus welcher sich, wenn man Adhäsion der Flüssigkeit, also einen unendlich grossen Werth der äusseren Reibung voraussetzt, der bekannte Ausdruck von Poiseuille für die Capillarströmung ergiebt. Ich habe diese Formel, deren theoretische Ableitung wesentlich den Untersuchungen Hagenbach's und Jacobson's verdankt wird, bereits in einer früheren Arbeit[1] besprochen, woselbst auch die Litteratur hierüber näher angeführt ist.

Versteht man, wie in dieser Arbeit, unter ε die Constante der äusseren Reibung,[2] unter η die der inneren Reibung,[3] so gilt für die durch eine wagerecht liegende Röhre[4] von kreisförmigem Querschnitte, der Länge l und dem Halbmesser r für das in der Zeit t hindurch fliessende Flüssigkeitsvolumen Q folgende Formel:

$$Q = \pi \frac{p_1 - p_2}{8 \eta l} \left\{ r^4 + \frac{4 \eta}{\varepsilon} r^3 \right\} t,$$

worin p_1 der am Anfang, p_2 der am Ende der Röhre herrschende Druck ist. In der erwähnten Arbeit setzte ich, da ich Versuche über die Strömung des Blutes durch Glasröhren anstellte, die Constante ε der äusseren

[1] Die Reibung des Blutes. Pflüger's *Archiv*. Bd. LXV.

[2] ε ist die Kraft, welche erforderlich ist, um die Flächeneinheit der Flüssigkeitsschicht mit gleichförmiger Bewegung und der Einheit der Geschwindigkeit an der Wand der Röhre vorüberzuführen. Wüllner, a. a. O. I. § 86.

[3] η ist, wenn alle Dimensionen in Millimeter und Milligramm berechnet werden, die auf die Fläche von 1 qmm wirkende verzögernde Kraft der Reibung, wenn benachbarte Schichten sich mit einer solchen Geschwindigkeit an einander vorüber bewegen, dass bei gleichförmiger Aenderung der Geschwindigkeit der Geschwindigkeitsunterschied zweier 1 mm entfernter Schichten in der Secunde 1 mm ist. Wüllner, a. a. O. I. § 86.

[4] Für nicht wagerecht liegende Röhren vgl. die in meiner Arbeit ausführlich mitgetheilte Rechnung.

Reibung = ∞, was ohne Weiteres zulässig war, da Glas von Blut benetzt wird, und berechnete meine Versuche nach der sich hierdurch wesentlich vereinfachenden Formel, die alsdann, wie schon erwähnt, zu der Poiseuille'schen Formel wird, erwähnte jedoch (S. 451) bereits, dass es fraglich erscheine, ob man die Ergebnisse dieser Versuche und die durch die Voraussetzung $\varepsilon = \infty$ vereinfachte Formel auf die Verhältnisse des thierischen Körpers, auf die Strömung des Blutes nicht in Glasröhren, sondern im Blutgefässe, ohne Weiteres übertragen dürfe. In den eigentlichen — im anatomischen Sinne — Capillaren findet, so führte ich aus, jedenfalls Benetzung statt, da hier ein Austausch von Blut- und Gewebsbestandtheilen vor sich geht; für die Arterien und Venen ist jedoch von Ernst Freund in einer bereits im Jahre 1886 erschienenen kleinen Abhandlung[1] behauptet worden, dass eine solche Benetzung nicht stattfinde.

Freund ging aus von den bekannten Untersuchungen Brücke's, dass das in unverletzten Gefässen eingeschlossene Blut ungeronnen bleibe, von der ferneren Beobachtung, dass Blut in Glasgefässen, die sorgfältig mit Vaselin ausgestrichen waren, nicht gerann, selbst bei Tage langem Stehen. „Es wurde Hundeblut in einem mit Vaselin ausgestrichenen Gefässe aufgefangen, dieses Blut gerann nicht; als dasselbe mit einem eingeölten Glasstabe geschlagen wurde, schied sich kein Fibrin aus; wurde aber selbst nach mehreren Stunden ein Theil dieses Blutes in ein uneingefettetes Gefäss gegossen, so gerann es nach wenigen Minuten. Andererseits genügte der Contact mit einem uneingefetteten Glasstabe, um von dieser Stelle aus das Blut im eingefetteten Gefässe zur Gerinnung zu bringen. . . . Bei weiteren Versuchen wurde ein mit Vaselin ausgegossenes Glasröhrchen als Canüle benutzt; auch das auf diese Weise in mit Vaselin eingefettete Gefässe aufgefangene Blut blieb ungeronnen. War die Ausflussöffnung einer in die Carotis geschobenen solchen Canüle verschlossen, so pulsirte die darin enthaltene Blutsäule, ohne selbst nach 2 Stunden die geringsten Gerinnungserscheinungen zu zeigen." Aus allen diesen Beobachtungen folgert Freund, dass „die gerinnungshindernde Eigenschaft der Gefässwände auf den Mangel der Adhäsion zurückzuführen sei". Freund erörtert noch „das auffällige Verhalten der Blutgefässe, die im Gegensatze zu anderen Behältern nach der Entleerung des Blutes an ihrer Wandung keinen Blutfarbstoff aufweisen" und schliesst seinen Artikel mit der Bemerkung: „Es kann demnach kaum daran gezweifelt werden, dass, wie einerseits der Mangel der Adhäsion das Blut vor der Gerinnung schützt, so andererseits das Vorhandensein der Adhäsion den Anstoss zur Gerinnung giebt."

---

[1] Ernst Freund, Ein Beitrag zur Kenntniss der Blutgerinnung. *Wiener med. Jahrb.* 1886. S. 46.

Es ist an sich klar, dass diese Folgerung auf sehr schwachen Füssen steht. Zunächst besagt der Umstand, dass die Wandung der Blutgefässe, speciell die Intima, sich nicht als mit Blutfarbstoff vollgesogen erweist, gar nichts betreffs der Adhäsion — auch Glas, das sicher von Blut benetzt wird, hält den Blutfarbstoff nicht fest und lässt sich ganz ebenso wie die Intima durch blosses Abspülen mit Wasser davon befreien. Dann aber folgt daraus, dass Blut in nichtbenetzbaren Glasgefässen ungeronnen bleibt, doch keineswegs, dass die Wand eines jeden Gefässes, in welchem Blut ungeronnen bleibt, unbenetzbar sei. Dieser Schluss kann richtig sein, braucht es aber nicht; eine derartige Umkehrung bedarf durchaus des besonderen Beweises.

Für unsere Auffassung der Hämodynamik ist es jedoch von grossem Interesse, die Berechtigung der Umkehr der Freund'schen Beobachtungen zu prüfen, und ich bin Hrn. Prof. Zuntz zu grossem Danke verpflichtet, dass er mich auf die bemerkenswerthe Schrift Freund's aufmerksam gemacht und mich bei den in seinem Laboratorium von mir angestellten Versuchen in gewohnter liebenswürdiger Weise unterstützt hat.

Die Möglichkeit, dass thatsächlich die Innenwand der Blutgefässe vom Blute nicht benetzt wird, ist an sich nicht ausgeschlossen. Ja, eine solche Einrichtung würde vom teleologischen Standpunkte nicht unzweckmässig erscheinen. Einerseits würde sie die Blutströmung, wie schon oben gesagt wurde, erleichtern,[1] sonach energiesparend wirken, andererseits aber würde sie für Stillung von Blutungen von Bedeutung sein. In einer engen, von nichtbenetzender Flüssigkeit gefüllten Röhre findet bekanntlich eine sog. Capillardepression[2] statt; bei irgend einer Continuitätstrennung eines engen Gefässes, z. B. einer menschlichen Fingerarterie, würde sonach ein Zurückdrängen des Blutes stattfinden, ein Umstand, welcher der Ausströmung des Blutes entgegenwirken würde; eine Adhäsion würde im Gegensatze hierzu ansaugend, also die Ausströmung begünstigend wirken.

Zur Entscheidung, ob Adhäsion stattfindet oder nicht, stehen uns zwei Wege offen, ein Mal die Beobachtung der Steighöhe von Blut in Arterien und Venen, das andere Mal die Bestimmung der Gestalt einzelner Blutstropfen, welche die Gefässwand berühren.

Benetzt Blut die Innenwand der Blutgefässe, so muss es von einem in's Blut getauchten isolirten Blutgefässe aufgesogen werden; benetzt es sie nicht, so findet die bereits erwähnte Capillardepression statt, d. h. das Blut

---

[1] Nach Warburg (Poggendorff's *Annalen.* Bd. CXL) kann ε auch bei nichtbenetzenden Flüssigkeiten, z. B. Quecksilber in Glasröhren $= \infty$ sein; nach neueren Untersuchungen von Antonio Umani (*Il nuovo Cimento.* 1896) hat jedoch ε thatsächlich hierbei einen endlichen Werth.

[2] Wüllner, a. a. O. I. § 73.

muss innerhalb der Ader tiefer stehen, als ausserhalb in der umgebenden Flüssigkeit. Die Feststellung einer solchen Depression ist bei der Undurchsichtigkeit des Blutes mit Schwierigkeiten verknüpft, insbesondere weil die bindegewebige Adventitia eines herauspräparirten Gefässes Blut energisch festhält, die Rothfärbung der Aussenwand des Gefässes somit die Beobachtung stört.

Ich versuchte zuerst an Extremitätenarterien zum Ziele zu gelangen. Aus der Femoralarterie eines lebenden Hundes von etwa 6 ^{kg} Gewicht gelingt es, ein 1·5 bis 2 ^{cm} langes Stück, von welchem keine Seitenäste abgehen, herauszuschneiden. Indessen erwiesen sich die Präparirschwierigkeiten regelmässig als recht beträchtlich, so dass kaum in einem Falle angenommen werden konnte, dass die Innenwand des Gefässes vollständig unverletzt geblieben war. Dazu kam noch der bereits angeführte Uebelstand, dass die Adventitia das benutzte Blut ansog. Diesem letzteren Uebelstande versuchte ich dadurch zu begegnen, dass ich statt des Blutes physiologische Kochsalzlösung anwandte; nun zeigte sich aber, dass die Musculatur des soeben herausgeschnittenen Gefässstückes sich so stark zusammenzog, dass das thatsächlich mehrmals beobachtete Nichtaufsteigen von Flüssigkeit auf diesen Umstand, dass gar kein Lumen mehr vorhanden war, zurückgeführt werden musste. Wurde der Tod der Gefässmusculatur durch längeres Liegenlassen in Kochsalzlösung oder durch Eintauchen in Alkohol herbeigeführt, so zeigte sich augenscheinliche Capillarerhebung, also Benetzung; diese Beobachtung war jedoch nicht ausschlaggebend, da die Innenwand nicht mehr als unversehrt zu betrachten war. Bei in gleicher Weise ausgeschnittenen Venenstücken misslang die Beobachtung gänzlich, da sich dieselben vollständig zusammenkräuselten.

Ich gelangte zum Ziele erst bei Benutzung der keine Ringmusculatur führenden grösseren Arterien, die bei einem Hunde von 4 bis 6 ^{kg} Gewicht noch durchaus als im physikalischen Sinne capillar aufzufassen sind. Dem durch Verblutung getödteten Thiere wurden sofort nach dem Tode derartige Gefässe entnommen, was sehr leicht gelingt, da z. B. die Anonyma oder die Carotis communis nicht wie die Extremitätenarterien innerhalb von Musculatur, sondern innerhalb lockeren Bindegewebes liegen und auf genügend grosse Strecken keine Aeste abgeben. In diesen Gefässen zeigte sich durchweg in allen von mir untersuchten Fällen eine beträchtliche Ansaugung des Blutes, also eine Capillarerhebung, d. h. Benetzung. Eine Messung der Steighöhe, die wohl möglich gewesen wäre, habe ich nicht vorgenommen, da es mir nur auf Feststellung der Thatsache selbst, nicht auf Zahlenwerthe ankam.

Das zweite anwendbare Untersuchungsverfahren besteht, wie erwähnt, in der Beobachtung der Tropfenform. Bildet man auf einer wagerechten

Unterlage einen kleinen Tropfen einer dieselbe nicht benetzenden Flüssigkeit, so ist dessen Oberfläche überall convex; grössere Tropfen sind an dem von der Unterlage am weitesten entfernten Punkte von einer wagerechten Ebene begrenzt; in jedem Falle ist die freie Oberfläche des Tropfens nirgends concav,[1] wie man dies sehr leicht an Quecksilbertropfen auf Glas sehen kann. Ein parallel zur Unterlage durch die Mitte des Tropfens geführter Schnitt hat einen grösseren Flächeninhalt als die Berührungsfläche von Tropfen und Unterlage; ein solcher Tropfen breitet sich nicht aus. Bei einer benetzenden Flüssigkeit hat dagegen ein parallel zur Unterlage geführter Schnitt seinen grössten Flächeninhalt an der Unterlage selbst, da, wo diese vom Tropfen berührt wird. Es zeigte sich nun, wenn Blut — auch nichtdefibrinirtes — auf die Innenwand der aufgeschnittenen Aorta oder Vena cava des soeben getödteten Thieres gebracht wurde, dass der Tropfen die Gestalt wie bei einer benetzenden Flüssigkeit hatte. Ferner zeigt sich, dass die Innenwand des Gefässes keineswegs, wie dies bei Nichtbenetzung durch Blut der Fall sein müsste, unmittelbar nach Eröffnung und Abfliessen des Blutes trocken ist, wie etwa die Oberhaut des Körpers; sie ist vielmehr feucht von einer sie überziehenden dünnen Serumschicht, welche abwischbar ist; nach dem Abwischen nimmt ein neuerdings aufgesetzter Blutstropfen die Form wie bei benetzender Flüssigkeit an, er breitet sich sogar vollständig aus, so dass die Benetzung eine vollkommene ist,[2] eine solche, bei der der Tropfen die Unterlage mit einer dünnen flüssigen Schicht überzieht. Ganz dasselbe Ergebniss der vollkommenen Benetzung lieferten kleinere, in derselben Weise geprüfte Blutgefässe.

Durch diese Beobachtungen ist gezeigt, dass die Innenwand der Blutgefässe vom Blute benetzt wird, dass also der von Freund gezogene Schluss, dass eine Adhäsion nicht stattfinde, falsch ist. — Der etwa zu erhebende Einwand, dass es sich bei meinen Beobachtungen um todte Gefässe gehandelt habe, ist nicht stichhaltig, da unmittelbar nach dem Tode des Gesammtindividuums die Blutgefässe sicherlich noch nicht abgestorben sind, und da Freund seine Behauptung gerade aus der Thatsache folgerte, dass Blut, welches in einem an beiden Enden abgebundenen Stücke einer Arterie oder Vene eingeschlossen ist, lange ungeronnen bleibt.

In den die Blutbewegung darstellenden Formeln ist somit die Constante der äusseren Reibung stets als unendlich gross anzusetzen; es findet vollkommene Benetzung zwischen Blut und Innenwand der Blutgefässe statt.

---

[1] Wüllner, a. a. O. I. § 75. [2] Wüllner, a. a. O. I. § 79.

Ueber den Durchgang des Sublimats durch den Placentarkreislauf.

Von

Prof. Dr. **Fritz Strassmann**
in Berlin.

Die Frage, welche chemischen Gifte den Placentarkreislauf passiren und von der Mutter auf den Fötus übergehen, ist bisher wesentlich von Seiten der Geburtshelfer bearbeitet worden; sie darf aber wohl auch auf das Interesse der Physiologen rechnen. Ich habe mich mit diesem Thema befasst, weil es nicht nur den Geburtshelfer und Physiologen angeht, sondern weil auch der Gerichtsarzt ihm näher zu treten hat. Bei einer Reihe von Substanzen, die als innerliche Abtreibungsmittel in Gebrauch gezogen werden, hat er sich die Frage vorzulegen, wie ist die Wirkung dieser Stoffe aufzufassen? Sind sie nur dadurch von Einfluss, dass sie eine Vergiftung des mütterlichen Organismus und dadurch secundär die Fehlgeburt herbeiführen, oder gehen sie vielleicht auf den Fötus selbst über und wirken durch directe Tödtung desselben.

In umfassender Weise ist diese Untersuchung kürzlich von Borri[1] für einen Körper geliefert worden, der neuerdings in den verschiedensten Ländern als inneres Abortivum mit Vorliebe angewendet zu werden pflegt, für den Phosphor. Es scheint in der That, was besonders schwedische Berichte beweisen, dass der Phosphor gar kein so unzweckmässiges Abortivum ist, dass verhältnissmässig häufig nach seinem Gebrauch die Fehlgeburt erfolgt und die Schwangere mit dem Leben davon kommt.

Borri's Untersuchungen haben im Gegensatze zu der Mehrzahl der früheren Angaben zu dem Resultat geführt, dass Phosphor bezw. phosphorige Säure bei Vergiftung des Mutterthieres in den Organen des Fötus durch

[1] *Lo Zacchia.* 1897.

die Analyse nachweisbar ist. Dass auch anatomisch an der Frucht unter solchen Umständen für Phosphorvergiftungen charakteristische Veränderungen aufzufinden sind, hat besonders Miura[1] schon vor Jahren gezeigt.

Gelegentliche Erfahrungen haben mich auf die Vermuthung gebracht, dass vielleicht auch das Sublimat hier und da von Schwangeren nicht in der Absicht des Selbstmordes, sondern zum Zwecke der Abtreibung eingenommen wird, und im Zusammenhange damit erschien es mir erwünscht, darüber Klarheit zu erlangen, ob auch dieses Gift vom mütterlichen in den embryonalen Kreislauf überzugehen vermag.

Die bisherigen Angaben hierüber lauten widersprechend.

Porak[2] hat an Meerschweinchen gearbeitet, und zwar mit einer 2promilligen Sublimatlösung. Sie bekamen von derselben fortgesetzt kleine Dosen, bis zu 3 ^{mg}. In den beiden Fällen, in denen die chronische Vergiftung am längsten vertragen wurde, in denen innerhalb 6 bis 8 Wochen 120 bis 150 ^{mg} Sublimat gereicht waren, liess sich Quecksilber in der Placenta nachweisen. In den Embryonen selbst war es nie aufzufinden.

Der Nachweis des Quecksilbers geschah mittels Elektrolyse mit nachträglicher Umwandlung des Quecksilbers der amalgamirten Elektrode in rothes Quecksilberjodid.

Fast in allen Fällen abortirten die vergifteten Thiere zufolge Absterbens des Fötus in utero; nur in einem Falle wurden die Embryonen lebend geboren; sie waren aber sehr kümmerlich entwickelt und theilweise gelähmt. Die Ursache des Aborts bezw. des Todes des Fötus sieht Porak in der Anhäufung des Quecksilbers im Mutterkuchen, der in seinen Functionen dadurch schwer geschädigt wird; Sublimat könne wohl als Abortivum bezeichnet werden.

Ein theilweise abweichendes Ergebniss hatten Untersuchungen, die Domenico Mirto, Assistent an Montalti's gerichtlich-medicinischem Institut zu Palermo, kürzlich mitgetheilt hat.[3]

Ihm ist es gelungen, bei je zwei trächtigen Hündinnen und Kaninchen, die er durch acute Sublimatvergiftung mittels ziemlich grosser Dosen, und zwar in concentrirten Lösungen getödtet hatte, jedes Mal das Gift, wie in den Organen des Mutterthieres und in der Placenta, so auch im Fötus nachzuweisen, und zwar nicht nur durch die chemische Analyse; es fanden sich vielmehr auch an den Nieren der Embryonen charakteristische Erscheinungen der Sublimatvergiftung: ausgedehnte Nekrose der Epithelzellen, zumeist mit Kernschwund, in den gewundenen Harncanälchen.

---

[1] Virchow's *Archiv.* 1884. Bd. XCVI.
[2] *Archives de médecine expérimentale.* 1894.
[3] *Giornale di medicina legale.* 1899. Heft 1.

Mirto ging bei seinen chemischen Untersuchungen so vor, dass er die Embryonen sorgfältig von den Eihäuten befreite, mit reichlichem destillirten Wasser abspülte und dann verarbeitete. Die Placenta mit den Eihäuten und dem Amnionwasser wurde besonders untersucht.

Den Nachweis des Sublimats hat Mirto wie Porak durch Elektrolyse geführt. Die nach Zerstörung der organischen Substanz erhaltenen Filtrate wurden 48 Stunden mittels Elektrolyse behandelt; dann wurde die Goldelektrode, die schon makroskopisch amalgamirt erschien, abgewaschen, getrocknet und in der bekannten Weise weiter behandelt. Sie wurde in ein unten geschlossenes, oben ausgezogenes Glasröhrchen gebracht und dieses erhitzt; es bildete sich oberhalb ein Sublimatring; das Glas wurde zerschnitten, in die den Ring enthaltende Hälfte etwas metallisches Jod gebracht, die Spitze an der Flamme zugeschmolzen und die Stelle, an der das Jod lag, vorsichtig erwärmt. Die entstandenen Joddämpfe färbten, sobald sie an den Quecksilberring gelangten, denselben gelb, die Färbung ging nach dem Erkalten in Roth über.

Ausserdem wurde das nach Zerstörung der organischen Massen entstandene Filtrat mit Natronlauge behandelt; es bildete sich ein gelber, im Ueberschuss des Reagens schwer löslicher Niederschlag von Quecksilberoxyd. Jodnatrium gab einen im Ueberschuss löslichen rothen Niederschlag von Quecksilberjodid, Ammoniak einen weissen von Mercuriammoniumchlorid.

Im Einzelnen sei über die Versuche Mirto's Folgendes bemerkt. Der erste wurde an einem 2300 ^{grm} schweren Kaninchen angestellt; dasselbe erhielt mit der Schlundsonde 25 ^{cgrm} Sublimat, mit 25 ^{cgrm} Chlornatrium in 25 ^{grm} Wasser gelöst. Der Tod trat nach 8 Stunden ein. Im Uterus fanden sich 6 Föten.

Der zweite Versuch betraf ein Kaninchen von 2500 ^{grm} Gewicht; ihm wurden durch verschiedene subcutane Einspritzungen 5 ^{cgrm} Sublimat, mit 5 ^{cgrm} Chlornatrium in 5 ^{grm} Wasser gelöst, beigebracht. Nach 24 Stunden wurden die Einspritzungen wiederholt; am Abend starb das Thier, im Uterus lagen 8 ganz kleine Föten.

Der dritte und vierte Versuch wurde an einer 5300 bezw. 4800 ^{grm} schweren Hündin vorgenommen; jede erhielt 2 ^{grm} Sublimat, mit 2 ^{grm} Chlornatrium in 50 ^{ccm} destillirten Wassers gelöst. Sie starben nach 8 bis 10 Stunden; bei der Autopsie der ersteren fanden sich 5 ziemlich grosse Föten. Ueber die Anzahl der Föten im letzteren Falle ist nichts bemerkt.

Die Versuche von Mirto machen einen durchaus überzeugenden Eindruck. Vor Allem muss der anatomische Befund — mehr noch als der chemische — beweisend erscheinen für die Aufnahme des Sublimats in den fötalen Kreislauf; er kann ja nur auf solche Weise erklärt werden, während bezüglich des positiven Ergebnisses der chemischen Analyse der Einwand nicht ohne Weiteres auszuschliessen ist, dass hier eine postmortale Diffusion des Giftes von der Placenta aus im Spiele sein kann.[1]

Andererseits ist aber doch auch bekannt, dass gerade an den Nieren cadaveröse Vorgänge leicht den Kernschwund der toxischen Nephritis vortäuschen können.

Aus diesem Grunde erschien mir eine erneute Prüfung der Angaben Mirto's geboten. Und bei dieser Prüfung musste zugleich versucht werden, den Widerspruch aufzuklären, der zwischen den Angaben meiner beiden Voruntersucher besteht, und eine Vereinigung derselben herbeizuführen.

Für eine solche Erklärung waren zwei Möglichkeiten vorhanden. Entweder: es besteht ein Unterschied zwischen den einzelnen Thierarten; bei Kaninchen und Hunden passirt Sublimat den Placentarkreislauf, bei Meerschweinchen nicht. Oder — was wahrscheinlicher — die verschiedene Art der Vergiftung erklärt die Widersprüche: bei Anwendung sehr grosser Gaben gelangen nachweisbare Mengen derselben auch in den Fötus, bei kleineren nicht.

Ich habe daher bei meinen, gemeinsam mit meinem Assistenten Hrn. Dr. Ernst Ziemke angestellten Versuchen zunächst zur Ausfüllung der noch vorhandenen Lücken die Erzeugung acuter Vergiftungen bei Meerschweinchen (und weissen Mäusen), die Erzeugung chronischer Vergiftungen bei Kaninchen und Hündinnen in Angriff genommen. Daneben sind aber behufs Bestätigung der Mirto'schen Befunde auch noch acute Vergiftungen an Kaninchen und Hündinnen ausgeführt worden; zum Theil waren dieselben auch durch die Verhältnisse geboten; wir erhielten mitunter die trächtigen Thiere so kurz vor dem Wurf, dass eine länger dauernde Vergiftung nicht mehr durchgeführt werden konnte. Dass manches als trächtig erstandene und von uns in Arbeit genommene Thier sich nachträglich als nicht gravid und somit manche Arbeit als erfolglos herausstellte, sei beiläufig erwähnt; diese misslungenen Versuche mögen es zum Theil entschuldigen, wenn wir nicht alsbald mit einer grösseren Reihe von Experimenten hervortreten können.

Meerschweinchen und Mäusen wurde Sublimat in concentrirter Lösung subcutan einverleibt. Hunde und Kaninchen erhielten die theils concentrirten, theils verdünnten Lösungen mittels Schlundsonde; nur eine Hündin,

---

[1] Vgl. Strassmann und Kirstein, Ueber postmortale Diffusion von Giften. Virchow's *Archiv*. 1894. Bd. CXXXVI.

die darauf stets erbrach, wurde mit subcutanen Einspritzungen behandelt. Die Sublimatlösungen stellten wir aus Angerer'schen Pastillen her. Von Mäusen haben wir, damit der Nachweis des Giftes nicht durch zu geringe Mengen erschwert würde, stets mehrere Thiere zugleich vergiftet und die Föten bezw. Placenten derselben ebenfalls zusammen verarbeitet.

Die acut vergifteten Thiere haben wir möglichst bald nach dem Tode secirt, Embryonen und Placenten herausgenommen und gesondert zur chemischen Untersuchung zurückgestellt. Die mit kleinen Dosen behandelten Thiere erhielten diese bis zum spontanen Wurf; dann wurden die Jungen getödtet; einige Male wurde eines derselben am Leben erhalten, um seine fernere Entwickelung zu beobachten; auch die Mutterthiere blieben am Leben. Nur ein Kaninchen, das uns schon einen Versuch dadurch vernichtet hatte, dass es seine Jungen alsbald nach dem Wurfe verzehrte, wurde kurz bevor derselbe zu erwarten war, durch Aethereinathmung getödtet.

Bevor die Embryonen chemisch verarbeitet wurden, haben wir eine oder zwei Nieren einer Frucht herausgenommen und mikroskopisch untersucht, zunächst an frischem Schnitt, später am gehärteten (Müller-Formol und dann Alkohol) und gefärbten (Hämatoxylin-Eosin) Präparat. Nur wenn die Kleinheit der Gebilde die Anlegung eines frischen Schnittes unmöglich machte, haben wir uns mit der Untersuchung des gehärteten und gefärbten Präparates begnügt. Aus demselben Grunde mussten wir auf die Untersuchung der Nieren der Mäuseembryonen verzichten. Zumeist haben wir zum Vergleich daneben die Nieren des Mutterthieres untersucht.

Die chemische Untersuchung wurde in der Weise vorgenommen, dass nach Zerstörung der organischen Substanz das Filtrat in der von Fürbringer für den Harn angegebenen Methode behandelt wurde. Wir liessen die Messingwolle mehrere Tage bei erhöhter Temperatur in der Flüssigkeit und brachten dann die zusammengedrehte Rolle nach Abspülung in destillirtem Wasser, Alkohol und Aether in das Glasröhrchen, das oberhalb derselben, etwa in seiner Mitte, capillar ausgezogen wurde. Das Object wurde erhitzt, der entstandene Beschlag mit Jod geprüft, das in den oberen Theil der Röhre gebracht war, nachdem das untere Ende durchschnitten und das Röllchen entfernt war. War Quecksilber vorhanden, so wurde beim Erwärmen des Jods der Beschlag gelb und nach weiterer Berührung mit Platindraht roth; der rothe Niederschlag zeigte sich bei der — stets vorgenommenen — mikroskopischen Untersuchung aus kleinen rothen, krystallinischen Plättchen zusammengesetzt.

In den Fällen, in welchen wir bei dieser Methode kein Quecksilber nachweisen konnten, haben wir der grösseren Sicherheit halber noch eine

Untersuchung der Flüssigkeit mittels Elektrolyse (Platinelektrode) angeschlossen. Hr. Prof. Thoms hatte die Güte, dieselbe auszuführen. Sie hat stets unser negatives Resultat bestätigt.

Ich lasse nunmehr die einzelnen Versuche in summarischer Kürze folgen.

A. Mäuse.

I. Am 29. März 1899 erhält eine Maus, etwa 25 grm schwer, 2 cgrm Sublimat in 4 procent. Lösung. Sie starb nach wenigen Minuten unter Krämpfen. Eine zweite, etwa ebenso schwere erhält 1 cgrm in der gleichen Lösung, Tod nach wenigen Minuten. Die 7 Embryonen der ersten, die 4 der zweiten wurden zusammen, ebenso wie die 11 Placenten zur chemischen Untersuchung verarbeitet. Aus den Placenten erhielten wir eine deutliche, aus den Embryonen eine schwächere, jedoch bei genauem Zusehen unverkennbare Quecksilberjodür- bezw. Jodidreaction.

II. Am 7. April 1899 wurden drei trächtige Mäuse mit je 1 cgrm Sublimat in 25 ccm Wasser vergiftet, der Tod erfolgte nach wenigen Minuten unter Krämpfen. Die zusammen 20 Embryonen und die 20 Placenten mit Eihäuten wurden gesondert untersucht. Es ergab sich diesmal eine deutlichere Reaction aus den Embryonen, als aus den Placenten.

B. Meerschweinchen.

I. Am 28. März erhält ein 1000 grm schweres trächtiges Meerschweinchen 2 cgrm Sublimat in 142 ccm Wasser, am nächsten Tage erschien es krank, still, hatte nicht gefressen. Es erhielt nochmals 3 cgrm Sublimat in 0·75 ccm Wasser; 3 Stunden später starb das Thier. Wir fanden 2 Embryonen, von einem wurden die Nieren herausgenommen. Bei der frischen Untersuchung fanden wir eine unbedeutende Verfettung, während dieselbe in der Niere des Mutterthieres sehr stark war. Im gefärbten Schnitt sowohl der mütterlichen, wie der embryonalen Niere waren die Kerne überall gut tingirt. Aus den Placenten, wie aus den Embryonen erhielten wir eine geringe, aber deutliche Quecksilberreaction.

II. Am 12. April erhält ein trächtiges, 925 grm schweres Meerschweinchen $2^1/_2$ cgrm Sublimat in 4 procent. Lösung und nach 3 Stunden nochmals die gleiche Menge. Am nächsten Tage wird es sterbend aufgefunden; etwa 24 Stunden nach der ersten Giftprobe ist der Tod eingetreten. Die Section ergab den üblichen Befund; im Uterus 2 Embryonen. Eine Niere wurde herausgenommen. Im frischen Schnitt zeigte sich hier, aber nur an ganz vereinzelten Stellen, eine deutliche Verfettung der Epithelzellen der gewundenen Harncanälchen, während solche beim Mutterthier in grosser Ausdehnung vorhanden war. Am gefärbten Schnitt aus der Embryonenniere fand sich keine Nekrose. Bei der chemischen Untersuchung wurde aus den Placenten eine deutliche Reaction gewonnen; die Embryonen gaben nur ein zweifelhaftes Resultat; es bildete sich ein schwach gelblicher Belag, der nicht roth wurde und unter dem Mikroskop nur spärliche Krystalle in Form von gelblichen rhombischen Tafeln erkennen liess. Die nachträgliche elektrolytische Untersuchung der Flüssigkeit lieferte ein negatives Ergebniss.

II. Am 26. April erhält ein bereits in vorgeschrittenem Stadium gravides Meerschweinchen 2 ^{cgrm} Sublimat in 4 procent. Lösung. Am folgenden Tage erscheint es krank, erhält die gleiche Dosis. In der Nacht darauf stirbt es. Die Section ergab ausser den gewöhnlichen Veränderungen ausgedehnte Leberblutungen; der frische Schnitt durch die Niere zeigt sehr umfangreiche Verfettung. Die 4 Embryonen und die 4 Placenten kamen zur chemischen Untersuchung, eine Niere war herausgenommen und gehärtet worden; ein frischer Schnitt war nicht anzufertigen. Am gehärteten Präparat aus der mütterlichen Niere fanden wir eine fast totale Nekrose der gewundenen, zum Theil auch der geraden Harncanälchen; in der fötalen Niere zeigte sich eine herdförmige, auf einzelne gewundene Harncanälchen beschränkte Nekrose mit Kernschwund und Zerfall des Protoplasmas zu Detritus. Aus den Placenten und mehr noch aus den Embryonen wurde eine deutliche Quecksilberreaction gewonnen.

C. Kaninchen.

I. Am 17. April erhielt ein trächtiges Kaninchen, etwa 2000 ^{grm} schwer, 20 ^{cgrm} Sublimat in 1 procent. Lösung. Am Abend ist es todt, die Section ergiebt beginnende Colitis; die Nieren sind makroskopisch wenig verändert. Die (7) Früchte werden ebenso, wie die Placenten, chemisch verarbeitet, nachdem zwei Nieren herausgenommen sind. Sowohl die eine frisch untersuchte, wie die andere gehärtete, liessen keine Veränderung erkennen, während in der Niere des Mutterthieres eine Anzahl gewundener Harncanälchen stark verfettete Epithelzellen zeigten. Bei der chemischen Untersuchung der Embryonen war diesmal nur eine geringe Spur Quecksilber nachweisbar, es entstand nach der Entwickelung der Joddämpfe ein ganz schwacher gelber Belag, der sich nicht deutlich röthete; die chemische Untersuchung der Placenten konnte leider nicht ausgeführt werden, da das betreffende Gefäss in Folge Missgeschicks in Trümmer ging.

II. Vom 18. April an erhielt ein — wie wir vermutheten — um den 28. März herum belegtes, 2500 ^{grm} schweres Kaninchen täglich 20 ^{mg} Sublimat in 1 procent. Lösung. Nach 10 Tagen, nachdem es also im Ganzen 0·20 ^{grm} Sublimat erhalten hatte, wurde es getödtet; es hatte in den letzten Tagen mangelnde Fresslust und geringere Frische gezeigt, sonst waren keine Vergiftungserscheinungen aufgetreten. Es fanden sich 13 Föten, die etwa 1 Woche vom Termin der Reife entfernt gewesen sein mochten. Von einem Fötus wurden die Nieren gehärtet, eine frische Untersuchung war nicht ausführbar, die Niere des Mutterthieres liess bei derselben keine Veränderung erkennen. Die chemische Untersuchung ergab unzweifelhafte Sublimatreaction aus den Placenten, keine aus den Embryonen. Bei der Untersuchung des gehärteten Objectes fand sich in der Niere des Mutterthieres herdförmige Nekrose, im Embryo nichts.

III. Ein etwa 2000 ^{grm} schweres Kaninchen erhält seit dem 8. Mai täglich 20 ^{cgrm} Sublimat. Es wirft in der Nacht vom 13. zum 14., hat also im Ganzen 0·1 ^{grm} Sublimat erhalten; die vier lebenden Jungen wurden getödtet und zur chemischen Untersuchung verarbeitet, die Placenten waren leider alsbald der Fressgier der Wöchnerin zum Opfer gefallen. Bei der frischen Untersuchung der embryonalen Niere fand sich nichts Abnormes; das Resultat der Untersuchung des gehärteten Objectes wie das der chemischen Untersuchung der Embryonen steht noch aus.[1]

D. Hunde.

I. Trächtige Hündin, 8500 ^{grm} schwer, erhält vom 1. bis 10. März täglich je 5, vom 11. bis 17. März täglich je 10 ^{cgrm} einer 1 promill. Sublimatlösung durch die Schlundsonde. Sie zeigte niemals Störung des Wohlbefindens. Nachdem sie so im Ganzen 0·12 ^{grm} Sublimat erhalten hat, wirft sie in der Nacht vom 17. zum 18. vier lebende und anscheinend lebensfähige Junge; die Placenten wurden nicht mehr aufgefunden, waren offenbar von ihr alsbald gefressen worden. Ein Junges liessen wir am Leben. Es entwickelte sich ganz normal. Die drei anderen wurden getödtet, die chemische Untersuchung (auch mittels Elektrolyse) wies kein Quecksilber nach; die Untersuchung einer Niere, frisch wie gehärtet, ergab ganz normalen Befund.

II. Trächtige Hündin erhält vom 29. April an täglich zwei Spritzen von je 1 ^{cgrm} einer 5 procent. Sublimatlösung subcutan. Sie stirbt in der Nacht vom 3. zum 4. Mai, nachdem am letzten Tage blutige Diarrhöen aufgetreten waren. Sie hatte also im Ganzen 0·5 ^{grm} Sublimat erhalten. Die Section ergab hämorrhagische Entzündung des Dickdarmes, hochgradigen fettigen Zerfall in den Epithelzellen der gewundenen Harncanälchen. Auch die Nieren des — einzigen — Fötus zeigten sich bei der frischen Untersuchung stellenweise mit kleinsten Fetttröpfchen durchsetzt, doch lange nicht in dem Maasse, wie die des Mutterthieres. Man sah im Gegensatz zu diesen die Zellstructur, die Zellgrenzen überall deutlich. Im gehärteten Präparat fand sich bei dem Mutterthier ausgedehnte Nekrose mit Kernschwund und Zellzerfall; auch bei dem Embryo waren an den gewundenen Harncanälchen vereinzelte Herde einer solchen Nekrose nachweisbar. Die chemische Untersuchung von Placenta wie Embryo ergab unzweifelhaften Quecksilbergehalt.

III. Kleine, trächtige Hündin erhält seit dem 4. Mai täglich 10 ^{cgrm} einer 1 procent. Sublimatlösung mittels Schlundsonde. Sie stirbt am 13. Mai in Folge Hineingerathens der Sonde in die Luftröhre, hat also im Ganzen 0·1 ^{grm} Sublimat erhalten. Bei der frischen Untersuchung fanden wir in der embryonalen Niere keine Veränderungen, in der des Mutterthieres waren einzelne Harncanälchen dicht mit grösseren Fetttröpfchen besetzt (Sublimatwirkung?). Das Resultat der mikroskopischen Untersuchung der gehärteten Embryonenniere, sowie das der chemischen Untersuchung von Placenten und Embryonen steht noch aus.[2]

---

[1] Anm. bei der Correctur. Bei der Untersuchung des gehärteten Objectes hat sich kein Kernschwund gefunden; unsere chemische Analyse hat kein Quecksilber nachgewiesen; ebenso wenig die Untersuchung durch Elektrolyse.

[2] Anm. bei der Correctur. Die mikroskopische Untersuchung hat keine Nekrose, die chemische hat in den Placenten etwas Quecksilber, in den Embryonen keines nachgewiesen; auch das Resultat der Elektrolyse war negativ.

Die eben mitgetheilten Versuche werden, wenn sie auch noch nicht vollständig abgeschlossen sind, zur Klärung der aufgeworfenen Frage im Wesentlichen genügen.

Es hat sich zunächst ergeben, dass keine Differenzen zwischen den einzelnen untersuchten Thierarten bestehen, zwischen Mäusen, Meerschweinchen, Kaninchen und Hunden. Wir dürfen also wohl auch bei Menschen ein übereinstimmendes Verhalten annehmen, wenn es uns auch bisher nicht möglich war, diese Uebereinstimmung durch die Untersuchung eines wirklich vorgekommenen Falles von Abort bei Sublimatvergiftung thatsächlich zu erweisen.

Wir können daran festhalten, dass bei all' diesen Thieren in Fällen acuter Vergiftung durch grosse Dosen von Sublimat das Gift auch auf den Fötus übergeht, wenn auch hier und da nur in so geringen Mengen, dass der Nachweis nicht ganz unzweideutig gelingt. Das war, wie wir sahen, bei einem Meerschweinchen und einem Kaninchen der Fall, während bei zwei anderen Meerschweinchen, bei zwei Gruppen von zwei bezw. drei Mäusen, bei einer Hündin das Ergebniss der Analyse nichts zu wünschen übrig liess. Unsere Versuche bestätigen und ergänzen darnach die Experimente Mirto's, der bei zwei Kaninchen und bei zwei Hündinnen Quecksilber im Fötus sicher nachweisen konnte. Unsere Versuche stimmen mit denen des italienischen Forschers auch insofern überein, als wir — wenn auch nicht so regelmässig und so ausgedehnt, wie er — anatomische Folgen der Sublimatvergiftung an den fötalen Nieren nachweisen konnte. Epithelnekrose an den gewundenen Harncanälchen mit fettigem Zerfall der Zellen und Kernschwund haben wir in herdförmigem Auftreten beim Meerschweinchen III und beim Hund II gefunden. Eben dieses herdförmige Auftreten und die im frischen Schnitt gefundene Verfettung lassen uns die Annahme einer cadaverösen Veränderung zurückweisen, die auch bei der stets möglichst früh erfolgten Untersuchung keine Wahrscheinlichkeit für sich hat. Die anatomischen Befunde lassen es aber wieder als sichergestellt gelten, dass das chemisch im Embryo nachgewiesene Quecksilber nicht etwa nur durch Leichenimbibition in denselben gelangt ist.

In unseren bisher vollendeten Versuchen, bei denen trächtige Thiere (Hündinnen und Kaninchen) Sublimat in wiederholten kleinen Gaben erhielten, ist uns dagegen sowohl der chemische Nachweis des Giftes, wie der anatomische seiner Folgewirkungen am Embryo stets misslungen.

Wir nehmen hiernach an, dass bei dieser Art der Vergiftung Sublimat nicht in den fötalen Kreislauf übergeht, wie dies auch Porak bei seinen entsprechenden Versuchen an Meerschweinchen gefunden hat.

Was die Ursache dieses verschiedenartigen Verhaltens bei acuter und chronischer Vergiftung betrifft, so meinen wir dasselbe nicht einfach auf die Weise erklären zu können, dass Sublimat anstandslos in der Placenta in die fötalen Gefässe übergeht, dass aber bei Anwendung kleiner Dosen die in den Fötus gelangenden Mengen zu gering sind, als dass sie chemisch nachweisbar wären oder anatomische Veränderungen machen könnten. Es spricht gegen diese Auffassung, abgesehen von der Feinheit der Reaction, der mehrfach von Porak wie von uns (Kaninchen II) erhobene Befund eines deutlichen Quecksilbergehaltes der Placenta bei Fehlen des Giftes im Embryo, dessen Masse doch erheblich grösser ist und bei ungehindertem Uebergange dementsprechend eher bedeutend mehr Quecksilber enthalten sollte, als die Placenta. Ferner spricht dagegen die durchweg viel geringere Schädigung der fötalen Nieren gegenüber den mütterlichen, die doch auf einen geringeren Sublimatgehalt des Fruchtblutes gegenüber dem der Mutter mit Wahrscheinlichkeit hinweist.

Wir vermuthen, dass bei der acuten Sublimatvergiftung es an der Placenta, wie an anderen Theilen des Körpers, zu schweren Gewebsveränderungen kommt und dass die so veränderten Stellen es sind, von denen Sublimat in die ihm sonst verschlossenen fötalen Räume übergeht.

Die nähere Prüfung dieser Hypothese soll das Ziel einer späteren Untersuchung sein.[1]

---

[1] Zusatz bei der Correctur. Ein inzwischen abgeschlossener 11. Versuch bestätigt unsere bisherigen Resultate. Ein trächtiges Kaninchen erhält am 15., 16. und 17. Mai je 20 ^{ccm} einer $^{1}/_{2}$ procent., am 18. Mai 20 ^{ccm} einer 1 procent. Sublimatlösung. Tod vom 18. zum 19., Section am 19. Mai. Magenätzung, 6 Embryonen. In der frisch untersuchten mütterlichen Niere viel Fett, in der embryonalen keines. Im gefärbten Präparat aus der mütterlichen Niere zahlreiche Kalkinfarcte in den gewundenen Harncanälchen, Exsudation in die Glomeruluskapseln; am Embryo ganz vereinzelter Kernschwund. Chemisch wird sehr viel Quecksilber in den Placenten, etwas in den Embryonen nachgewiesen.

Ueber den Mechanismus der Zuckerbildung in der Leber.[1]

Von

Dr. **Emilio Cavazzani,**

Prof. der Physiologie an der Universität Ferrara.

Die Untersuchungen, welche die grosse Liebenswürdigkeit des Herrn Prof. Zuntz mir kürzlich erlaubt hat, in dem Laboratorium der landwirthschaftlichen Hochschule zu Berlin auszuführen, bestätigten die Meinung, dass die Zuckerbildung in der Leber in einer Umwandlung des Glycogens, welches in den Leberzellen enthalten ist, in Zucker bestehe,[2] und haben beigetragen, die Hypothese wahrscheinlicher zu machen, dass diese Umwandlung einer besonderen Thätigkeit des Protoplasmas derselben Zellen zuzuschreiben sei.[3] In diesem Sinne wenigstens schien es mir die Thatsache zu beweisen, dass man in der Leber, welche vier Stunden lang in arterielles Blut eingetaucht wurde, immer eine Menge Zucker finden konnte, die nur sehr wenig die Menge Zucker überstieg, welche man in der, unter denselben Umständen, während einer einzigen Stunde in Blut eingetauchten Leber vorfand; während die Menge Zucker, die man nach der ersten Stunde constatirte, bei weitem diejenige übertraf, welche im Moment des Todes in der Leber enthalten war.

Obschon die erwähnten mit ähnlichen oder verschiedenen von mir und anderen Forschern herausgegebenen Beobachtungen übereinstimmen, so dass sie einen wirklichen beweisenden Werth bekommen, scheint es mir dennoch angezeigt, dieselben mit den Resultaten einer neuen Reihe von Untersuchungen über den Einfluss des Chinins auf die Zuckerbildung in der Leber zu beweisen, denn obschon die meisten Physiologen der erwähnten Meinung sind, giebt es doch immer einige, die überzeugt sind, dass die Zuckerbildung in der Leber von einem amorphen Ferment abhänge.

[1] Dritte Mittheilung. S. auch: Sul meccanismo della trasformazione del glicogene in glucosio. *Annali di Chimica e di Farmacologia.* 1894 e: Sul meccanismo della trasformazione ecc. *La clinica moderna.* 1897.

[2] *Dies Archiv.* 1898. Physiol. Abthlg. S. 539.

[3] Intorno alla formazione del glucosio nel fegato. *Atti dell' acc. di Ferrara.* 1899

Das Thema, welches ich mir vorgenommen habe, ist folgendes: Zu untersuchen, ob das Chinin, welches die Thätigkeit bestimmter Enzyme nicht stark verändert, dagegen ein protoplasmatisches Gift für viele Zellen der höheren Organismen ist, eine Wirkung auf die Zuckerbildung in der Leber ausüben kann. Da ich aber in meinen früheren Versuchen eine specielle Beziehung zwischen Zuckerbildung und Wärmebildung in der Leber fand, habe ich meine Untersuchungen auch über den Einfluss des Chinins auf die Temperatur dieses Organes relativ ausgedehnt.

Meine Untersuchungsmethode war folgende: Eine 5procentige Lösung Chininum bisulph. in destillirtem Wasser wurde bereitet, bis zu einer Temperatur von 38° C. erwärmt und durch die Vena jugularis ext. gegen das Herz zu eingespritzt; jede Injection betrug 2 bis 5 ccm und die Injectionen wiederholten sich, bis die Athem- und Herzlähmung eintrat. Während dieser ersten Periode des Versuches las ein Assistent die Temperatur der Leber von einem Thermometer ab, welches schon vorher in einen der Lobi gesteckt worden war, und wurde dieselbe jede Minute notirt. Zu gleicher Zeit wurde die Curve des Pulses und des Blutdruckes mit einem Apparat nach Kagenaaar aufgenommen. Als die Herzlähmung eingetreten war, veränderte man sowohl die Lage der Instrumente, als auch die Anordnung der in dem Versuche beschäftigten Personen so lange nicht, bis das in die Leber gesteckte Thermometer aufhörte, eine Erhöhung der Temperatur zu zeigen; als das Maximum derselben erreicht war, entfernte man das Thermometer und nahm die Leber heraus: einen Theil derselben warf man sofort in siedendes Wasser, ein anderer, gleich wiegender Theil wurde zerschnitten und in einen Kolben sammt ungefähr 20 ccm Blut gethan, das manchmal vor der Einspritzung dem Thier entzogen, andere Male dagegen aus der Herzhöhle und den Adern, immer jedoch defibrinirt, genommen wurde. Der Kolben wurde in ein Wasserbad von 38° C. gesteckt und blieb eine Stunde lang darin unter beständiger Lufteinleitung. Nach Ablauf der Stunde warf man auch den zweiten Theil der Leber sammt dem Blute, in das sie eingetaucht war, in's siedende Wasser, und es wurden die Auszüge für die Bestimmung der Dextrose und der gesammten Kohlehydrate vorbereitet.

Vor Beginn meiner Versuche nach der erwähnten Richtung wollte ich mit eigenen Versuchen bestätigen, dass die Thätigkeit der Enzyme von dem Chininum bisulphur. nicht aufgehalten wird, wie es schon Wilberg für das Pepsin und Andere dem Emulsin und dem Ptyalin gegenüber erwähnt haben; ohne genaue Rechenschaft darüber abzulegen, kann ich sagen, nie in den Mischungen von Stärkekleister und filtrirtem Speichel eine Menge Zucker gefunden zu haben, die geringer war als diejenige, die ich in den Mischungen von Stärkekleister, Speichel und Chinin (letzteres im Verhältniss von 0·40 Procent), die während verschiedener Stunden einer

Temperatur von 38° C. ausgesetzt wurden, gefunden habe. Das Nämliche habe ich in den Mischungen von Blut, Serum und Stärkekleister, mit und ohne Chinin, wahrgenommen; einige Male habe ich sogar ein wenig höhere Zahlen erhalten, wenn der Mischung das Chinin beigefügt war. Ohne mich damit abzugeben, ob dieses Alcaloid eine günstige Wirkung auf die Haemodiastase und das Ptyalin enthalte, begnüge ich mich anzuführen, dass es die Thätigkeit derselben weder aufhält noch verändert.

Zweitens wollte ich wissen, ob die Hunde, welche ich kaufte, eine Leber besässen, die mit einer beinahe beständig zuckerbildenden Fähigkeit ausgestattet wäre, und im entgegengesetzten Falle den Durchschnitt und die Minimalgrenzen bestimmen. Daher bat ich Hrn. Joseph Ferrari, Schüler des Laboratoriums, einige Untersuchungen anzustellen. Wir tödteten durch Blutentziehung normale Hunde und liessen Stücke der Leber, die wir aus dem Unterleib genommen, sobald das Herz zu schlagen aufhörte, im Blute liegen, bei einer Temperatur von 38° C. und unter beständiger Lufteinleitung.

Wir erhielten folgende Resultate:

I.	Untersuchung.	Zucker	grm	0·630	Procent,
II.	„	„	„	0·475	„
III.	„	„	„	0·592	„
IV.	„	„	„	0.940	„
V.	„	„	„	0·475	„
VI.	„	„	„	0·888	„
		Durchschnitt	grm	0·666	Procent.

Hr. Ferrari versuchte auch zu erforschen, ob man im selben Zeitraum verschiedene Resultate in Bezug auf die Menge des Zuckers erzielen könnte, wenn man die Leber erst 20 Minuten nach dem Tode herausgenommen, in's Blut geworfen und in den Thermostaten legen würde. Das musste ich wissen, denn zu dem Zwecke, in den folgenden Untersuchungen Bemerkungen über die postmortale Erhöhung der Temperatur der Leber zu machen, musste man nach dem Tode die Herausnahme der Leber einige Minuten verzögern.

Wir erhielten folgende Resultate:

			Gleich nach dem Tode			Nach 20 Minuten		
I.	Untersuchung.	Zucker	grm	0·630	Proc.	grm	0·450	Proc.
II.	„	„	„	0·475	„	„	0·382	„
III.	„	„	„	0·592	„	„	0·572	„
IV.	„	„	„	0·940	„	„	0·852	„
V.	„	„	„	0·475	„	„	0·293	„
VI.	„	„	„	0·888	„	„	0·604	„
		Durchschnitt	grm	0·666	Proc.	grm	0·525	Proc.

Diese Untersuchungen haben bewiesen, dass die Zellen der Leber 20 Minuten nach dem Tode zum grössten Theile ihre zuckerbildende Thätigkeit beibehalten, da die Menge des Zuckers durchschnittlich zwischen 0·666 Proc. und 0·525 Proc. schwankt.

Da aus den erwähnten Untersuchungen hervorgeht, dass sich nach einer Stunde des Ueberlebens in der Leber der von mir benutzten Hunde, wenn dieselbe gleich nach dem Tode herausgenommen wurde, der Zucker im Minimum von 0·475 Proc. und im Mittel von 0·666 Proc. vorfand, und im Minimum von 0·293 Proc. und im Mittel von 0·525 Proc., wenn dieselbe 20 Minuten nach dem Tode herausgenommen wurde, so hätte ich eine Abnahme der Zuckerbildung in Folge des Chinins ableiten können, wenn ich in den eingespritzten Thieren niedrigere Zahlen, als die erwähnten, gefunden hätte.

I. Versuch. In einem 5·900 ^{kg} schweren Hunde ist die Temperatur der Leber um 3 Uhr 58 Min. unverändert auf 39·31^0. Von da an bis 4 Uhr 16 Min., d. h. innerhalb 18 Min., wurden durch die Vena jugularis auf 5 Mal 0·75 ^{grm} Chininum bisulphur. in wässeriger Lösung 5 Procent eingespritzt. Die Temperatur der Leber fällt auf 38·60^0, nimmt folglich um 0·71^0 ab; sie bleibt 6 Minuten lang unverändert, und tritt dann sogleich die Herzlähmung ein. Nach 2 Minuten zeigt das Thermometer 38·62^0; nach anderen 2 Minuten 38·65^0; um halb 5 Uhr, also 8 Minuten nach der Herzlähmung, 38·68^0; 5 Minuten lang bleibt die Temperatur unverändert, dann nimmt man die Leber heraus. In der quantitativen Analyse fand man, dass die Leber grm 1·50 Procent Kohlehydrate enthielt, von denen grm 0·11 Procent Zucker waren. Nach einer Stunde künstlichen Lebens enthielt die Leber grm 0·35 Procent Zucker.

II. Versuch. In einem 19·200 ^{kg} schweren Hunde ist die Temperatur der Leber um 4 Uhr 42 Min. stationär auf 38·36^0. Zwischen 4 Uhr 44 Min. und 4 Uhr 55 Min. werden auf 7 Mal 1·75 ^{grm} Chininum bisulphur. eingespritzt; die Temperatur fällt auf 36·85^0. Um 4 Uhr 58 Min. tritt die Herzlähmung ein; die Temperatur der Leber steigt in 7 Minuten auf 37^0, nimmt folglich 0·15^0 zu und bleibt so 5 Minuten lang; dann nimmt man die Leber heraus; diese enthält grm 0.15 Procent Zucker und grm 3·10 Proc. Kohlehydrate. Nach einer Stunde künstlichen Lebens wurden grm 0·20 Proc. Zucker gefunden.

III. Versuch. Einem 14 ^{kg} schweren Hunde werden innerhalb 41 Minuten durch die Vena jugularis 30 ^{grm} Lösung Chininum bisulphur. eingespritzt. Die Temperatur, welche im Anfang der Untersuchung 38·64^0 war, fällt im Moment der Herzlähmung auf 37.24^0. Nachdem diese erfolgt ist, fällt sie innerhalb 2 Minuten auf 37·17^0, dann innerhalb weiterer 2 Minuten steigt sie wieder auf 37·24^0 und bleibt so 3 Minuten lang. Man nimmt die Leber heraus und man findet den Zucker im Maasse von 0·06 Procent. Nach einer Stunde des Ueberlebens enthält die Leber grm 0·16 Procent Zucker.

IV. Versuch. Die Einspritzung wurde diesmal nicht durch die Vena jugularis, sondern durch eine Vene des Mesenteriums gemacht. Der Hund war 5.100 kg schwer und bekam 15 ccm der gewöhnlichen Lösung: also 0·75 grm von Chininum bisulphur. innerhalb 10 Minuten. Die Herzlähmung trat 5 Minuten nach der letzten Einspritzung ein und die Temperatur der Leber, welche auf 37·22° stand, blieb einige Minuten lang unverändert. Gleich nach dem Tode fand man in der Leber, welche grm 6.40 Procent Kohlehydrate enthielt, grm 0·07 Procent Zucker, und nach einer Stunde Ueberlebens nur grm 0·19 Procent.

V. Versuch. Einem 7·200 kg schweren Hunde werden auf 4 Mal innerhalb 30 Minuten 2 grm Chininum bisulphur. durch endovenöse Injection in die Jugularis eingespritzt. Die Herzlähmung tritt plötzlich ein. Man steckte das Thermometer nicht in die Leber, um dieselbe gleich nach dem Tode herausnehmen zu können. Sie enthielt grm 3.60 Procent Kohlehydrate, dabei waren nur Spuren von Zucker. Nach einer Stunde Ueberlebens enthielt die Leber grm 0·40 Procent Zucker.

VI. Versuch. Einem 7·500 kg schweren Hunde wurden auf einmal 20 ccm der gewöhnlichen Lösung, d. h. 1 grm Chininum bisulphur., durch die Jugularis eingespritzt. Fast augenblicklich trat die Herzlähmung ein, weshalb man annehmen kann, dass nur ein geringer Theil des Chinins in die Leber gedrungen ist. Die Temperatur der Leber, welche im Moment des Todes auf 39° war, stieg während 17 Minuten auf 39·29° und blieb während 5 Minuten unverändert. Die herausgenommene Leber wurde in siedendes Wasser geworfen, sie enthielt in diesem Moment der Untersuchung grm 0·45 Procent Zucker.

VII. Versuch. Einem 5·200 kg schweren Hunde werden innerhalb 7 Minuten durch die Vena jugularis 0·40 grm Chininum bisulphur. eingespritzt. Nach der ersten Injection steht der Athem still; nach 2 Minuten bemerkt man eine bedeutende Abnahme des Herzens und nach weiteren 5 Minuten steht dasselbe still. Die Temperatur der Leber, welche im Anfang 38·04° war, ist jetzt 37·44°. Nach eingetretener Herzlähmung steigt dieselbe während 12 Minuten auf 37·65°. Man nimmt sogleich die Leber heraus und findet grm 0·22 Procent Zucker und nach einer Stunde Ueberlebens grm 1·08 Procent Zucker.

Die Resultate der fünf ersten Versuche sind also folgende:

I.	Versuch.	Zucker	grm	0·330	Procent
II.	„	„	„	0.200	„
III.	„	„	„	0·160	„
IV.	„	„	„	0·190	„
V.	„	„	„	0·400	„
		Durchschnitt	grm	0.256	Procent.

Diese Experimente beweisen also, dass nach der Einspritzung des Chinins und nach einer Stunde des Ueberlebens die Leber eine Menge Zucker bildet, deren Minimum 0·160 Proc. und deren Medium 0·250 Proc. giebt. Beide Zahlen sind viel niedriger, als diejenigen, welche man vorher in den normalen Hunden gefunden hatte.

Obschon man wenig Werth auf einen Einwurf legen darf, nach welchem es sich hier um eine postmortale und nicht um eine während des natürlichen Lebens producirte Zuckerbildung handelt, muss ich erwähnen, dass man immer in der Leber der mit Chinin eingespritzten und mit Phänomenen von Athem- und Herzlähmung, also durch Erstickungstod verendeten Hunde einige Minuten nach dem Tode minimale Mengen Zucker gefunden hat, und gerade in dem ersten Versuch grm 0·11 Proc., im zweiten grm 0·15 Proc., im dritten grm 0·06 Proc., im vierten grm 0·07 Proc. und im fünften nur Spuren hiervon. Im sechsten und siebenten Experiment, in denen die Herzlähmung eintrat, ehe das Chinin ordentlich in Umlauf gekommen war, fand man einige Minuten nach dem Tode, bezw. grm 0·45 Proc. und grm 0·22 Proc. Zucker. Jedermann weiss, dass man grössere Mengen als diese in den normalen Hunden fand, die eines gewaltsamen Todes starben.

Ich bin also der Meinung, dass man den Schluss ziehen kann, dass das Chininum bisulphuricum eine hemmende Wirkung auf die Zuckerbildung der Leber ausübt. Da es keinen Einfluss auf einige der energischsten Enzyme hat, können wir annehmen, dass es auch nicht auf das so schwache der Leber wirkt, und bleibt uns daher nur übrig, diese aufhaltende Wirkung einer hindernden Macht zuzuschreiben, die auf das Protoplasma der Leberzelle oder auf einen Theil desselben ausgeübt wird, dessen biologische Eigenschaft in der Umwandlung des Glycogens in Dextrose besteht.

Die angeführten Versuche beweisen ausserdem, dass das Chininum bisulphuric. eine hemmende Wirkung auch auf die Wärmebildung der Leber ausübt. In der That hatte die Einspritzung des Salzes eine Abnahme der Temperatur der Leber zur Folge, die im Medium 1° C. übertraf, und die postmortale Steigerung der Temperatur war bedeutend niedriger, als sie gewöhnlich zu sein pflegt.

Die erwähnten Versuche bestärken nicht nur die Theorie, dass die Umwandlung des Glycogens in Dextrose die Folge einer speziellen Thätigkeit der Leberzellen und nicht eines Enzyms ist, sondern bestätigen auch nach meiner Meinung die Existenz einer Beziehung zwischen der Zuckerbildung und Wärmebildung der Leber.

Beitrag zur Lehre vom Stoffwechsel der Wiederkäuer.

Von

Dr. **O. Hagemann,**
Professor der Thierphysiologie an der Landw.-Akademie zu Bonn-Poppelsdorf,

unter Assistenz des Dr. Gino Abati aus Udine.

Ueber den Stoffwechsel der Wiederkäuer sind durch viele eingehende und fleissige Arbeiten eine Menge von Thatsachen zusammengetragen. Sowohl in Möckern unter Gustav Kühn's wie O. Kellner's Leitung, als auch in Göttingen unter Henneberg's Vorarbeit sind bei den grossen und kleinen Wiederkäuern Ausnützungs- und Stoffwechselbilanzversuche angestellt worden. Nicht nur die Verdauungsquotienten wurden eruirt, sondern es wurde auch die Kohlensäureproduction, sowie die Sumpfgasausscheidung quantitativ bestimmt.

Diese Untersuchungen geben einen klaren und directen Aufschluss über den Nutzeffect eines bestimmten Futters bezüglich Fleisch- und Fettansatz, sie geben aber keinen oder einen nur sehr mangelhaften Aufschluss über den Kraftwechsel des Thieres in den einzelnen Phasen des Tages.

Für das Studium des Kraftwechsels im Thierkörper muss vor Allem neben der Bestimmung der gebildeten Kohlensäure auch die Grösse des Sauerstoffverbrauches festgestellt werden.

Studirt man Kohlensäureproduction und Sauerstoffverbrauch in den einzelnen Phasen des Tages, dann kann man auch den Kraftwechsel für dieselben berechnen, und dies ist bei dem heute weiter fortgeschrittenen physiologischen Standpunkte durchaus nothwendig.

Abgesehen hiervon ist in letzter Zeit von N. Zuntz darauf aufmerksam gemacht worden, dass der verdaute Antheil aus dem einen Futtermittel noch lange nicht dem verdauten Antheile aus einem anderen Futtermittel für den Kraftwechsel des Thieres gleichwerthig zu sein braucht.

Die Gährungsprocesse und die Grösse der Kau- und Verdauungsarbeit spielen hier eine grosse Rolle. Was vergohren ist, giebt der Stoffwechselversuch auch als verdaut an, ohne dass die Gährungsproducte für den thierischen Haushalt den gleichen Nähreffect zu haben brauchen, wie die ursprüngliche Substanz.

Der eine Futterstoff hat viel oder gar verholzte Rohfaser, der andere hat nur wenig davon; dann wird der erstere viel mehr Kau- und Verdauungsarbeit in Anspruch nehmen als der rohfaserärmere Futterstoff, wie z. B. Kartoffeln, Rüben oder Stärke dem Stroh oder gar dem Reisig gegenüber.

Nothwendiger Weise kann nun aber die Kau- und Verdauungsarbeit nur durch den Energieinhalt des Verdauten gedeckt werden, so dass auf diese Weise grosse Ungleichheiten bezüglich der dem Thierkörper für seine anderweitigen Leistungen zu Gebote stehenden Energie resultiren. Wenn auch die Kau- und Verdauungsarbeit schliesslich Wärme wird und dem Thiere zur Erhaltung seiner Eigentemperatur dienen kann, so ist es doch für den Stoff- und Kraftwechsel des Thieres nicht gleichgültig, ob viel oder wenig Energie für Verdauungsarbeit verbraucht wurde; denn für die Verdauungsarbeit verbrauchtes Kohlehydrat z. B. kann weder Fett werden, noch kann es zur Ableistung einer Muskelarbeit verbraucht werden, es kann eben nur Wärme werden; diese aber hat das reichlich gefütterte Thier wahrscheinlich im Uebermaass zur Disposition, so dass es unter Umständen Noth hat, dieselbe los zu werden.

Ueber die hier zu untersuchenden Verhältnisse vermögen nur calorimetrische Untersuchungen oder Respirationsversuche im Verein mit Stoffwechselbilanzuntersuchungen, welche mit verschiedenartig ernährten Thieren angestellt werden, Aufschluss zu geben. Da ich zur Zeit nicht im Besitze eines Thiercalorimeters bin, so wollte ich dieser Frage auf dem zweiten angegebenen Wege durch Bestimmung des Sauerstoffverbrauches und der Kohlensäureproduction näher treten.

Als Versuchsthier nahm ich einen grossen zweijährigen veredelten Hammel, welcher schon mehrmals zu Stoffwechselversuchen gedient hatte und das Geschirr, welches zur Befestigung des Kothtornisters und Harntrichters nöthig ist, sehr gut vertrug.

Dieses Thier wurde im Januar 1897 tracheotomirt und trug von da ab ständig einen Tracheotubus; die Wunde vernarbte sehr gut; von Mitte März ab wurde das Thier fast täglich mittels einer Respirationscanüle[1] mit einem Gasmesser verbunden und musste durch denselben athmen, so dass es sich daran gewöhnte, auch während der Futteraufnahme, des Wiederkauens und des Schlafens durch den Gasmesser zu athmen.

Während der Respirationsversuche wurden, der Athemgrösse proportional, Gasproben in die Gasbüretten gesaugt und sofort darnach analysirt.

---

[1] Vgl. *Landwirthschaftliche Jahrbücher.* 1889. S. 14.

Tabelle I. Daten des Ausnützungsversuches vom 12. bis 26. April 1897.

Datum	Lebendgewicht	Harndaten					Kothdaten		Bemerkungen
		Frisch entleert + 200 grm Spülwasser	Specif. Gewicht	Volumen	Stickstoff im Harn	Freie und gebundene Kohlensäure im Harn	Frisch	Lufttrocken	
	kg	kg		Liter	grm	grm	grm	grm	
29. bis 31. III.	49·52	2·01	—	—	—	—	765	—	
1. „ 3. IV.	49·96	1·88	—	—	—	—	800	—	
4. „ 6. „	50·26	1·57	—	—	—	—	810	—	
7. „ 9. „	50·37	1·63	—	—	—	—	830	—	
10. „ 12. „	49·65	—	—	—	—	—	—	—	Sammelapparate fortgelassen
13. IV.	50·74	1·793	1·0238	1·750	15·47	17·52	564	289·6	
14. „	51·19	2·226	1·0232	2·176	15·56	12·53	785	361·0	
15. „	49·84	3·036	1·0175	2·984	16·62	11·27	773	355·3	
16. „	50·39	1·736	1·0276	1·689	15·50	1·78	600	283·9	
17. „	49·79	2·167	1·0217	2·121	14·17	1·59	640	303·2	
18. „	49·89	2·151	1·0225	2·104	15·15	9·56	610	293·4	
19. „	49·64	2·817	1·0163	2·772	14·08	5·60	612	299·0	
20. „	49·84	1·496	1·0294	1·453	13·97	0·72	562	290·4	
21. „	50·79	1·459	1·0270	1·421	13·59	0·61	531	259·9	
22. „	50·29	2·358	1·0181	2·316	14·40	1·08	700	339·9	
23. „	50·29	1·938	1·0196	1·901	12·13	0·49	676	315·1	
24. „	50·53	1·846	1·0244	1·802	12·67	1·57	637	288·3	
25. „	50·99	1·962	1·0179	1·928	11·82	2·91	705	325·8	
26. „	50·34	2·228	1·0203	2·184	13·29	3·13	680	311·9	
Mittel	50·33	2·087	1·0221	2·043	14·17	5·02	648	308·3	
Ohne Spülwasser		1·887)							

Die Methode der Probenahme und der Analyse ist von Zuntz ausgearbeitet und von Adolph Magnus-Levy[1] beschrieben worden.

Das Versuchsfutter bestand aus 600 grm gutem Luzerneheu und 350 grm Maisfuttermehl, sowie 15 grm Kochsalz.

Vom 15. März ab war dieses Futter regelmässig jeden Tag aufgenommen worden.

Die Aenderungen im Lebendgewichte sind nur sehr gering; dasselbe war nahezu constant und zeigt eine geringe Tendenz zu steigen; dies beweist, dass die Ration mindestens das Erhaltungsfutter darstellte, sogar etwas Ansatz bewirkte.

Die Wasseraufnahme war eine sehr regelmässige, es wurden an den 14 Versuchstagen elf Mal 2·5 und je ein Mal 3·0, 1·7 und 2·7 Liter Wasser aufgenommen.

Vom 12. April 1897 früh 8 Uhr ab wurden Harn und Koth gesammelt und später analysirt; wegen Anfeuchtung des Futters seitens des Hammels selber blieben geringe Reste im Futterkasten; diese wurden am Schlusse ausgekratzt, gewogen und analysirt.

Die näheren Daten des Ausnützungsversuches zeigt die Tabelle I.

Die Analyse der Futterstoffe, des lufttrockenen Kothes und der 39·9 grm betragenden Futterreste folgt in der Tabelle II.

Tabelle II.

Procentische Zusammensetzung des Futters, der Futterreste und des lufttrockenen Kothes.

Name	Trocken-substanz	Mineral-substanz	Organische Substanz	Stickstoff	Roh-proteïn	Rein-proteïn	Rohfett	Rohfaser	N-freie Extractiv-stoffe	Kohlenstoff
Maisfutterm.	86·986	2·228	84·758	2·023	13·644	11·488	11·221	6·151	53·742	43·789
Heu	83·374	7·118	76·256	2·243	14·019	10·690	1·831	26·703	33·703	37·402
Lufttr. Koth	95·309	12·955	82·354	1·973	(12·331)	—	3·109	34·137	32·777	43·306
Futterreste .	96·990	35·617	61·373	2·092	13·075	10·380	3·950	16·411	27·937	31·336

Die calorimetrische Analyse[2] ergab, dass der Energieinhalt, bezogen auf frische Substanz bei den Futtermitteln und auf lufttrockene Substanz bei Koth und Futterresten, per 1 grm betrug:

[1] Pflüger's *Archiv*. Bd. LV. S. 9 ff.

[2] Für Interessenten bemerke ich, dass gute Verbrennungsbomben und complette Calorimeter vom Mechaniker J. Peters in Berlin NW., Thurmstr. 4, zum Preise von 700 Mark, gute Pastillenpressen vom Mechaniker M. Wolz in Bonn, Beethovenstr. 32, zum Preise von 100 Mark bezogen werden können.

für	Maisfuttermehl . .	4·354	Cal.
„	Heu	3·635	„
„	Koth	4·320	„
„	Futterreste	3·240	„

Der Energieinhalt von 1 grm Harn betrug 0·06995 Cal.

Die Futterausnützung berechnet sich wie folgt:

Tabelle III.

Futterausnützung.

	Trocken-substanz	Mineral-substanz	Organische Substanz	Roh-proteïn	Rein-proteïn	Rohfett	Rohfaser	Stickstoff-freier Rest	Stickstoff	Kohlenstoff
				Es wurden in grm aufgenommen aus:						
Maisschrot 350 grm	304·45	7·80	296·65	44·25	40·21	39·27	21·53	191·60	7·08	153·26
Luzerneheu 600 „	500·24	42·71	457·53	84·12	64·14	10·99	160·22	202·20	13·46	224·41
Summa	804·69	50·51	754·18	128·37	104·35	50·26	181·75	393·80	20·54	377·67
				Davon ab die Futterrückstände, zu 15 grm Kochsalz:						
Pro die 2·85 grm	2·76	1·01	1·75	0·37	0·29	0·11	0·47	0·80	0·06	0·89
				Es bleiben aufgenommen:						
	816·93	64·50	752·43	128·00	104·06	50·15	181·28	393·00	20·48	376·78
				Mit dem Kothe wurden ausgeschieden:						
Lufttrocken 308·3	293·84	39·94	253·90	—	(25·31)[1]	9·59	105·24	101·07	6·08	133·51
				Es sind demnach verdaut:						
Absolut in grm	523·09	24·56	498·53	90·00	78·75	40·56	76·04	291·93	14·40	243·27
In Procenten	64·0	38·1	66·3	70·3	75·8	80·9	42·0	74·3	70·3	64·6

Im Harne fanden sich 17·08 grm Kohlenstoff und 14·17 grm Stickstoff. Dem Körper standen also für die Respiration bezw. den Fettansatz 225·43 grm Kohlenstoff zur Disposition, weil ausser dem Harnkohlenstoff noch 0·76 grm Kohlenstoff mit den angesetzten 0·23 grm Stickstoff in Form von Eiweiss u. s. w. dem Zersetzungsprocesse entzogen sind.

Im Harne fanden sich 25·91 grm kohlensäurefreie Reinasche. Als verdaut hatten wir gefunden 24·56 grm Mineralsubstanz; hinzu kamen noch

[1] Für je 100 grm verdaute Trockensubstanz sind 0·4 grm Stickstoff vom Kothstickstoff in Abzug gebracht; der Rest ist als Eiweissstickstoff angesehen und darnach die Eiweissverdauung berechnet worden.

1·25 grm Mineralsubstanz mit dem Tränkwasser, so dass 25·81 grm Mineralsubstanz im Ganzen verdaut waren, nach Abzug der im Harne gefundenen 25·91 grm verbleiben noch — 0·10 grm Mineralsubstanz angesetzt.

Während des Stoffwechselversuches wurden an 10 Tagen im Ganzen 42 Respirationsversuche angestellt. Die Analyse der Gase wurde stets doppelt ausgeführt und der Mittelwerth der beiden Analysen zur weiteren Berechnung verwendet.

Es folgen die Daten der Respirationsversuche:

Respirationsversuche vom 10. April 1897. Nr. I.

Lebendgewicht = 50·0 kg.

Versuch Nr. 1. Ruhe.

Das Thier hustet einmal und kaut auch einige Minuten wieder, im Uebrigen ist es ruhig.

Stand des Gasmessers:

12 Uhr 48 Min. = 579·3 Liter,
12 „ 29 „ = 497·5 „
19 Min. = 81·8 Liter, per 1 Min. = 4·305 Liter.

Reducirt auf 0° und 760 mm Hg: 19 Min. = 76·769, per 1 Min. = 4·041 Liter.

Die Exspirationsgase enthielten:

5·69 Procent[1] CO_2, 15·59 Procent O_2 — 5·24 Procent O-Def.

Per 1 Min. also Production von 244.95 ccm CO_2, Verbrauch von 225,58 ccm O_2.

Resp.-Quotient = 1·086.

Per 1 Min. und 1 kg Thier also: Production von 4.899 ccm CO_2,
Verbrauch „ 4.512 „ O_2.

Versuch Nr. 2. Ruhe.

Das Thier kaut energisch wieder; theilweise ist es ruhig.

Stand des Gasmessers:

1 Uhr 27 Min. = 811·4 Liter,
1 „ 14 „ = 742·5 „
13 Min. = 68·9 Liter, per 1 Min. = 5·300 Liter.

Reducirt auf 0° und 760 mm Hg: 13 Min. = 65.587, per 1 Min. = 5·045 Liter.

Die Exspirationsgase enthielten:

4·79 Procent CO_2, 15·84 Procent O_2 — 5·17 Procent O-Def.

Per 1 Min. also Production von 241·66 ccm CO_2, Verbrauch von 260·83 ccm O_2.

Resp.-Quotient = 0·9265.

Per 1 Min. und 1 kg Thier also: Production von 4·833 ccm CO_2,
Verbrauch „ 5·217 „ O_2.

[1] Die Analyse ergab 5·72 Proc. CO_2; 0·03 Proc. CO_2 sind für den CO_2-Gehalt der atmosphärischen Luft in Abzug gebracht.

Versuch Nr. 3. Ruhe.

Das Thier zeigt etwas Unruhe; steht und legt sich abwechselnd.
Stand des Gasmessers:

2 Uhr 5 Min. = 4030.0 Liter,
1 „ 53 „ = 3972·0 „

12 Min. = 58·0 Liter, per 1 Min. = 4.833 Liter.

Reducirt auf 0° und 760 mm Hg: 12 Min. = 54·482, per 1 Min. = 4·540 Liter.

Die Exspirationsgase enthielten:
4·74 Procent CO_2, 15·74 Procent O_2 — 5·31 Procent O-Def.

Per 1 Min. also Production von 215·20 ccm CO_2, Verbrauch von 241·07 ccm O_2.

Resp.-Quotient = 0·893.

Per 1 Min. und 1 kg Thier also: Production von 4·304 ccm CO_2,
Verbrauch „ 4·821 „ O_2.

Respirationsversuche vom 13. April 1897. Nr. II.

Lebendgewicht = 50·7 kg.

Versuch 1. Ruhe.

Das Thier steht ruhig.
Stand des Gasmessers:

11 Uhr 49 Min. = 593·7 Liter,
11 „ 33 „ = 495·0 „

16 Min. = 98·7 Liter, per 1 Min. = 6·169 Liter.

Reducirt auf 0° und 760 mm Hg: 16 Min. = 91·884, per 1 Min. = 5·743 Liter.

Die Exspirationsgase enthielten:
4·50 Procent CO_2, 15·87 Procent O_2 — 5·21 Procent O-Def.

Per 1 Min. also Production von 258·44 ccm CO_2, Verbrauch von 299·21 ccm O_2.

Respir.-Quotient = 0·864.

Per 1 Min. und 1 kg Thier also: Production von 5·097 ccm CO_2,
Verbrauch „ 5·901 „ O_2.

Versuch Nr. 2. Ruhe.

Das Thier liegt und steht abwechselnd; hustet sehr viel.
Stand des Gasmessers:

1 Uhr 47 Min. = 239·2 Liter,
1 „ 34 „ = 146·4 „

13 Min. = 92·8 Liter, per 1 Min. = 7·138 Liter.

Reducirt auf 0° und 760 mm Hg: 13 Min. = 86·506, per 1 Min. = 6·654 Liter.

Die Exspirationsgase enthielten:
5·08 Procent CO_2, 15.90 Procent O_2 — 5·02 Procent. O-Def.

Per 1 Min. also Production von 338·01 ccm CO_2, Verbrauch von 334·02 ccm O_2.

Resp.-Quotient = 1·012.

Per 1 Min. und 1 kg Thier also: Production von 6·667 ccm CO_2,
Verbrauch „ 6·588 „ O_2.

Respirationsversuche vom 14. April 1897. Nr. III.

Lebendgewicht = 51·2 kg.

Versuch 1. Ruhe.

Das Thier steht ruhig; wird nur durch eine fremde Person beunruhigt. Stand des Gasmessers:

12 Uhr 24 Min. = 910·5 Liter,
11 „ 58 „ = 763·7 „
26 Min. = 146·8 Liter, per 1 Min. = 5·646 Liter.

Reducirt auf 0° und 760 mm Hg: 26 Min. = 135·785, per 1 Min. = 5·222 Liter.

Die Exspirationsgase enthielten:

4·88 Procent CO_2, 15·73 Procent O_2 — 5·29 Procent O-Def.

Per 1 Min. also Production von 254·84 ccm CO_2, Verbrauch von 276·25 ccm O_2.

Resp.-Quotient = 0·9225.

Per 1 Min. und 1 kg Thier also: Production von 4·977 ccm CO_2,
Verbrauch „ 5·396 „ O_2.

Versuch Nr. 2. Ruhe.

Das Thier steht ruhig.
Stand des Gasmessers:

1 Uhr 2 Min. = 7113·4 Liter,
12 „ 35 „ = 6966.3 „
27 Min. = 147·1 Liter, per 1 Min. = 5·448 Liter.

Reducirt auf 0° und 760 mm Hg: 27 Min. = 136·150, per 1 Min. = 5·042 Liter.

Die Exspirationsgase enhielten:

5·33 Procent CO_2, 15·32 Procent O_2 — 5·68 Procent O-Def.

Per 1 Min. also Production von 268·74 ccm CO_2, Verbrauch von 286·39 ccm O_2.

Resp.-Quotient = 0·938.

Per 1 Min. und 1 kg Thier also: Production von 5·249 ccm CO_2,
Verbrauch „ 5·594 „ O_2.

Versuch Nr. 3. Ruhe.

Das Thier liegt und schläft theilweise.
Stand des Gasmessers:

1 Uhr 59 Min. = 391·2 Liter,
1 „ 26 „ = 236·8 „
33 Min. = 154·4 Liter, per 1 Min. = 4·679 Liter.

Reducirt auf 0° und 760 mm Hg: 33 Min. = 143·104, per 1 Min. = 4·336 Liter.

Die Exspirationsgase enthielten:

4·56 Procent CO_2, 16·09 Procent O_2 — 4·91 Procent O-Def.

Per 1 Min. also Production von 197·72 ccm CO_2, Verbrauch von 212·90 ccm O_2.

Resp.-Quotient = 0·929.

Per 1 Min. und 1 kg Thier also: Production von 3·862 ccm CO_2,
Verbrauch „ 4·158 „ O_2.

Respirationsversuche vom 15. April 1897. Nr. IV.

Lebendgewicht = 49·8 kg.

Versuch Nr. 1. Ruhe.

Das Thier zeigt etwas Unruhe; hustet mehrmals.
Stand des Gasmessers:

12 Uhr 10 Min. = 154·8 Liter,
11 „ 40 „ = 5·0 „
30 Min. = 149·8 Liter, per 1 Min. = 4·993 Liter.

Reducirt auf 0° und 760 mm Hg: 30 Min. = 141.218, per 1 Min. = 4.707 Liter.
Die Exspirationsgase enthielten:
4.71 Procent CO_2, 15·48 Procent O_2 — 5·64 Procent O-Def.
Per 1 Min. also Production von 221.70 ccm CO_2, Verbrauch von 265·48 ccm O_2.
Resp.-Quotient = 0·835.
Per 1 Min. und 1 kg Thier also: Production von 4·452 ccm CO_2,
Verbrauch „ 5·331 „ O_2.

Versuch Nr. 2. Ruhe.

Das Thier liegt und schläft fast beständig.
Stand des Gasmessers:

1 Uhr 20 Min. = 485.8 Liter,
12 „ 45 „ = 338·6 „
35 Min. = 147·2 Liter, per 1 Min. = 4·206 Liter.

Reducirt auf 0° und 760 mm Hg: 35 Min. = 138·210, per 1 Min. = 3·949 Liter.
Die Exspirationsgase enthielten:
4·87 Procent CO_2, 14·82 Procent O_2 — 6·44 Procent O-Def.
Per 1 Min. also Production von 192·32 ccm CO_2, Verbrauch von 254·32 ccm O_2.
Resp.-Quotient = 0·756.
Per 1 Min. und 1 kg Thier also: Production von 3·862 ccm CO_2,
Verbrauch „ 5·107 „ O_2.

Versuch Nr. 3. Ruhe.

Das Thier wie vorher, hustet jedoch zeitweise.
Stand des Gasmessers:

2 Uhr 4 Min. = 675·9 Liter,
1 „ 31 „ = 538·5 „
33 Min. = 137·4 Liter, per 1 Min. = 4·163 Liter.

Reducirt auf 0° und 760 mm Hg: 33 Min. = 129.787, per 1 Min. = 3·933 Liter.
Die Exspirationsgase enthielten:
5.16 Procent CO_2, 15.06 Procent O_2 — 6.05 Procent O-Def.
Per 1 Min. also Production von 202·94 ccm CO_2, Verbrauch von 237·95 ccm O_2.
Resp.-Quotient = 0·853.
Per 1 Min. und 1 kg Thier also: Production von 4.075 ccm CO_2
Verbrauch „ 4·778 „ O_2.

Respirationsversuche vom 17. April 1897. Nr. V.

Lebendgewicht = 49·8 kg.

Versuch Nr. 1. Ruhe.

Das Thier liegt und wiederkäut; später schläft es.

Stand des Gasmessers:

12 Uhr 0 Min. = 613.4 Liter,
11 „ 33 „ = 477.3 „

27 Min. = 136·1 Liter, per 1 Min. = 5·041 Liter.

Reducirt auf 0^0 und 760 mm Hg: 27 Min. = 128·823, per 1 Min. = 4·771 Liter.

Die Exspirationsgase enthielten:

4·84 Procent CO_2, 15·69 Procent O_2 — 5·35 Procent O-Def.

Per 1 Min. also Production von 230·92 ccm CO_2, Verbrauch von 255·25 ccm O_2.

Resp.-Quotient = 0·905.

Per 1 Min. und 1 kg Thier also: Production von 4·637 ccm CO_2,
Verbrauch „ 5·125 „ O_2.

Versuch Nr. 2. Ruhe.

Das Thier schläft meist, steht gegen Schluss der Probe auf und hustet viel.

Stand des Gasmessers:

12 Uhr 35 Min. = 784·5 Liter,
12 „ 6 „ = 640·8 „

29 Min. = 143·7 Liter, per 1 Min. = 5·093 Liter.

Reducirt auf 0^0 und 760 mm Hg: 29 Min. = 136·086, per 1 Min. = 4·689 Liter.

Die Exspirationsgase enthielten:

4·83 Procent CO_2, 16.44 Procent O_2 — 4·40 Procent O-Def.

Per 1 Min. also Production von 226·48 ccm CO_2, Verbrauch von 206·31 ccm O_2.

Resp.-Quotient = 1·098.

Per 1 Min. und 1 kg Thier also: Production von 4·548 ccm CO_2,
Verbrauch „ 4·143 „ O_2.

Versuch Nr. 3. Ruhe.

Wie bei Versuch Nr. 2.

Stand des Gasmessers:

1 Uhr 25 Min. = 10017·2 Liter,
12 „ 54 „ = 9877·6 „

31 Min. = 139·6 Liter, per 1 Min. = 4·503 Liter.

Reducirt auf 0^0 und 760 mm Hg: 31 Min. = 132·160, per 1 Min. = 4·263 Liter.

Die Exspirationsgase enthalten:

5·14 Procent CO_2, 15·31 Procent O_2 — 5·75 Procent O-Def.

Per 1 Min. also Production von 219·12 ccm CO_2, Verbrauch von 245·13 ccm O_2.

Resp.-Quotient = 0·894.

Per 1 Min. und 1 kg Thier also: Production von 4·400 ccm CO_2,
Verbrauch „ 4·922 „ O_2.

Versuch Nr. 4. Wiederkäuen.

Das Thier liegt und wiederkäut.
Stand des Gasmessers:

1 Uhr 59 Min. = 183·7 Liter,
1 „ 31 „ = 45·2 „

28 Min. = 138.5 Liter, per 1 Min. = 4·948 Liter.

Reducirt auf 0° und 760 mm Hg: 28 Min. = 131·117, per 1 Min. = 4·683 Liter.

Die Exspirationsgase enthielten:
5.08 Procent CO_2, 15·80 Procent O_2 — 5·15 Procent O-Def.

Per 1 Min. also Production von 237·90 ccm CO_2, Verbrauch von 241·17 ccm O_2.

Resp.-Quotient = 0·986.

Per 1 Min. und 1 kg Thier also: Production von 4·777 ccm CO_2,
Verbrauch „ 4·843 „ O_2.

Versuch 5. Ruhe.

Das Thier liegt theils und schläft, theils wiederkäut es, zwischendurch vereinzelt Husten.
Stand des Gasmessers:

2 Uhr 39 Min. = 384·4 Liter,
2 „ 10 Min. = 246·5 „

29 Min. = 137·9 Liter, per 1 Min. = 4·755 Liter.

Reducirt auf 0° und 760 mm Hg: 29 Min. = 130.312, per 1 Min. = 4·493 Liter.

Die Exspirationsgase enthielten:
5·37 Procent CO_2, 16.13 Procent O_2 — 4.65 Procent O-Def.

Per 1 Min. also Production von 241·27 ccm CO_2, Verbrauch von 208·92 ccm O_2.

Resp.-Quotient = 1·155.

Per 1 Min. und 1 kg Thier also: Production von 4·845 ccm CO_2,
Verbrauch „ 4·195 „ O_2.

Respirationsversuche vom 19. April 1897. Nr. VI.

Lebendgewicht = 49·6 kg.

Versuch Nr. 1. Ruhe.

Das Thier liegt und wiederkäut während einer Hälfte des Versuches, während der anderen steht es.
Stand des Gasmessers:

11 Uhr 51 Min. = 198·7 Liter,
11 „ 21 „ = 53·0 „

30 Min. = 145.7 Liter, per 1 Min. = 4.856 Liter.

Reducirt auf 0° und 760 mm Hg: 30 Min. = 136·972, per 1 Min. = 4.566 Liter.

Die Exspirationsgase enthielten:
4·78 Procent CO_2, 15·35 Procent O_2 — 5·80 Procent O-Def.

Per 1 Min. also Production von 218.26 ccm CO_2, Verbrauch von 264·83 ccm O_2.

Resp.-Quotient = 0·824.

Per 1 Min. und 1 kg Thier also: Production von 4·400 ccm CO_2,
Verbrauch „ 5.339 „ O_2.

Versuch Nr. 2. Ruhe.

Das Thier schläft Anfangs 14 Minuten lang, darnach steht es auf und bleibt stehend.

Stand des Gasmessers:

1 Uhr 49 Min. = 727·0 Liter,
1 „ 14 „ = 587·6 „

35 Min. = 139·4 Liter, per 1 Min. = 3·983 Liter.

Reducirt auf 0° und 760 mm Hg: 35 Min. = 130·932, per 1 Min. = 3·741 Liter.

Die Exspirationsgase enthielten:

5·79 Procent CO_2, 14·37 Procent O_2 — 6·76 Procent O-Def.

Per 1 Min. also Production von 216·60 ccm CO_2, Verbrauch von 252·90 ccm O_2.

Resp.-Quotient = 0·8565.

Per 1 Min. und 1 kg Thier also: Production von 4·367 ccm CO_2,
Verbrauch „ 5·099 „ O_2.

Respirationsversuche vom 20. April 1897. Nr. VII.

Lebendgewicht = 49.8 kg.

Versuch Nr. 1. Ruhe.

Das Thier legt sich und schläft bald. 1 Minute vor Schluss der Probe steht es auf und hustet.

Stand des Gasmessers:

1 Uhr 47 Min. = 633·4 Liter,
1 „ 13 „ = 487·8 „

34 Min. = 145·6 Liter, per 1 Min. = 4·282 Liter.

Reducirt auf 0° und 760 mm Hg: 34 Min. = 134·350, per 1 Min. = 3·951 Liter.

Die Exspirationsgase enthielten:

5·47 Procent CO_2, 14·92 Procent O_2 — 6.15 Procent O-Def.

Per 1 Min. also Production von 216·12 ccm CO_2, Verbrauch von 242·99 ccm O_2.

Respir.-Quotient = 0·889.

Per 1 Min. und 1 kg Thier also: Production von 4·340 ccm CO_2,
Verbrauch „ 4·879 „ O_2.

Versuch Nr. 2. Ruhe.

Das Thier steht Anfangs nicht ganz ruhig; später legt es sich und wiederkäut; hustet öfters.

Stand des Gasmessers:

2 Uhr 27 Min. = 808·0 Liter,
1 „ 54 „ = 664·8 „

33 Min. = 143.2 Liter, per 1 Min. = 4·339 Liter.

Reducirt auf 0° und 760 mm Hg: 33 Min. = 132·271, per 1 Min. = 4·008 Liter.

Die Exspirationsgase enthielten:

5·31 Procent CO_2, 14·57 Procent O_2 — 6·64 Procent O-Def.

Per 1 Min. also Production von 212·82 ccm CO_2, Verbrauch von 266·14 ccm O_2.

Resp.-Quotient = 0·800.

Per 1 Min. und 1 kg Thier also: Production von 4·274 ccm CO_2,
Verbrauch „ 5·344 „ O_2.

Versuch Nr. 3. Ruhe.

Das Thier verhält sich erst 12 Min. lang wie bei Versuch Nr. 2, dann schläft es.

Stand des Gasmessers:

6 Uhr 16 Min. = 856·8 Liter,
5 „ 42 „ = 714.4 „
34 Min. = 142·4 Liter, per 1 Min. = 4·188 Liter.

Reducirt auf 0^0 und 760^{mm} Hg: 34 Min. = 132·808, per 1 Min. = 3.906 Liter.

Die Exspirationsgase enthielten:

5.15 Procent CO_2, 14·72 Procent O_2 — 6·49 Procent O-Def.

Per 1 Min. also Production von 201·16 ^{ccm} CO_2, Verbrauch von 253·50 ^{ccm} O_2.

Resp.-Quotient = 0·7935.

Per 1 Min. und 1^{kg} Thier also: Production von 4·039 ^{ccm} CO_2,
Verbrauch „ 5·090 „ O_2.

Versuch Nr. 4. Fressen.

Das Thier erhält 6 Uhr 25 Min. seine Abendmahlzeit; es frisst erst energisch, später langsamer. 6 Uhr 50 Min. säuft es einen halben Liter Wasser. 6 Uhr 59 Min. Schluss des Fressens.

Stand des Gasmessers:

7 Uhr 0 Min. = 4151·1 Liter,
6 „ 24 „ = 3910·0 „
36 Min. = 241·1 Liter, per 1 Min. = 6·697 Liter.

Reducirt auf 0^0 und 760^{mm} Hg: 36 Min. = 223·565, per 1 Min. = 6·210 Liter.

Die Exspirationsgase enthielten:

4·86 Procent CO_2, 15·23 Procent O_2 — 5·92 Procent O-Def.

Per 1 Min. also Production von 301·80 ^{ccm} CO_2, Verbrauch von 367·63 ^{ccm} O_2.

Resp.-Quotient = 0·821.

Per 1 Min. und 1^{kg} Thier also: Production von 6·060 ^{ccm} CO_2,
Verbrauch „ 7·382 „ O_2.

Versuch Nr. 5. Ruhe.

Das Thier verhält sich ganz ruhig.

Stand des Gasmessers:

7 Uhr 33 Min. = 324·5 Liter,
7 „ 7 „ = 188·4 „
26 Min. = 136·1 Liter, per 1 Min. = 5.234 Liter.

Reducirt auf 0^0 und 760^{mm} Hg: 26 Min. = 125·803, per 1 Min. = 4·838 Liter.

Die Exspirationsgase enthielten:

4·64 Procent CO_2, 15·49 Procent O_2 — 5·65 Procent O-Def.

Per 1 Min. also Production von 224·49 ^{ccm} CO_2, Verbrauch von 273·35 ^{ccm} O_2.

Resp.-Quotient = 0·820.

Per 1 Min. und 1^{kg} Thier also: Production von 4·500 ^{ccm} CO_2,
Verbrauch „ 5·489 „ O_2.

Respirationsversuche vom 22. April 1897. Nr. VIII.

Lebendgewicht = 50·3 kg.

Versuch Nr. 1. Ruhe.

Das Thier hustet hie und da; liegt meistens.
Stand des Gasmessers:

4 Uhr 11 Min. = 690.2 Liter,
3 „ 40 „ = 559·5 „

31 Min. = 130·7 Liter, per 1 Min. = 4·216 Liter.
Reducirt auf 0^0 und 760 mm Hg: 31 Min. = 122·369, per 1 Min. = 3·947 Liter.
Die Exspirationsgase enthielten:
4·69 Procent CO_2, 15·89 Procent O_2 — 5·13 Procent O-Def.
Per 1 Min. also Production von 185·11 ccm CO_2, Verbrauch von 202·48 ccm O_2.
Resp.-Quotient = 0·914.
Per 1 Min. und 1 kg Thier also: Production von 3·680 ccm CO_2,
Verbrauch „ 4·026 „ O_2.

Versuch Nr. 2. Ruhe.

Das Thier liegt zuerst und schläft; gegen Schluss der Probe steht es auf und hustet viel.
Stand des Gasmessers:

4 Uhr 50 Min. = 867·6 Liter,
4 „ 21 Min. = 730·2 „

29 Min. = 137·4 Liter, per 1 Min. = 4.738 Liter.
Reducirt auf 0^0 und 760 mm Hg: 29 Min. = 128·817, per 1 Min. = 4·442 Liter.
Die Exspirationsgase enthielten:
4·68 Procent CO_2, 16·14 Procent O_2 — 4·82 Procent O-Def.
Per 1 Min. also Production von 207·89 ccm CO_2, Verbrauch von 214.10 ccm O_2.
Resp.-Quotient = 0.971.
Per 1 Min. und 1 kg Thier also: Production von 4·133 ccm CO_2,
Verbrauch „ 4·257 „ O_2

Versuch Nr. 3. Ruhe.

Das Thier liegt zuerst und wiederkäut, dann steht es auf und hustet einige Male.
Stand des Gasmessers:

5 Uhr 35 Min. = 5104·6 Liter,
5 „ 8 „ = 4963·1 „

27 Min. = 141·5 Liter, per 1 Min. = 5·241 Liter.
Reducirt auf 0^0 und 760 mm Hg: 27 Min. = 132·095, per 1 Min. = 4·892 Liter.
Die Exspirationsgase enthielten:
4·50 Procent CO_2, 15·28 Procent O_2 — 5·96 Procent O-Def.
Per 1 Min. also Production von 220·14 ccm CO_2, Verbrauch von 291·57 ccm O_2.
Resp.-Quotient = 0·755.
Per 1 Min. und 1 kg Thier also: Production von 4·376 ccm CO_2,
Verbrauch „ 5·797 „ O_2.

Versuch Nr. 4. Wiederkäuen.

Das Thier liegt und wiederkäut.
Stand des Gasmessers:

6 Uhr 27 Min. = 366·0 Liter,
6 „ 0 „ = 226·9 „

27 Min. = 139·1 Liter, per 1 Min. = 5·152 Liter.

Reducirt auf 0^0 und 760 ^{mm} Hg: 27 Min. = 129·920, per 1 Min. = 4·812 Liter.

Die Exspirationsgase enthielten:
4·54 Procent CO_2, 15·58 Procent O_2 — 5·57 Procent O-Def.

Per 1 Min. also Production von 218·47 ^{ccm} CO_2, Verbrauch von 268·04 ^{ccm} O_2.
Resp.-Quotient = 0.815.

Per 1 Min. und 1 ^{kg} Thier also: Production von 4·343 ^{ccm} CO_2,
Verbrauch „ 5·329 „ O_2.

Versuch Nr. 5. Fressen.

Das Thier frisst sein Abendfutter.
Stand des Gasmessers:

7 Uhr 15 Min. = 644·4 Liter,
6 „ 39 „ = 422.2 „

36 Min. = 222·2 Liter, per 1 Min. = 6·172 Liter.

Reducirt auf 0^0 und 760 ^{mm} Hg: 36 Min. = 207·298, per 1 Min. = 4·758 Liter.

Die Exspirationsgase enthielten:
4·74 Procent CO_2, 16·86 Procent O_2 — 3·89 Procent O-Def.

Per 1 Min. also Production von 272·93 ^{ccm} CO_2, Verbrauch von 223·98 ^{ccm} O_2.
Resp.-Quotient = 1·2185.

Per 1 Min. und 1 ^{kg} Thier also: Production von 5·426 ^{ccm} CO_2
Verbrauch „ 4·453 „ O_2.

Versuch Nr. 6. Fressen.

Das Thier frisst weiter, aber weniger energisch und hustet öfters.
Stand des Gasmessers:

8 Uhr 3 Min. = 943·4 Liter,
7 „ 27 „ = 712·6 „

36 Min. = 230·8 Liter, per 1 Min. = 6·411 Liter.

Reducirt auf 0^0 und 760 ^{mm} Hg: 36 Min. = 215.639, per 1 Min. = 5·990 Liter.

Die Exspirationsgase enthielten:
4·68 Procent CO_2, 16·53 Procent O_2 — 4·33 Procent O-Def.

Per 1 Min. also Production von 280·34 ^{ccm} CO_2, Verbrauch von 259.37 ^{ccm} O_2.
Resp.-Quotient = 1·081.

Per 1 Min. und 1 ^{kg} Thier also: Production von 5·573 ^{ccm} CO_2,
Verbrauch „ 5·157 „ O_2.

Versuch Nr. 7. Ruhe.

Das Thier liegt und schläft, steht 6 Minuten vor Schluss der Probe auf und hustet einige Male.

Stand des Gasmessers:

9 Uhr 11 Min. = 295·4 Liter,
8 „ 43 „ = 154·8 „

28 Min. = 140·6 Liter, per 1 Min. = 5·021 Liter.

Reducirt auf 0° und 760 mm Hg: 28 Min = 131·419, per 1 Min. = 4·693 Liter.

Die Exspirationsgase enthielten:

5·54 Procent CO_2, 15·34 Procent O_2 — 5·61 Procent O-Def.

Per 1 Min. also Production von 260·00 ccm CO_2, Verbrauch von 263·27 ccm O_2.

Resp.-Quotient = 0·9875.

Per 1 Min. und 1 kg Thier also: Production von 5·169 ccm CO_2.
Verbrauch „ 5·234 „ O_2

Respirationsversuche vom 23. April 1897. Nr. IX.

Lebendgewicht = 50.3 kg.

Versuch Nr. 1. Ruhe.

Das Thier steht ruhig und hustet gelegentlich.

Stand des Gasmessers:

11 Uhr 6 Min. = 852·1 Liter,
10 „ 44 „ = 714.3 „

22 Min. = 137·8 Liter, per 1 Min. = 6·263 Liter.

Reducirt auf 0° und 760 mm Hg: 22 Min. = 129·910, per 1 Min. = 5·859 Liter.

Die Exspirationsgase enthielten:

4·97 Procent CO_2, 15·96 Procent O_2 — 4·97 Procent O-Def.

Per 1 Min. also Production von 291·20 ccm CO_2, Verbrauch von 291.20 ccm O_2.

Resp.-Quotient = 1·000.

Per 1 Min. und 1 kg Thier also: Production von 5·789 ccm CO_2.
Verbrauch „ 5·789 „ O_2.

Versuch Nr. 2. Ruhe.

Das Thier liegt ruhig und schläft meist.

Stand des Gasmessers:

12 Uhr 2 Min. = 7124·1 Liter,
11 „ 32 „ = 6986·7 „

30 Min. = 137·4 Liter, per 1 Min. = 4·546 Liter.

Reducirt auf 0° und 760 mm Hg: 30 Min. = 129·709, per 1 Min. = 4·472 Liter.

Die Exspirationsgase enthielten:

5·02 Procent CO_2, 16·11 Procent O_2 — 4·77 Procent O-Def.

Per 1 Min. also Production von 224·49 ccm CO_2, Verbrauch von 213·32 ccm O_2.

Resp.-Quotient = 1·052.

Per 1 Min. und 1 kg Thier also: Production von 4·463 ccm CO_2,
Verbrauch „ 4·241 „ O_2.

Versuch Nr. 3. Wiederkäuen.

Das Thier liegt und wiederkäut.

Stand des Gasmessers:

12 Uhr 54 Min. = 391·2 Liter,
12 „ 28 „ = 254·1 „

26 Min. = 137.1 Liter, per 1 Min. = 5·273 Liter.

Reducirt auf 0^0 und 760 mm Hg: 26 Min. = 129·141, per 1 Min. = 4·967 Liter.

Die Exspirationsgase enthielten:

5·34 Procent CO_2, 16·10 Procent O_2 — 4·72 Procent O-Def.

Per 1 Min. also Production von 265·24 ccm CO_2, Verbrauch von 234·44 ccm O_2.

Resp.-Quotient = 1·131.

Per 1 Min. und 1 kg Thier also: Production von 5·273 ccm CO_2.
Verbrauch „ 4·661 „ O_2.

Versuch Nr. 4. Ruhe.

Das Thier liegt; grösstentheils wiederkäuend, theils schlafend.

Stand des Gasmessers:

5 Uhr 4 Min. = 971·3 Liter,
4 „ 32 „ = 830·4 „

32 Min. = 140·9 Liter, per 1 Min. = 4·403 Liter.

Reducirt auf 0^0 und 760 mm Hg: 32 Min. = 132·265, per 1 Min. = 4·133 Liter.

Die Exspirationsgase enthielten:

5.18 Procent CO_2, 15·65 Procent O_2 — 5·31 Procent O-Def.

Per 1 Min. also Production von 214·09 ccm CO_2, Verbrauch von 219·46 ccm O_2.

Resp.-Quotient = 0·9755.

Per 1 Min. und 1 kg Thier also: Production von 4.256 ccm CO_2,
Verbrauch „ 4·363 „ O_2.

Versuch Nr. 5. Wiederkäuen.

Das Thier liegt und wiederkäut.

Stand des Gasmessers:

5 Uhr 48 Min. = 194·0 Liter,
5 „ 19 „ = 51.4 „

29 Min. = 142.6 Liter, per 1 Min. = 4.917 Liter.

Reducirt auf 0^0 und 760 mm Hg: 29 Min. = 133.638, per 1 Min. = 4·608 Liter.

Die Exspirationsgase enthielten:

5·43 Procent CO_2, 15·64 Procent O_2 — 5·25 Procent O-Def.

Per 1 Min. also Production von 250.21 ccm CO_2, Verbrauch von 241·92 ccm O_2.

Resp.-Quotient = 1·034.

Per 1 Min. und 1 kg Thier also: Production von 4·974 ccm CO_2,
Verbrauch „ 4·810 „ O_2.

Versuch Nr. 6. Fressen.

Das Thier frisst sein Abendfutter.

Stand des Gasmessers:

6 Uhr 46 Min. = 572·1 Liter,
6 „ 15 Min. = 344.8 „

31 Min. = 227.3 Liter, per 1 Min. = 7.332 Liter.

Reducirt auf 0^0 und 760 mm Hg: 31 Min. = 212·763, per 1 Min. = 6.869 Liter.

Die Exspirationsgase enthielten:

5·04 Procent CO_2, 15·53 Procent O_2 — 5·50 Procent O-Def.

Per 1 Min. also Production von 346·20 ccm CO_2, Verbrauch von 377·80 ccm O_2.

Resp.-Quotient = 0·916.

Per 1 Min. und 1 kg Thier also: Production von 6·883 ccm CO_2,
Verbrauch „ 7·511 „ O_2.

Respirationsversuche vom 24. April 1897. Nr. X.

Lebendgewicht = 50·5 kg.

Versuch Nr. 1. Ruhe.

Das Thier liegt zuerst und wiederkäut, dann schläft es, zum Schluss steht es auf und hustet.

Stand des Gasmessers:

7 Uhr 51 Min. = 906·2 Liter,
7 „ 23 „ = 769.0 „
28 Min. = 137·2 Liter, per 1 Min. = 4·900 Liter.

Reducirt auf 0° und 760 mm Hg: 28 Min. = 129·191, per 1 Min. = 4·614 Liter.

Die Exspirationsgase enthielten:

4·27 Procent CO_2, 15.84 Procent O_2 — 5·31 Procent O-Def.

Per 1 Min. also Production von 197·02 ccm CO_2, Verbrauch von 245·00 ccm O_2.

Resp.-Quotient = 0·804.

Per 1 Min. und 1 kg Thier also: Production von 3·901 ccm CO_2,
Verbrauch „ 4.852 „ O_2.

Versuch Nr. 2. Fressen.

Das Thier hat sein Futter erhalten und frisst; theilweise hustet es dabei.

Stand des Gasmessers:

8 Uhr 28 Min. = 9158·5 Liter,
7 „ 58 „ = 8944.4 „
30 Min. = 214·1 Liter, per 1 Min. = 7·136 Liter.

Reducirt auf 0° und 760 mm Hg: 30 Min. = 201·295, per 1 Min. = 6·710 Liter.

Die Exspirationsgase enthielten:

4·56 Procent CO_2, 15·26 Procent O_2 — 5·96 Procent O-Def.

Per 1 Min. also Production von 305·97 ccm CO_2, Verbrauch von 399·92 ccm O_2.

Resp.-Quotient = 0·765.

Per 1 Min. und 1 kg Thier also: Production von 6·059 ccm CO_2,
Verbrauch „ 7·919 „ O_2.

Versuch Nr. 3. Ruhe.

Das Thier hat sich gelegt und liegt sehr ruhig.

Stand des Gasmessers:

8 Uhr 58 Min. = 326·2 Liter,
8 „ 34 „ = 194·2 „
24 Min = 132·0 Liter, per 1 Min. = 5·500 Liter.

Reducirt auf 0° und 760 mm Hg: 24 Min. = 124·029, per 1 Min. = 5·168 Liter.

Die Exspirationsgase enthielten:

4·81 Procent CO_2, 15·84 Procent O_2 — 5·16 Procent O-Def.

Per 1 Min. also Production von 248·58 ccm CO_2, Verbrauch von 266·67 ccm O_2.

Resp.-Quotient = 0·932.

Per 1 Min. und 1 kg Thier also: Production von 4·922 ccm CO_2,
Verbrauch „ 5.281 „ O_2.

Versuch Nr. 4. Ruhe.

Das Thier liegt theils, theils steht es.

Stand des Gasmessers:

10 Uhr 31 Min. = 766.9 Liter,
10 „ 3 „ = 622·6 „
28 Min. = 144·3 Liter, per 1 Min. = 5·153 Liter.

Reducirt auf 0° und 760 mm Hg: 28 Min. = 135·332, per 1 Min. = 4·833 Liter.

Die Exspirationsgase enthielten:

5·26 Procent CO_2, 15·02 Procent O_2 — 6·09 Procent O-Def.

Per 1. Min. also Production von 254·22 ccm CO_2, Verbrauch von 294·33 ccm O_2.

Resp.-Quotient = 0·864.

Per 1 Min. und 1 kg Thier also: Production von 5.034 ccm CO_2,
Verbrauch „ 5·828 „ O_2.

Versuch Nr. 5. Wiederkäuen.

Das Thier liegt und steht abwechselnd, dabei wiederkäut es.

Stand des Gasmessers:

11 Uhr 17 Min. = 988.0 Liter,
10 „ 48 „ = 848·4 „
29 Min. = 139·6 Liter, per 1 Min. = 4·814 Liter.

Reducirt auf 0° und 760 mm Hg: 29 Min. = 130·640, per 1 Min. = 4·505 Liter.

Die Exspirationsgase enthielten:

5·60 Procent CO_2, 14·79 Procent O_2 — 6·28 Procent O-Def.

Per 1 Min. also Production von 252.28 ccm CO_2, Verbrauch von 282.91 ccm O_2.

Resp.-Quotient = 0·892.

Per 1 Min. und 1 kg Thier also: Production von 4·996 ccm CO_2,
Verbrauch „ 5·602 „ O_2.

Versuch Nr. 6. Schlafen.

Das Thier schläft beständig.

Stand des Gasmessers:

12 Uhr 19 Min. = 238·2 Liter,
11 „ 41 „ = 97·2 „
38 Min. = 141·0 Liter, per 1 Min. = 3·710 Liter.

Reducirt auf 0° und 760 mm Hg: 38 Min. = 131·509, per 1 Min. = 3·461 Liter.

Die Exspirationsgase enthielten:

5·60 Procent CO_2, 14.91 Procent O_2 — 6·13 Procent O-Def.

Per 1 Min. also Production von 193·82 ccm CO_2, Verbrauch von 212·16 ccm O_2.

Resp.-Quotient = 0·9135.

Per 1 Min. und 1 kg Thier also: Production von 3.838 ccm CO_2,
Verbrauch „ 4·201 „ O_2.

Die Versuche sind je nach der Art der Thätigkeit des Thieres bezeichnet mit: Ruhe, Wiederkäuen, Fressen und Schlafen. Dabei ist zu bemerken, dass der Schlafversuch wirklich ein reiner Schlafversuch ist, in dem das Thier nichts that, sondern ruhig schlafend dagelegen hat. Bei den Ruheversuchen hat es öfters auch wiedergekäut, öfters auch hat es sich gelegt und theilweise geschlafen; ebenso hat es bei den Fressversuchen stellenweise mit dem Fressen ausgesetzt, ruhig eine Zeit lang dagestanden und dann wieder weiter gefressen.

Die mit „Wiederkäuen" bezeichneten Versuche sind solche, in denen das Thier fortwährend wiedergekäut hat.

Um zunächst die sämmtlichen 31 Ruheversuche zusammen zu stellen, wollen wir dieselben in drei Categorieen bringen, nämlich in „Nüchternwerthe", d. h. solche vor der Nahrungsaufnahme, in „Verdauungswerthe", d. h. solche bis zu 2·5 Stunden nach der Nahrungsaufnahme, und in „Durchschnittsruhewerthe".

Das Thier erhielt sein Morgenfutter früh um 8 Uhr, sein Abendfutter Abends 7 Uhr; es lassen sich also die Versuche aus der Tageszeit hier sehr leicht tabelliren.

Tabelle IV.

Nüchternwerthe, berechnet auf 1 kg Thier und 1 Minute.

Nummer des Versuches	O_2-Aufnahme ccm	CO_2-Production ccm	Respirat.-Quotient	Seit Beend. der letzten Mahlzeit sind verstrichen Stunden	Bemerkungen
VII. 3.	5·090	4·039	0·793	9·0	Thier ist ruhig, schläft theilweise.
VIII. 1.	4·026	3·680	0·914	7·0	Thier ist ruhig, liegt meist.
„ 2.	4·257	4·133	0·971	7·5	Thier ist ruhig, schläft etwas.
„ 3.	5·797	4·376	0·755	8·0	Thier liegt meist, wiederkäut.
IX. 4.	4·363	4·256	0·975	7·8	Thier liegt meist, wiederkäut, theils schläft es.
X. 1.	4·852	3·901	0·804	11·5	Thier liegt meist, wiederkäut, theils schläft es.
Mittel (6)	4·731	4·064	0·869	8·5	

Tabelle V.

Verdauungswerthe, berechnet auf 1 kg Thier und 1 Minute.

Nummer des Versuches	O_2-Aufnahme ccm	CO_2-Production ccm	Respirat.-Quotient	Seit Beend. der letzten Mahlzeit sind verstrichen Stunden	Bemerkungen
II. 1.	5·901	5·097	0·864	2·5	Thier steht ruhig.
V. 1.	5·125	4·637	0·905	2·5	Thier schläft od. wiederkäut.
VI. 1.	5·339	4·400	0·824	2·5	desgl.
VII. 5.	5·489	4·500	0·820	0·5	Thier ist sehr ruhig.
VIII. 7.	5·234	5·169	0·987	1·0	desgl., schläft theilweise.
IX. I.	5·789	5·789	1·000	2·0	Thier steht ruhig.
„ 2.	4·241	4·463	1·052	2·5	Thier liegt, schläft theilw.
X. 3.	5·281	4·922	0·932	0·5	Thier liegt ganz ruhig.
„ 4.	5·828	5·034	0·864	2·0	Thier liegt theils, theils steht es.
Mittel (9)	5·359	4·890	0·917	1·8	

Tabelle VI.

Durchschnittswerthe, berechnet auf 1 kg Thier und 1 Minute.

Nummer des Versuches	O_2-Aufnahme ccm	CO_2-Production ccm	Respirat.-Quotient	Seit Beend. der letzten Mahlzeit sind verstrichen Stunden	Bemerkungen
I. 1.	4·512	4·899	1·086	3·5	Thier ist im Wesentl. ruhig.
„ 2.	5·217	4·833	0·926	4·0	Thier kaut theilweise wieder.
„ 3.	4·821	4·304	0·892	5·0	Thier ist etwas unruhig.
II. 2.	6·588	6·667	1·012	4·5	Thier ist unruhig.
III. 1.	5·396	4·977	0·922	3·0	Thier ist meist ruhig.
„ 2.	5·594	5·249	0·938	3·5	desgl.
„ 3.	4·158	3·862	0·929	4·5	Thier liegt u. schläft theilw.
IV. 1.	5·331	4·452	0·835	3·0	Thier ist etwas unruhig.
„ 2.	5·107	3·862	0·756	4·0	Thier liegt u. schläft meist.
„ 3.	4·778	4·075	0·853	4·5	desgl.
V. 2.	4·143	4·548	1·098	3·0	Thier liegt theils, theils steht es.
„ 3.	4·922	4·400	0·894	4·0	desgl.
„ 5.	4·195	4·845	1·155	5·0	desgl., theils wiederkäut es.
VI. 2.	5·099	4·367	0·856	4·5	Thier liegt theils, theils steht es.
VII. 1.	4·879	4·340	0·889	4·0	Thier schläft meist.
„ 2.	5·344	4·274	0·800	5·0	Thier ist etwas unruhig.
Mittel (16)	5·005	4·622	0·928	4·1	

Legen wir den Sauerstoffverbrauch als Maassstab für den erfolgten Energieumsatz an, dann sehen wir, dass derselbe bei den Nüchternwerthen erheblich unter dem der Durchschnittsruhewerthe und dieser wieder erheblich unter dem der Verdauungswerthe liegt; dabei findet sich in den Nüchternwerthen ausserdem noch ein beträchtlich niedrigerer respiratorischer Quotient, so dass der Sauerstoff auch einen niedrigeren calorischen Werth hat wie in den Durchschnitts- und Verdauungsversuchen.

Die Gegenüberstellung des Zeitverlaufes und des Sauerstoffverbrauches giebt folgende Daten:

	Seit der Mahlzeit	O_2-Aufnahme	Differenzen Zeit	Differenzen O_2-Aufnahme
Nüchtern	8·3 Std.	4·731 ccm		
			4·4 Std.	0·274 ccm
Durchschnittsruhe .	4·1 „	5·005 „		
			2·3 „	0·354 „
Verdauung	1·8 „	5·359 „		

Gegenüber dem (als Vergleichsgrösse zu kleinen) Sauerstoffverbrauch im Nüchternzustande ist der Sauerstoffverbrauch während der ersten zwei Stunden nach der Nahrungsaufnahme um 13·3 Procent erhöht, der im Durchschnittsruhezustande, 4·4 Stunden nach Schluss der Mahlzeit, noch um 5·8 Procent. Die Durchschnittsruhe und die Zeit gleich nach der Mahlzeit, wo es sich also nur um eine Zeitdifferenz von 2·3 Stunden handelt, zeigen im Sauerstoffverbrauch doch eine Differenz von 7·1 Procent.

Ein Beweis dafür, ein wie energischer Stoffumsatz für die Verdauungsarbeit bei den Hammeln statt hat.

Fünf Versuche wurden angestellt, in denen das Thier fortwährend wiederkäute; dieselben folgen hier in derselben Weise wie die früheren tabellirt.

Tabelle VII.

Wiederkäuwerthe, berechnet auf 1 kg Thier und 1 Minute.

Nummer des Versuches	O_2-Aufnahme ccm	CO_2-Production ccm	Respirat.-Quotient	Seit Beend. der letzten Mahlzeit sind verstrichen Stunden	Bemerkungen
V. 4.	4·843	4·777	0·986	5·0	Thier liegt.
VIII. 4.	5·329	4·343	0·815	9·0	Thier liegt (nüchtern).
IX. 3.	4·661	5·237	1·131	3·5	Thier liegt.
„ 5.	4·810	4·974	1·034	8·5	Thier liegt (nüchtern).
X. 5.	5·602	4·996	0·892	2·0	Thier liegt theils, theils steht es.
Mittel (5)	5·049	4·865	0·972	5·6	

Bei diesen Versuchen ist der Sauerstoffverbrauch ungefähr gleich dem in den Durchschnittsruheversuchen; eigentlich hätte er beträchtlich höher sein müssen. Es ist unschwer, die Momente zu erkennen, welche ihn hier etwas heruntergedrückt haben. Zunächst liegt das Thier hier, mit Ausnahme des einen Versuches X. 5, stets und dann sind zwei Versuche dabei, welche als veritable Nüchternversuche zu gelten haben.

Würde das Thier theils gelegen und theils gestanden haben, dann hätte man sicher einen höheren Werth gefunden.

Der eine Versuch X. 6 zeichnet sich dadurch aus, dass das Thier während des ganzen Versuches ruhig liegt und beständig schläft. Der Umsatz von 4·201 ccm O_2 und 3·838 ccm CO_2 per 1 kg und Min. ist nicht der allerniedrigste beobachtete, aber doch fast der niedrigste. Die 6 Versuche, welche einen niedrigeren oder annähernd nur ebenso hohen Verbrauch zeigen, sind theils Nüchternwerthe, theils lag und schlief das Thier in ihnen auch.

Die letzten Categorieen von Versuchen sind die Fressversuche; bei ihnen nahm das Thier wechselnde Mengen seines Futters auf.

Die Einzelversuche folgen hier tabellirt:

Tabelle VIII.

Fressversuche, berechnet auf 1 kg Thier und 1 Minute.

Nummer des Versuches	O_2-Aufnahme ccm	CO_2-Production ccm	Respirat.-Quotient	Dauer des Versuches Minuten	Bemerkungen
VII. 4.	7·382	6·060	0·821	36	Thier frisst 100 grm Maisschrot u. 180 grm Luzerneheu.
(VIII. 5.	4·453	5·426	1·218	36	Thier frisst 170 grm Maisschrot und 250 grm Luzerneheu.
„ 6.)	5·157	5·573	1·081	36	
IX. 6.	7·511	6·883	0·916	31	Thier frisst 120 grm Maisschrot u. 160 grm Luzerneheu.
X. 2.	7·919	6·059	0·765	30	Thier frisst 120 grm Maisschrot u. 160 grm Luzerneheu.
Mittel (3)	7·604	6·334	0·834		

Der Versuch Nr. VIII 5 hat einen so niedrigen Sauerstoffverbrauch und einen so abnormen respiratorischen Quotienten, dass der Gedanke an einen Analysenfehler nicht von der Hand zu weisen und dieser Versuch auszuschliessen ist; leider fällt damit aber auch der Versuch Nr. VIII. 6 fort, weil das verzehrte Futter nicht für jeden Versuch bestimmt wurde, sondern nur für beide zusammen und weil das Thier im Versuch Nr. VIII. 6 sehr viel weniger energischer frass wie vorher, so dass man auch nicht aus dem Zeitablauf auf die genommene Futtermenge schliessen darf.

Diese beiden Versuche sind daher nicht zur Mittelbildung verwandt worden.

Subtrahirt man von dem Sauerstoffverbrauche hier jedesmal den mittleren Sauerstoffverbrauch der Durchschnittsruhewerthe mit 5·005 ccm, dann erhält man per 1 kg Thier und 1 Minute den Sauerstoffverbrauch, welcher auf die Fressarbeit u. s. w. zu rechnen ist; dieser Sauerstoffverbrauch ist leicht auf das ganze Thier und die ganze zum Fressen verwandte Zeit zu reduciren, so dass man mithin den Verbrauch für ein bestimmtes Quantum der Futtermischung erhält. Leider sind keine getrennten Versuche gemacht, so dass entweder nur Heu oder nur Maisschrot verfüttert wurde, jedoch sollen diese noch nachgeholt werden. Damals konnte mit dem betr. Versuchshammel nicht weiter gearbeitet werden, weil derselbe in Folge Herausgleitens der Canüle und spontaner Zusammenschnürung der Trachea erstickte.

Die auf die vorstehend beschriebene Weise berechneten Daten folgen hier.

Tabelle IX.

Resultate der Fressversuche auf Fressarbeit berechnet.

Nummer des Versuches	Dauer des Versuches	Lebendgewicht des Thieres	O_2-Verbrauch nach Abzug des Ruhewerthes		Aufgenommenes Futter	
			per 1 kg Thier und 1 Min.	für das ganze Futterquantum	Maisfuttermehl	Luzerneheu
	Minuten	kg	ccm	Liter	grm	grm
VII. 4.	36	49·8	2·377	4·26	100	180
IX. 6.	31	50·3	2·506	3·91	120	160
X. 2.	30	50·5	2·914	4·41	120	160
Mittel (3)	32	50·2	2·599	4·20	113	167

Unter der allerdings willkürlichen Annahme, dass die Kauarbeit bei der Aufnahme des Luzerneheus etwa dreimal so gross ist, wie bei der des Maisschrotes, kann man den Sauerstoffverbrauch für das ganze tägliche Futterquantum aus diesen Daten berechnen; der Hammel nahm das 3·1fache an Maisfuttermehl und das 3·6fache an Luzerneheu auf, wir haben demgemäss den Sauerstoffverbrauch von 4·20 Liter mit dem Factor $\frac{3 \cdot 1 + 3 \, . \, 3 \cdot 6}{4} = 3 \cdot 5$ zu multipliciren; wir erhalten dann **14·7** Liter Sauerstoff für das Fressen der Tagesration.

Um nun den Sauerstoffverbrauch für das Thier und den Tag zu berechnen, müssen wir den Tag in die verschiedenen Perioden, deren Sauerstoffverbrauch bestimmt worden ist, eintheilen.

Zunächst ist für das Fressen des Futters nicht nur die 3·5fache Sauerstoffmenge, sondern auch die 3·5fache Zeit in Anrechnung zu bringen, während welcher der mittlere Ruheumsatz statt hat; das sind 32.3·5 = 111 Minuten. Ferner haben wir 2 Mal 2 Stunden täglich mit dem als „Verdauungswerth" berechneten Ruhewerthe zu rechnen, also 240 Minuten mit 5·359 ccm O_2 per kg Thier; dann haben wir 2 Mal 3 Stunden täglich mit den „Nüchternwerthen" von 4.731 ccm per kg Thier zu rechnen und den Rest des Tages als theilweise dem Durchschnittswerthe, theilweise dem Wiederkäuwerthe und theilweise dem Schlafwerthe entsprechend zu vertheilen.

Für das Wiederkäuen sind nach den von mir gemachten Beobachtungen an diesem Hammel etwa 6 Stunden täglich anzusetzen, von denen aber sicher 4 in die Durchschnittsruhewerthzeit entfallen, so dass nur 2 extra zu berechnen sind; auf die Schlafenszeit werden etwa 7 Stunden zu rechnen sein; so dass der ganze Tag sich in folgender Weise vertheilt darstellen würde.

111	Minuten	Fresszeit	à	5·005 ccm	O_2	= 0·5556	Liter	O_2
240	„	intensive Verdauungszeit	„	5·359	„ „	= 1·2862	„	„
360	„	Nüchternwerthszeit	„	4·731	„ „	= 1·7032	„	„
120	„	Wiederkäuzeit	„	5·049	„ „	= 0·6059	„	„
420	„	Schlafenszeit	„	4.201	„ „	= 1·7644	„	„
189	„	Durchschnittsruhezeit	„	5·005	„ „	= 0·9459	„	„
1440	Minuten					6·8612	Liter	O_2

Da das mittlere Lebendgewicht des Thieres 50·33 kg betrug, so finden wir als Tagessauerstoffverbrauch 345·3 Liter; hierzu die vorher berechneten 14·7 Liter O_2 für die Futteraufnahme, ergeben sich im Ganzen **360** Liter Sauerstoffaufnahme.

Wie verhält sich nun die Kohlensäure- und somit die Kohlenstoffausscheidung dieses Hammels?

Wenn man die respiratorischen Quotienten der Einzelversuche ansieht, dann findet man mitunter heftige Schwankungen bei zeitlich dicht hinter einander liegenden Versuchen; man kann sich nicht der Ansicht verschliessen, dass beim Wiederkäuer Unregelmässigkeiten in der Kohlensäurebildung und -Ausscheidung vorliegen, welche bei den anderen Säugethieren (Mensch, Pferd, Hund) bei weitem nicht in dem Maasse wie hier statt haben. Diese Unregelmässigkeiten müssen auf die Gährungsprocesse zurückgeführt werden, welche ja nach den Untersuchungen des Henneberg'schen Instituts in Göttingen[1] bei den Hammeln einen sehr grossen Umfang erreichen.

[1] Henneberg und Pfeiffer, Ueber den Einfluss eines einseitig gesteigerten Zusatzes von Eiweissstoffen zum Beharrungsfutter auf den Gesammtstoffwechsel des ausgewachsenen Thieres. *Journal für Landwirthschaft.* Bd. XXXVIII.

Ich entnehme dem citirten Werke (S. 257 u. 263) folgende Daten, welche zeigen, eine wie grosse Menge Sumpfgas von den Hammeln gebildet und ausgeschieden wurde.

Tabelle X.

Kohlensäureausscheidung in Beziehung zur Sumpfgasausscheidung.

Gewicht beider Versuchshammel	Verdaute organische Substanz	Fütterung. Neben 400 grm Gerstenschrot u. 1600 grm Wiesenheu erhielten beide Hammel:	Kohlensäureausscheidung: Aus Respi- und Perspiration, Rülpsen und Darmgasen	Kohlensäureausscheidung: Aus verbranntem Sumpfgas herrührend	Kohlenstoffausscheidung: Total	Kohlenstoffausscheidung: Als Sumpfgas
kg	grm		grm	grm	grm	grm
90·1	1258	280 grm Conglutin	1541·6	114·41	451·6	31·2
93·5	1365	420 „ desgl.	1631·4	86·98	468·6	23·7
95·8	1260	304 „ entfettetes Fleischmehl	1580·4	112·14	461·6	30·6
97·0	1119	152 „ desgl.	1462·8	118·21	431·2	32·2
97·3	1006	—	1352·0	144·61	408·1	39·4
				Mittel	444·2	31·4

Es sind also 7·3 Procent des gesammten ausgeschiedenen Kohlenstoffs in Form von Sumpfgas ausgeschieden worden. Die Sumpfgasbildung ist aber auf die Vergährung von Kohlehydraten zu beziehen und diese dürfte nicht gleichmässig intensiv verlaufen. Die Rohfaservergährung geht vielleicht annähernd gleichmässig vor sich, die Stärkevergährung dürfte aber mit der Nahrungsaufnahme schwanken. Es entstehen nun aber nach Tappeiner's Untersuchungen bei der Kohlehydratvergährung auf 3·525 grm Sumpfgaskohlenstoff noch 9·136 grm Kohlensäurekohlenstoff, so dass also in der Totalkohlenstoffausscheidung jener Hammel von 444·2 grm enthalten sind: 31·4 grm Sumpfgaskohlenstoff, 97·5 grm Gährungskohlensäurekohlenstoff und 315·3 grm Stoffwechselkohlensäurekohlenstoff; die durch Gährung gebildete Kohlensäure steht also zu der übrigen Kohlensäure im Verhältniss von 97·5 : 315·3; sie macht demnach 30·9 Procent derselben aus. Wegen ihrer Versuchsanordnung geben Henneberg und Pfeiffer selber an, dass ihre Zahlen für Sumpfgas wahrscheinlich zu klein sind; ferner ist der Fütterung meines Hammels etwa die der letzten Periode am nächsten liegende, so dass der hier zur Berechnung herangezogene Mittelwerth aller Perioden wahrscheinlich eine zu kleine Sumpfgasmenge gegenüber der meines Hammels angiebt.

Es ist also das Resultat, dass 31 Procent der Kohlensäureausscheidung auf Gährungskohlensäure entfallen, eher zu klein als zu gross.

Während nun schon die Bildung dieser Kohlensäure nicht ganz regelmässig vor sich geht, thut es die Ausscheidung erst recht nicht. Der Hammel rülpst vielfach, wobei beträchtliche Mengen Gas entleert werden, wie der Geruch beweist; dann wird bei jeder Rejection eines Bissens zwecks Wiederkäuens eine gewisse Menge Gas entleert. Für die Gährungskohlensäureausscheidung haben wir also den regelmässig functionirenden Weg durch das Blut und den wechselnden des directen Ausstossens aus dem Magen.

Es lässt sich also nichts Sicheres über die Kohlenstoffbilanz aus meinen Versuchen herleiten; es ist nothwendig, dass dieselben mit dem Pettenkofer'schen Apparate combinirt werden, um die Haut- und Darmausscheidung einerseits für sich und die Gesammtkohlenstoffausscheidung andererseits auch für sich zu erhalten.

Wenn ich mit der experimentell gefundenen Kohlensäuremenge rechne, dann erhalte ich die folgenden Daten für den Tagesumsatz per 1 kg Thier:

300 Minuten	à 4·622 ccm CO_2	=	1·3866	Liter CO_2
240 „	„ 4·890 „ „	=	1·1736	„ „
360 „	„ 4·064 „ „	=	1·4630	„ „
120 „	„ 4·865 „ „	=	0·5838	„ „
420 „	„ 3.838 „ „	=	1·6120	„ „
1440 Minuten			6·2190	Liter CO_2.

Das sind bei 50·33 kg Lebendgewicht 313·0 Liter CO_2; hierzu kommen noch für die Futteraufnahme etwa 13·6 Liter, so dass wir im Ganzen haben 326·6 Liter CO_2 mit 175·2 grm Kohlenstoff. Rechne ich für Sumpfgaskohlenstoff 7·3 Procent mit 12·8 grm hinzu, so resultiren als durch die Respiration (wahrscheinlich) nachgewiesen 188 grm Kohlenstoff.

Aus der Kohlenstoffbilanz S. 115 war als für Fettansatz bezw. Respirationszwecke disponibel eine Kohlenstoffmenge von 225·43 grm täglich berechnet worden. Die fehlenden 225·43 — 188 = 37·43 grm Kohlenstoff sind aber wohl nicht vollständig als Fettkohlenstoff zu bezeichnen, sondern zum Theil durch „Rülpsen" u. s. w. verloren worden.

Möglicher Weise könnte der ganze fehlende Kohlenstoff auf diese Weise verloren gegangen sein, denn da, wie vorher berechnet, 31 Procent der ganzen gebildeten Kohlensäure Gährungskohlensäure sind, so entfallen auf 188 grm Kohlenstoffausscheidung 58·3 grm Gährungskohlensäurekohlenstoff.

Ferner scheiden reichlich ernährte Hammel wirklich so viel Kohlenstoff im Respirationsapparate aus, wie hier die chemisch-analytische Stoffwechselbilanz als für Respirationszwecke disponibel nachweist. Dafür sprechen die citirten Untersuchungen von Henneberg und Pfeiffer (Kern und Wattenberg), wo einer der beiden Versuchshammel im Gewicht von etwa 47·5 kg 222 grm Kohlenstoff ausschied, und die Untersuchungen von Moritz Fleischer,[1] in denen ein 34·2 kg schwerer Hammel bei einer Fütterung mit 200 grm Gerstenschrot und 700 grm Heu im Pettenkofer'-schen Respirationsapparate täglich 185·05 grm Kohlenstoff abgab. Reducire ich diese Kohlenstoffausscheidungen auf das Gewicht meines Hammels,[2] dann erhalte ich 231 bezw. 222 grm, also ebenso viel wie die chemische Analyse als zu Respirationszwecken disponiblen Kohlenstoff ergeben hat.

Es ist nun zu erwägen, ob der fehlende Kohlenstoff als Fett angesetzt oder ob er auf dem geschilderten Wege durch Rülpsen u. s. w. entfernt wurde. Darüber giebt die Sauerstoffbestimmung im Verein mit der calorimetrischen Energiebestimmung im Futter, Harn und Koth den nöthigen Aufschluss.

Die Energiebilanz stellt sich wie folgt:

Aufgenommen: 350 grm Meisschrot à 4·354 Cal.	= 1524	Cal.
600 „ Luzerneheu à 3·635 „	= 2181	„
Sa:	= 3705	Cal.
Ab Futterreste: 2·85 grm à 3·240 Cal.	= 9	„
Sind aufgenommen:	3696	Cal.
Davon ab: In 308·3 grm lufttr. Koth à 4·320 Cal.	= 1332	„
Sind verdaut:	2364	Cal.
Der Energiewerth von 2087 grm Harn à 0·06995 Cal.	= 146	„
Bleiben im Körper:	2218	Cal.
Angesetzt waren 1·44 grm Eiweiss mit einem Energieinhalt von 1·44.5·711 Cal. =	8	„
So dass für Fettansatz und Respirationsbedürfnisse zur Verfügung standen:	2210	Cal.

Bei dem Hammel kommen wesentlich als verbrennende Nährstoffe in Betracht: Eiweiss, Fett, Kohlehydrate und Rohfaser bezw. deren Gährungsproducte.

[1] *Journal für Landwirthschaft.* 1874. S. 276.

[2] Nach der Formel $\sqrt[3]{G^2} : \sqrt[3]{g^2} = C : c$; d. h. die Kohlenstoffausscheidung geht der dritten Wurzel aus dem Quadrate des Körpergewichtes, nicht dem Körpergewichte parallel.

Es lässt sich berechnen, wie viel Energie bei der Oxydation dieser verschiedenen Materialien auf ein Liter verbrauchten Sauerstoffes kommt.[1]

Es entstehen	per	1	Liter	O_2	bei	Oxydation	von	Eiweiss	4·691	Cal.
„	„	„	1	„	„	„	„	„	Fett	4·686	„
„	„	„	1	„	„	„	„	„	Stärke	5·046	„
„	„	„	1	„	„	„	„	„	Rohfaser	5·085	„

Der Versuchshammel verbrauchte, wie oben berechnet ist, 360 Liter Sauerstoff und setzte dadurch 2210 Cal. Energie in Wärme um; per 1 Liter Sauerstoff ergäbe sich also eine Energieentwickelung von 6·139 Cal., was eine baare Unmöglichkeit ist.

Laut Verdauungsbilanz verdaute das Thier:

77·31 grm	Reinproteïn (1·44 grm angesetztes Eiweiss sind abgezogen),
40·56	„	Fett,
291·93	„	N-freien Extractivstoff,
76.04	„	Rohfaser.

Angenommen, dies sei Alles oxydirt worden.

Es brauchen dann	77·31 grm	Reinproteïn	80·16	Liter O_2	entspr.	376·1	Cal.
„ „ „	40·56 „	Fett	81·90	„	„	383·8	„
„ „ „	291·93 „	Stärke	241.94	„	„	1221·0	„
„ „ „	76·04 „	Rohfaser	52·16	„	„	265·2	„
		Summa:	456.16	Liter O_2	entspr.	2246·1	Cal.

Es entspricht also je 1 Liter verbrauchten Sauerstoffs 4.924 Cal. Die berechneten 360 Liter Sauerstoff also 1773 Cal., so dass für 2210 – 1773 = 437 Cal. entsprechenden Nährstoff keine Sauerstoffaufnahme stattgefunden hat; dieser Nährstoff beträgt als Fett berechnet 46·2 grm Fett und enthält 35·4 grm Kohlenstoff, das heisst fast genau die durch die Respiration nicht nachgewiesenen 37·4 grm.

Das Thier hat also aus seiner Ration täglich 1·44 grm Eiweiss und 46·2 grm Fett angesetzt.[2]

---

[1] Die einschlägigen Berechnungen vgl. bei Zuntz u. Hagemann, *Landwirthsch. Jahrbücher*. Bd. XXVII. Ergänzungsband III. Cap. IV. B.

[2] Eine mögliche Erklärung für das Kohlenstoffdeficit ist auch darin gegeben, dass die Respirationscanüle nicht immer geschlossen hat, so dass die Athemgrösse öfters zu klein bestimmt wurde. Dann hat das Thier kein Fett angesetzt; die übrigen Schlussfolgerungen würden aber hierdurch nur unwesentlich tangirt. Weitere Untersuchungen werden hierüber Klarheit schaffen.

Die Resultate dieser Untersuchung sind also die folgenden:

1. Es lässt sich der Stoffwechsel des Hammels unter Zuhülfenahme der calorimetrischen Untersuchung sowie der Kohlenstoffbestimmung in Futter, Koth und Harn durch die Bestimmung des Sauerstoffverbrauches und der Kohlensäureausscheidung sehr genau studiren.

2. Durch die Verdauungsarbeit in Folge der Verfütterung von 350 grm Maisfuttermehl und 600 grm Luzerneheu wird der Energieumsatz um rund 5·5 Procent gegenüber dem Nüchternwerthe gesteigert.

3. Um die Gährungsprocesse qualitativ und quantitativ beim Hammel zu studiren, ist die Verwendung eines Respirationsapparates, welcher die gesammte Kohlensäure und anderen Gase zu messen bezw. zu analysiren gestattet, nothwendig.

Ergographische Versuche über die Nährstoffe als Kraftspender für ermüdete Muskeln.

Von

Prof. Dr. **Johannes Frentzel**
in Berlin.

Der grössere Theil der nachfolgenden Arbeit wurde im thierphysiologischen Institut der Königlichen landwirthschaftlichen Hochschule, ein kleinerer im Laboratorium der Kaiser-Wilhelm-Akademie ausgeführt. Herr Generalarzt Dr. Grasnick hatte die grosse Liebenswürdigkeit, mir die Benutzung des in der Kaiser-Wilhelm-Akademie vorhandenen Mosso'schen Ergographen zu gestatten, bis der für mich bestimmte Apparat aus Turin eintraf.

Die Einrichtung des Ergographen, welcher im Jahre 1890 von A. Mosso-Turin construirt wurde, um „beim Menschen die Ermüdung der Muskeln und Nervencentren zu studiren", ist kurz die folgende.[1]

Der rechte oder linke Unterarm wird in einem eisernen Halter durch verstellbare kräftige Schienen zweimal, am distalen und proximalen Ende fixirt, so dass jede Bewegung ausgeschlossen ist, ohne dass die normale Blutcirculation gehindert wird; der zweite und vierte Finger stecken vollständig in gleichfalls verstellbaren Metallhülsen, so dass nur eine Beugung des Mittelfingers möglich ist. Ueber das mittlere Glied dieses Fingers wird eine Lederschleife gezogen, die am Ende einer Darmsaite befestigt ist, deren anderes Ende, über eine Rolle laufend, ein Gewicht trägt. In gleichen Intervallen wird nun der Mittelfinger gebeugt und gleich wieder gestreckt. Die auf diese Weise sich ergebenden Hubhöhen werden nach Mosso's Anordnung durch einen Schreibapparat, der mittels eines in die Darmsaite eingeschal-

---

[1] Ausführliche Beschreibungen des Ergographen finden sich u. A. in der Litteratur: A. Mosso, Ueber die Gesetze der Ermüdung; Untersuchungen an Muskeln des Menschen. *Dies Archiv.* 1890. Physiol. Abthlg. S. 89. — Schumburg, *Deutsche militärärztliche Zeitschrift.* 1896.

teten Schlittens bewegt wird, auf ein berusstes Papier aufgezeichnet und unter Zuhülfenahme von Zirkel und Metermaass ausgemessen und dann addirt. Die Gesammtarbeitsleistung ist dann das Product aus der Summe der Hubhöhen und dem gehobenen Gewicht; bei unverändertem Gewicht genügt zum Vergleich die Angabe der Hubhöhen.

Mit dem Ergographen sind von Mosso selbst,[1] seinen Schülern (A. Maggiora)[2] und von einer Reihe anderer Forscher ausführliche Untersuchungen über die Ermüdung und Wiederbelebung der Muskeln unter gewissen Einflüssen angestellt worden. Ich will hier nur an die Versuche von Zoth[3] über die Wirkung des orchitischen Extraktes, von Frey[4] über die Wirkung des Alkohols, von Benedicenti[5] über die Wirkung von Kaffee, Thee, Mate, Quarana und Coca erinnern.

Von den Nährstoffgruppen sind bisher nur die Kohlehydrate, und von diesen speciell der Zucker nach dieser Richtung untersucht worden. Mit der Einwirkung des Zuckers auf die Muskelermüdung bezw. Belebung haben sich u. A. Ugolino Mosso,[6] Vaughan Harley,[7] Langemeijer,[8] Schumburg,[9] Prantner und Stowasser[10] eingehend beschäftigt. Während die zuerst genannten Forscher sich im Wesentlichen des Ergographen bei ihren Versuchen bedienten, haben Prantner und Stowasser es für angezeigt gehalten, die Muskelarbeit durch Stemmübungen mit schweren Hanteln auszuführen, eine Methodik, welche schon Zoth[3] bei der Prüfung der Wirkung des orchitischen Extractes angewandt hatte.

U. Mosso stellte die Versuche an sich selbst an, indem er mit gleichmässigen Pausen am Ergographen bis zur Erschlaffung Contractionen in regelmässigen Zwischenräumen ausführte; er fand, dass die Arbeitsleistung

---

[1] A. a. O.

[2] Maggiora, Ueber die Gesetze der Ermüdung. *Dies Archiv.* 1890. Physiol. Abthlg. S. 191.

[3] Zoth, Zwei ergographische Versuchsreihen über die Wirkung orchitischen Extractes. Pflüger's *Archiv.* 1896. S. 335.

[4] Frey, Ueber den Einfluss des Alkohols auf die Muskelermüdung. *Mittheilungen aus den klin. u. med. Instituten der Schweiz.* 4. Reihe. Heft 7.

[5] Benedicenti, *Archives italiennes de Biologie.* Vol. XXV. p. 385.

[6] U. Mosso e W. Paoletti, Sur l'influence du sucre sur le travail des muscles. *Ebenda.* Vol. XXI. p. 293.

[7] Harley, The value of sugar and the effect of smoking on muscular work. *Journal of Physiology.* 1894. Vol. XV. p. 97.

[8] Langemeijer, Over den Invloed van Suikergebruik op den Spierarbeid. *Academisch Proefschrift.* Amsterdam 1895.

[9] A. a. O. und *Zeitschrift für diätetische und physikalische Therapie.* 1899. Bd. II. Heft 3.

[10] Prantner und Stowasser, Ueber den Einfluss des Zuckers auf die Muskelermüdung. *Centralblatt für innere Medicin.* 1899. Nr. 7.

in geringerem Maasse abnahm in den Versuchen, bei denen er seinem Körper Zucker zuführte und vindicirt, hierauf fussend, dem Zucker eine belebende Wirkung. Langemeijer und Schumburg machen wohl mit Recht darauf aufmerksam, dass Mosso als Versuchsansteller und Versuchsperson gleichzeitig doch wohl zu leicht Autosuggestionen ausgesetzt war. Beide Forscher bemühten sich daher bei der Nachprüfung der Mosso'schen Versuche durch ihre Methodik dem Einwand des Einflusses der Suggestion möglichst zu begegnen. Langemeijer suchte dies dadurch zu erreichen, dass er an einer anderen Person experimentirte, ein Brett zwischen Apparat und Versuchsperson aufstellte, mit grosser Peinlichkeit dafür Sorge trug, dass die Contractionen gleichmässig ausgeführt wurden u. A. m., und gelangte auf Grund seiner Befunde zu dem Schluss, dass ein Einfluss des Zuckers, wie ihn Mosso behauptet, auf die Ermüdung der Muskeln nicht stattfindet. Auch Schumburg, der unter ähnlichen Cautelen arbeitete, konnte zunächst nicht die Mosso'schen Resultate bestätigen. Es liess sich nun, wie Schumburg fortfährt, denken, dass die an sich unbedeutende Leistung des Musculus flexor digiti tertii (6^{kg}) bei einer Arbeitsperiode so wenig von dem im Blut kreisenden Traubenzuckervorrath verbraucht, dass es ganz ohne Belang ist, ob vom Darmcanal noch mehr Zucker eingeführt wird. Damit dieser zugeführte Zucker zur Verwendung als Muskelnahrungsmittel gelangen könne, will Schumburg den im Blutkreislauf befindlichen Traubenzucker und das im Muskel aufgespeicherte Glycogen vorher durch forcirte Leistungen aufbrauchen. Als zu dem Ende die Versuchsperson am Gärtner'schen Ergostaten und bei späteren Versuchen am Zuntz'schen Brems-Ergometer[1] eine recht erhebliche Arbeit ausgeführt hatte, gelang es Schumburg, auch seinerseits die Wirkung des Zuckers im Sinne Mosso's nachzuweisen, und er kommt zu dem Schluss, dass 30^{grm} Zucker nach Verlauf von $^1/_2$ bis $^3/_4$ Stunden den Körper wieder zu neuen Kraftleistungen befähigen.

Prantner und Stowasser konnten diese Ergebnisse durch ihre Hantelversuche, welche Ergograph- und Ergometer-Arbeit gewissermaassen vereinigen, durchaus bestätigen.

Mit Eiweiss und Fett, den beiden anderen Nährstoffgruppen, sind bisher derartige Versuche nicht angestellt worden; ich will im Folgenden meine diesbezüglichen Untersuchungen besprechen.

In der Methodik befolgte ich das von Schumburg im Laboratorium des Hrn. Prof. Zuntz seinerzeit ausgebildete und als zweckmässig erkannte Verfahren. Ich stellte die Versuche an Personen an, die von dem Versuchsplane nichts wussten, unter möglichster Ausschliessung aller psychischen Momente.

---

[1] Beschreibung dieses Apparates: *Dies Archiv.* 1899. Physiol. Abthlg. S. 372.

Da das Ausmessen, Addiren u. s. w. der auf dem berussten Papier verzeichneten Hubhöhen sehr umständlich und zeitraubend ist, bediente ich mich, nach Schumburg's Vorgang, eines Lombard'schen Hubmessers; über drei im Dreieck angeordnete Rollen läuft ein Bandmaass ohne Ende; dieses wird von dem Schlitten des Ergographen, welcher in die das Gewicht tragende Darmsaite des Mittelfingers eingeschaltet ist, in Folge einer sinnreichen Construction mitgenommen und verharrt beim Strecken des Fingers und Zurückgehen des Schlittens in der neuen Stellung; auf diese Weise kann man direct am Bandmaasse die Summe der geleisteten Hubhöhen ablesen.

Bei den ersten Versuchen mit dem Ergographen fand ich eine Schwierigkeit darin, dass die dem Apparat mitgegebene Lederschleife für den Mittelfinger, besonders wenn derselbe warm wird, hin und herrutscht, und die Versuchsperson den Zug mit den verschiedensten Stellen des Fingers ausführt, was natürlich die Genauigkeit der Resultate beeinflusst. Ich bin diesem Uebelstande dadurch begegnet, dass ich für jede neue in den Versuch kommende Person vom Schlosser einen dem obersten Theile des Mittelgliedes ihres Fingers genau angepassten Metallring anfertigen liess, der mit einer Oese an der Darmsaite befestigt wurde; dieser Ring schloss gut, ohne zu drücken, und die Zuckungen wurden nun stets mit derselben Stelle des Fingers geleistet. Meine Versuchspersonen genossen 3 bis 4 Stunden vor Beginn des Versuches ein nicht zu reichliches Frühstück, so dass man annehmen konnte, dass der Magen am Beginn des eigentlichen Versuches entleert war.

Der eigentliche Versuch war dann in der Weise angeordnet, dass der Mann zunächst in den Ergographen ordnungsgemäss eingespannt wurde und in regelmässigen Intervallen (30 Mal in der Minute synchron mit den Schlägen des Metronoms) Beugungen des mit 2 bis 4 Kilo — je nach der Leistungsfähigkeit der Versuchspersonen — beschwerten Mittelgliedes des dritten Fingers bis zur vollständigen Unfähigkeit zu einer weiteren Contraction ausführte. In der Zeit zwischen den einzelnen Contractionen, in welcher der Finger wieder gestreckt wurde, war die Darmsaite schlaff, das Gewicht ruhte dann auf dem Schlitten des Ergographen und der Finger waren vorübergehend entlastet. Die Summe der Hubhöhen in Centimetern wurde notirt und genau 3 Minuten, während welcher Zeit der Arm aus dem Ergographen entfernt wurde, bis zum Beginn der nächsten Reihe gewartet. Die Anzahl solcher Perioden vor der Arbeit richtete sich danach, ob die einzelnen Summen der Hubhöhen im Wesentlichen mit einander übereinstimmten oder mehr oder weniger erhebliche Schwankungen zeigten. Dann folgte die Arbeit an dem Zuntz'schen Brems-Ergometer;[1] dieselbe

[1] A. a. O.

wurde mit zwei gleichmässigen Pausen von je 5 Minuten hinter einander durchgeführt; wie aus den anliegenden Tabellen ersichtlich, betrug dieselbe 21600[1] oder 31200 Kilogrammmeter. Entweder vor Beginn der Arbeit, in einer der Pausen oder nach Schluss der Arbeit erhielt der Mann 200 ccm Wasser allein oder mit dem auf seine Wirksamkeit zu untersuchenden Mittel (Eiweisspräparat, Zucker u. s. w.). Da Schumburg 30 grm Zucker als eine zur Erzielung einer erheblichen Wirkung geeignete Dosis erkannt hat, habe ich unter Berücksichtigung der chemischen Analyse von den Eiweisspräparaten u. s. w. die 30 grm Zucker-calorisch äquivalenten Mengen verabreicht, mit Ausnahme von Dulcin, Natrium bicarbonicum und in einigen anderen Fällen, bei welchen die Gabe in den Tabellen ausdrücklich notirt ist. Gleich nach Schluss der Arbeit wurde wieder am Ergographen die Leistung des Beugemuskels des Mittelfingers festgestellt und, mit Pausen zwischen den einzelnen Leistungen von genau 3 Minuten, 8, 10 und mehr solche Versuche ausgeführt, um den Effect des an dem Tage genommenen Nährstoffes u. s. w. auf die Belebung des ermüdeten Muskels ermitteln zu können.

Die Versuchsprotocolle sind in den anliegenden Tabellen niedergelegt.

Versuch 1 bis 4 in Tabelle I bestätigt auch an meiner Versuchsperson das von Schumburg gefundene Resultat, dass Zucker belebend auf den ermüdeten Muskel wirkt, während eine gleich süss schmeckende, durch Dulcin gesüsste Wassermenge nicht im Stande ist, einen derartigen Effect hervorzurufen. Aber schon der erste Versuch mit Eiweiss (Nr. 5 der Tabelle I) zeigte das mir zunächst auffallende Resultat, dass Eiweiss nicht nur in derselben Zeit, wie Zucker, belebend auf den ermüdeten Muskel wirkt, sondern dass diese belebende Wirkung beim Eiweiss quantitativ die des Zuckers um ein Beträchtliches übertrifft. In demselben Sinne sprechen Versuch 6 bis 9 in Tabelle I, Versuch 4 bis 6 der Tabelle III, verglichen mit Versuch 3 derselben Tabelle und eine ganze Anzahl Versuche der weiteren Tabellen.[2]

Die Versuchsperson war nicht an jedem Tage gleich disponirt; wir finden, um ein Beispiel herauszugreifen, in Tabelle I, Spalte 2, Schwankungen

---

[1] In dem Referat des von mir in der physiologischen Gesellschaft seiner Zeit gehaltenen Vortrages ist ein durchgehender Fehler; statt 18 000 kgm muss es stets 21 600 kgm heissen.

[2] Die Versuche mit Eiweiss u. s. w. sind noch an einer Reihe anderer Versuchspersonen ausgeführt worden, und stets mit dem gleichen Resultate; in Tabelle V gebe ich noch ein solches Protocoll; diese anderen Versuchspersonen konnten aber aus verschiedenen Gründen nicht Wochen lang beschäftigt werden und habe ich deshalb die anderen, sich jedes Mal nur auf wenige Versuche beziehenden Protocolle hier nicht zum Abdruck gebracht.

von 159 bis 302; dies illustrirt die Nothwendigkeit der Feststellung von Vorperioden vor der Arbeit an jedem Versuchstage; wir können also ohne Weiteres immer nur Vor- und Nachperioden desselben Tages mit einander vergleichen, um zu sehen, ob eine Wirkung stattfand oder nicht. Wollen wir aber den Effect desselben Mittels an verschiedenen Tagen, oder zweier verschiedener Mittel mit einander vergleichen, so wird die Uebersicht erleichtert, wenn man, wie das schon Schumburg gethan hat, eine Summe der Hubhöhen vor der Arbeit = 100 setzt und die Hubhöhen-Summen nach der Arbeit darauf umrechnet. Schumburg nahm die letzte Summe der Hubhöhen als Norm; mir will es richtiger erscheinen, die Zufälligkeiten, die bei einem solchen Zuckungsversuch doch immer vorkommen können, durch Anwendung des Mittels aus allen Vorperioden nach Möglichkeit zu beseitigen. Von diesem Gesichtspunkt aus habe ich dann die Tabellen I, III und V nochmals in II, IV und VI zusammengestellt. Bei Tabelle I hatte ich stets nur zwei Vorperioden beobachtet. Bei der eben besprochenen Anordnung wird da wohl im einzelnen Falle durch Gleichberücksichtigung der ersten Periode, in welcher der Mann noch gar keine Ermüdung zeigte und die deshalb oft erheblich höhere Werthe giebt, als die späteren, eine gewisse Verschiebung der Resultate zu Ungunsten des zu studirenden Mittels hervorgerufen. Ich gebe deshalb in diesem Falle auch noch in Tab. IIa die gleiche Berechnung, bei welcher die zweite und letzte Vorperiode = 100 gesetzt ist.

Wie sind nun die Effecte der Eiweisszufuhr zu erklären?

Die möglichen Erklärungen sind wohl die folgenden:

1. Der Magen der Versuchsperson war bei Beginn des Versuches nahezu leer; man kann daran denken, dass durch Gabe von 200 ^{ccm} Wasser mit oder ohne Zusatz eines Nährstoffes ein gewisses flaues Gefühl im Magen aufgehoben und dadurch reflectorisch eine grössere Leistungsfähigkeit der Muskeln erzielt wurde.

Wasser allein hat, wie aus Versuch 1 und 2 in Tabelle III, Versuch 1 in Tabelle V hervorgeht, gar keine belebende Wirkung; aber die eben gemachte Annahme, auch nur für die Gabe von Nährstoffen aufrecht erhalten, würde niemals die quantitativ so verschiedene Wirkung von Zucker und Eiweiss erklären.

2. Man könnte eine Suggestion verantwortlich machen; der Mann glaubte, etwas zu geniessen, was seine Muskelkraft hob, und deshalb war dann seine Kraft eine grössere.

Ich bin weit davon entfernt, etwa die Einflüsse psychischer Momente, denen diese Versuche am Ergographen zweifellos leicht ausgesetzt sind, zu leugnen; ich habe selbst eine Anzahl solcher Einwirkungen auch bei meinen Versuchen beobachtet; [in der Regel habe ich die Versuchsreihen, bei denen etwas Derartiges nachweislich vorgekommen war, unberücksichtigt gelassen; bei Versuch 2 der Tabelle VII kommt aber eine solche hohe Summe der Hubhöhen vor und ist im Protocoll auch als Unregelmässigkeit bezeichnet; in diesem Falle wurde an die Thür des Zimmers, in welchem ich mit der Versuchsperson eingeschlossen war, angeklopft und ich musste eine Auskunft geben; diese kurze Unterbrechung der gewöhnlichen Eintönigkeit und Langeweile genügte der Versuchsperson, um von Hubhöhen von 97, 95, 101, 104, 103, 83 auf einmal auf eine solche von 266 cm heraufzugehen, welche durchaus aus dem Rahmen herausfällt und nur durch die damals gleich protocollirte Störung zu erklären ist]; aber es will mir nicht einleuchten, dass man durch Suggestionswirkung ungezwungen die Differenzen zwischen Zucker und Eiweiss erklären könnte. Wie schon erwähnt, waren Zucker- und Dulcin-Lösung, ebenso wie in Schumburg's Versuchen, gleich süss; es hätte sich also bei diesen Versuchen nahezu die gleiche Wirkung auf die Muskeln bei der Annahme einer Suggestion ergeben müssen.

Die Versuchsperson wusste ferner nicht, dass das sandig schmeckende gelbe Pulver (Tropon) und die klare Lösung von Nutrose die gleiche Menge Eiweiss enthielt; da beide die gleiche Wirkung hatten, kann hier die Suggestion keine Rolle gespielt haben.

Wenn nun aber die Versuchsperson zu der Wirkung eines Mittels besonderes Zutrauen gehabt hätte, so wäre das nach meiner Ansicht doch der Speck gewesen, den Jedermann aus dem Volke als Nahrungsmittel kennt, und bei dessen Verabreichung ich der Versuchsperson deshalb auch nichts hätte vorreden können. Die Versuche mit Speck (I, 10; III, 7 und 8) ergeben zwar auch eine Erhöhung der Leistungsfähigkeit der Muskeln, aber durchaus nicht in dem Maasse, wie die Eiweissversuche.

Schliesslich habe ich bei dem Versuche nur mit Wasser (III, 2) direct eine Suggestion hervorzurufen versucht; als der Mann eintrat, hatte ich das gefüllte Glas, aus dem er zu trinken gewohnt war, in der Hand, arbeitete mit dem Glasstab in demselben herum, als wenn ich etwas zerdrückte, und sagte dann nach einer Weile: „jetzt hat sich Alles gelöst, nun trinken Sie aber auch gut aus, damit nichts verloren geht.“ Die Versuchsperson reagirte in der Weise darauf, dass sie später in einer Pause ihre Verwunderung darüber aussprach, dass an diesem Tage die Ermüdung so schnell eintrat — es ist mir also nicht gelungen, auch nur eine vorübergehende Erhöhung der Leistungsfähigkeit durch diese beabsichtigte Suggestion zu Stande zu bringen.

3. Man könnte daran denken, dass durch Secretion des Magensaftes in Folge der Einführung von Substanzen in den Magen das Blut alkalischer und

dadurch eine — vielleicht die wesentlichste — Ursache der Ermüdung behoben würde; denn wir wissen ja, dass die in den arbeitenden Muskeln erzeugten Säuren die Alkalescenz des Blutes herabsetzen und dadurch ermüdend, schliesslich sogar lähmend — wie beim zu Tode gehetzten Thiere — auf die Muskeln wirken.

Die stattfindende Secretion des Magensaftes u. s. w. als Grund angenommen, musste der gleiche Effect nach Einführung von Alkali in den Magen stattfinden. Dies war allerdings nach Gabe von 4 ^{grm} Natrium bicarbonicum (I, 11, III, 9 und 10) der Fall; indess war die Wirkung dieses Mittels etwa gleich der des Zuckers, ohne auch nur annähernd die Wirkung des Eiweisses zu erreichen; und sie hätte dieselbe doch wenigstens erreichen, ja sogar übertreffen müssen, wenn die Secretion des Magensaftes u. s. w. die zureichende Erklärung für die beobachteten Thatsachen gewesen wäre, weil ja Alkali auch direct in's Blut übertritt, was in stärkerem Maasse entsäuernd auf das Blut hatte wirken müssen, als die Secretion von sauerem Magensaft allein. Es ist ja nicht ausgeschlossen, dass die Beeinflussung der Blutalkalescenz etwas bei der Erhöhung der Summe der Hubhöhen mitspricht; diese Erhöhung ist aber in keinem Falle so gross, um die gefundenen Differenzen in der Wirkung des Zuckers und Eiweisses genügend zu erklären.

Es bleibt in der That nichts übrig, als anzunehmen, dass die Zeit von der Gabe des Eiweisses bis zur Wirkung desselben genügt, um das Eiweiss in die Blutbahn überzuführen und dort als Kraftquelle für die ermüdeten Muskeln zu verwerthen.

Schumburg sagt auf der zweiten Seite seiner Arbeit: „Da die Resorption der Eiweissstoffe und Fette erheblich längere Zeit beansprucht, als diejenige der Kohlehydrate, so kommen für die Zwecke einer schnellen Ernährung der Muskeln besonders die Kohlehydrate in Betracht.“ Es ist gewiss richtig, dass der Zucker, der gar keine Umwandlung durch Magen- und Darmsäfte durchzumachen hat und der schon von den ersten Abschnitten des Verdauungstractus in die Blutbahn übertreten und dort als Muskel-Ernährer zur Wirkung gelangen kann, zeitlich wohl am ersten diese Wirkung wird erkennen lassen. Aber beansprucht wirklich Eiweiss und Fett eine so erheblich längere Zeit, um zur Resorption zu gelangen? Für Eiweiss liegen zahlreiche Versuche von Voit,[1] Becher,[2] Feder,[3] Oppenheim[4] u. A. an Menschen und Thieren vor, welche den zeitlichen Verlauf

[1] Voit, *Physiologisch-chemische Untersuchungen.* 1857. S. 42.
[2] Becher, *Studien über Respiration.* Zürich 1855. 2. Abschn. S. 32 u. 39.
[3] Feder, Der zeitliche Ablauf der Zersetzung im Thierkörper. *Zeitschrift für Biologie.* Bd. XVII. S. 531.
[4] Oppenheim, Pflüger's *Archiv.* Bd. XXIII. S. 446.

der Eiweissresorption einigermaassen zu beurtheilen gestatten; aus diesen Befunden ist der Schluss gerechtfertigt, dass in der That schon in der ersten Stunde nach der Nahrungsaufnahme sich ein Theil des Eiweisses in der Circulation befindet, während bis zur vollständigen Resorption 6 bis 7 Stunden vergehen.

Eine directe Bestimmung wäre ja nur möglich an Thieren, welche man eine bestimmte Zeit nach der Eiweissaufnahme tödtete, um die Gesammtmenge des noch in ihrem Darmcanal vorhandenen Eiweisses zu ermitteln, also in ähnlicher Weise, wie es Ellenberger und Hofmeister[1] beim Schweine ausgeführt haben. Der Umstand, dass sehr schnell nach der Resorption von Eiweiss eine der Grösse dieser Resorption annähernd entsprechende Vermehrung der Stickstoffausscheidung durch den Harn eintritt, giebt uns die Möglichkeit, durch Untersuchung der im Harn ausgeschiedenen Stickstoffmengen in kurzen Zeitintervallen Rückschlüsse auf zeitlichen Verlauf und Grösse der Resorption zu machen.

Auf Anregung meines hochverehrten Chefs, des Herrn Professor Dr. Zuntz, habe ich nach diesem Princip Versuche mit den von mir benutzten reinen Eiweisspräparaten angestellt. Nach einer wesentlich aus Kohlehydraten bestehenden Abendmahlzeit wurde am nächsten Morgen um 7 Uhr eine kleine Tasse Kaffee genossen, die Urinabsonderung jeder folgenden Stunde durch Aufnahme von 200 ^{ccm} Wasser unterstützt, der Urin gesondert aufgefangen und analysirt. Um 9 Uhr wurde in der angegebenen Menge Wasser 33 ^{grm} Tropon genossen.

Die Stickstoffausscheidung der an diesem Tage in Betracht kommenden Stunden ergab:

7 bis 8 Uhr: 0·526 ^{grm} N.

8 bis 9 Uhr: 0·474 ^{grm} N; also ein Absinken des N-Gehaltes.

9 Uhr: Eiweissaufnahme.

9 bis 10 Uhr: 0·538 ^{grm} N; also schon in der ersten Stunde nach der Aufnahme ein Ansteigen des N-Gehaltes.

10 bis 11 Uhr: 0·923 ^{grm} N.

11 bis 12 Uhr: 0·730 ^{grm} N.

Wenn aber schon in der ersten Stunde nach der Nahrungsaufnahme eine vermehrte N-Ausscheidung im Harne nachweisbar ist, so muss sich ein Theil des Eiweisses zeitlich früher, also etwa $^1/_2$ bis $^3/_4$ Stunden nach der Aufnahme schon in der Circulation befunden haben und konnte dort

---

[1] Ellenberger und Hofmeister, Ueber die Verdauung des Schweines. *Dies Archiv.* 1884. Physiol. Abthlg. S. 145.

die Effecte auf die ermüdeten Muskeln hervorbringen, die meine Befunde am Ergographen ergeben haben.

Es liegt also kein Grund mehr vor, nach mehr oder weniger wahrscheinlichen Erklärungen für die zeitlich so frühe Wirkung des Eiweisses zu suchen, wo das Experiment die Entscheidung bringt, dass in der That auch die bei meinen Versuchen benutzten Eiweissstoffe zum Theil schon in der ersten Stunde nach der Aufnahme resorbirt waren.

Es ist also, um dies nochmals zu wiederholen, bisher durch meine Versuche festgestellt:

1. Eiweiss, in calorisch äquivalenter Menge wie Zucker verabreicht, äussert die Einwirkung auf die Belebung ermüdeter Muskeln in derselben Zeit nach der Gabe des Nährstoffes.

2. Die Wirkung des Eiweisses ist bei den Versuchen am Ergographen eine erheblich höhere als die des Zuckers.

Hieran schliessen sich mehrere Fragen, von denen zwei zu beantworten der Mühe werth erschien.

1. Wie lange hält die Wirkung des Zuckers, wie lange die des Eiweisses vor?

2. Lässt sich vielleicht ein Unterschied in der Wirkung verschiedener Eiweissarten, als deren Repräsentanten ich vorläufig ein animalisches und ein vegetabilisches Eiweisspräparat benutzte, nachweisen?

Es war ohne Weiteres anzunehmen, dass die Wirkung des Eiweisses, von dem wir ja aus den schon erwähnten Arbeiten wissen, dass bis zu seiner vollständigen Resorption 6 bis 7 Stunden vergehen, zeitlich sehr viel länger währen musste, als die des Zuckers. Meines Wissens ist diese Frage aber in der von mir beabsichtigten Weise bisher noch nicht experimentell beantwortet worden.

Bei der Ausführung der hierzu nöthigen Versuche wurden mir durch die Versuchspersonen gewisse Schranken auferlegt. Ich sagte oben, dass diese mindestens 3 Stunden nüchtern waren, ehe der Versuch begann; die Vorperioden und die Arbeit am Brems-Ergometer, die übrigens in den zu besprechenden Versuchen 31 200 statt wie bisher 21 600 ^{kgm} betrug, nahmen über 1 Stunde in Anspruch, so dass ich günstigen Falles nur noch 3 Stunden nach Schluss der Arbeit Beobachtungen am Ergographen ausführen konnte. Die Protocolle sind in der Tabelle VII niedergelegt. Eine kleine Hülfstabelle, die ich der Uebersicht halber hier gebe, zeigt, dass die Wirkung des Zuckers in der 2. Stunde schon nachlässt, wo nicht aufhört, während in der 3. Stunde von irgend welcher Wirkung nicht mehr die Rede ist.

Aus Tabelle VII.

Nährstoff	Mittel der Summe der Hubhöhen in Centimetern			
	Vor der Arbeit	Nach Aufnahme des Nährstoffes 1 Stunde	2 Stunden	3 Stunden
Zucker	89	109	111	84
	107	131	81	—
	102	117	100	50
Animalisches Tropon	121	104	127	—
	103	69	127	184
	107	83	263	—
	114	102	156	—
Vegetabilisches Tropon	111	145	186	162
	123	119	189	180
	94	97	106	—
	87	80	124	124
	88	105	114	84
Tropon	96	116	120	166

Beim Eiweiss dagegen ist die Wirkung in der 2. Stunde in der Regel höher wie in der ersten und hält in der 3. Stunde durchaus vor; ich werde wohl nicht auf Widerspruch stossen, wenn ich behaupte, dass auch für die folgenden 2 bis 3 Stunden eine ähnliche Wirkung beobachtet worden wäre, wenn es möglich gewesen wäre, die Versuche an der über 7 Stunden ohne Mahlzeit befindlichen Person fortzusetzen.

Für die Lösung der zweiten von mir gestellten Frage wurde mir von den Tropon-Werken in Mülheim a. Rhein in liebenswürdigster Weise der animalische und vegetabilische Antheil ihres Präparates einzeln zur Verfügung gestellt.

Nach den vorliegenden Protocollen hat es den Anschein, als ob in der That dies von mir benutzte vegetabilische Eiweiss zeitlich eher bezw. reichlicher in die Circulation überträte, als das animalische.

Ich habe deshalb auch den oben beschriebenen Resorptions-Versuch mit stündlicher Aufsammlung von Harn und Analyse desselben bei diesen beiden Präparaten wiederholt. Die Resultate dieser Versuche sind die folgenden:

	Animal. Theil des Tropons	Vegetabil. Theil des Tropons
$7^1/_2$—$8^1/_2$ Uhr	0·545 grm N pro Stunde	0·487 grm N pro Stunde.
$8^1/_2$—$9^1/_2$ „	0·571 „ „ „ „	0·471 „ „ „ „

$9^1/_2$ Uhr Aufnahme von 33 grm animalischen, bezw. vegetabilischen Tropons.

$9^1/_2$—$10^1/_2$ Uhr	0·663 grm N pro Stunde	0·635 grm N pro Stunde.
$10^1/_2$—$11^1/_2$ „	0·699 „ „ „ „	0·683 „ „ „ „

N-Zuwachs in der ersten Stunde nach der Aufnahme, bezogen auf die letzte Stunde vor der Nahrungsaufnahme:

+ 0·092 grm N + 0·164 grm N

(Verhältniss des animalischen zum vegetabilischen 100:178).

N-Zuwachs in der zweiten Stunde nach der Aufnahme, bezogen auf die erste Stunde nach derselben:

+ 0·036 grm N + 0·048 grm N

(Verhältniss des animalischen zum vegetabilischen 100:133).

Es zeigt sich also zunächst auch bei diesen beiden Eiweisspräparaten, wie zu erwarten war, dass schon in der 1. Stunde nach der Nahrungsaufnahme eine erhöhte N-Ausscheidung im Harne nachweisbar ist; die Erhöhung war aber bei dem vegetabilischen Antheil erheblich grösser, als bei dem animalischen, und dies Verhältniss beider Präparate zu einander blieb auch in der 2. Stunde nach der Nahrungsaufnahme noch im gleichen Sinne bestehen. Es ist aus diesen Befunden sehr wohl zu verstehen, dass die Wirkung des vegetabilischen Antheils des Tropons am Ergographen sich eher zeigen musste, was ja auch der Fall war.

Es wäre aber durchaus falsch, aus diesen mit präparirtem vegetabilischen Eiweiss gefundenen Resultaten Rückschlüsse auf die Verdaulichkeit des in natürlicher Form in den pflanzlichen Nahrungsmitteln enthaltenen Eiweisses zu ziehen; die in den Verdauungssäften zum Theil schwer, zum Theil überhaupt nicht löslichen Zellenmembrane setzen auch bei guter mechanischer Zerkleinerung (feine Pulverung) der Verdauung der pflanzlichen Eiweissstoffe die durch zahlreiche Ausnutzungsversuche genügend illustrirten Hindernisse entgegen.

Da also aus den der Tabelle VII zu Grunde liegenden Versuchen hervorgeht, dass Eiweiss auch noch zeitlich länger wirkt, als Zucker, so fordern meine Befunde zu praktischen Versuchen mit Eiweiss in all' den Fällen auf, in welchen es sich darum handelt, ermüdenden Muskeln neues Kraftmaterial zuzuführen und in welchen sich bisher Zucker bewährt hat, also beim Radfahren, Rudern, Bergsteigen und ähnlichen sportlichen Uebungen, vor Allem aber in der Armee bei forcirten Märschen u. s. w., um so mehr, als das nicht als Kraftspender zur Verwendung kommende Eiweiss zur Regeneration des zerfallenden Zellmateriales dienen wird.

Bei derartigen praktischen Verwendungen würde es einige Schwierigkeit machen, das trockene Eiweisspräparat im entscheidenden Augenblick, vielleicht ohne Wasser, zu sich zu nehmen; Cakes, Zwiebäcke und ähnliche Conserven zerbröckeln aber erfahrungsgemäss sehr leicht, wenn sie lange umhergetragen werden; bis also die Industrie ein Präparat herstellt, welches das Eiweiss in genügender Menge enthält und diese Nachtheile nicht zeigt, ist wohl Chocolade die einzige Form, welche ernsthaft für diese Zwecke in Frage kommt.

Ich habe deshalb noch einige Versuche mit einer 50 Procent Tropon enthaltenden Chocolade angestellt (VII, 15, 16, 17) und habe gefunden, dass schon 30 ^{grm} derselben, sicherer noch 35 ^{grm} — das sind 6 bis 7 kleine Tafeln — die gewünschte Erhöhung der Muskelleistungen nach anstrengender Arbeit zu Wege bringen; wie viel an dieser Wirkung der in der Chocolade enthaltene Zucker, wie viel etwa auch das Theobromin betheiligt ist, ist nicht untersucht worden.

Ich beabsichtige später die Eiweissversuche in der Weise zu ergänzen, dass ich an Stelle der Aufzeichnungen am Ergographen vor, während und nach der Arbeit Pulsfrequenz, Zahl der Athemzüge und Athemgrösse in Litern per Minute feststelle und den zeitlichen Verlauf der Erholung nach der anstrengenden Arbeit in Fällen mit und ohne Nährstoffzufuhr vergleiche.

Das Fett wirkt, wie die wenigen bisher von mir angestellten Versuche (I, 10, IV, 2 und 8) zeigen, in derselben Zeit, wie Zucker und Eiweiss, gleichfalls belebend auf die ermüdeten Muskeln; ich will diese Befunde durch eine Anzahl weiterer Versuche, auch mit anderen Fettarten, noch sicher stellen und werde seiner Zeit darüber eine diese Arbeit ergänzende Veröffentlichung erscheinen lassen.

Tabelle I.

R. F., Schneider, 22 Jahre alt, wiegt bekleidet 58 kg.
Täglich 1200 Umdrehungen am mit 6 kg belasteten Brems-Ergometer = 21 600 kgm Arbeit.
Ergograph belastet mit 2·2 kg; rechter Arm.

Die Zahlen in der Tabelle bedeuten: Summe der Hubhöhen in Centimetern.

Nr.	Datum	Vor der Arbeit		Mittel	Arbeit; 200 ccm Wasser aufgenommen und	Nach der Arbeit										
1	13./XII. 1898	307	230	268	0·25 grm Dulcin; 15 Min. nach Beginn der Arbeit	77	176	165	163	152	154	152	153	147		
2	14./XII. 1898	292	159	205	Zucker; 15 Min. nach Beginn	74	176	196	224	162	134	154	137			
3	16./XII. 1898	347	273	310	Zucker; 15 Min. nach Beginn	201	412	374	338	332	297	251	194	169	155	
4	22./XII. 1898	402	300	351	Zucker; 15 Min. nach Beginn	144	210	170	198	155	167	150	138	286	368	275
5	15./XII. 1898	388	273	331	Tropon; 15 Min. nach Beginn	271	322	334	374	757	810	839	645	442	332	
6	17./XII. 1898	368	215	292	Tropon; 15 Min. nach Beginn	212	627	990	351	196	192	189	167			
7	21./XII. 1898	372	298	335	Tropon; 10 „ nach Beginn	735	1831	306	162	158	138	144	133			
8	20./XII. 1898	356	272	314	Tropon; 22½ „ nach Beginn	249	185	137	133	127	120	114	104	162	158	270
						315	557	1018								
9	23./XII. 1898	387	302	345	Nutrose; 15 Min. nach Beginn	492	230	392	277	267	1073	539	318	197		
10	28./XII. 1898	397	278	338	Speck; 15 Min. nach Beginn	580	680	424	316	304	293	272	266			
11	30./XII. 1898	378	300	339	4 grm Natr. bicarb.; 15 Min. nach Beginn	307	482	317	386	302	518	323	268	180	200	

Tabelle II.

Mittel der Werthe vor der Arbeit in Tabelle I = 100 gesetzt.

Nr.	Vor der Arbeit	Aufgenommen	Nach der Arbeit													
1	100	Dulcin	29	65	62	61	57	58	57	57	55					
2	100	Zucker	36	86	96	109	79	65	75	67						
3	100	Zucker	64	133	120	109	107	96	81	62	54	50				
4	100	Zucker	41	60	48	56	44	60	43	39	81	105	78			
5	100	Tropon	82	98	101	109	227	243	251	195	134	100				
6	100	Tropon	72	215	339	120	67	66	65	58						
7	100	Tropon	219	547	91	48	47	41	43	39						
8	100	Tropon	79	59	43	42	40	38	36	33	52	50	85	100	177	322
9	100	Nutrose	142	66	114	80	77	311	156	92	57					
10	100	Speck	172	201	125	93	90	87	80	79						
11	100	Natr. bicarb.	91	142	93	113	89	153	95	79	53	59				

Tabelle IIa.

Letzte Periode vor der Arbeit in Tabelle I = 100 gesetzt.

Nr.	Vor der Arbeit	Aufgenommen	Nach der Arbeit													
1	100	Dulcin	34	76	75	75	66	66	65	66	64					
2	100	Zucker	47	110	123	141	102	84	97	86						
3	100	Zucker	84	190	156	140	139	124	105	81	70	65				
4	100	Zucker	48	70	57	66	52	56	50	40	95	123	92			
5	100	Tropon	99	116	122	137	277	296	307	233	162	122				
6	100	Tropon	99	291	461	163	91	89	88	78						
7	100	Tropon	245	610	102	54	53	46	48	44						
8	100	Tropon	92	68	50	49	46	44	42	38	59	58	99	116	205	374
9	100	Nutrose	164	77	131	92	89	358	179	106	56					
10	100	Speck	209	244	152	114	109	105	98	95						
11	100	Natr. bicarb.	102	161	106	129	101	173	107	89	60	66				

Tabelle III.

F. K., Schuhmacher, 31 Jahre alt, wiegt bekleidet 62·5 kg.
Täglich 1200 Umdrehungen am mit 6 kg belasteten Brems-Ergometer = 21 600 kgm Arbeit.
Ergograph belastet mit 4 kg; linker Arm.
Die Zahlen in der Tabelle bedeuten: Summe der Hubhöhen in Centimetern.

Nr.	Datum	Vor der Arbeit	Mittel	Arbeit; 200 ccm Wasser aufgenommen und	Nach der Arbeit
1	25/.I. 1899	136 100 124	120	Nur Wasser; vor der Arbeit	109 100 73 82 95 70 81 98 89 71 96 98
2	31./I. 1899	162 100 92 96	112	Nur Wasser; vor der Arbeit	102 113 113 96 100 75 89 66 69 81 130 46 75
3	28./I. 1899	117 95 93	102	Zucker; vor der Arbeit	107 110 123 112 146 112 127 182 158 197 155
4	21./I. 1899	134 140 135	136	Tropon; 15 Min. nach Beginn der Arbeit	131 103 112 110 127 68 75 136 60 120 104 158 74 215 200 165 200
5	23./I. 1899	170 110 115	132	Tropon; vor der Arbeit	120 110 106 85 130 150 160 166 175 165 180
6	26./I. 1899	161 150 171 96	144	Tropon; vor der Arbeit	108 69 70 78 80 110 110 140 200 130 145 167 245 173
7	2./II. 1899	112 114 116 122	118	Speck; vor der Arbeit	94 87 103 109 102 124 89 113 83 108 104 140 101 110
8	3./II. 1899	84 128 166 127 86 104	116	Speck; vor der Arbeit	109 127 91 111 113 122 122 98 117 96 86 81 119
		Ergograph belastet mit 2 kg.			
9	4./II. 1899	218 222 230	220	4 grm Natr. bicarb.; vor der Arbeit	216 313 197 226 133 242 185 226 231 190 382 155 149 180
10	7./II. 1899	248 403 248 215	278	4 grm Natr. bicarb.; vor der Arbeit	378 243 406 205 138 233 108 123 130
11	1./II. 1899	244 161 162 220 146	186	Tropon; vor der Arbeit	209 220 154 177 180 188 179 202 193 214 167 219 240

Tabelle IV.

Mittel der Werthe vor der Arbeit in Tabelle III = 100 gesetzt.

Nr.	Vor der Arbeit	Aufgenommen	Nach der Arbeit
1	100	Wasser	91 84 61 68 79 59 68 82 74 59 80 82
2	100		91 101 101 86 89 67 79 59 61 72 116 41 67
3	100	Zucker	104 107 120 108 143 108 123 177 155 193 152
4	100		96 75 82 81 93 50 55 100 44 88 76 116 54 158
		Tropon	147 121 147
5	100		91 83 80 64 98 114 116 125 132 125 136
6	100		75 48 49 54 56 76 76 97 138 90 101 116 170 120
7	100	Speck	79 73 87 92 86 105 75 96 70 91 88 118 86 93
8	100		94 109 78 96 97 105 105 84 101 83 74 70 102
9	100	Natrium	98 142 90 103 60 110 84 103 105 86 174 70 68 80
10	100	bicarbon.	136 87 146 74 50 84 39 44 47
11	100	Tropon	112 118 83 95 97 101 96 109 104 115 90 118 129

Tabelle V.

A. Th., Schuhmacher, 31 Jahre alt, wiegt bekleidet 55 kg.
Tägl. 1200 Umdreh. am mit 6 kg belast. Brems-Ergom. = 21 600 kgm Arbeit.
Ergograph belastet mit 3 kg; linker Arm.

Die Zahlen in der Tabelle bedeuten: Summa der Hubhöhen in Centimetern.

Nr.	Datum	Vor der Arbeit	Mittel	Arbeit; vor derselben 200ccm Wasser aufgenommen und	Nach der Arbeit
1	8./II. 1899	108 69 105	94	nur Wasser;	82 68 78 83 80 78
					100 83 53 83
2	7./II. 1899	120 69 90	93	Tropon;	83 130 66 113 81 88
					64 91 94 103 110
3	30./IV.1899	201 130 140 110	146	Zucker;	122 100 122 136 135 194
					148 135

Tabelle VI.

Procentische Berechnung der Tabelle V.
Mittel der Summe der Hubhöhen vor der Arbeit = 100 gesetzt.

Nr.	Vor der Arbeit	Aufgenommen	Nach der Arbeit
1	100	Wasser	87 72 83 88 85 83 106 88 57 88
2	100	Tropon	88 140 70 121 86 94 69 97 101 110 118
3	100	Zucker	84 69 84 93 93 133 101 93

Anmerkung zu Tabelle V. Versuch 3 mit freundlicher Erlaubniss des Hrn. Dr. Bornstein aus dessen Untersuchungen über Saccharin *Zeitschr. d. Vereins der Deutschen Rübenzucker-Industrie* April 1899 entnommen, welcher mit derselben Versuchsperson unter den gleichen Bedingungen arbeitete.

Tabelle

F. K., Schuhmacher, 31 Jahre

Täglich 1300 Umdrehungen am mit 8 kg belasteten

Ergograph belastet

Die Zahlen in der Tabelle bedeuten:

Nr.	Datum	Vor der Arbeit	Mittel	Arbeit; 200 ccm Wasser aufgenommen und	Nach der Arbeit
1	4./V. 1899	94 133 129 166 126 90 93 98 101	114	Nur Wasser; vor der Arbeit	83 11
2	5./V. 1899	109 80 83 87	89	Zucker; vor der Arbeit	9
3	6./V. 1899	100 122 98 109	107		11
4	10./V. 1899	111 94 100 105	102		10
5	21./IV. 1899	102 98 83 99	96	Tropon; vor der Arbeit	9
6	17./IV. 1899	120 128 136 131 162 85 91 116	121	Animal. Antheil des Tropons; vor der Arbeit	10
7	18./IV. 1899	103 114 91 104	103		10
8	19./IV. 1899	102 107 118 100	107		10
9	20./IV. 1899	111 124 111 110	114	Animal. Antheil des Tropons; 15 M. nach Beginn	93 83 71 8
10	22./IV. 1899	122 123 100 100	111	Vegetabilischer Antheil des Tropons; vor der Arbeit	84 9
11	3./V. 1899	124 129 129 105 130	123		9
12	16./V. 1899	76 100 94 98 101	94		94
13	17./V. 1899	94 97 77 85 82	87		7
14	18./V. 1899	104 82 76 92 75 100	88		87
15	11./V. 1899	108 96 91 114 100	102	50 procent. Tropon-Chocolade; 30 grm; vor der Arbeit	9
16	19./V. 1899	84 98 90 125 98 89 68 75	91	50 procent. Tropon-Chocolade; 35 grm; vor der Arbeit	104
17	20./V. 1899	120 126 103 115 92 120 122	114		7

VII.

lt, wiegt bekleidet 62·5 ^{kg}.

Bremsergometer = 31 200 ^{kgm} Arbeit.

mit 4 ^{kg}; linker Arm.

Summe der Hubhöhen in Centimetern.

1. Stunde nach der Nahrungsaufnahme	2. Stunde nach der Nahrungsaufnahme	3. Stunde nach der Nahrungsaufnahme	Mittelzahlen der 1. Stunde	2. Stunde	3. Stunde
101 102 98 86 76 85 72 66 60 70 84			82		
86 111 89 100 114 111 118 141 141 116	97 85 80 101 104 103 83 266[1] 100 87	73 95 80 73 97 91 81 fehlen noch 15 Min.	109	111	84
147 112 150 143 117 116 124 138 152 108	98 102 98 88 86 79 78 97 83 96 87		131	81	
133 106 87 110 112 88 108 119 140 170	86 99 117 113 130 100 104 107 85 77 90 130 69	56 52 55 48 39 fehlen noch 30 Min.	117	100	50
94 106 113 82 114 96 121 143 100 93	111 70 167 172 158 72 113 107 109	83 172 317 92 fehlen noch 30 Min.	116	120	166
84 100 89 100 81 105 107 132 141	136 62 110 108 123 93 170 212	161	104	127	
75 78 52 60 56 53 107 65 84 65 64	111 111 71 102 82 146 95 201	252 136 163 fehlen noch 35 Min.	69	127	184
97 103 111 83 71 86 72 73 85 75 54	78 210 308 317 400	317	83	263	
81 113 91 82 73 111 84 141 142	138 127 132 164 218 fehlen noch 15 Min.		102	156	
120 143 157 173 160 195 146 166	170 196 246 91 210 204	73 153 261 fehlen noch 30 Min.	145	186	162
96 154 133 109 134 96 133 98 120	115 102 120 391 252 123 95	197 150 96 201 260 258 148	119	189	180
108 83 82 96 93 94 88 108 101 116 89 102	92 95 125 169 92 103 97 94 144 76 79		97	106	
80 86 78 102 72 104 106 85 89 96 103 77	95 118 94 99 85 105 179 150 188	138 149 96 110 fehlen noch 35 Min.	80	124	124
146 93 132 103 104 84 90 128 87 104 86	107 135 118 170 106 98 100 88 112 105	83 89 79 86 82 fehlen noch 35 Min.	105	114	84
88 111 89 82 80 84 105 105 104 86 96 107	120 105 88 86 82 124 107 96 91 69 75 113		94	96	
103 136 115 147 117 135 112 83 114 150 98	108 89 97 118 113 113 115 91 86 101	184 101 161 fehlen noch 45 Min.	119	103	149
121 97 90 110 132 93 139 150 142 150	122 152 145 195 142 134 115 74	108 150 145 163 fehlen noch 40 Min.	122	135	142

[1] Störung durch Unterhaltung.

Ueber Ernährungsklysmata.

Von

C. A. Ewald.

Das Bestreben, dem Körper in Fällen, wo die Nahrungsaufnahme aus dem einen oder anderen Grunde per os unmöglich ist, Nährstoffe durch den Darm zuzuführen, hat seit den bekannten Versuchen von Voit und Bauer, v. Leube, Eichhorst und mir bei den Aerzten, ja selbst bei den Laien immer weitere Verbreitung gefunden. Ist es mir doch in letzter Zeit wiederholt begegnet, dass die Umgebung des Kranken oder gar der Kranke selbst mit entsprechenden Wünschen und Fragen früher an uns Aerzte herantrat, als wir selbst dieses Vorgehen anzuregen Veranlassung hatten.

Die Versuche der erstgenannten Autoren waren an Thieren ausgeführt und nicht ohne Weiteres auf den Menschen zu übertragen. Im Jahre 1887 erbrachte ich in einer längeren Reihe von Bestimmungen den Nachweis, dass es bei passend gewählter Zusammensetzung und sachgemässer Application derartiger Einläufe auch beim Menschen gelingt, eine Resorption stickstoffhaltiger Substanz vom Mastdarm aus zu erzielen und einen nicht unerheblichen Theil derselben zum Ansatz zu bringen oder wenigstens den Stickstoffumsatz beträchtlich zu steigern. Die Gleichheit der Resorptionsgrössen in den einzelnen Perioden gleicher Zufuhr berechtigt zu dem Schluss, dass trotz starker Schwankungen im Umsatz und Ansatz die aufsaugenden Functionen der Schleimhaut gleichmässig von Statten gingen. Auch zeigte sich, dass ein merklicher Unterschied in der Aufsaugungsgrösse zwischen den sog. Peptonen (Albumosen) und dem nativen Hühnereiweiss nicht vorhanden war. Darnach erschien die Anwendung der sog. Peptonklystiere überflüssig; „man kommt mit einfachen Eiern ebenso weit“, sagte ich, „hat aber den Vortheil, im Ei etwa 12 Procent Fett zu geben, welches als Sparmittel der Zersetzung des Körpereiweisses sicherlich nicht ohne Belang ist, und kann die Wirkung durch Zusatz einer Lösung von Traubenzucker, also eines leicht verdaulichen und resorbirbaren Kohlehydrates, noch erhöhen. . . . . . Es genügen also zum Klystier schon gut emulgirte rohe Eier, die man mit etwas Kochsalzwasser verdünnen kann. Ich pflege ein Gemisch von Eiern, Rothwein und einer 10- bis 20 procent. Traubenzuckerlösung zu geben."

In letzter Zeit habe ich meist Milch, Eier und etwas Mehl, event. mit Wein verrührt, angewandt, so dass im Klysma annähernd 400 Calorien, per Tag also etwa 1200 Calorien gegeben wurden.

Den Zusatz von Kochsalzwasser stellte ich seiner Zeit anheim mit Rücksicht auf die Versuche Eichhorst's, der die Resorption bei Thieren wesentlich von der Beigabe dieses Salzes abhängig sein liess, obwohl nach meinen Resultaten beim Menschen die Aufsaugung auch ohne Kochsalz vor sich ging. Später zeigte dann Huber, dass sie durch Zusatz des Kochsalzes nicht unerheblich gesteigert wird.

Mit der Zeit scheint sich nun vielfach in ärztlichen Kreisen die Ansicht verbreitet zu haben, dass es mit Hülfe der „Nährklystiere" gelingen müsse, regelmässig eine wirkliche, d. h. den Körperbestand erhaltende Ernährung herbeizuführen, oder gar einen Ansatz bei den Kranken zu erzielen.

Ich muss bemerken, dass meine Versuche einer solchen irrthümlichen Vorstellung nicht das Wort reden. Sie beweisen nur, dass die Mastdarmschleimhaut des Menschen resorptionsfähig ist und dass es im speciellen Falle, d. h. bei einer Patientin, von der ich ausdrücklich hervorhob, dass sie eine vita minima führte und per Tag nicht mehr wie 5·48 ^{grm} N in ihrer Nahrung zu sich nahm, zweifellos gelang, den Stickstoffumsatz zu steigern und eine Retention desselben, die nur in Form eines Ansatzes stickstoffhaltiger Substanz statthaben konnte, zu Wege zu bringen. Ich betonte vielmehr, „dass offenbar individuelle Beeinflussungen in Bezug auf Resorption und Ansatz eine ganz hervorragende Rolle spielen", und dass auch aus diesem Grunde „eine gegenseitige Abschätzung des Nährwerthes der Pepton- und Eierklysmata unthunlich sei."

Wenn diese vorsichtige Beurtheilung des Erhaltungswerthes der Nährklysmata nun schon bei chronisch Kranken, stark heruntergekommenen und geschwächten Individuen geboten ist, so ist sie noch viel mehr am Platze, wenn es sich um acute Erkrankungen solcher Personen handelt, deren Stoffwechsel unmittelbar vor oder gar während der Krankheit ein reger ist und jedenfalls nicht viel unter den normalen Calorienbetrag heruntergeht. Das gilt z. B. für alle Fälle acuter Blutungen aus den oberen Wegen des Verdauungstractes, für die Fälle von Ulcerationsbildung, für Vergiftungen, für functionelle Störungen u. s. w., die eine vorübergehende längere oder kürzere ausschliessliche Rectalernährung bedingen. Hier dürfen wir uns dann nicht wundern, wenn wir erhebliche Gewichtsabnahmen und einen N-Verlust während der Rectalernährung finden. Derselbe will aber in diesen Fällen wenig besagen gegenüber dem durch die Schonung der oberen Verdauungswege bedingten curativen Erfolge und dem Umstande, dass nach Behebung der Krankheit der eingetretene Gewichtsverlust nicht nur in kürzester Frist ausgeglichen, sondern oft übertroffen wird.

Ich habe den „Nährklystieren" in den letzten 10 Jahren einen sehr weiten Raum in meinen therapeutischen und diagnostischen Maassnahmen zugewiesen und sie in geeigneten Fällen Tage und Wochen lang ausschliesslich, d. h. ohne jede Nahrungszufuhr per os gegeben. Ueber die damit erzielten Erfolge, so weit sie die ernährende Wirkung derselben betreffen, habe ich mich wiederholt, zuletzt in v. Leyden's Handbuch der Ernährungstherapie, geäussert. Dort heisst es:[1]

„Nun scheint es mir nicht unangebracht, zu bemerken, dass nach meinen sehr zahlreichen Erfahrungen mit ausschliesslicher, Tage lang fortgesetzter Ernährung durch die sog. Nährklysmata — die ich seit Langem nicht nur bei organischen Läsionen von Magen- und Darmschleimhaut, sondern in letzter Zeit auch bei functionellen Störungen des Intestinaltractes vielfach und mit bestem Erfolge angewandt habe — der thatsächliche Nährwerth derselben oftmals keineswegs der Menge von Nährstoffen entspricht, die man mit ihnen einbringt. Es treten dabei zuweilen recht erhebliche Gewichtsverluste ein, und die Controle des N-Stoffwechsels zeigt, dass eine starke Abgabe von N vom Körper stattfindet. Nichtsdestoweniger befinden sich die Patienten subjectiv fast ausnahmslos vollkommen wohl, sie spüren nämlich so gut wie gar keinen Hunger, trotzdem sie auf absolute Carenz per os gesetzt sind, und halten die Rectalernährung bis zu 7 und 10 Tagen und mehr ohne besondere Beschwerde aus. Da ich selbst vor Jahren den Nachweis geführt habe, dass es bei passender Rectalernährung gelingt, den Organismus im N-Gleichgewicht zu halten, so müssen hier offenbar subjective Verschiedenheiten bestehen, die sich in einer höheren oder geringeren Intensität des Stoffwechsels geltend machen. Glücklicher Weise wollen solche Verluste unter den obwaltenden Umständen nicht viel besagen, denn sobald durch die Schonung des Magens und Darmes die betr. Läsion bezw. Störung Zeit zur Heilung gefunden hat, gelingt es leicht und schnell, den Verlust wieder auszugleichen und einen erheblichen Ansatz zu erzielen."

Es war aber von Interesse, durch eine genauere Bestimmung, als es die einfachen Wägungen sind, das Verhalten des Stoffwechsels unter Nährklysmen zu verfolgen. Mein Assistent, Hr. Dr. Rost, hat sich dieser

---

[1] C. A. Ewald, Ernährungstherapie bei Darmkrankheiten. v. Leyden's *Handbuch der Ernährungstherapie.* Leipzig 1898. Bd. II. 1. Abth. S. 268.

Aufgabe auf meine Veranlassung unterzogen und bei einer Anzahl von Personen derartige Stoffwechselversuche unter meiner Controle durchgeführt. Dass ihre Zahl keine grössere, die Dauer der einzelnen Versuche keine längere ist, begreift sich aus den Schwierigkeiten, welche solchen Versuchen selbst da, wo das Personal, wie bei uns im Augusta-Hospital gut eingeübt ist, von Seiten der Kranken entgegenstehen. Ich gebe an dieser Stelle nur die Resultate der einzelnen Versuche, die nach bekannten Vorschriften ausgeführt wurden. Der Stickstoff wurde in Harn und Fäces nach Kjeldahl bestimmt, der Koth zu Anfang und Ende des Versuches mit Kohle abgegrenzt. Ich kann für die Genauigkeit der Bestimmungen eintreten und verweise übrigens auf die analytischen Beläge am Schlusse dieser Mittheilungen.

Fall 1. — E. B., 23jähriges Mädchen, in sehr gutem Ernährungszustande, wird wegen heftiger, durch ein Ulcus ventriculi bedingter Gastralgieen auf ausschliessliche Rectalernährung gesetzt. Körpergewicht war in den letzten Wochen gleichgeblieben und betrug zu Anfang des 5 tägigen Versuches 57 kg.

Jedes Ernährungsklysma bestand aus etwa 320 ccm Milch, 1 Eigelb, 1 Theelöffel Mehl, 70 bis 75 ccm Rothwein, so dass es insgesammt 400 ccm betrug. Es wurden 3 Klysmata pro die, also 1200 ccm mit 7·83 grm Stickstoff gegeben, der in verschiedenen Stichproben der gesammten für den Tag präparirten Menge ermittelt wurde.

Patientin erhielt also in 5 Tagen	= 39·0 grm N	
Im Koth wurden während dieser Zeit gefunden	= 3·7 „ „	
Also resorbirt	= 35·3 grm N	

d. i. **90·51** Procent der überhaupt eingebrachten Menge.

Es wurden durch den Urin ausgeschieden .	= 42·54 grm N	
Demgemäss N-Verlust	= 7.20 „ „	
	= 1.44 „ „	pro die.

Nach Schluss des Versuches betrug das Körpergewicht 53 kg, 14 Tage später hatte es sich wieder auf 58 kg gehoben.

Fall 2. — E. H., 19jähriges kräftiges Mädchen, in gutem Ernährungszustande, wird wegen Ulcusbeschwerden ausschliesslich rectal ernährt. Körpergewicht bei Beginn des Versuches 54·5 kg. Zusammensetzung der Ernährungsklystiere wie im ersten Fall. Dauer des Versuches 6 Tage.

Also werden einverleibt	= 46·97 grm N	
Im Koth fanden sich	= 2·15 „ „	
Es wurden resorbirt	= 44·82 grm N	

d. i. **95·42** Procent der überhaupt eingebrachten Menge.

Durch den Harn ausgeschieden . .	= 53·78 grm N	
Also N-Verlust	= 8·96 „ „	
	= 1·49 „ „	pro die.

Am Schluss des Versuches war das Körpergewicht auf 53 kg gesunken.

Fall 3. — E. L., 18jährige Patientin, welche wegen nervöser Gastralgieen per rectum ernährt wird.

Körpergewicht vor dem Versuch gleichmässig 52 kg. Dauer des Versuches nur 4 Tage, weil Patientin die Klystiere nicht länger halten konnte.

Erhält in 4 Tagen im Klysma . .	= 31·32 grm N
Im Koth fanden sich	= 22·10 „ „
Es wurden also resorbirt	= 9·2 grm N

d. i. **29·39** Procent der überhaupt eingebrachten Menge.

Im Harn wurden ausgeschieden . .	= 34·30 grm N	
Also Verlust an N vom Körper . .	= 25·10 „ „	
	= 6·27 „ „	pro die.

Das Körpergewicht war auf 50·5 kg heruntergegangen.

Fall 4. — R. S., Mann von 36 Jahren, wird wegen leichter gastralgischer Anfälle auf ausschliessliche Rectalernährung gesetzt. Körpergewicht 59·5 kg. Dauer des Versuches 6 Tage.

Die Ernährungsklysmen enthielten diesmal 800 grm Milch, je 2 Gelbeier, eine Messerspitze Salz, eine Messerspitze Mehl, ein Glas Rothwein, d. h. pro die 8·92 grm Stickstoff.

Also wurden in 6 Tagen zugeführt .	= 53·49 grm N
Im Koth fanden sich	= 35·30 „ „
Also wurden aufgenommen . . .	= 18·19 grm N

d. i. **33·89** Procent von der überhaupt gegebenen Menge.

Im Harn wurden ausgeschieden . .	= 50·80 grm N	
Also Verlust an N vom Körper . .	= 32.70 „ „	
	= 5·45 „ „	pro die.

Das Körpergewicht war am Schluss des Versuches auf 56·1 kg gesunken.

Fall 5. — L. B., 53jähriger Mann. Diagnose schwankt zwischen nervösen Gastralgieen und Ulcus. Wird 4 Tage lang auf ausschliessliche Rectalernährung gesetzt, währenddem das Körpergewicht von 66.4 kg auf 60 kg gesunken ist. Koth mit Heidelbeeren abgegrenzt. Erhält pro Tag 6 Eier, 600 grm Milch, 90 grm Eucasin. Der Stickstoffgehalt des Klysmas wurde in diesem Fall nicht durch eine N-Bestimmung von Stichproben der Gesammtmasse bestimmt, sondern der N der Eier zu 21 grm N (v. Noorden) angestellt. Der N der Milch wurde täglich analysirt (3·4, 3·4, 3·3, 3.2 grm N), der Gehalt des Eucasin war durch diesseitige Analyse zu 16·7 Procent N bestimmt.

Darnach insgesammt in 4 Tagen eingeführt	= 85·40 grm N
Im Koth fanden sich	= 27·80 „ ,
Also wurden resorbirt	= 57·60 grm N

d. i. **67·44** Procent der überhaupt eingebrachten Menge.

Im Harn wurden ausgeschieden	= 70·70 grm N	
Verlust vom Körper	= 13·10 „ „	
	= 3·27 „ „	pro die.

Aus den vorstehenden Versuchen ergiebt sich, dass die Möglichkeit, dem Körper durch Rectalzufuhr eine gewisse Menge stickstoffhaltiger Substanz zuzuführen, jedenfalls vorhanden ist, dass aber die absolute Menge der resorbirten Substanz in den einzelnen Fällen ausserordentlich wechselt und in unseren Bestimmungen zwischen 30 und 95 Procent des zugeführten Stickstoffes schwankt. Bei der von uns gewählten Zusammensetzung der Klystiere waren dieselben aber in keinem Falle ausreichend, den Körper auf seinem Bestande zu erhalten. Allerdings waren unsere Klysmata verhältnissmässig arm an stickstoffhaltiger Substanz, wie denn auch ihr gesammter Caloriengehalt nur ein geringer ist und bei Weitem nicht das Bedürfniss deckt, welches bei Personen von 50 bis 55 ^{kg} Körpergewicht, trotzdem sie sich in absoluter Bettruhe befanden, doch noch zum mindesten 1500 bis 1650 Calorieen pro die betragen würde. Leider steht zunächst einer Steigerung des effectiven Gehaltes solcher Nährklysmen die Schwierigkeit entgegen, dass dieselben bei stärkeren Gaben N-haltiger Substanz, sei es, dass man das einzelne Klysma gehaltvoller macht, sei es, dass man die Zahl der täglichen Klysmata über 3 hinaus steigert, reizend auf die Darmschleimhaut wirken und dann zu schnell ausgestossen werden. Dies gilt sowohl von einem grösseren Zusatz von Eiern, wie von künstlichen Nährpräparaten, als da sind Eucasin und Somatose. v. Leube, welcher bezüglich der Eier die gleiche Erfahrung wie wir machte, glaubt, dass die Aufsaugung derselben zu langsam von Statten geht, und dadurch die Injectionsmasse der intensiven Wirkung der Fäulnissbakterien ausgesetzt ist. Dabei blieb es, was die Toleranz des Darmes anbelangt, ganz gleich, ob wir die Klysmen den Kranken als hohe Eingiessungen beibrachten, d. h. das Darmrohr so hoch wie möglich in den Darm einführten, oder uns damit begnügten, die Masse in den untersten Darmabschnitt einzuspritzen. Auch hier begegneten wir grossen individuellen Schwankungen, die auch durch event. Zusatz von Opium nicht ausgeglichen werden konnten. Manche Patienten ertrugen die Rectalernährung Wochen lang — in einem Fall bis zu 30 Tagen —, andere konnten die Klystiere schon am 3. oder 4. Tag nicht mehr halten und klagten über heftige Schmerzen nach oder während ihrer Application. Höchst auffallend war aber in allen Fällen — ich entsinne mich nur einer Ausnahme — das völlige Fehlen des Hungergefühls bei den Patienten. Manche — übrigens auch nicht alle — klagten am 1. und 2. Tag und verlangten nach „Essen“. Dann aber waren sie mit ihrer Lebensweise ganz zufrieden, gaben auch direct an, keinen Hunger zu haben. Jedenfalls war ihnen der durch die Rectalernährung verursachte Zustand der Schmerzfreiheit so angenehm, dass sie die Regungen ihres „Hungercentrums“ leicht unterdrückten und etwaige Mahnungen desselben gern in den Kauf nahmen. Uebrigens mögen an dieser Stelle diese kurzen Andeutungen genügen

Ueber die klinische Seite der Frage wird Hr. Dr. Rost ausführlich anderwärts berichten und dabei namentlich auch die Bedeutung der Wasserzufuhr durch die Klysmen, die mit den eigentlichen Nährstoffen Hand in Hand geht, aber in allen den Fällen, wo die Aufnahme und Zufuhr von Flüssigkeit durch die oberen Wege bezw. den Magen behindert oder unmöglich ist, die grösste Bedeutung hat, besprechen.

In jüngster Zeit hat Plantenga Versuche über den Werth der Nährklystiere[1] veröffentlicht, in welchen er zu wenig günstigen Resultaten über das Aufsaugungsvermögen der Dickdarmschleimhaut für stickstoffhaltige Substanzen kommt. „Mehr als 25 ^{grm} Eiweiss am Tage wurde kaum resorbirt; im Ganzen war die Aufnahme eine äusserst geringe, und nur für die Somatose etwas besser, namentlich wenn Kochsalz zugesetzt wird und nicht zu grosse Mengen eingespritzt werden, damit die Verweildauer eine möglichst grosse ist.“

In der That ist die Stickstoffaufnahme bei dem genannten Autor eine äusserst geringe, zum Theil allerdings deshalb, weil er nur sehr geringe Mengen N-haltiger Substanz verwendete. Aber selbst in dem einzigen Falle, in dem er 70 ^{grm} N in Summa per rectum einführte, sind im Mittel pro die nur 0·375 ^{grm} N, insgesammt bei einer 4tägigen Periode nur 1·43 ^{grm} „von dem per rectum eingeführten Stickstoff zurückgeblieben“. Plantenga kritisirt Eingangs seiner Arbeit die Versuche seiner Vorgänger und kommt zu dem Schluss, dass dieselben „für eine erhebliche Eiweissresorption im Dickdarm nicht beweiskräftig sind und die bisher gemachten klinischen Beobachtungen theils ihrer Unvollständigkeit wegen für den Werth der Nährklystiere nicht verwendbar sind, theils zu einem abfälligen Urtheil Veranlassung geben.“

So wird an meinen oben citirten Versuchen getadelt, dass der Stuhl der einzelnen Perioden nicht durch Kohle abgegrenzt und die N-Bestimmung nicht durchgängig nach der Kjeldahl'schen Methode ausgeführt, sondern der Harnstickstoff nach Pflüger-Bohland bestimmt wurde. Plantenga übersieht, was ersteren Punkt betrifft, dass die Patientin, über die ich seiner Zeit berichtete, überhaupt keinen spontanen Stuhl hatte und durch den hohen Wassereinlauf in den Darm — das sog. Reinigungsklystier — welches zu Anfang und zu Ende jeder Versuchsperiode vorgenommen wurde, der auf jede Periode entfallende Koth in vollkommen ausreichender Weise abgegrenzt wurde. Dagegen muss ich zugeben, dass ich besser gethan hätte, meine Zeit nicht mit der Pflüger-Bohland'schen Methode der N-Bestimmung hinzubringen, von deren Unbrauchbarkeit für praktische Zwecke heut zu Tage Jedermann überzeugt ist. An der Richtig-

[1] *Inaug.-Dissert.* Freiburg i. B. 1898.

keit der damit zu erlangenden Resultate also auch meiner damaligen Ergebnisse wird dadurch allerdings nichts geändert.

Leider gelten die Vorwürfe, welche Plantenga seinen Vorgängern macht, aber thatsächlich für ihn selbst, insofern er es an genaueren Daten über die Anstellung seiner Versuche fehlen lässt und seine scheinbare Ausführlichkeit in tabellarischer Wiedergabe der einzelnen Tage der Versuche und der darauf entfallenden Stoffwechselfactoren bei näherem Zusehen einigermaassen problematisch wird. Plantenga geht nämlich offenbar so vor, dass er in seinen 4- bezw. 5tägigen Versuchsperioden nur die Summe des gesammten während der Versuchsdauer in Harn und Fäces ausgeschiedenen bezw. im Klysma eingebrachten N bestimmt und durch Division für die einzelnen Tage berechnet. Dadurch stellt sich dann eine merkwürdige Gleichmässigkeit für die einzelnen Tage jeder Periode heraus, wie sie natürlich in Wahrheit nie statt hat. Allerdings wird dadurch am Endresultat nichts geändert, wozu aber dann der Aufputz mit den einzelnen Tagestabellen? Indessen das ist schliesslich nur eine harmlose Verschwendung von Druckerschwärze. Bedenklich wird aber folgendes Vorgehen. Plantenga bestimmt in einer ersten 4tägigen Versuchsreihe die Menge des bei einer bestimmten Kost in den Fäces ausgeschiedenen N. Er giebt dann ausser dieser Kost in neuen Versuchsperioden Nährklysmata verschiedener Zusammensetzung mit bekanntem N-Gehalt. Es wird für jede Periode der N-Gehalt der Fäcalausscheidung bestimmt, und der „von dem per rectum eingeführten N zurückgebliebene" Stickstoff in der Weise bestimmt, dass zu dem N des Nährklysmas der in der anfänglichen Versuchsreihe auf die Nahrung per os entfallene N addirt und von der Summe der in der jeweiligen neuen Versuchsreihe in den Darmentleerungen gefundene N abgezogen wird. Dies Verfahren setzt voraus, dass die Resorption der Nahrung per os im Darm in allen Versuchen, also zu den verschiedensten Zeiten dieselbe gewesen ist — eine selbstverständlich ganz willkürliche Annahme. Bei solchem Vorgehen werden aber auch die gewonnenen bezw. errechneten Resultate unsicher und entsprechen jedenfalls nicht genau dem thatsächlichen Verhalten. Indessen sind — selbst wenn man diesen Fehler in Betracht zieht — unsere beiderseitigen Resultate so sehr verschieden (95 zu 2·04 Procent effectiver N-Aufnahme!), dass ich nur annehmen kann, dass Plantenga die Methode der Einbringung der Nährklysmata nicht genügend beherrscht oder das Unglück gehabt hat, auf ganz besonders ungeeignete Individuen zu treffen.

Dass unter günstigen Umständen eine sehr erhebliche, meist eine beträchtliche Menge des per rectum eingeführten N resorbirt wird, geht unzweifelhaft aus unseren Versuchen und klinischen Beobachtungen hervor, wenn sich auch ein Ansatz von N in den vorliegenden Fällen nicht erzielen liess. Es wird Aufgabe weiterer Versuche sein, eine

Form der Darreichung des Eiweisses zu finden, bei welcher dasselbe in grösseren Quantitäten oder in concentrirter Form dem Darm einverleibt werden kann, ohne dass es zu Reizerscheinungen kommt, welche die vorzeitige Ausstossung des Klysmas zur Folge haben.

Analytische Anlage.[1]

Fall I. Urin.

Tag	Menge	Reaction	Spec. Gewicht	Stickstoff in Grammen
1. 3.—4. Febr.	820 ccm	amphoter	1020 grm	5·74
2. 4.—5. „	695 „	sauer	1027 „	8·05644
3. 5.—6. „	940 „	„	1019 „	8·63296
4. 6.—7. „	1200 „	„	1021 „	9·1392
5. 7.—8. „	1400 „	„	1017 „	10·976
				42·54

Ad 1. 3. bis 4. Februar.

5 ccm Urin werden zum Kjeldahl genommen.

Vorgelegt wurden: 20·0 ccm $^1/_5$ H_2SO_4, diese brauchten zur Neutralisation
7·5 „ $^1/_5$ NaOH. Bleiben
12·5 ccm $^1/_5$ H_2SO_4, zu multipliciren mit
0·0028 = 0·035 grm N in 5 ccm.

Also in 820 ccm 0·035 × 164 = 5·74 grm N.

Ad 2. 4. bis 5. Februar.

5 ccm Urin zum Kjeldahl verwandt.

Vorgelegt wurden: 25·0 ccm $^1/_5$ H_2SO_4, diese brauchten zur Neutralisation
4·3 „ $^1/_5$ NaNH.
20·7 ccm $^1/_5$ H_2SO_4.

Also 20·7 × 0·0028 = 0·05796 grm N in 5 ccm.

Also in 695 ccm 0·05796 × 139 = 8·05644 grm N.

Ad 3. 5. bis 6. Februar.

5 ccm Urin werden verarbeitet.

20·0 ccm $^1/_5$ H_2SO_4
3·6 „ $^1/_5$ NaOH
16·4 ccm $^1/_5$ H_2SO_4 × 0·0028 = 0·04592 × 188 = 8·63296 grm N.

Ad. 4. 6. bis 7. Februar.

20·0 ccm $^1/_5$ H_2SO_4
6·4 „ $^1/_5$ NaOH
13·6 ccm $^1/_5$ H_2SO_4 × 0·0028 = 0·03808 × 240 = 9·1392 grm N.

Ad 5. 7. bis 8. Februar.

20·0 ccm $^1/_5$ H_2SO_4
6·0 „ $^1/_5$ NaOH
14·0 ccm $^1/_5$ H_2SO_4 × 0·0028 = 0·0392 × 280 = 10·976 grm N.

[1] Von Hrn. Dr. Rost.

Ernährungsklysma. Jedes Ernährungsklysma bestand aus Milch, 1 Eigelb, 1 Theelöffel Mehl, 1 Glas Wein.

Die Menge betrug 400 ccm.

Es wurden 3 Klysmata pro die verabreicht = 1200 ccm.
Es werden zwei Proben analysirt. Hierzu je 10 ccm entnommen.
10 ccm Ernährungsklysma.

1. 30·0 ccm $^1/_5$ H_2SO_4
6·7 „ $^1/_5$ NaOH
23·3 ccm $^1/_5$ H_2SO_4.

2. 50·0 ccm $^1/_5$ H_2SO_4
26.6 „ $^1/_5$ NaOH
23·4 ccm $^1/_5$ H_2SO_4

also 23·3 × 0·0028 = 0·06524 × 120 = 7·8288.
Der durch 3 Klysmata zugeführte N = 7·8288 grm.

Stuhlgang. Jede Portion Stuhl wird mit schwefelsäurehaltigem Wasser angesäuert und abgedampft. Die folgenden werden hinzugegossen, wieder angesäuert u. s. w.

Schale ohne Koth wog . . 860 grm
Schale mit Trockenkoth wog 927 „
also 67·0 grm Trockenkoth.

Von diesen 67·0 grm Trockenkoth werden zwei Proben entnommen à 1·0 und werden verarbeitet.

1. 20·0 ccm $^1/_5$ H_2SO_4
0·3 „ $^1/_5$ NaOH
19·7 ccm $^1/_5$ H_2SO_4.

2. 30·0 ccm $^1/_5$ H_2SO_4
10·2 „ $^1/_5$ NaOH
19·8 ccm $^1/_5$ H_2SO_4

also 19·75 × 0·0028 = 0·0553 × 67 = 3·7051 grm N.

Fall II. Urin.

Tag	Menge	Reaction	Spec. Gewicht	Stickstoff in Grammen
1. 24.—25. März	920 ccm	sauer	1017 grm	8·39776
2. 25.—26. „	530 „	„	1029 „	10·388
3. 26.—27. „	590 „	„	1021 „	6·74016
4. 27.—28. „	830 „	„	1017 „	10·9228
5. 28.—29. „	510 „	„	1028 „	10·08168
6. 29.—30. „	370 „	„	1025 „	7·252
				53·7824

Ad 1. 5 ccm Urin.
30·0 ccm $^1/_5$ H_2SO_4
13·7 „ $^1/_5$ NaOH
16·3 × 0·0028 = 0·04564 × 184 = 8·39776 grm N.

Ad 2. 5 ccm Urin.

40·0 ccm $^1/_5$ H_2SO_4
5·0 „ $^1/_5$ NaOH

35·0 × 0·0028 = 0·098 × 106 = 10·388.

Ad 3. 5 ccm Urin.

30·0 ccm $^1/_5$ H_2SO_4
9·6 „ $^1/_5$ NaOH

20·4 × 0·0028 = 0·05712 × 118 = 6·74016.

Ad 4. 5 ccm Urin.

40·0 ccm $^1/_5$ H_2SO_4
16·5 „ $^1/_5$ NaOH

23·5 × 0·0028 = 0.0658 × 166 = 10·9228.

Ad 5. 5 ccm Urin.

40·0 ccm $^1/_5$ H_2SO_4
4·7 „ $^1/_5$ NaOH

35·3 × 0·0028 = 0·09884 × 102 = 10·08168.

Ad 6. 5 ccm Urin.

40·0 ccm $^1/_5$ H_2SO_4
5·0 „ $^1/_5$ NaOH

35·0 × 0·0028 = 0·098 × 74 = 7·252.

Eine Analyse des Ernährungsklysmas, von welchem zwei Proben entnommen wurden, ergab dieselben Resultate wie in Fall I.

3 Klysmata = 7.8288 grm N.

In 6 Tagen = 18 Klysmata = 46·9728 grm N.

Stuhlgang:

Schale ohne Koth . . .	85·0 grm
Schale mit Koth. . . .	147·0 „
Also Koth	62·0 grm.

Der Koth war absolut trocken. Diesen 62 grm Trockenkoth wurden drei Proben entnommen.

1. 0·5 grm.

60·0 ccm $^1/_5$ H_2SO_4
53·6 „ $^1/_5$ NaOH

6·4 ccm.

2. 0·5 grm.

20·0 ccm $^1/_5$ H_2SO_4
14·1 „ $^1/_5$ NaOH

5·9 ccm.

3. 1·0 grm.

60·0 ccm $^1/_5$ H_2SO_4
47·2 „ $^1/_5$ NaOH

12·8 ccm.

Also 6·2 × 0·0028 = 0·01736 × 124 = 2·15264 grm N.

Fall III. Urin.[1]

Tag	Menge	Reaction	Spec. Gewicht	Stickstoff in Grammen
1. 14.—15. April	970 ccm	sauer	1016 grm	5·26904
2. 15.—16. „	830 „	„	1022 „	10·292
3. 16.—17. „	510 „	„	1029 „	9·1392
4. 17.—18. „	500 „	„	1029 „	9·576
				34·27624

Ad 1. 5 ccm Urin.

30·0 ccm $^1/_5$ H_2SO_4
20·3 „ $^1/_5$ NaOH

$9 \cdot 7 \times 0 \cdot 0028 = 0 \cdot 02716 \times 194 = 5 \cdot 26904$ grm N.

Ad 2. 5 ccm Urin.

30·0 ccm $^1/_5$ H_2SO_4
7·5 „ $^1/_5$ NaOH

$22 \cdot 5 \times 0 \cdot 0028 = 0.062 \times 166 = 10 \cdot 292$ grm N.

Ad 3. 5 ccm Urin.

50·0 ccm $^1/_5$ H_2SO_4
18·0 „ $^1/_5$ NaOH

$32 \cdot 0 \times 0 \cdot 0028 = 0 \cdot 0896 \times 102 = 9 \cdot 1392$ grm N.

Ad 4. 5 ccm Urin.

40·0 ccm $^1/_5$ H_2SO_4
5·8 „ $^1/_5$ NaOH

$34 \cdot 2 \times 0 \cdot 0028 = 0 \cdot 09576 \times 100 = 9 \cdot 576$ grm N.

Klysma.

3 Klysmata . . . . = 7·8288 grm N.
Also in 4 Tagen . . = 31·3152 „ „

Stuhlgang:

Schale ohne Koth . . . 157 grm
Schale mit Koth . . . 389·1 „
Also Koth 232·1 grm.

2 Proben à 0·5 grm.

1. 20·0 ccm $^1/_5$ H_2SO_4
3·0 „ $^1/_5$ NaOH
17·0

2. 20·0 ccm $^1/_5$ H_2SO_4
2·9 „ $^1/_5$ NaOH
17·1 ccm.

Also $17 \cdot 0 \times 0 \cdot 0028 = 0 \cdot 0476$.

Also in 232·1 grm Koth $0 \cdot 0476 \times 464 \cdot 2 = 22 \cdot 1$.

[1] Der Versuch musste nach 4 Tagen abgebrochen werden, da Pat. die Klystiere nicht mehr halten konnte.

Fall IV. Urin.

Tag		Menge ccm	Reaction	Spec. Gewicht grm	Stickstoff grm	Gew. d. Pat. kg
1.	29.—30. Juni	1185	neutral	1007	6·10512	59·5 59·0 d. 30. VI.
2.	30. Juni-1. Juli	1365	sauer	1007	9·05814	58·0
3.	1.— 2. Juli	1200	„	1009	10·2816	57·6
4.	2.— 3. „	735	„	1012	7·8204	57·1
5.	3.— 4. „	800	„	1012	8·96	56·6
6.	4.— 5. „	865	„	1011	8·62232	56·1

Ad 1. 5 ccm Urin.
60·0 ccm $^1/_{10}$ H_2SO_4
41·6 „ $^1/_{10}$ NaOH
18·4 = 0·02576 × 237 = 6·10512 grm N.

Ad 2. 5 ccm Urin.
40·0 ccm $^1/_{10}$ H_2SO_4
16·3 „ $^1/_{10}$ NaOH
23·7 × 0·0014 = 0·03318 × 273 = 9·05814 grm N.

Ad 3. 5 ccm Urin.
20·0 ccm $^1/_5$ H_2SG_4
4·7 „ $^1/_5$ NaOH
15·3 × 0·0028 = 0·04284 × 240 = 10·2816 grm N.

Ad 4. 5 ccm Urin.
20·0 ccm $^1/_5$ H_2SO_4
1·0 „ $^1/_5$ NaOH
19·0 × 0·0028 = 0·0532 × 147 = 7·8204 grm N.

Ad 5. 5 ccm Urin.
25·0 ccm $^1/_5$ H_2SO_4
5·0 „ $^1/_5$ NaOH
20·0 × 0·0028 = 0·056 × 160 = 8·96 grm N.

Ad 6. 5 ccm Urin.
25·0 ccm $^1/_5$ H_2SO_4
7·2 „ $^1/_5$ NaOH
17·8 × 0·0028 = 0·04982 × 173 = 8·62232 grm N.

Gesammtmenge des N = 50·84758 grm N.

Erbrochenes. Am 1./VII. 1896. Klare Flüssigkeit 322 grm. Fr. HCl + Acid. 43. N-Gehalt = 0.

Am 3./VII. 1896. Fr. HCl + Acid. 46. N-Gehalt = 0.

N-Gehalt des Erbrochenen = 0.

Ernährungsklysma. In drei Portionen wurden 800 grm verabreicht. Jede Portion enthielt 2 Gelbeier, 1 Messerspitze Salz, 1 Messerspitze Mehl, 1 Glas Rothwein. Zur N-Bestimmung wurden entnommen je 5·0 grm.

1. 40·0 ccm $^1/_5$ H_2SO_4
20·1 „ $^1/_5$ NaOH

19·9 × 0·0014 = 0·02786 × 160 = 4·4576 × 2 = 8·9152.

2. 4·51. 3. 4·44. 4. 4·45.

In 6 Tagen wurden zugeführt: 53·4912 grm N.

Stuhlgang. 412 grm trockener Koth. Zur Bestimmung entnommen 0·5 grm. 3 Bestimmungen ergaben:

60·0 ccm $^1/_5$ H_2SO_4
44·7 „ $^1/_5$ NaOH

15·3 × 0·0028 = 0.04284 × 824 = 35·30 grm N.

Von Fall V sind die speciellen analytischen Daten leider nicht mehr vorhanden. Auch hier wurden meist Doppel-Analysen angefertigt.

Sexualfunction und Stoffwechsel.

Ein experimenteller Beitrag zur Frage der Organtherapie.

Von

Dr. **A. Loewy**, Privatdoc. an der Universität in Berlin, und Dr. **Paul Friedr. Richter**, Assist. der III. med. Klinik in Berlin.

(Aus dem thierphysiolog. Laboratorium der landwirthschaftl. Hochschule zu Berlin.)

Drei Decennien sind nunmehr verflossen, seitdem Brown-Séquard mit seiner Entdeckung der „inneren Secretion“ die Grundlage zu der modernen Gewebssafttherapie gelegt hat. Dieselbe hat eine Entwickelung genommen, wie wir sie so oft in der Geschichte der Medicin sehen: Erst verlacht und verspottet, hat nach vereinzelten staunenswerthen Resultaten die Organtherapie in kurzer Zeit grosse Bedeutung erlangt und vielfältige Anwendung erfahren, ohne dass die Heilerfolge die hochgespannten Erwartungen befriedigt hätten. Eine rohe Empirie hat die Methode discreditirt; gewisse mystische Vorstellungen, die mit ihr verbunden sind und sie bald als einen Ausfluss homöopathischer Denkungsweise, bald als eine Fortführung uralten Volks- und Köhlerglaubens erscheinen liessen, haben wissenschaftlich denkende Aerzte mit der grössten Skepsis erfüllt. Nur langsam und allmählich, wie mit einem gewissen inneren Widerstreben, wendet sich die experimentelle Forschung der dankbaren Aufgabe zu, eine Erklärung für diese räthselhafteste aller therapeutischen Wirkungen zu suchen.

Die von Brown-Séquard aufgestellte Lehre lautet bekanntlich dahin, dass in erster Reihe die Drüsen des Körpers, dann aber alle Gewebe gewisse specifische Stoffe liefern, welche, in's Blut aufgenommen, durch dessen Vermittelung alle Zellen des Organismus beeinflussen, deren Fehlen schwere Veränderungen nach sich zieht: „Les sécrétions internes, soit par une influence favorable directe, soit en empêchant des actions nuisibles, semblent être d'une grande utilité pour maintenir l'état normal de l'organisme.“

Ihre glänzendste Bestätigung hat diese Lehre an der Schilddrüse erfahren. Physiologisches Experiment, wie pathologische Beobachtung haben einhellig erwiesen, von welch' schweren Folgen für den Körper der Ausfall der Schilddrüsenfunction sehr häufig begleitet ist, wie andererseits die Substitution der ausgefallenen Drüse im Stande ist, diese üblen Folgen ganz oder theilweise aufzuheben. Weniger klar liegen die Verhältnisse für eine andere Reihe von Drüsen-Gebilden, und am skeptischsten ist die Brown-Séquard'sche Lehre gerade für die Art von Drüsen aufgenommen worden, von denen sie ursprünglich ausging, nämlich für die Geschlechtsdrüsen.

Und doch liegen für eine experimentelle Prüfung hier die Verhältnisse, schon oberflächlich betrachtet, am günstigsten: die Herausnahme der Geschlechtsdrüsen ist eine verhältnissmässig einfache Operation; sie gefährdet das Leben des Individuums nicht; welche Veränderungen der Ausfall der Geschlechtsdrüsen schafft, das ist durch vielfältige Erfahrungen an Thier und Mensch festgestellt. — Mehr als vom männlichen, gilt dies vom weiblichen Geschlecht: der Eigenart und Bedeutung des weiblichen Organismus entsprechend, ist hier der Einfluss des Sexualapparates auf die Körperfunctionen, ebenso wie letzterer räumlich ausgedehnter ist, auch ein weit umfangreicherer, als beim Manne.

Um zu erfahren, wie dieser Einfluss sich äussert, dafür haben wir überdies eine Reihe von Wegen:

1. Das Studium der Veränderungen, welche die natürlich sich vollziehende Atrophie der Geschlechtsdrüsen, wie sie das klimakterische Alter mit sich bringt, herbeiführt.

2. Die Beobachtung der Erscheinungen, welche nach künstlicher Entfernung der Keimdrüsen, also bei antecipirter Klimax, eintreten. Hierfür liegt durch die moderne operative Gynäkologie bereits ein reiches Material vor.

3. Die Erfahrungen, welche die Thierzüchter gesammelt haben. Ist doch die Castration weiblicher Thiere eine zu gewissen Zwecken bereits seit Jahrtausenden geübte und eingebürgerte Operation.

Beginnen wir zunächst mit den klinischen Erfahrungen. Dieselben ergeben, dass natürliche wie künstlich antecipirte Klimax von einer Reihe von Veränderungen im weiblichen Organismus begleitet bezw. gefolgt sind, die bei beiden Zuständen in gleicher Richtung ablaufen, in letzterem Falle nur, entsprechend dem plötzlichen Verluste der Geschlechtsdrüsen, gewöhnlich stürmischer einsetzen und ausgesprochener verlaufen, als im gewöhnlichen Klimakterium, wo sich dieser Verlust langsam und allmählich vollzieht. Diese „Ausfallserscheinungen" — schon zu einer Zeit so gedeutet, als man nur aus der zeitlichen Aufeinanderfolge der Erscheinungen auf eine Beziehung zwischen Wegfall der Geschlechtsdrüsenthätigkeit und den Körperfunctionsstörungen schloss, ohne sich theoretischen Speculationen über die Natur dieser Beziehungen hinzugeben — betreffen die verschiedensten Systeme und Organe: Der Genitalapparat atrophirt; Störungen des Nervensystems documentiren sich durch die sogenannten „Wallungen", durch Schweisse, durch Schwindelanfälle, in hochgradigeren Fällen wohl auch durch Alterationen der Psyche. Daneben ist nicht selten ein deutlicher Einfluss auf den allgemeinen Ernährungszustand unverkennbar. Die moderne Deutung dieser Ausfallserscheinungen in dem Sinne der Brown-Séquard'schen Theorie, das heisst also die Annahme, dass das Wegfallen eines Secretes, welches die Geschlechtsdrüsen absondern und das in noch unbekannter Weise den Gesammtorganismus zu beeinflussen vermag, das Auftreten der Störungen verursacht, ist rein empirisch unserem Verständnisse näher gerückt worden und erscheint uns jedenfalls plausibel, seitdem auf Veranlassung von Theodor und L. Landau durch Mainzer[1] gezeigt worden ist — und eine grosse Anzahl von Autoren haben das bestätigt — wie die meisten dieser Störungen, die mit Recht oder Unrecht auf den Ausfall der Ovarien bezogen werden, nach Analogie der Schilddrüsentherapie durch den internen Gebrauch von Ovarialsubstanz beseitigt werden können.

Aber ob es sich hier wirklich im Sinne der Lehre von der „inneren Secretion" um den Ersatz eines Secretes handelt, welches mit der Ausschaltung der Ovarien dem Organismus verloren ging, das ist aus den mitgetheilten Heilerfolgen doch wohl nicht mit Sicherheit zu schliessen. Wir sehen dabei ganz von dem älteren Einwande Hegar's ab, der gegen eine Parallelisirung des Ovarialsecretes mit dem der Schilddrüse in's Feld führt, dass die Schilddrüse keinen Ausführungsgang hätte und ihr Secret nicht nach aussen, sondern vollständig in die Säftemasse abgäbe, dass dagegen die Eierstöcke ihr Secret nicht nach innen, sondern in den Genitalschlauch treten liessen, von einer „inneren" Secretion also beim Ovarium überhaupt nicht die Rede sein könnte. Wissen wir doch seit dem Beispiel des Pankreas, wie neben dem nach aussen, hier in den Darm gelangenden Secrete ein zweites, das in das Blut übertritt, eine für die Oekonomie des Körpers ausserordentlich wichtige Rolle spielt.

Es ist ein anderer Punkt, der der Verwerthung der therapeutischen Resultate im Sinne der erwähnten Theorie Schranken auferlegt. Die in der Litteratur niedergelegten Heilerfolge betreffen doch in der Hauptsache subjective Beschwerden aus der nervösen Sphäre, bei denen wenigstens a priori der Gedanke an eine Suggestivwirkung nicht auszuschliessen ist. Nun scheint ja nach den übereinstimmenden Berichten zuverlässiger Autoren — und namentlich im Auslande sind wichtige Erfahrungen darüber gesammelt — eine

[1] Mainzer, *Deutsche medicinische Wochenschrift.* 1896.

blosse Suggestion bei der Ovarial-Organtherapie ausgeschlossen zu sein; immerhin werden wir, wenn wir die auf der Lehre von der inneren Secretion beruhende Berechtigung einer solchen Therapie beziehungsweise das Vorhandensein eines von den Ovarien ausgelösten Einflusses auf den Gesammtorganismus erweisen wollen, uns nach Kriterien umsehen müssen, die einer exacten Beurtheilung leichter zugängig sind und einen zuverlässigeren Maassstab abgeben, als die immerhin doch vieldeutigen Wirkungen auf das Nervensystem.

Und solche Kriterien bieten sich nur dar in der Wirkung auf den Ernährungszustand. Dass um die Zeit des Klimakteriums eine Zunahme des Körpergewichtes recht häufig zu beobachten ist, ist eine längst bekannte und in den Volksmund übergegangene Erfahrungsthatsache. Haben wir nun Anhaltspunkte dafür, die uns berechtigen, diese Gewichtszunahme zu dem Aufhören der Thätigkeit der Geschlechtsdrüsen in Beziehung zu setzen und in ihr nicht vielmehr ein mehr zufälliges Zusammentreffen zu erblicken, das in seiner Häufigkeit vielleicht noch übertrieben wird? Diese Frage hat schon vielfältige Bearbeitung gefunden, und da ihre positive Beantwortung die Grundlage für unsere experimentellen Untersuchungen bildet, werden wir zunächst auf sie einzugehen haben.

Wir können uns zunächst auf die in der Thierzucht gemachten Erfahrungen stützen. Die Castration der Thiere, besonders der weiblichen, ist eine sehr alte Operation:[1] Aristoteles und Plinius sprachen bereits von ihr; Soranus von Ephesus erwähnt, dass „die Schweine darnach stärker und fetter werden.“ Galen spricht ebenfalls davon, „dass die Schweine gewöhnlich castrirt werden, nicht nur bei uns, nicht nur in Kleinasien, sondern auch in jenen nördlichen Grenzländern bis nach Kappadozien hin. Sie werden alle sehr aufgeschwollen und fett.“ Hegar stellt aus seinen sehr ausgedehnten und sorgsamen litterarischen Studien über diesen Gegenstand fest, dass für junge Thiere allgemein eine leichte und schnelle Mästung angegeben wird: der Uterus entwickelt sich nicht weiter nach der Castration; die Brunst tritt nicht ein, die Thiere gewinnen ein ruhigeres Temperament und damit die Tendenz zum Fettansatz. Anders stellen sich die Verhältnisse bei erwachsenen Thieren; hier, allerdings weit weniger geübt, führt die Operation nicht zu den gleichen Erfolgen, wie am jungen Thier: Die leichtere Mästung bezw. der grössere Fettansatz sind sehr problematisch; Parallelversuche, bei denen man castrirte und nicht castrirte Kühe bei gleicher Fütterung und Pflege zusammenstellte, ergaben keine wesentlichen Unterschiede. Allerdings macht Hegar darauf aufmerksam, obgleich

[1] Die historischen Angaben s. bei Hegar, Die Castration der Frauen. Volkmann's *Klin. Vorträge*. S. 136—138.

ihm selbst die erwähnte Wirkung der Castration bei jungen Thieren ausser allem Zweifel steht, dass ähnliche genaue Parallelversuche, wie bei älteren Thieren, nicht gemacht sind.

Was ergeben nun die Erfahrungen am Menschen? Hier lauten die Angaben über den Einfluss des Wegfalles der Geschlechtsdrüsenfunction bei beiden Geschlechtern verschieden. Beim männlichen Geschlechte finden entgegen der herrschenden Ansicht manche genau beobachtenden Autoren keinen Einfluss der Castration auf den Fettansatz. So findet Bilharz[1] die Eunuchen ungewöhnlich lang und hager; Kremer[2] beschreibt dasselbe. White[3] macht auf die unbekannten Momente aufmerksam, die dabei bestehen müssen, indem die Nubier bald nach der Castration abschreckend dick werden, während sich bei den Abessyniern die Schlankheit der Formen nicht ändert.

Uebereinstimmend geben dagegen fast alle Autoren für das weibliche Geschlecht eine Wirkung des Ausfalles der Geschlechtsdrüsenfunction auf die Körperbeschaffenheit zu.

Was zunächst das Klimakterium betrifft, so meint Ploss:[4] „Es machen sich in diesem wichtigen Zeitabschnitte Veränderungen an sämmtlichen Körperformen des Weibes bemerkbar. Dieselben sind nicht zum kleinsten Theile bedingt durch eine nicht unbedeutende, bisweilen ganz erstaunliche Zunahme des Fettpolsters an allen Theilen des Körpers —“ und er weist die Allgemeingültigkeit dieser Thatsache durch vergleichend anthropologische Studien eingehend nach.

Von statistischen Angaben, die darüber vorliegen, erwähnen wir die ausführlichen von Tilt.[5] Tilt findet bei der Untersuchung von 282 Frauen, dass 5 Jahre nach dem Eintreten der völligen Menopause 121 stärker geworden waren = 43 Procent, 71 ihren früheren Umfang behalten hatten = 25 Procent, 90 magerer geworden waren = 32 Procent.

Die Gewichtszunahme ist darnach durchaus keine durchgehends beobachtete Erscheinung, sie gehört nicht zu den ständigen Folgen des Klimakteriums; immerhin muss sie bei ihrer relativen Häufigkeit die Aufmerksamkeit auf sich lenken.

Ueber den Einfluss der durch operative Entfernung der Ovarien antecipirten Klimax auf den Ernährungszustand liegt eine weit grössere, mit der Zunahme der Erfahrungen sich noch steigernde Litteratur vor. Aeltere Autoren, die erst über vereinzelte Operationsresultate verfügten, sprechen

[1] Bilharz, Senckenberg'sche *Gesellschaft*. Bd. V. 1864—65.
[2] Kremer, *Egypten*. 1863.
[3] White, *Türkei*. 1845.
[4] Ploss, *Das Weib*.
[5] Tilt, Citirt nach Krieger, *Die Menstruation*. Berlin 1869.

sich noch skeptisch aus. So meint Köberle:[1] L'exstirpation des deux ovaires n'apporte aucune modification notable dans l'état général.... Les femmes n'ont pas tendance à prendre un embonpoint exagéré, lorsquelles n'avaient pas déjà une prédisposition à l'obésité." Dem gegenüber schreibt Hegar[2] schon 1878: „Eine gewisse Neigung zum Embonpoint scheint mir jedoch vorhanden, selbst wenn man den durch den Wegfall der Krankheitszustände verbesserten Gesundheitszustand der Patientinnen in Rechnung zieht. Eine meiner Patientinnen, der ich beide Eierstöcke herausnahm, hat innerhalb 10 Monaten 20 Pfund zugenommen, eine andere etwa 6 bis 8 Pfund. Bei beiden ist keine Anlage zur Fettleibigkeit vorhanden, und das Temperament ein sehr lebhaftes. Von 5 Hysterotomirten ist nur bei einer eine, wenn auch gerade nicht sehr auffallende, Zunahme des Embonpoints beobachtet worden, welche besonders in den ersten Monaten nach der Operation auffallend hervortrat und sich später etwas verminderte." — Sieht man die Hegar'schen Tabellen über die Resultate seiner eigenen doppelseitigen Ovariotomieen und die bis dahin publicirten anderer Autoren durch, so findet man öfters den ausdrücklichen Vermerk: ‚sehr fettleibig nach der Operation geworden'."

Von älteren Angaben nennen wir ferner die von Battey,[3] der über einen Fall von Castration berichtet, bei welchem innerhalb dreier Jahre nach der Operation die ganz exceptionelle Zunahme von 90 auf 250 Pfund stattfand.

Puech[4] und Liétaud[5] wollen keine Gewichtszunahme gefunden haben; dagegen spricht sich Péan[6] im Sinne einer solchen aus: Ce qui est moins discutable, c'est la tendance à l'embonpoint.

Neuerdings verfügen wir über eine Reihe von Statistiken, die zahlenmässig die Störungen nach Entfernung der Geschlechtsdrüsen festzustellen suchen und auch für die uns hauptsächlich interessirende Frage des eventuellen Fettansatzes Material beibringen. Sehr eingehend beschäftigt sich damit die Arbeit von Glaeveke.[7] Bei 40 untersuchten Fällen findet er Folgendes: In 22·5 Procent ändert sich der allgemeine Ernährungszustand nicht, in 35 Procent nimmt das Körpergewicht wenig zu, in 42.5 Procent erreicht diese Zunahme eine bedeutende Höhe. Die Gewichtszunahme beträgt bis zu 40 Pfund. Will man verhältnissmässig kleine Zahlen, wie es

---

[1] Citirt nach Hegar.
[2] Hegar, *Die Castration der Frauen.*
[3] Battey, *Thèse de Paris.* 1871.
[4] Puech, *Montpellier médical.* 1873. T. XXX.
[5] Liétaud, *Archives générales de médécine.* 1879.
[6] Péan, *Gazette médicale.* 1880. — *Traité des tumeurs de l'abdomen.* 1895.
[7] Glaeveke, *Archiv für Gynäkologie.* 1889.

doch immerhin 40 Fälle nur sind, für statistische Vergleichszwecke benutzen, dann ist es interessant, zu ersehen, dass, wie Glaeveke aufmerksam macht, die Zahl von 42·5 Procent fast genau mit der von Tilt bei Klimax gefundenen übereinstimmt.

Weiterhin ist es für die theoretische Auffassung von Wichtigkeit, dass Glaeveke zum ersten Mal genauere Vergleiche angestellt hat zwischen der Wirkung, welche die operative Entfernung der Ovarien und die Totalexstirpation des Uterus nach sich zieht. Hierbei zeigt sich nun Folgendes: Nach letzterer findet in 66 Procent der Fälle kein Fettansatz statt und nur in 25 Procent nimmt die Körperfülle in auffallender Weise zu. Diejenigen Fälle aber, in denen der Fettansatz am bedeutendsten ist (21 und 24 Pfund), sind solche, bei denen gleichzeitig eine Verletzung oder Zerstörung der Ovarien während der Operation stattgefunden hat; schaltet man diese Fälle aus, dann wird die Differenz in der Wirkung auf den Ernährungszustand zwischen Castration und Totalexstirpation noch eclatanter.

Aehnliche Resultate hat Pfister[1] ermittelt. Auch er kommt zu dem Schlusse, dass eine vermehrte Neigung zur Fettablagerung nach Castration entschieden vorhanden ist. Seine Zahlen ergeben sogar bei 52 Procent der Operirten eine Zunahme, bei 30 Procent ein Gleichbleiben, bei 18 Procent einen Rückgang des Körpergewichtes. Dabei ist aus seinen Ergebnissen als besonders bemerkenswerth hervorzuheben, dass in den positiven Fällen sich die Gewichtszunahme verhältnissmässig rasch vollzieht und oft schon nach Verlauf eines Jahres sehr ausgesprochen ist.

Eine auffällige Neigung zur Fettsucht bei castrirten Frauen vermeldet ferner Sherwood Dune.[2] Von Hundert seiner Ovariotomirten haben 35 an Gewicht zugenommen, und zwar mehr die in jugendlichem Alter operirten, als ältere Frauen, die zur Operation gelangten.

Nicht ganz in demselben Sinne, wie bei den erwähnten Autoren, ist die Statistik Jayle's ausgefallen. Jayle[3] meint sogar: L'adipose est contrairement à ce que l'on pensait, un des effets les plus rares de la castration. — Immerhin erweisen auch seine Feststellungen bei 10 von 42 doppelseitig Ovariotomirten eine Zunahme des Körpergewichtes, bei 4 davon sogar eine äusserst beträchtliche. Von 13 Fällen mit gleichzeitiger Herausnahme des Uterus ist bei 5 eine Zunahme notirt; von 14 Uterusexstirpationen ohne Entfernung der Adnexe ist dagegen nur bei 3 Patientinnen ein Fettansatz aufgetreten.

Ganz ablehnend gegenüber einer als Folgeerscheinung der Castration auftretenden Fettsucht verhält sich, soweit wir die Litteratur übersehen, von

[1] Pfister, *Archiv für Gynäkologie.* 1898.
[2] Sherwood Dune, *Annales of gynaecology.* Vol. XI.
[3] Jayle, *Revue de gynécologie.* 1897.

neueren Autoren nur Keppler,[1] der zu dem Resultate kommt: „Von der allgemein hervorgehobenen Neigung zum Embonpoint nach Castration habe ich in keinem Falle etwas bemerkt; vielmehr sind alle meine Patientinnen, wenn auch nicht bedeutend, doch entschieden schmächtiger geworden."

Wir sind auf diesen Punkt etwas ausführlicher eingegangen und haben geglaubt, die bis jetzt in der uns zugänglichen Litteratur vorliegenden Angaben zusammenstellen zu sollen, um nachzuweisen, inwieweit die allgemein übliche Annahme eines Zusammenhanges zwischen Fettsucht und Geschlechtsdrüsenthätigkeit exacten, ziffermässigen Feststellungen gegenüber Stich hält. So viel geht jedenfalls aus diesen hervor, dass nach dem Aufhören der Geschlechtsdrüsenfunction eine Veränderung des Ernährungszustandes im Sinne einer Gewichtszunahme eintreten kann. Durchaus nicht in allen Fällen, nicht einmal in der überwiegenden Mehrzahl, immerhin aber in einem verhältnissmässig stattlichen Procentsatz, der die Erscheinung über das rein Zufällige erhebt, zumal er bei der natürlichen, wie bei der künstlich antecipirten Klimax, also in verschiedenem Lebensalter, ungefähr der gleiche ist.

Nun sind allerdings die Thierversuche nicht ganz eindeutig; denn die Thierzüchter beschränken sich ja für ihre Zwecke nicht auf die Operation allein, sondern sie wenden daneben, worauf besonders Ebstein aufmerksam macht, forcirte Ernährung und Einzwängen in enge Räume, also Ausschluss von Bewegung, an, beides Momente, die allein für sich schon genügen würden, Fettansatz zu erzeugen. In der Castration brauchte man demnach nicht das veranlassende, sondern nur das begünstigende Moment für die Besserung des Ernährungszustandes zu sehen.

Auch die statistischen klinischen Angaben lassen insofern eine erhebliche Lücke, als sie wenig oder gar nicht die anderen Momente berücksichtigen, welche zur Fettleibigkeit führen oder wenigstens eine dazu vorhandene Neigung unterstützen. Abgesehen von den einer weiteren Discussion wohl nicht benöthigenden Einflüssen, wie sie die Diät, wie sie Ruhe und Bewegung darstellen, kommt hier vor Allem die Erblichkeit in Frage, die erfahrungsgemäss eine so grosse Rolle in der Aetiologie der Fettleibigkeit spielt. Von Heredität ist, wenn wir von den vereinzelten Angaben, die in dieser Beziehung Hegar macht, absehen, in den citirten ausführlicheren Statistiken so gut wie gar nicht die Rede, und gerade dieser Factor ist, während die anderen viel schwerer controlirbar sind und man sich meistens mit der allgemeinen Angabe begnügen muss: die Lebensführung wäre vor und nach der Operation ungefähr dieselbe geblieben — ein Umstand, der den Wert der Statistiken erheblich abschwächt — am

---

[1] Keppler, *Wiener klinische Wochenschrift.* 1891.

leichtesten zu eruiren. In dieser Beziehung ist von Interesse eine Statistik, die Hr. Prof. Landau die Güte hatte, anstellen zu lassen: sie ergiebt — auf die Details wird an anderem Orte eingegangen werden — dass bei den etwa 25 Procent Frauen, welche nach Castration eine mehr oder minder erhebliche Fettzunahme innerhalb Jahresfrist zeigten, die Heredität von keinem deutlichen Einflusse war; Frauen, in deren Familie keine Fettleibigkeit herrscht, nehmen ebenso häufig an Gewicht zu, wie die hereditär Belasteten.

Trotz aller berechtigten Einwände bleibt jedenfalls die Thatsache bestehen, dass in einer nicht unerheblichen Anzahl von Fällen der Ausfall der Geschlechtsfunction von einem mehr oder weniger erheblichen Fettansatz gefolgt ist, und es hat von jeher nicht an Erklärungsversuchen für diese auffallende Erscheinung gefehlt. Allerdings können uns manche davon nicht genügen. So werden wir uns die Erklärung, die ältere Autoren, wie Krieger, geben, dass nämlich das durch das Aufhören der Menses überschüssige Blut zur Fettbildung verwendet würde, bei dem heutigen Stande unserer Kenntnisse über Fettbildung nicht zu eigen machen, wie uns auch die Ansicht von Ebstein wenig befriedigen kann, der in der „Blutarmuth" ein beförderndes Moment für die Fettsucht nach Castration erblickt.

Gerade die Erfahrungen, welche man mit der ohne wesentliche Aenderung der Lebensweise eintretenden Fettleibigkeit klimakterischer und castrirter Frauen gemacht hat, haben schon seit Längerem dazu geführt, ihr eine gewisse klinische Sonderstellung zu verschaffen, in ihr ein Beispiel der sogenannten „constitutionellen" im Gegensatz zur „Mastfettsucht" zu sehen, richtiger ausgedrückt, ein Beispiel eines activen Bestrebens des Organismus, einer Fettsucht in engerem Sinne im Gegensatz zu einem ihm passiv aufgezwungenen Zustande, der Fettleibigkeit.

Von Cohnheim rührt bekanntlich die Hypothese her, dass in der Aetiologie der „Fettsucht" eine Herabsetzung der oxydativen Thätigkeit der Körperzellen eine Rolle spiele; speciell mit Rücksicht auf die uns beschäftigende Form derselben hebt Cohnheim ausdrücklich hervor: „Auch das Fettwerden castrirter Menschen und Thiere wird kaum allein dadurch erklärt werden können, dass das Eiweiss, das sonst zur Samen- und Eibereitung bezw. für die Menstruation verbraucht wird, nun zur Fettquelle dient; vielmehr wird man auch hier eine Aenderung der Gesammtconstitution heranziehen müssen, welche sich in der verringerten Energie der Oxydationsprocesse in den Gewebszellen documentirt." Kisch und von Noorden vertreten ebenfalls die Hypothese von dem krankhaft verlangsamten Stoffwechsel gewisser Fettsüchtiger, und selbst Magnus-Levy,[1] der auf Grund eigener

[1] A. Magnus-Levy, *Zeitschrift für klinische Medicin.* Bd. XX.

und der in der Litteratur vorhandenen Gaswechseluntersuchungen bei Fettsüchtigen sich gegen die Annahme einer bemerkenswerthen Herabsetzung des Umsatzes Fettsüchtiger unter die bei gesunden Individuen gefundenen Werthe erklärt, giebt wenigstens die Möglichkeit zu, dass eine geringe dauernde Herabsetzung der Stoffwechselenergie, wie sie allerdings nach seinen sonstigen Erfahrungen noch innerhalb der Versuchsfehlergrenzen liegen müsste, vorhanden sein könne, um das allmähliche Zustandekommen einer Fettsucht bei Castration oder im Klimakterium zu erklären.

Systematisch ist auffallender Weise dieser principiell so wichtigen Frage noch nicht auf dem Wege des Experimentes näher getreten worden; die einzige Arbeit, die sie streift, die noch ausführlicher zu erwähnende von Curatelo und Tarulli,[1] geht von anderen Gesichtspunkten aus und untersucht in der Hauptsache den Einfluss der Ovarien auf den Stoffwechsel in einer anderen Hinsicht, nämlich in seiner Beziehung zur Osteomalacie.

Während ein Einfluss der Ovarien auf den Gesammtstoffwechsel schon seit Langem wenigstens wahrscheinlich erschien, ist die Kenntniss dieser Beziehungen noch verhältnissmässig jungen Datums; sie knüpft an an die Erfahrung Fehling's, dass die Entfernung der Ovarien einen entschieden günstigen Einfluss auf den osteomalacischen Process ausübt. Fehling selbst hat versucht, einen Einblick in etwaige Stoffwechselveränderungen zu gewinnen, die sich nach der Castration abspielen, indem er vor und nach der Operation bei Osteomalacischen die Harnstoff-, Kalk- und Phosphorsäureausscheidung mit einander verglich. Ursprünglich[2] zu positiven Ergebnissen gelangt, ist er in einer späteren[3] Publication der Ansicht, „dass die Castration keine so wesentlichen Veränderungen im Stoffwechsel macht, dass daraus ein Schluss auf die durch die Operation bedingten Vorgänge zulässig wäre.“ Neumann[4] allerdings hat sehr wesentliche Unterschiede aufgefunden, deren genaue Schilderung zu weit führen würde; wir können uns ein ausführliches Eingehen auf seine Resultate um so eher versagen, als die Stoffwechselverhältnisse bei der Osteomalacie viel zu complicirt liegen und unser Verständniss für dieselben noch lange nicht weit genug gediehen ist, um aus Befunden, die gerade bei dieser Krankheit erhoben worden sind, einen positiven Anhaltspunkt für die allgemeinen Beziehungen, die zwischen Ovarien und Stoffwechsel obwalten, zu gewinnen. Auf die Ergebnisse, welche Senator[5] auf umgekehrtem Wege, nämlich bei Verabreichung von Ovarial-

---

[1] Curatelo e Tarulli, La secrezione interna dell' ovario. *Bullet. dell' Academia med. di Roma.* Vol. XXII. Fasc. 5 u. 6.

[2] Fehling, *Zeitschrift für Geburtshülfe.* Bd. XXX.

[3] Derselbe, *Archiv für Gynäkologie.* Bd. XLVIII.

[4] Neumann, *Ebenda.* Bd. LI.

[5] Senator, *Berliner klinische Wochenschrift.* 1897.

substanz an eine Osteomalacische, erhalten hat, kommen wir noch später zurück.

Die oben erwähnten italienischen Autoren haben nun, um eine Erklärung der räthselhaften Wirkung der Castration bei Osteomalacie zu finden, den Effect der Castration nach verschiedenen Richtungen hin geprüft; sie stellten fest, dass sie die Ausfuhr der Phosphate beträchtlich vermindert, dass die Stickstoffausscheidung unter ihrem Einflusse nur geringen Schwankungen unterliegt, dass der Sauerstoff- und Kohlensäureverbrauch zunächst verringert wird, dann stationär bleibt. Injection von Ovarialsaft bewirkt Steigerung der Phosphatausfuhr, und diese Einwirkung auf den Phosphatstoffwechsel sehen die Autoren als den Ausdruck der Beziehungen zwischen Ovarien und Knochenerkrankung an. Wenn die italienischen Forscher aber als Facit ihrer Untersuchungen den Satz aufstellen: Die Ovarien besitzen eine noch unbekannte interne Secretion; sie führen dem Körper ein Product zu, welches in das Blut gelangt, die Oxydation der Fette, Kohlehydrate und Phosphate begünstigt, so scheint dieser Schluss aus ihren Ergebnissen nichts weniger als hinreichend begründet.

Will man der Frage einer inneren Secretion der Ovarien und ihres Einflusses auf den allgemeinen Stoffwechsel näher treten, so wird man gut thun, aus den oben erwähnten Gründen von den Beziehungen zur Osteomalacie gänzlich abzusehen und sich nur an die besser gekannten und leichter der exacten Forschung zugänglichen Aenderungen des Gesammtstoffwechsels zu halten. Die Fragestellung, die sich dabei zwanglos für eine experimentelle Prüfung ergiebt, ist folgende:

1. Hat die Castration an sich einen Einfluss auf den Fettansatz? Wenn derselbe vorhanden ist, ist er bedingt

a) durch veränderte Lebensgewohnheiten, grössere Ruhe und Trägheit in den Bewegungen, durch Wegfall des geschlechtlichen Reizes u. s. w. oder

b) ist er, unabhängig von solchen äusserlichen Momenten, die Folge eines herabgesetzten Stoffumsatzes, einer verringerten Verbrennungsenergie der einzelnen Zellen?

2. Kann die Wirkung der Castration durch Zuführung einer der entfernten analogen Substanz, also durch Ovarialsubstanz, aufgehoben werden? Aendert sich damit der Stoffwechsel in der entgegengesetzten Richtung?

3. Ist die Zuführung dieser Substanz nur wirksam nach Ausfall des betreffenden Organes, oder auch am gesunden Thier?

4. Handelt es sich dabei um eine „specifische" Organwirkung, das heisst: übt nur die Zufuhr der ausgefallenen Substanz diese Wirkungen aus, oder thun dies auch andere Organsubstanzen?

Um die erste Frage zur Entscheidung zu bringen, haben wir die Bestimmung des Gesammtstoffwechsels, gemessen am Sauerstoffverbrauch, vor und nach der Castration vorgenommen. Es giebt diese Art der Untersuchung keinen Aufschluss darüber, welche Bestandtheile des Körpers von einer etwaigen Aenderung betroffen worden sind. Versuche darüber, neben dem Gaswechsel gleichzeitig auch den Eiweissstoffwechsel zu prüfen, sind noch im Gange. Wir theilen an dieser Stelle zunächst die Resultate der Gaswechselversuche mit.

Dieselben sind am Thier angestellt; unsere ursprüngliche Absicht, den Gaswechsel klimakterischer und castrirter Frauen festzustellen, wofür uns Hr. Prof. L. Landau in liebenswürdigster Weise das Material zur Verfügung stellte, scheiterte an äusseren Umständen, indem gewöhnlich schon nach wenigen Respirationsversuchen sich die Frauen der weiteren Untersuchung entzogen. — Unsere Versuchsthiere waren Hündinnen. Dieselben wurden auf eine constante Diät gesetzt, die aus Fleisch und Reis bestand. Die Fütterung geschah nur einmal am Tage, und zwar gleich nach beendetem Athemversuch, so dass die Thiere etwa 18 bis 20 Stunden nach der Nahrungsaufnahme zum Versuche kamen. Darmarbeit, Resorption u. s. w. bedingen also keine Fehlerquellen; unsere Werthe stellen Hungerwerthe dar, die stets mit einander vergleichbar sind.

Die Thiere wurden zunächst tracheotomirt. Mit den Respirationsversuchen wurde erst begonnen, wenn die Ränder der Tracheotomiewunde vernarbt waren. Die Thiere wurden in einen flachen Kasten gelagert, in die Trachea eine Trendelenburg'sche Tamponcanüle eingeführt, die mit einem Ventilapparat in Verbindung stand (Speck'sche Darmventile, durch die In- und Exspirationsluft von einander geschieden wurden). Erstere wurde in allen Versuchen von ausserhalb des Zimmers bezogen, letztere in eine Gasuhr geleitet, in der sie gemessen wurde. Ein Theilstrom der respirirten Luft wurde nach dem Zuntz-Geppert'schen Princip abgesaugt und nach der modificirten Hempel'schen Methode analysirt. Jeder Versuch dauerte etwa eine Stunde, die Hunde lagen während desselben, gut zugedeckt, stets in voller Ruhe (Halbschlaf) da. Stets wurden Doppelproben zur Untersuchung entnommen und das Mittel der stets gut übereinstimmenden Werthe zu Grunde gelegt.

Die Reihenfolge in der Versuchsanordnung vollzog sich nun folgendermaassen: Zunächst wurde der Normalgaswechsel in einer Anzahl von Versuchen festgestellt. Dann wurde die Entfernung der Ovarien vorgenommen; nach eingetretener Wundheilung wurden durch Wochen und Monate hindurch fortlaufende (zuweilen durch kurze Zwischenräume getrennte) Untersuchungsreihen angestellt, zunächst ohne weitere Beeinflussung, als sie die Operation an sich bedingte, dann zur Entscheidung der weiteren, oben angeführten Fragen nach Zufuhr von Ovarialsubstanz oder anderen Organpräparaten. Einige Versuchsreihen wurden an normalen, nicht castrirten Thieren mit Zufuhr von Oophorin und anderen Substanzen durchgeführt.

Wir besprechen nun in Folgendem zunächst die thatsächlichen Befunde, wie sie in den einzelnen folgenden Tabellen zusammengestellt sind.

Tabelle I.

Gelbe Hündin von 15·90 kg Gewicht.
Tracheotomirt am 20. September 1898.

Datum	Körpergewicht grm	Athemvolumen pro Min. reducirt ccm	O-Verbrauch pro Min. ccm	O-Verbrauch pro Kilo und Min. ccm
26./IX. 1898	15·940	1828·7	98·69	6·110
27./IX. 1898	15·650	2130·0	98·01	6·263
28./IX. 1898	16·100	1969·1	97·37	6·048
29./IX. 1898	15·650	2160·5	97·55	6·233
		Mittel	**97·90**	**6·163**
Ovariotomirt am 2. October. Heilung per primam.				
20./X. 1898	14·400	2444·8	84·34	5·857
21./X. 1898	15·100	2172·5	82·55	5·467
25./X. 1898	15·200	2353·6	86·50	5·767
21./XI. 1898	16·700	2326·9	99·82	5·977
22./XI. 1898	16·300	2118·3	99·35	6·095
14./XII. 1898	17·500	2332·7	92·46	5·284
16./XII. 1898	17·400	2013·6	83·00	4·770
19./XII. 1898	17·300	2153·1	86·34	4·991
23./XII. 1898	17·500	1882·0	93·00	5·314
24./XII. 1898	17·250	2055·9	92·72	5·375
5./I. 1899	17·670	1978·9	86·86	4·916
11./I. 1899	17·700	2374·9	94·29 (?)	5·327
13./I. 1899	18·050	2051·3	89·64	4·966
14./I. 1899	17·420	1845·0	86·72	4·978
18./II. 1899	17·570	1949·1	85·20	4·850
21./II. 1899	16·700	1777·2	79·26	4·716
17./IV. 1899	16·850	1654·7	86·38	5·126
Mittel der Werthe vom 14./XII. 1898 bis 17./IV. 1899				**5·051**

Betrachten wir zunächst die Tabelle I.

Die Normalwerthe, die an den Tagen vom 26. bis 29./IX. gewonnen sind, zeichnen sich durch eine ausserordentliche Gleichmässigkeit aus. Das Thier wog bei Beginn des Versuches 15·940 kg; im Mittel betrug das Körpergewicht an den vier Versuchstagen **15.835** kg. Der Sauerstoffverbrauch als

Maass des Gaswechsels stellt sich im Durchschnitt auf 97.90 ccm pro Min.; pro Kilo Körpergewicht berechnet, beträgt er im Durchschnitt 6·163 ccm pro Min. Die Werthe für die Kohlensäure wurden hier sowohl, wie in den später noch zu besprechenden Versuchen mitbestimmt; auf eine Wiedergabe derselben können wir aber aus dem Grunde verzichten, weil sie gegenüber den sichereren Ergebnissen des Sauerstoffverbrauches nichts Wesentliches aussagen.

Die Wirkung der Castration, die am 2. October an dem Thiere vollzogen wurde, lässt sich auf Grund der in der Tabelle mitgetheilten Resultate in mehrere Perioden scheiden.

In der ersten Periode, kurze Zeit bis etwa 7 Wochen nach der Castration, macht sich ein deutlicher Einfluss noch nicht geltend. Der Gesammtgaswechsel schwankt mit der Veränderung des Körpergewichts; er ist Ende October bei gesunkenem Körpergewicht herabgegangen, steigt aber mit fortschreitender Erholung des Thieres, wie die Werthe für den 21. und 22./XI. zeigen, wieder bis zu seiner ursprünglichen Höhe an.

Was den Gang des Körpergewichtes betrifft, so nimmt dasselbe zunächst nach der Operation in Folge geringer Fresslust ab, dann folgt langsame, aber stetige Körpergewichtszunahme bis auf 16·7 kg, das ist über $^1/_2$ kg Erhöhung gegen die höchsten Werthe vor der Operation und 2·3 kg gegenüber dem niedrigsten Werthe nach der Operation.

Differenzen im Sauerstoffverbrauch pro Kilo Körpergewicht sind in dieser Periode bereits vorhanden. Wir möchten ihnen jedoch noch keine Bedeutung beimessen, weil, wie erwähnt, zeitweilig die Nahrungsaufnahme eine geringe war. In Folge dessen ging wohl auch Körpereiweiss in Verlust und wurde die Summe des verbrennenden Körpermateriales geringer, so dass aus diesem Umstande allein sich die vorübergehende geringe Differenz erklären lässt, die am 21./XI., wie erwähnt, bereits ausgeglichen ist.

Betrachten wir nunmehr die Werthe längere Zeit nach der Castration.

Hier müssen wir zunächst die Periode vom 30./XI. bis 6./XII. absondern, die in der Tabelle II mit aufgeführt ist. Die in dieser ermittelten Werthe sind nicht ganz eindeutig, da während dieser Zeit schon Oophorin gegeben wurde. Es zeigt sich weitere Zunahme des Körpergewichtes, eine beginnende Abnahme des Gesammtsauerstoffverbrauches, allerdings nur wenig ausgesprochen; eine deutlichere Abnahme des O-Verbrauches pro Kilo Körpergewicht.

Eine weitere Periode bildet die Zeit vom 14./XII. bis 14./I., d. h. also 10 Wochen bis etwa $3^1/_2$ Monate nach der Castration. Hier sind nunmehr die Unterschiede gegenüber der Zeit vor der Operation sehr frappante. Die Einschränkung des Gaswechsels ist nunmehr eine ganz ausgesprochene; pro Kilo Körpergewicht sehen wir eine Verringerung des O-Verbrauches bis um 20 Procent; ebenso nimmt aber auch der Gesammtgaswechsel trotz weiterer Steigerung des Körpergewichtes ab. Während die Durchschnittswerthe im Normalstadium des Thieres 97·90 ccm pro Min. betrugen, sehen wir jetzt ein Sinken bis auf 86·50; selbst wenn wir einen Mittelwerth für die Zahlen dieser Periode annehmen, so stellt er sich mit 88.8 um etwa 9 Procent niedriger als der Normalwerth des Thieres.

Die letzte Periode endlich zeigt die Zeit 4 und 6 Monate nach der Castration (Februar und April). Der Gaswechsel verharrt jetzt ziemlich constant auf seiner tiefen Einstellung; er sinkt am 21./II. allerdings bis auf 79 ccm, erhebt sich aber Anfang April wieder auf die Zahl von 86 ccm. Auch pro Kilo Körpergewicht ist die Verringerung des O-Verbrauches ungefähr dieselbe geblieben. —

Wie stellen sich nunmehr die Werthe für den Gaswechsel nach Darreichung von Ovarialsubstanz? Bemerkt sei dabei, dass solche in Gestalt der von Landau in die Praxis eingeführten Oophorintabletten (von Dr. Freund und Redlich hergestellt) zur Anwendung kam.

Wie viel Tabletten jedesmal verabfolgt wurden, ist aus der Tabelle II ersichtlich.

Was die erstmalige Darreichung betrifft, die 6 Wochen nach der Castration erfolgte (vom 30./XI. bis 6./XII.), so haben wir schon oben erwähnt, dass eine Wirkung hier nicht nachweisbar war. Der Gaswechsel sinkt langsam weiter; die Oophorinapplication vermag sein Fallen nicht aufzuhalten.

Die zweite Periode der Darreichung umfasste die Zeit vom 14./I. (14 Wochen nach der Castration) bis zum 26./I. Hier ist der Effect nun ein sehr eclatanter. Nach der Einnahme von 32 Tabletten (in vier Tagen) ist der Normalwerth pro Kilo Körpergewicht bereits erreicht, und wir sehen (nach weiteren zwei Tagen) ein fast regelmässiges Ansteigen bis zum 26./I.; an diesem Tage erreichen, nachdem der Hund im Ganzen 96 Tabletten erhalten hat, die Werthe für den Gaswechsel Zahlen, die mit 150·99 für den Gesammt-Sauerstoffverbrauch und mit 8·473 pro Kilo Körpergewicht die diesbezüglichen Normalwerthe (des nicht operirten Thieres) um 54.2 Procent bezw. 37·6 Procent übertreffen. Der Sauerstoffverbrauch, wie er sich im Mittel pro Kilo Thier nach der Castration eingestellt hat (5.051 ccm), wird um 67·7 Procent überragt.

Aber, was ganz besonders interessant erscheint, nicht nur während der Darreichung selbst macht sich dieser frappante Effect geltend, sondern auch seine Nachwirkung ist eine auffallend starke, bis 11 Tage nach dem Aussetzen noch nachweisbare. In den ersten Tagen halten sich die Werthe noch fast auf der Höhe des letzten Oophorintages, dann beginnt ein langsames Absinken, und hierbei erscheint wieder äusserst bemerkenswerth, dass ebenso, wie der Anstieg des Gaswechsels ein ziemlich regelmässiger war, es auch das Abklingen der Wirkung ist. Am 6. Februar, also 11 Tage nach dem Ende der Oophorindarreichung, ist ungefähr der Normalgaswechselwerth des Thieres wieder erreicht, dann beginnt wieder die Wirkung der Castration ungehemmt in den Vordergrund zu treten, und die in der Tabelle I am 18. und 21./II. mitgetheilten Zahlen illustriren, bis wie weit unter die Norm in kurzer Zeit die Verminderung des O-Verbrauches gesunken ist.

Tabelle II.

Gelbe Hündin von 15·90 kg Gewicht.

Ovariotomirt am 2. October 1898.

Datum	Körpergewicht grm	Athemvolumen pro Min. reducirt ccm	O-Verbrauch pro Min. ccm	O Verbrauch pro Kilo u. Min. ccm	Bemerkungen
Erhält vom 26. September 1898 ab täglich 8 Oophorintabletten					
					Frass bis zum Versuch
30./XI. 1898	17·120	1953·1	91·80	5·362	36 Tabletten
1./XII. 1898	17·000	2038·0	99·15	5·832	44 „
3./XII. 1898	17·220	2210·5	94·17	5·468	60 „
5./XII. 1898	17·450	2002·4	93·91	5·382	76 „
6./XII. 1898	17·220	2325·5	92·91	5·395	84 „
Letzte Tablettenzufuhr 8. December 1898; in Summa 100 Tabletten, bleibt ohne Tabletten bis zum 14. Januar 1899, erhält vom 14. Januar 1899 ab pro Tag 8 Tabletten					
17./I. 1899	18·100	2132·2	93·92	5·189	Frass 24 Tabletten
18./I. 1899	17·950	2180·7	107·40	5·983	„ 32 „
19./I. 1899	17·350	2206·0	100·43	5·788	„ 40 „
20./I. 1899	17·920	2128·1	102·34	5·712	„ 48 „
21./I. 1899	17·840	2518·9	113·47	6·360	„ 56 „
23./I. 1899	17·800	2270·3	114·30	6·422	„ 72 „
24./I. 1899	17·900	2678·6	131·93	7·370	„ 80 „
25./I. 1899	17·500	2204·7	116·79	6·674	„ 88 „
26./I. 1899	17·820	2806·5	150·99	8·473	„ 96 „
Seit 26. Januar 1899 ohne Tabletten (im Ganzen aufgenommen 100 Tabletten)					
27./I. 1899	17·550	2806·0	140·87	7·810	1. Tag ohne Tabletten
28./I. 1899	17·820	2629·8	145·97	8·191	2. Tag
30./I. 1899	17·400	2281·0	113·40	6·516	4. „
31./I. 1899	17·800	2599·7	114·65	6·441	5. „
1./II. 1899	18·000	2753·9	110·71	6·150	6. „
6./II. 1899	17·850	2070·1	99·05	5· 55	11. „
18./II. 1899	17·570	1949·1	85·20	4· 85	23. „

Zur Beantwortung der oben sub 4 mitgetheilten Frage nach der Specificität der Wirkung war es nöthig, zunächst eine Versuchsreihe mit Oophorin am normalen, nicht castrirten Thier anzustellen. — Die folgende Tabelle III zeigt die Versuchsergebnisse:

Tabelle III.

A. Junge Hündin.

Datum	Körpergewicht grm	Athemvolumen pro Min. reducirt ccm	O-Verbrauch pro Min. ccm	O-Verbrauch pro Kilo u. Min. ccm	Bemerkungen
22./IV. 1898	27·360	2266·8	131·73	4·814	
23./IV. 1898	27·510	2266·3	151·55	5·509	
25./IV. 1898	27·120	2567·3	155·90	5·748	
26./IV. 1898	27·700	3466·2	153·85	5·554	
27./IV. 1898	27·800	3023·2	135·90	4·896	
28./IV. 1898	27·750	2859·9	144·39	5·203	
Erhält von nun ab Oophorintabletten, pro Tag 8 Stück					
					Frass vor dem Versuch
29./IV. 1898	27·730	2940·7	138·22	4·840	8 Tabletten
3./V. 1898	27·500	3101·7	147·47	5·362	35 „
5./V. 1898	27·600	2678·7	133·22	4·827	51 „

B. Weibliche deutsche Dogge.

Datum	Körpergewicht grm	Athemvolumen pro Min. reducirt ccm	O-Verbrauch pro Min. ccm	O-Verbrauch pro Kilo u. Min. ccm	Bemerkungen
7./VI. 1898	24·500	2125·3	113·07	5·032	
8./VI. 1898	24·620	2288·2	136·26	5·053	
9./VI. 1898	24·700	2305·7	127·62	5·162	
Erhält pro Tag 9 Oophorintabletten.					
					Frass vor dem Versuch
10./VI. 1898	24·570	2793·5	123·64	5·032	9 Tabletten
11./VI. 1898	24·450	2329·9	137·39	5·619	18 „
13./VI. 1898	24·370	2292·5	128·84	5·282	30 „
15./VI. 1898	24·650	2137·6	126·65	5·266	39 „

In Versuch I sind **51** Tabletten gegeben, ohne jeden sicht- und messbaren Erfolg. Weder Körpergewicht, noch O-Verbrauch haben sich geändert.

Auch in Versuch II hat die Darreichung von **39** Tabletten nicht die geringste Erhöhung des Gaswechsels zur Folge gehabt. Der Unterschied gegenüber dem Effecte am castrirten Thier ist also markant und bedarf keiner weiteren Auseinandersetzung.

Die Tabelle IV illustrirt die Resultate, die wir — ebenfalls zur Entscheidung der Frage nach der Specificität der Wirkung — erhielten, als wir die castrirte Hündin 3 bis 4 Monate nach der Operation mit Organpräparaten fütterten, die nicht der weiblichen, sondern der männlichen Sexualsphäre entstammten. — Wir haben zunächst Versuche mit der subcutanen Darreichung von Sperminum-Pöhl gemacht. (Das Nähere über Mengenverhältnisse u. s. w. siehe Tabelle.) Der O-Verbrauch pro Kilo Körpergewicht, wie insgesammt, steigt darnach nur unerheblich; jedenfalls fällt diese geringe Steigerung gegenüber der exorbitanten, durch Oophorin erzielten, nicht in's Gewicht, wenn man sie nicht überhaupt als eine innerhalb der täglichen Schwankungen liegende auffassen will.

Tabelle IV.

Gelbe Hündin, ovariotomirt am 2. October 1898, erhält Spermin subcutan.

Datum	Körpergewicht grm	Athemvolumen pro Min. reducirt ccm	O-Verbrauch pro Min. ccm	O-Verbrauch pro Kilo u. Min. ccm	Bemerkungen
21./II. 1899	16·700	1777·2	79·26	4·746	Normalwerth
22./II. 1899	16·700	1655·0	81·26	4·866	4 ccm Spermin $^7/_4$ Stdn. vor Versuch
24./II. 1899	16·750	1918·6	89·02	5·315	5 ccm Spermin $2^1/_2$ Stdn. vor Versuch
25./II. 1899	16·995	1849·1	89·77	5·282	5 ccm Spermin $1^1/_4$ Stdn. vor Versuch
Dieselbe Hündin erhält Tabletten aus Hodensubstanz (per os) 6 pro die					
6./III. 1899	17·350	2088·8	92·95	5·357	14 Tabl. bis Versuch
7./III. 1899	17·300	1903·7	83·76	4·842	20 „ „ „
8./III. 1899	17·100	1879·6	87·59	5·122	26 „ „ „
11./III. 1899	17·250	2001·2	81·85	4·756	44 „ „ „

Ebenso wenig hat die durch 6 Tage fortgesetzte innerliche Darreichung von Tabletten aus Hodensubstanz (insgesammt 44) irgend eine Steigerung des Gaswechsels verursacht; eher ist sogar noch ein weiteres Absinken desselben zu constatiren!

Fassen wir die Ergebnisse aus unseren Untersuchungen zusammen, so haben wir folgende Thatsachen feststellen können:

1. Nach der Castration zeigt sich im Verlaufe längerer Zeit eine deutliche Reduction des Gaswechsels.

2. Die Darreichung von Oophorin vermag, wenn sie $2^1/_2$ bis 3 Monate nach der Castration erfolgt, diese Verminderung nicht nur aufzuheben, sondern die Gaswechselwerthe weit über das ursprüngliche Maass zu steigern.

Diese Steigerung hält sogar noch eine Zeit lang nach Aussetzen des Oophorins an und klingt dann ganz allmählich ab.

3. Am normalen, nicht castrirten Thiere hat das Oophorin keinen Einfluss auf den Gaswechsel.

4. Die Darreichung von Organpräparaten aus den männlichen Geschlechtsdrüsen ist beim weiblichen, seiner Geschlechtsdrüsen beraubten Thiere ohne jeden Effect auf den Gaswechsel.

Welche Beziehungen bestehen nun — das ist die erste principiell wichtige Frage — zwischen der gefundenen Einschränkung des Stoffverbrauches nach Castration und der Gewichts-, bezw. Fettzunahme?

Die Gewichtszunahme kann, wie früher bereits angedeutet, zwei Gründe haben: Erstens könnte sie durch rein äussere Momente bedingt sein; das Thier, dessen veränderter Körperzustand sich schon äusserlich durch die Zunahme des Fettpolsters sowie durch die Rundung der Formen documentirte, konnte in Folge des Wegfalles geschlechtlicher Erregungen ruhiger, apathischer geworden sein; es konnte seine Bewegungen auf das nothwendigste Maass eingeschränkt haben, und dies allein würde bei der gleichbleibenden Diät ja genügen, einen gewissen Fettansatz herbeizuführen. Wir wollen nicht leugnen, dass dies Moment mitspielen könnte; hätte indessen die Fettzunahme nach Castration nur diesen Grund, so wäre sie durchaus nicht etwas physiologisch Bedeutsames und würde in ihrer Aetiologie nicht von anderen Formen abweichen.

Von viel grösserem Interesse wäre es, wenn wir für die zweite, früher bereits erörterte Möglichkeit Beweise hätten, dass nämlich eine Herabsetzung der oxydativen Energie in den Zellen den Fettansatz bedingte.

Die von uns gefundene Herabsetzung des Sauerstoffverbrauches, soweit sie bei der Berechnung pro Kilo Körpergewicht zum Ausdruck kommt, würde bei steigendem Körpergewicht nicht genügen, dieser Ansicht zur Stütze zu dienen. Denn das sich ansetzende Fett stellt einen Ballast, eine todte Masse dar, welche an dem Umsatz der Zellen nicht activ Theil nimmt. Der fetter gewordene Hund kann pro Kilo weniger umsetzen — nur als Folge des Fettansatzes, aber nicht als dessen Ursache.

Wie steht es nun mit dem Gesammtsauerstoffverbrauch? Die castrirte Hündin zeigt in Folge der Operation zunächst Gewichtsabnahme und einen geringeren Gaswechsel. Nachdem das Thier sein früheres Körpergewicht erlangt hat, ist auch der Gaswechsel (vergl. die Werthe vom 21. und 22./XI.) wieder auf seiner alten Höhe. Nun nimmt der Hund langsam an Gewicht zu; der O-Verbrauch geht aber gradatim zurück. Wenn das Körpergewicht unverändert bliebe, würde diese Veränderung beweisen, dass entweder der Hund eiweissärmer wird, oder aber bei gleich bleibendem Eiweissbestand die oxydative Energie des oxydirenden Materiales abnimmt. Für eine Verminderung des Eiweissbestandes liegt nicht der mindeste Anhaltspunkt vor; es fehlt jedes Moment, wie Fieber, Inanition, welches dieselbe erklären könnte. Wir müssen sogar, da der Hund dauernd schwerer wird — bei stets bleibender Nahrung — nach den bekannten Gesetzen des Stoffwechsels eher annehmen, dass nicht bloss Fett, sondern auch Eiweiss angesetzt wird. Wenn also die Masse des arbeitenden Materiales sicherlich nicht abgenommen, sondern eher zugenommen hat, und trotzdem der Gesammtumsatz sinkt, so bleibt nichts übrig, als zu schliessen, dass die Oxydationsenergie des den Stoffumsatz leistenden Protoplasmas eine geringere geworden ist.

Die Verminderung ist scheinbar keine erhebliche; sie beträgt aber immerhin im Mittel bis gegen 12 Procent. Wir dürfen dabei nicht vergessen, dass sie eine dauernde ist und dass durch die allmähliche Summation der Sparwirkung ganz erhebliche Effecte erzielt werden müssen. Jedenfalls liegt sie ausserhalb etwaiger, in der Methode begründeter Versuchsfehler, was ja schon durch die Constanz der in verschiedenen Zeiträumen controlirten Resultate (sowohl vor als nach der Castration) verbürgt wird. Sie ist auch viel grösser, als man gemeinhin geneigt gewesen ist, sich vorzustellen (vergl. die Ausführungen von Magnus-Levy), der übrigens schon aus einer Steigerung von nur 5 Procent, wenn sie sich über eine längere Periode erstreckt, einen erheblichen Fettansatz berechnet).

Wie sich die Körpergewichtszunahme nach Castration auf Eiweiss und Fett vertheilt, darüber sollen demnächst weitere, auch den Eiweissstoffwechsel umfassende Versuche Aufschluss geben.

Wenn somit eine Verminderung der oxydativen Energie nach Castration nachzuweisen ist, so ist die weitere Frage: Kommt dieselbe auch in Folge der Operation zu Stande? Ist es wirklich, wie ohne Beweis vielfach angenommen wird, der Ausfall von Ovarialsubstanz, der nach dieser Richtung hin den Gewebsstoffwechsel beeinflusst?

Die Frage kann, wenigstens bis zu einem gewissen Grade, in positivem Sinne beantwortet werden. Denn die Substitution des ausgefallenen Organes, die Einfuhr von Oophorin, steigert, wie wir fanden, den Ruhegaswechsel, der nach der Entfernung des Organes gesunken war, arbeitet also dieser Wirkung direct entgegen. Dagegen ist — und das erscheint von der grössten principiellen Bedeutung — bei dem normalen weiblichen Thier durch Oophorin keine Steigerung des Ruheverbrauches zu erzielen. Weiterhin ist bemerkenswerth, dass auch am castrirten Thier nur die Zufuhr einer der ausgefallenen Substanz entsprechenden, also hier von Ovarialsubstanz, steigernd auf den gesunkenen Stoffwechsel einwirkt, die

Substanz, die aus männlichen Geschlechtsdrüsen gewonnen wird, dagegen ihn nicht deutlich beeinflusst.

Letzteres ist nicht so auffallend. Wissen wir doch u. A. aus der Entwickelung der sogen. secundären Sexualcharaktere, die abhängig sind von der Reifung der betreffenden Geschlechtsdrüsen, während die frühzeitige Entfernung oder Zerstörung derselben die Entwickelung des Geschlechtes in einem dem ursprünglichen entgegengesetzten Sinne beeinflusst, dass die physiologische Dignität der Sexualdrüsen bei beiden Geschlechtern eine differente ist. Für das Ovarialsecret ist überdies der experimentelle Beweis dafür geliefert durch die Untersuchungen von Feré und Bechasi.[1] Diese Autoren konnten nämlich zeigen, dass die Wirkung der Ovarialpräparate nach den verschiedensten Richtungen hin für das weibliche Geschlecht eine ganz andere ist als für das männliche. Spritzten sie nämlich weiblichen gesunden Thieren Ovarialsaft ein, so verlief die Injection, auch bei grösseren Dosen, ohne erhebliche locale oder allgemeine Reaction; bei männlichen Thieren war dieselbe dagegen von besonderer Stärke; hier wirkte das Ovarialsecret in mittleren Dosen giftig, in grösseren sogar tödtlich. —

Bisher ist nur des Einflusses der Castration und der specifischen Bedeutsamkeit der Geschlechtsdrüsen für den Stoffwechsel in Bezug auf weibliche Thiere Erwähnung geschehen; erschien bei diesen schon a priori die Untersuchung aussichtsvoller und aus praktischen Gründen bedeutsamer, so war es der Vollständigkeit halber doch nöthig, die einschlägigen Verhältnisse auch bei männlichen Thieren zu studiren.

Die folgenden beiden Tabellen (V und VI) geben die bei diesen gefundenen Thatsachen wieder, bei deren Besprechung wir uns um so kürzer fassen können, als sie im Wesentlichen den am weiblichen Thier festgestellten entsprechen. Es macht sich der Einfluss der Castration in der gleichen Richtung wie bei letzteren geltend: Deutliche Verminderung des O-Verbrauches, sowohl pro Kilo Körpergewicht wie insgesammt (Tab. V, B). Dabei ist bemerkenswerth, dass mit der Heilung der Operationswunde auch die Verminderung der Oxydationsenergie schon ausgesprochen ist. Sie ist sieben Tage post operationem angedeutet, jedoch mögen hier die noch ablaufenden Heilungsprocesse den Stoffwechsel beeinflussen; sie ist elf Tage nach der Castration schon vollkommen ausgebildet. Auf diese zeitliche Differenz gegenüber der castrirten Hündin kommen wir zum Schlusse zurück. Die Abnahme des Sauerstoffverbrauches pro Kilo Körpergewicht beträgt im Mittel: **13·63** Procent. Diese Zahl sagt um so mehr, als der Hund im Gegensatz zum ersten an Gewicht abgenommen hat. —

---

[1] Feré und Bechasi, *Gaz. hebdomad.* 1897. Nr. 50.

Ferner erweisen sich (vergl. Tab. VI) die Organpräparate aus der Geschlechtssphäre (Oophorin) völlig ausser Stande, den Stoffwechsel des gesunden Thieres zu beeinflussen.

Tabelle V.

Männlicher Jagdhund.

A. Erhält seit dem 10. März 1899 gleiches Futter: 500 grm Fleisch, 150 grm Reis.

Datum	Körpergewicht grm	Athemvolumen pro Min. reducirt ccm	O-Verbrauch pro Min. ccm	O-Verbrauch pro Kilo u. Min. ccm	Bemerkungen
13./III. 1899	23·300	3286·8	160·07	6·870	
14./III. 1899	23·300	3440·0	166·84	7·160	
15./III. 1899	23·100	3215·4	157·71	6·827	
16./III. 1899	22·800	2722·1	161·97	7·104	
17./III. 1899	22·920	3281·4	161·56	7·180	
		Mittel	*161·63*	*7·028*	
B. Castrirt den 18. März 1899; reactions- und fieberloser Verlauf.					
25./III. 1899	21·300	3186·0	143·4	6·732	
29./III. 1899	21·300	2549·4	122·75	5·757	
30./III. 1899	21·200	2799·3	133·25	6·285	
1./IV. 1899	21·500	2516·8	132·63	6·169	
	Mittel der drei letzten Werthe			*6·070*	
C. Erhält am 3., 4., 5., 6. April je 6 Tabletten aus Hodensubstanz.					
7./IV. 1899	20·870	2620·0	132·84	6·365	
8./IV. 1899	20·600	2663·5	137·57	6·678	im Ganzen 36 Tabl.
10./IV. 1899	21·000	2582·9	135·86	6·469	„ „ 48 „
11./IV. 1899	20·600	2535·2	140·50	6·820	„ „ 56 „ + 5 ccm Spermin
12./IV. 1899	20·520	2549·1	138·67	6·760	5 ccm Spermin 2 Stdn. vor dem Versuch
13./IV. 1899	20·680	2668·1	138·07	6·676	
21./IV. 1899	20·420	2603·1	133·44	6·535	
D. Erhält vom 2. Mai ab Oophorin.					
6./V. 1899	19·100	2726·9	144·26	7·553	im Ganzen 35 Tabl.
8./V. 1899	19·450	2896·7	169·41	8·773	„ „ 47 „
13./V. 1899	19·300	2537·0	145·87	7·643	bis 9./V. 59 Tabl., dann 4 Tage ohne Tabl.

Bei dem castrirten Hunde ergiebt sich dagegen folgende bemerkenswerthe Thatsache (Tab. V, C).

Die Substitution des ausgefallenen Geschlechtsorganes in Gestalt von Hodensubstanz oder Spermin vermag den nach Castration gesunkenen Gaswechsel wohl in die Höhe zu treiben, aber nur in geringem Maasse.

Man kann in diesem Befunde eine Theilerscheinung der weiteren Thatsache sehen, dass beim männlichen Geschlecht der Einfluss der Geschlechtsfunction auf den Gesammtorganismus überhaupt viel geringer ist, als beim weiblichen. — Dagegen ist die Wirkung des Oophorins auch beim männlichen castrirten Thiere eine ausserordentlich intensive. Der Maximalwerth übertrifft den Mittelwerth des castrirten Thieres um **44·5** Procent, den des normalen noch um **24·8** Procent (vgl. Tabelle V, D).

Wir haben darnach in dem Oophorin ein Mittel zu erblicken, welches den nach Entfernung der Geschlechtsorgane gesunkenen Stoffwechsel sowohl beim männlichen, wie beim weiblichen Thiere zu heben vermag.

Tabelle VI.

Junger Jagdhund.

Datum	Körpergewicht grm	Athemvolumen pro Min. reducirt ccm	O-Verbrauch pro Min. ccm	O-Verbrauch pro Kilo u. Min. ccm	Bemerkungen
22./IV. 1898	27·36	2266·8	131·73	4·814	
23./IV. 1898	27·51	2266·3	151·55	5·509	
25./IV. 1898	27·12	2567·3	155·90	5·748	
26./IV. 1898	27·70	3466·2	153·85	5·554	
27./IV. 1898	27·80	3023·2	135·9	4·896	
28./IV. 1898	27·75	2859·9	144·39	5·203	
Erhält vom 29. April ab Oophorintabletten.					
29./IV. 1898	27·73	2940·7	138·22	4·84	Nach 8 Tabletten
3./V. 1898	27·50	3101·7	147·47	5·362	im Ganzen 35 Tabl.
5./V. 1898	27·60	2678·7	133·22	4·827	„ „ 51 „

Der Nachweis, dass das Oophorin insofern eine specifische Wirkung entfaltet, als es nur am castrirten Thier die nach Entfernung der Geschlechtsorgane entstandene Stoffwechseländerung beseitigt, ist für die wissenschaftliche Begründung der Organtherapie von grosser Bedeutung. — Eine derartige specifische Substitutionstherapie ist exact bisher für kein Organ nachgewiesen, auch nicht für die Schilddrüse, mit der die Analogie sich sofort aufdrängt. Bisher war das Schilddrüsensecret das einzige uns bekannte Agens, durch das es gelang, den Ruheumsatz in ähnlicher Weise zu steigern, wie dies für das Oophorin soeben nachgewiesen worden ist. Aber doch besteht ein durchgreifender Unterschied in der Wirkung beider: Das Schilddrüsensecret steigert wohl den Umsatz des myxödematösen Cretins, bei welchem, wie wir annehmen, in Folge Ausfalles der Thyreoidea der Stoffwechsel gesunken war; aber seine Wirkung ist nicht hierauf beschränkt. Sie kommt auch bei Fettleibigen zu Stande, bei welchen eine specifische Herabsetzung des Stoffwechsels bisher nicht nachgewiesen werden konnte (Magnus Levy, Stüve u. A.); sie erstreckt sich vor Allem aber auch, wie die Versuche von F. Voit lehren, auf den Gesunden. Es ist vielleicht von Interesse, wenn wir hinzufügen, dass wir fanden, dass auch bei unserer castrirten Hündin das Thyreoidin den Stoffwechsel steigerte, und zwar ungefähr so weit, wie Voit es am gesunden Thiere constatirt hatte, nämlich um 12·3 Procent des nach der Castration bestehenden Mittelwerthes. Es kann also die Wirkung des Thyreoidins mit der des Oophorins quantitativ nicht in Parallele gestellt werden, was bei den Beziehungen zwischen Schilddrüse und weiblichen Geschlechtsorganen nicht unmöglich gewesen wäre.

Es muss dabei noch hervorgehoben werden, dass die Herabsetzung des Gaswechsels in Folge Schilddrüsenausfalles beim Myxödem bis jetzt nur an einer einzigen Person (von Magnus-Levy) nachgewiesen ist, und dass derartige Versuche an thyreoidectomirten Thieren bisher überhaupt fehlen, in Folge der Schwierigkeit, die Thiere nach der Operation längere Zeit am Leben zu erhalten, wohl auch nicht anzustellen, oder, wenn gelingend, bei der Grösse des operativen Eingriffes nicht eindeutig sind. Doch kann nicht geleugnet werden, dass in dem bisher beobachteten Falle von Myxödem die Steigerung des Gaswechsels durch das Schilddrüsensecret eine weit ausgesprochenere war, als bei Fettleibigen oder Gesunden.

Bis zu einem gewissen Grade handelt es sich bei der Wirkung des Schilddrüsensecretes allerdings um eine Giftwirkung, und es wird sich fragen, ob Aehnliches auch für das Oophorin angenommen werden darf, zumal eine weitere Aehnlichkeit zwischen beiden in der ausserordentlich intensiven Nachwirkung besteht, die wir, ebenso, wie sie für das Thyreoidin von den verschiedensten Autoren nachgewiesen ist, auch bei unseren Thieren constatirten. Diese Frage führt des Weiteren dazu, nachzusehen, welches Körpermaterial vom Oophorin angegriffen wird, welches durch seine Verbrennung Anlass zu der erheblichen Gaswechselsteigerung giebt. Bei den relativ grossen Dosen, welche wir gegeben haben, wäre a priori die Möglichkeit nicht von der Hand zu weisen, dass es in solchen Fällen, ähnlich wie durch die Thyreoidea, zu einer Einschmelzung von Eiweiss kommt, und es wäre immerhin nicht ganz undenkbar, dass diese Einschmelzung die vermehrte Oxydation erklärte. Die Frage lässt sich natürlich nur auf Grund exacter Stoffwechselversuche beantworten, die, wie oben erwähnt, noch nicht abgeschlossen sind. Was aber bis jetzt darüber vorliegt, gestattet den Schluss, dass, wenn überhaupt eine deletäre Wirkung auf das Eiweiss vorliegt, dieselbe jedenfalls keine ausgesprochene und nicht im Stande ist, einen so hohen Ausschlag des Gaswechsels nach oben — und die gefundenen Steigerungen betragen bis 67 Procent — zu erklären.

Gegen einen erheblichen, Eiweiss zerstörenden, Einfluss des Oophorins sprechen schon unsere Versuche an gesunden Thieren, die grosse Mengen vertrugen, ohne irgend welche Störungen zu zeigen und ohne dass objectiv sich eine Erhöhung des Gaswechsels geltend machte, die bei irgend wie intensivem Eiweisszerfall doch, wenn auch in geringem Grade, auch hier hätte nachweisbar sein müssen. Dagegen sprechen ferner die klinischen Erfahrungen, die von irgend wie schädlichen Nebenwirkungen, die auf Eiweisszerfall bezogen werden könnten und bei der Schilddrüse ja schon in relativ reichlichem Maasse gesammelt sind, nicht berichten; dagegen sprechen endlich die Versuche von Senator,[1] der wohl in einigen pathologischen Fällen eine Erhöhung der N-Ausfuhr nach Oophoringaben fand, sie aber in anderen vermisste.

Wenn nach alledem ein Einfluss der Geschlechtsorgane auf den Stoffwechsel nachgewiesen erscheint, so wäre schliesslich noch die Frage zu erörtern: Sind es bei dem weiblichen Geschlechtsapparat nur die Keimdrüsen, oder ist es auch der Uterus, der einen derartigen Einfluss ausübt oder wenigstens ausüben kann? Wir sehen aus den klinischen Erfahrungen bereits, dass auch die Exstirpation des Uterus, wenn auch in weit geringerem Maasse, zu Fettansatz führte und wir wissen andererseits, dass die Exstirpation der Ovarien auch für den Uterus Folgen nach sich zieht; wir wissen, dass allmählich und langsam eine Atrophie des Uterus eintritt. Das dauert Wochen und Monate. Wie die sehr exacten Untersuchungen von Sokoloff zeigen, ist die Atrophie erst 6 bis 8 Wochen nach doppelseitiger Castration bei Hündinnen zu constatiren. Auffallend ist nun, dass es auch bei unserem Versuchsthier ungefähr ebenso lange Zeit in Anspruch nahm, bis die Einwirkung der Castration auf den Gaswechsel anfing in die Erscheinung zu treten. Das legt den Gedanken nahe, dass beim erwachsenen weiblichen Individuum der Uterus an der Wirkung auf den Stoffwechsel mit betheiligt ist, dass er nach Fortfall der Ovarien zunächst allein genügt, die Stoffwechsel anregende Function auszuüben, bis sich nach eingetretener Atrophie desselben der Ausfall der Sexualfunction in der Wirkung auf den Stoffwechsel deutlich bemerkbar macht.

[1] Senator, *Berliner klinische Wochenschrift.* 1897. Nr. 6—7.

Ueber den Einfluss der Rückenmarksdurchschneidung auf die Niere.

Von

Prof. Dr. **Posner** in Berlin und Dr. **P. Asch** in Strassburg i. E.

(Aus dem physiologischen Institut der Universität Berlin.)

Es giebt eine ziemlich grosse Reihe von Beispielen, an denen man erläutern kann, dass Seitens des Centralnervensystems ein gewisser Einfluss auf die Zusammensetzung des Harns ausgeübt wird. Ein solcher zeigt sich zunächst bereits in der Steigerung oder Verminderung der Menge, bezw. der Concentration des Harns, welche nach bestimmen Eingriffen am Gehirn und Rückenmark durch Vermittelung der gefässerweiternden oder -verengernden Nerven eintritt. Deutlicher und charakteristischer spricht in gleichem Sinn die Ausscheidung pathologischer Stoffe nach solchen Eingriffen — wie dies besonders eclatant beim Zuckerstich Claude Bernard's der Fall. Die menschliche Pathologie kennt ähnliche Erscheinungen, ohne freilich den Causalnexus zu übersehen, sehr wohl: wenn ein Neurastheniker dauernd absolut oder doch relativ zu reichliche Mengen phosphorsaure Erden ausscheidet, so zweifelt kein Arzt, dass er eben hierin eine Folge der allgemeinen Depression der nervösen Functionen zu erblicken hat. Und ein genau beobachteter Fall Fürbringer's[1] bringt den Beweis dafür, dass bei chronischer Entzündung des Rückenmarks die Kalkausscheidung sich beträchtlich erhöhen kann, während gleichzeitig das sehr seltene Sediment von Calciumsulfat erscheint. Noch prägnanter tritt dieser Zusammenhang gelegentlich bei der Oxalurie hervor, in der man ebenfalls heutzutage wohl allgemein — trotz des seiner Zeit von Cantani erhobenen Einspruches — ein Symptom für eine Nervenerkrankung erblickt; und hier wäre namentlich

[1] *Deutsches Archiv für klinische Medicin.* Bd. XX.

eine bekannte Beobachtung von M. Seligsohn zu citiren, der bei einem 7jährigen Mädchen im Anschluss an eine Gehirnerschütterung das Auftreten von oxalsauren Steinen feststellen konnte.[1]

Von diesem Gesichtspunkte aus betrachtet und an der Hand der erwähnten Beispiele könnte eine Mittheilung, welche im Jahre 1895 aus v. Bramann's Klinik in Halle erfolgte, wohl etwas verständlicher erscheinen, als sie sonst auf den ersten Blick wirken möchte. Es war dort die Beobachtung gemacht worden, dass „bei allen denjenigen Brüchen der Wirbelsäule, die mit stärkeren Verletzungen am Rückenmark einhergingen, also von Lähmungen der Blase, des Mastdarmes und der Extremitäten ... begleitet waren, das Auftreten von Nierensteinen eine constante Erscheinung war.“ Nach Müller,[2] der über diese Dinge eingehend berichtet hat, handelte es sich um 10 derartige Fälle; in der Regel traten etwa 3 Monate nach der Verletzung Steinkoliken mit Schüttelfrösten und Temperaturerhöhung auf etwa 40° auf, und es konnte theils der Abgang von Steinen mit dem Harn beobachtet, theils bei der Autopsie deren Vorhandensein in der Niere festgestellt werden. Genauere Angaben über die Art der Steine fehlen; da der Harn stets alkalische Reaction gezeigt hat, so dürfte es sich wohl um Phosphate gehandelt haben. Seiner Meinung nach handele es sich hierbei um eine directe Einwirkung der Rückenmarksläsion; die Mitwirkung von Bakterien sei freilich nicht zu vernachlässigen — mögen diese nun gelegentlich der meist vorhandenen Cystitis zur Niere aufgestiegen, oder vom Darm her in den Kreislauf eingewandert sein, oder zum Theil auch von dem meist vorhandenen Decubitus herrühren, — für absolut nothwendig aber vermag Müller deren Mitwirkung oder überhaupt das Bestehen einer Entzündung nicht zu halten; vielmehr führe wohl die Innervationsstörung zu localer Nekrose und in diesen abgestorbenen Herden zum Ausfall krystallisirender Salze.

Von klinischer Seite ist diesen Erfahrungen der Hallenser Klinik bisher nicht eben viel Bestätigung zu Theil geworden. Nur A. Weber hat im Jahre 1897 einen Fall von Steinbildung veröffentlicht,[3] der in beiden Nieren nach Sturz auf den Rücken sich einstellte. Hier scheint es sich jedoch um eine directe Quetschung der Nieren mit Entzündung von Blutextravasaten gehandelt zu haben, so dass der Fall, streng genommen, gar nicht hierher gehört, auch vom Verf. nicht in diesem Sinn gedeutet wird. Sonstige neuere Mittheilungen über diese Frage sind uns nicht bekannt. Indes sei

---

[1] Virchow's *Archiv.* Bd. LXIV.

[2] Ueber Nephrolithiasis nach Rückenmarksverletzungen. Langenbeck's *Archiv.* 1895. — Vgl. auch G. Marold, Ueber Wirbelfracturen und deren Prognose. *Inaug.-Dissert.* Halle 1897.

[3] *Münchener medicinische Wochenschrift.* 1897. Nr. 12.

an analoge ältere Beobachtungen Maschka's[1] erinnert, der unter 78 Fällen von Nierensteinen 3 fand, bei denen gleichzeitig Rückenmarkscompression bestanden hatte.

Müller selber suchte nach experimentellen Stützen für seine Annahme. Er theilt, jedoch ohne Details, einen Versuch mit, den er an einer $^1/_2$ Jahr alten Hündin vornahm. Er brachte bei ihr nach aseptischer Eröffnung des Wirbelcanales an der Grenze zwischen Brust- und Lendenwirbelsäule eine totale Zerquetschung des Marks, ähnlich den durch Wirbelfracturen verursachten, an. Bereits nach 5 Wochen trat bei dem Hunde „trotz klaren Urins und fehlender Cystitis" Albuminurie auf. An der durch den Nierenschnitt $2^3/_4$ Monate nach der Operation herausgenommenen rechten Niere zeigte sich eine „typische" Nephritis; die mikroskopische Untersuchung ergab Verfettung, besonders der Markstrahlen. — Ueber das weitere Schicksal dieses Hundes ist nichts mitgetheilt worden, ebenso wenig über andere Experimente.

Man kann wohl nicht sagen, dass dieser Versuch eine wesentliche Stütze für die klinischen Beobachtungen ergeben hat. Selbst abgesehen davon, dass uns die Deutung der bei Hunden doch nicht allzu seltenen Verfettung als „typische Nephritis" doch zweifelhaft ist, ist doch offenbar innerhalb $2^1/_2$ Monaten keine Spur des Beginnes einer Steinbildung eingetreten. Der Hund hatte allerdings — was wohl zu bemerken ist — auch keinerlei Blasenkatarrh oder sonstige Zeichen bakterieller Infection.

Bei dieser Sachlage und Angesichts des hohen Interesses, welches diese Frage für die Theorie der Steinbildung besitzt, schien uns eine Wiederholung dieses Thierversuches sehr wünschenswerth. Wir waren durch die grosse Liebenswürdigkeit des Hrn. Prof. Immanuel Munk in den Stand gesetzt, die Versuche in der von ihm geleiteten speciell physiologischen Abtheilung des physiologischen Institutes zu Berlin ausführen zu dürfen, und sprechen ihm auch an dieser Stelle für seine thätige Antheilnahme an unserer Arbeit unseren lebhaftesten Dank aus.

Nachdem sich alsbald herausgestellt hatte, dass Kaninchen den Eingriff nicht hinreichend lange überleben, machten auch wir unsere Versuche an Hunden. Wir lassen die Versuchsprotocolle hier folgen:

Exp. I.

$1^1/_2$ jähriger Hund, 20 Pfund wiegend. — Der Urin ist vor der Operation klar, enthält kein Eiweiss, erweist sich, auf Gelatine verimpft, als steril.

18./I. 1897. In Aethernarkose und nach vorheriger Einspritzung von 0·15 Morphium wird der Wirbelcanal zwischen erstem und zweitem Lendenwirbel eröffnet, das Rückenmark ligirt. Hund, nach der Operation sehr

[1] Zur Pathogenese der Nierensteine. *Zeitschrift für Heilkunde.* 1887. Bd. VIII.

unruhig, erhält noch 0·05 Morphium, wird in den Wärmekasten verbracht und dort zunächst dauernd (6 Wochen lang) gehalten.

19./I. Thier im Allgemeinen wohl. Complete Lähmung der Hinterbeine, Prolapsus ani. Vollständige Harnretention. Blase wird durch Ausdrücken entleert; der Harn ist klar, enthält kein Eiweiss, sedimentirt nicht. Bakteriologische Untersuchung, wozu (wie stets) erst der letzte Theil des Harns verwandt wird, völlig negativ.

20./I. Status idem. Operationswunde eitert oberflächlich, wird eröffnet.

21./I. Wunde wird weiter geöffnet, da Eiterung andauert.

22. bis 25./I. Wunde granulirt; Befinden gut. Harn völlig normal, steril.

26./I. Wunde geheilt.

27./I. Bei sonst gleichem Befunde enthält der Harn Staphylococcus albus (Gelatinestichcultur).

28./I. Harn wieder völlig normal. Retention dauert unverändert an; wird das Ausdrücken der Blase über die gewohnte Zeit hinaus unterlassen, so läuft der Urin von selber ab.

29. bis 31./I. Es wird jetzt etwas Urin im Strahl entleert, doch muss immer noch täglich exprimirt werden; Urin normal.

1./II. Urin enthält Streptococcus (Gelatinestichcultnr). Prolapsus ani bildet sich zurück.

2. bis 7./II. In diesen Tagen bildet sich die Harnverhaltung vollständig zurück. Lähmung der Hinterbeine ist unverändert, der Hund lernt sich im Zimmer zu bewegen, ist übrigens stark abgemagert. Urin normal.

8. II. Erneuter Prolapsus ani. Rechts davon 10-Pfennigstückgrosses Decubitalgeschwür, wird mit Borax bestreut.

9./II. Anusprolaps zurückgebracht, nach gründlicher Reinigung des ganzen Hinterleibes wird, von nun an täglich, Decubitalgeschwür mit Höllenstein geätzt. Urin normal.

12./II. Geschwür am After granulirt gut. An der rechten Hinterpfote 3 kleine Decubitalgeschwüre.

15./II. Bildung weiterer (im Ganzen 6) Decubitalgeschwüre an der Hinterpfote.

19./II. Alle Geschwüre granuliren gut unter Höllensteinbehandlung. Urin dauernd normal.

20./II. Starke Diarrhöe.

28./II. Am Knie des rechten Hinterbeines breites Geschwür.

1. bis 2./III. Wegen dauernder Diarrhöe Darreichung von kohlensaurem Kalk mit der Nahrung.

4./III. Tct. opii simpl., 10 Tropfen.

5./III. Diarrhöe beseitigt. Urin normal.

9./III. Decubitalgeschwür am Bauch, dicht oberhalb der Symphysi.

10./III. Nach Morphiuminjection wird in Aethernarkose durch 6 cm langen Schnitt, der Wirbelsäule parallel, in der Höhe der unteren Brust und oberen Lendenwirbel linke Niere freigelegt. Dieselbe sieht vollständig normal aus, fühlt sich überall, auch am Nierenbecken, weich an, wird daher uneröffnet versenkt, Wunde vernäht.

11./III. Hund befindet sich wohl, Urin normal.

12./III. Eiterung der Nephrotomiewunde; Incision, starke Blutung. Ausfüllung der Incisionswunde mit Sublimatgaze.

13./III. Wunde secernirt nur seröse Flüssigkeit.

14./III. Wunde geheilt. Urin enthält viel Harnstoff, ist sonst normal.

16./III. Starke Diarrhöe.

17. bis 20./III. Darreichung knochenreicher Nahrung. Decubitalgeschwüre granuliren gut, müssen aber täglich mit dem Höllensteinstift geätzt werden.

21. bis 31./III. Es tritt, bei sonst gutem Befinden, allmähliche Abmagerung auch des Vorderkörpers ein.

1. bis 13./IV. Hund befindet sich im Ganzen wohl, keine Diarrhöe. Der Harn ist andauernd normal.

14./IV. Ohne vorherige Krankheitserscheinungen gezeigt zu haben, stirbt der Hund.

Die Section ergiebt keine bestimmte Todesursache; insbesondere sind Lungen, Herz, Leber, Darm normal. Die Nieren sind von normaler Grösse, auf dem Durchschnitt etwas blass, namentlich erscheint das Mark auffallend weisslich. Der linke Ureter s-förmig gekrümmt (Folge der Zerrung bei der Probeoperation?). Das Rückenmark ist zwischen erstem und zweitem Lendenwirbel total abgebunden.

Mikroskopische Untersuchung der Nieren ergiebt mässige Verfettung, namentlich der Markstrahlen. Glomeruli und Tub. contorti ganz normal, auch mittels Kochmethode kein Eiweiss nachweisbar.

Exp. II.

$^1/_2$ jährige Hündin, $6^1/_2$ Pfund wiegend. — Urin vor der Operation klar, eiweissfrei, steril.

2./II. 1897. In Aethernarkose Eröffnung des Wirbelcanales in Höhe des neunten bis zehnten Brustwirbels, Rückenmark durchschnitten. Hund kommt in Wärmekasten.

3. bis 6./II. Befinden gut. Hinterbeine gelähmt. Retentio urinae. Harn, durch Expression entleert, normal, steril (zur bakteriologischen Untersuchung wird der letzte Theil des exprimirten Harnes verwandt, nachdem die äusseren Geschlechtstheile mit Sublimat und darauf mit abgekochtem Wasser abgewaschen waren).

7./II. Leichte Eiterung der Operationswunde. Incision. Urin normal.

9./II. Andauer der Eiterung. Urin normal.

10./II. Vergrösserung der Incisionswunde, Sublimatwattetampon. Hund befindet sich gut.

11./II. Wunde geschlossen, Urin normal.

19. bis 20./II. Stat. id. Urin stets normal.

21./II. Kleine, eiternde Fistel rechts von der Incisionswunde. Sublimat,

26./II. Fistel geheilt. Urin stets normal.

27./II. bis 3./III. Wunde ganz geheilt. Diarrhöe.

5./III. Zufuhr kohlensauren Kalkes. Diarrhöe sistirt.

6. bis 13./III. Befinden gut. Harn normal.

14. bis 20./III. Starke Abmagerung; blutiger, einmal auch stark eitriger Koth.

21. bis 28./III. Grosse Abmagerung, dauernd blutiger, aber fester Koth, schlechter Appetit. Urin sehr concentrirt, sonst normal.

28./III. Hund sehr elend, eitriges Secret aus der Nase. Thier wird mittels Chloroformnarkose getödtet.

Section ergiebt nichts Besonderes, insbesondere ist an der Lunge, dem Herzen sowie auch an dem in seiner ganzen Länge aufgeschnittenen Darm nichts Pathologisches zu finden. Blase stark dilatirt; Ureter und Nierenbecken sind normal, Niere kaum weisslich verfärbt.

Mikroskopisch ausser mässiger Verfettung der Markstrahlen nichts Besonderes.

Von unseren beiden Versuchsthieren hatte also das erste nahezu 3, das zweite fast 2 Monate mit durchtrenntem Rückenmark gelebt und auch alle für Rückenmarksdurchschneidung charakteristischen Symptome dargeboten, die freilich im ersten Fall in sehr bemerkenswerther Weise sich wieder, wenigstens was die Blase betrifft, zurückbildeten. Es war gelungen, während der ganzen Dauer des Versuches das Eintreten einer Cystitis zu verhüten, selbst als (Versuch I) Eiterkokken, die wahrscheinlich von der Wunde her ihren Eingang in den Kreislauf genommen hatten, die Harnwege passirten. Es war auch nie Albuminurie aufgetreten; und dementsprechend erwies sich auch die Niere bei genauester mikroskopischer Durchforschung als normal, abgesehen von einer auch von uns beobachteten Verfettung der Markstrahlen, die wir, wie schon oben bemerkt, als besonders pathognomonisch nicht anzuerkennen vermögen. Irgend eine Spur einer Nekrose oder eines Infarctes war nicht zu erkennen.

Wir sind weit entfernt, aus dem negativen Ergebniss dieser beiden Versuche allgemeine Schlüsse zu ziehen und aus ihnen etwa eine Widerlegung von Müller's Anschauungen zu folgern. Es ist vor allen Dingen zu bedenken, dass ja beim Hunde, mit der bei ihm stark ausgeprägten Acidität des Harnes, die Verhältnisse sehr wesentlich anders liegen können, als beim Menschen.

Immerhin muss doch darauf aufmerksam gemacht werden, dass eben im Thierexperiment ein Factor ausgeschaltet war, dessen verhängnissvolle Einwirkung am Krankenbett jedem Arzte zur Genüge bekannt ist — das ist der Katheterismus. Die Harnverhaltung, die sich an Rückenmarksverletzungen fast unmittelbar anzuschliessen pflegt, macht so gut wie ausnahmslos die Anwendung des Katheters erforderlich — und selbst bei strengster Anwendung der Asepsis gelingt es gerade in diesen Fällen fast nie, das Eintreten einer Cystitis — ja wohl gar einer Pyelitis und Pyelonephritis zu vermeiden. Wir wollen hier auf die Bedingungen der Steinbildung nicht näher eingehen; dass wenigstens bei Phosphatsteinen — und um solche handelt es sich hier ja wohl meist — Eiterung und Infection eine erhebliche Rolle spielen, dürfte unbestritten sein. Gewiss können auch auf anderem Wege Bakterien ihren Weg in Blase und Niere finden,[1] in praxi wird die Katheterinfection (bezw. das Verschleppen von Keimen aus der Urethra mittels des Katheters) wohl immer die Hauptrolle spielen. So können wir uns denn, trotz der von Müller erhobenen Einwände und indem wir die Eingangs hervorgehobene Möglichkeit einer Betheiligung nervöser Einflüsse bei der Nierensteinbildung theoretisch vollkommen anerkennen, vorläufig noch nicht von der Anschauung losmachen, dass bei der Entstehung dieser Concremente die Infection des Harnes die Hauptrolle spielt. Und der Arzt wird die äusserst interessanten Beobachtungen der Halleschen Klinik demnach vorwiegend in dem Sinne beachten müssen, dass er mit allen nur verfügbaren Mitteln bei den an Rückenmarksverletzung leidenden Patienten für Sterilisirung des Harnes Sorge zu tragen hat.[2]

---

[1] Vgl. Posner und Lewin, Untersuchungen über die Infection der Harnwege. *Centralblatt für Krankheiten der Harn- und Sexualorgane.* 1896.

[2] Ebstein empfahl in der an eine kurze Mittheilung des Einen von uns (Posner) auf der Düsseldorfer Naturforscher-Versammlung sich anschliessenden Discussion zu diesem Zwecke warm die prophylactische Darreichung von Urotropin.

Ein Stoffwechselversuch beim atrophischen Säugling.

Von

Dr. **Bernhard Bendix,**
I. Assistenten an der Univ.-Kinderpoliklinik der Kgl. Charité.

Der Stoffwechsel des Erwachsenen ist unter normalen Verhältnissen so weit durchforscht und durch die gemeinsame, mühevolle experimentelle Arbeit von Physiologen, Hygienikern und Klinikern so weit aufgebaut worden, dass die Bedingungen für die Menge der Nahrungsaufnahme, für die Resorption derselben, für die Oxydation und Retention beinahe wie Gesetze feststehen, und auch für die Pathologie des Stoffwechsels des Erwachsenen herrscht gleichfalls bei einer grossen Zahl von Krankheiten eine in den Hauptpunkten gesicherte Klarheit.

Ganz anders liegen die Verhältnisse im Kindesalter beim noch wachsenden und zunehmenden Menschen, speciell beim Säugling. Finden sich auch zahlreiche und werthvolle Beobachtungen über die normalen Nahrungsmengen, welche ein Säugling, speciell das Brustkind zu sich nimmt, und bei welcher Zufuhr er gedeiht, vor — ich erinnere nur an die über diesen Gegenstand gemachten Mittheilungen von Hähner, Forster, Ahlfeld, Pfeiffer und in neuerer Zeit an die von Feer und Johannessen, — liegen auch Veröffentlichungen über die vom Säugling gelieferte Urin- und Kothmenge und deren Bestandtheile vor (Cruse, Camerer, Uffelmann), und hat Camerer[1] selbst auf Grundlage dieser Einzelbeobachtungen unter Hinzunahme theoretischer Berechnungen in seinem Buche ein sehr werthvolles Fundament für den „Stoffwechsel des Kindes" geschaffen, so haben doch alle diese Bemühungen nicht ausgereicht, um uns einen vollkommenen Einblick und ein klares Bild über den Stoffwechsel und den Haushalt des Säuglings zu verschaffen.

Ich brauche mich an dieser Stelle nicht des Weiteren darüber auszulassen, welche Bedingungen für die Exactheit eines Stoffwechselversuches in Frage kommen; nur das will ich betonen, dass bis vor Kurzem beinahe

[1] W. Camerer, *Der Stoffwechsel des Kindes.* Tübingen 1894.

Alles gefehlt hat, was den Stoffwechseluntersuchungen im Säuglingsalter speciell für den wichtigen Factor der Ausscheidungsproducte durch Koth und Urin eine genügende Garantie für die Richtigkeit der Zahlen gewährleistet hätte.

Und die Schwierigkeiten, welche sich uns bei der Feststellung der Excretbestandtheile im Säuglingsalter entgegenstellen, liegen begründet in der grossen Unzuverlässigkeit der für die Stoffwechselversuche nothwendigen Apparate. Alle Autoren loben zwar ihre für derartige Versuche verwendeten Harnrecipienten — denn auf die verlustlose und vom Koth getrennte Sammlung des Urins kommt es hauptsächlich an, weil die Kothentleerungen des Säuglings an und für sich leichter aufzufangen sind — und geben an, dass sie den Gesammturin entweder vollkommen oder beinahe verlustlos gesammelt haben. Und dennoch haben wir den Eindruck gewonnen, aus dem Vergleich der eingeführten Nahrungsmenge zu dem aus derselben gebildeten Harn, dass bald grössere, bald kleinere Verluste vorliegen mussten.

Um diesem Uebelstande abzuhelfen, habe ich seiner Zeit einen Apparat angegeben, dessen tadelloses Functioniren es ermöglichte, Koth und Urin verlustlos und getrennt auch im Säuglingsalter zu sammeln. Dieser Apparat ist seiner Zeit an der Hand einer Abbildung von mir ausführlich beschrieben worden.[1] Wenngleich ich nun denselben im Laufe der folgenden Jahre stets und zu meiner vollen Zufriedenheit bei den weiteren von mir ausgeführten Stoffwechseluntersuchungen verwandte, und derselbe auch, soweit ich höre, von verschiedenen anderen Autoren mit Nutzen angewendet wird, so bin ich doch heute der Ansicht, wie ich dies bereits in der Sitzung des Vereins für innere Medicin am 20. März 1899 gelegentlich des Baginsky'schen Vortrages über Atrophie der Säuglinge ausgesprochen habe, dass ausser dem exact functionirenden Apparat noch etwas unerlässlich ist, was erst die volle Garantie für das Gelingen des Versuches abgiebt, das ist eine ständige Wache Tag und Nacht bei dem Säugling, welche in gewissenhaftester Weise kleine Functionsstörungen im Apparat, wie solche von Seiten des Kindes, zu controliren hat. Bei allen meinen Versuchen unterstützten mich in dankenswerther Weise junge Studirende der Medicin, von deren Verständniss und Interesse für den Versuch auch die Angabe der kleinsten Störung vorausgesetzt werden durfte, was auch jederzeit aus den ausgelegten Controlbüchern zu ersehen war.

An und für sich stellen sich schon dem Forscher ziemlich grosse Hindernisse in den Weg bei der Ausführung von Stoffwechselversuchen beim Säugling, denn derartige Versuche lassen sich überhaupt nur im Krankenhause oder am eigenen Kinde vornehmen, unter welchen Verhältnissen es allein möglich ist, quantitativ Nahrung zu verabreichen und quantitativ die Excrete mit sammt ihren Bestandtheilen zu bestimmen. Und will man derartige

---

[1] *Jahrb. für Kinderheilkunde.* 1896. Bd. XLIII. Heft 1.

Versuche an gesunden Säuglingen anstellen, woran man natürlich zuerst dachte, um Normen für das gesunde Kind gegenüber pathologischen Zuständen feststellen zu können, so liegt wieder die grosse Schwierigkeit vor, woher gesunde Kinder nehmen, wofern man nicht in der glücklichen Lage ist, wie es Camerer war, an seinen eigenen Kindern experimentiren zu können. Im Krankenhaus selbst findet man für diesen Zweck wenig geeignete Säuglinge. Auch geben Eltern ihr Kind für derartige Zwecke nur schwer und ungern sowohl in ein Krankenhaus als auch ebenso wenig in die Privatwohnung des Arztes; im Spital aber ist es nicht immer so ganz leicht, gesund aufgenommene Säuglinge, besonders wenn sie nicht isolirt sind, bezüglich ihres Verdauungstractus intact zu halten.

Im Uebrigen muss auch berücksichtigt werden, dass der Arzt, welcher ein Kind zu Versuchszwecken zu sich nimmt, immerhin keine kleine Verantwortung auf sich ladet, falls dem Kind irgend eine Indisposition, die nicht vom Versuch abhängig zu sein braucht, zustösst.

Mit allen den angeführten Factoren hat also ein Stoffwechselversuch am Säugling zu rechnen; es ist daher auch nach diesen Auseinandersetzungen nicht schwer zu verstehen, warum alle die in den letzten Jahren publicirten Versuche, wenngleich sie als solche am gesunden Säugling aufgeführt werden, doch immerhin nur Zahlen für annähernd normale Verdauungsvorgänge bringen, denn entweder waren die zu den Versuchen benutzten Säuglinge schon bei dem Beginn des Versuches nur „beinahe normal“ bezw. „ein wenig dyspeptisch“, wie dies fast von allen Autoren, welche über diesen Gegenstand gearbeitet haben, hervorgehoben wird, oder das in Beobachtung befindliche Kind wurde während des Versuches durch die Versuchsbedingungen so alterirt, dass die Stühle, wenn auch nur zeitweise, leicht dyspeptisch wurden.

Indessen sieht man von diesen kleinen Störungen ab, welche, wie mir jeder, der über diese Verhältnisse selbst gearbeitet hat, zugestehen muss, schwer auszuschalten sind, so liegen nun bereits über die Stoffwechselvorgänge beim normalen Säugling — normal in dem eben geschilderten Sinne — erfreulicher Weise seit Lange's[1] und meiner[2] Arbeit eine beträchtliche Zahl von weiteren Forschungen vor, in denen sich ausser der Heubner'schen Klinik insbesondere die Czerny'sche Schule (Keller, Freund) sowie Blauberg, Knöpfelmacher, Lange, Behrend und Gross betheiligt haben.

Zu den werthvollsten Beiträgen dürften unstreitig die unter Rubner und Heubner[3] in Gemeinschaft mit Bendix, Winternitz, Wolpert und

[1] Lange, *Jahrb. f. Kinderheilk.* 1895. Bd. XXXIX. [2] Bendix, *Ebenda.* 1896.

[3] Rubner und Heubner, Die natürliche Ernährung eines Säuglings. *Zeitschrift für Biologie.* Bd. XXXVI. H. 1.

Spitta angestellten Versuche gerechnet werden, welche neben den Ausgaben durch Koth und Urin zu gleicher Zeit den Respirationsstoffwechsel mit in Betracht zogen.

Diese Versuche sind, abgesehen von denen von Eckerlein, Büchner, Dohrn und Scherer, welche entweder nur die Grösse des Lungengaswechsels an Neugeborenen ohne Rücksicht auf den Chemismus feststellten oder aber über Respirationsversuche berichten, welche an dem Uebelstande leiden, dass jeder einzelne Versuch von zu kurzer Dauer ist, die ersten dieser Art, sowohl bezüglich ihrer Vollkommenheit als auch ihrer Zeitdauer und dürfen aus diesen Gründen wohl als fundamental für die Erkenntniss der Stoffwechselvorgänge am gesunden Säugling angesehen werden.

Auf die durch diese Arbeiten festgestellten Thatsachen will ich hier nicht näher eingehen, sie mögen in den Originalien nachgelesen werden; ausserdem sind die aus den Versuchen sich ergebenden Resorptions- und zum Theil auch die Retentionsverhältnisse, soweit die Ergebnisse publicirt sind, bereits in den verschiedenen Arbeiten Keller's[1] tabellarisch zusammengestellt.

Für die **Resorptionsverhältnisse** des Säuglings indessen möchte ich mir erlauben, die Aufmerksamkeit des Lesers in Anspruch zu nehmen, und zwar speciell, was die Aufnahme des Eiweisses und Fettes aus der Milch, welches Nahrungsmittel ja natürlich allein für den Säugling in Betracht kommt, anbetrifft.

Wenn wir die beim annähernd gesunden Säugling (Flaschenkind) gefundenen Werthe für die Ausnutzung der beiden angeführten Nahrungsstoffe, des Eiweisses und des Fettes, soweit über Letzteres etwas Positives vorliegt, zusammenstellen, so ergeben sich folgende Zahlen:

Tabelle I.

Künstlich ernährte (leidlich gesunde) Kinder.

A. Kuhmilch ohne Zusatz von Kohlehydraten.

Autor	Alter des Kindes in Mon.	Dauer des Versuches in Tagen	Durchschnittliche tägliche N-Zufuhr	N-Resorption in Proc.	Tägl. N-Ausscheid. durch den Koth in grm	Resorption des Nahrungsfettes in Proc.
Keller I[2]	8	6	2·6725	85·8	0·3805	—
„ III[1]	5½	3	1·8527	93·2	0·1251	—
„ III[2]	6	6	3·8312	95·2	0·3694	—
„ I[3]	2½	6	1·2782	84·5	0·3960	—

[1] *Centralblatt für innere Medicin.* 1898. Nr. 21 u. 31; 1899. Nr. 2. — *Malzsuppe eine Nahrung für magendarmkranke Säuglinge.* Jena 1898.

[2] Keller, *Centralblatt für innere Medicin.* 1898. Bd. XIX. Nr. 21.

[3] Keller, *Ebenda.* Nr. 31.

Tabelle I. (Fortsetzung.)

B. Kuhmilch mit Zusatz von Kohlehydraten.

1. Mit Milchzucker.

Autor	Alter des Kindes in Mon.	Dauer des Versuches in Tagen	Durchschnittliche tägliche N-Zufuhr	N-Resorption in Proc.	Tägl. N-Ausscheid. durch den Koth in grm	Resorption des Nahrungsfettes in Proc.
Bendix[1] I	3½	6	3·745	79·8	0·766	89·29
„ Nachperiode	3½	2	3·57	83·22	0·60	91·97
Lange u. Berend[2] I	6	6	4·5035	77·9	0·9954	75·2
„ „ „ II	7	7	4·5721	79·4	0·9428	86·5
2. Mit Kufeke-Mehl.						
Freund[3] IIIa . . .	7	3	2·65	85·5	0·385	—
„ IIIc . . .	—	5	3·12	95·1	0·152	—

Es erhellt aus der Tabelle, dass unter normalen Verhältnissen das Fett und das Eiweiss der Kuhmilch vom Säuglingsdarm leidlich gut resorbirt werden.

Ueber die Pathologie des Stoffwechsels liegen ausser den weiter unten zu nennenden Untersuchungen von Heubner und Baginsky kaum irgend welche Untersuchungen vor. Es erschien mir daher von Werth zu sein, bei **der** Krankheit des Säuglingsalters den Stoffwechsel zu untersuchen, welche durch ihr ganzes klinisches Verhalten von vornherein den Eindruck hervorruft, als wenn bei ihrem Vorhandensein die Verdauungs- und Resorptionsverhältnisse geschädigt sein müssten. Ich spreche von der Atrophie (Paedatrophie, Athrepsie), welche aus dem angeführten Grunde, wie ich glaube, auch das Interesse des Physiologen für sich in Anspruch nehmen dürfte.

Um jeden Irrthum auszuschliessen, möchte ich kurz skizziren, was wir unter Atrophie verstanden wissen wollen, und bei welcher Art derselben ich den Stoffwechselversuch angestellt habe.

Es handelt sich bei den Fällen von echter Atrophie klinisch um ein äusserst abgemagertes Kind, dessen Fettpolster und Muskellager mit der Zeit so schwindet, dass nichts weiter als Haut und Knochen von dem Kinde übrig bleibt. Es ist, wie man sich ausdrückt, skeletartig abgemagert. Der Säugling zeigt dann das bekannte, oft geschilderte Bild eines elenden, blassen Wesens, mit greisenhaftem Gesicht, tiefliegenden Augen, eingesunkener Fontanelle, bei dem die Haut um die Knochen schlottert. Das Kind bleibt dauernd im Gewicht stehen oder die Gewichtskurve fällt continuirlich nach unten. Dabei ist der Appetit leidlich gut und die Menge der Nahrungsaufnahme dem Alter des Kindes ungefähr angemessen.

Der Stuhl ist normal breiig, ab und zu auch einmal dyspeptisch oder

[1] Bendix, *Jahrb. für Kinderheilkunde.* 1896. Bd. XLIII.

[2] Lange und Berend, *Ebenda.* 1897. Bd. XLIV.

[3] Freund, *Ebenda.* 1898. Bd. XLVIII.

zwischendurch in Folge eines exacerbirten Darmkatarrhes diarrhöisch. Es handelt sich meist um Kinder, bei denen bald dieses, bald jenes gut erscheinende Nahrungsmittel versucht wurde, selbst die Mutterbrust oder Amme requirirt wurde, um das Kind in die Höhe zu bringen. Nichts hilft, continuirlich sinkt das Gewicht.

Ausgeschieden sind von diesen Formen der echten Atrophie diejenigen, welche hervorgerufen sind durch absichtliche Unterernährung (Verhungernlassen durch Engelmacherinnen) oder durch unbewusste Unterernährung, indem von der selbst stillenden Mutter das Nachlassen der Milchsecretion in der Brust unbemerkt bleibt oder Unwissenheit bezüglich der nothwendigen Nahrungsmengen bei der künstlichen Ernährung, ausgeschlossen ferner Atrophieen, welche ätiologisch bedingt sind durch Lues oder Tuberculose.

Aetiologisch stehen für die erstgenannten für uns hier in Betracht kommenden Formen von Atrophie im Vordergrund, entweder hochgradige angeborene Schwäche der Säuglinge, welche von keinem der vielen versuchten Nahrungsmittel überwunden wird, oder voraufgegangene Darmkatarrhe bilden die Ursache; für manche Fälle fehlt selbst diese Unterlage.

Einen solchen Fall von echter Atrophie habe ich mir mit gütiger Erlaubniss meines Chefs, des Hrn. Geh.-R. Heubner, aus der Säuglingsabtheilung der Kgl. Charité ausgewählt und für einen Stoffwechselversuch verwerthet.

Durch die Beifügung der Temperatur-, Gewichts-, Nahrungs- und Stuhltabelle glaubte ich mehr wie durch eine ausführliche Krankengeschichte darzuthun, dass es sich in der That um einen Fall von Atrophie handelt in dem Sinne, wie ich ihn oben geschildert habe.

Dieser durch die Curve gegebenen Skizze habe ich nur noch wenige Worte hinzuzufügen.

Das Kind P., ungefähr 4 Monate alt, wurde am 8. II. 1896 in die Königl. Charité in äusserst abgemagertem Zustande eingeliefert mit einem Gewichte von 3·890 kg. Bei der Untersuchung desselben wird Lues und Tuberculose, sowie andere pathologische Zustände ausgeschlossen. Der atrophische Zustand des Kindes bleibt trotz einer Nahrungszufuhr, welche dem Alter und dem Gewicht des Kindes angemessen erscheint, bei Fehlen von Erbrechen, bei bald normalem, bald dyspeptischem Stuhl, bei schwankendem Gewicht, während des Krankenhausaufenthaltes, der über 4 Wochen währt, bis zum Tode der gleiche. Ungefähr 8 Tage vor dem Tode stellte sich eine Otitis media duplex ein; unter voraufgehender Temperatursteigerung trat Collaps und der Exitus ein. Das Gewicht war einen Tag vor dem Tode trotz verschiedenfacher Modificationen in der Ernährung (Milch, Fettmilch, Nestle-Mehl) das gleiche wie bei der Aufnahme des Kindes, 3·890 kg.

Die Section ergiebt eine Enteritis catarrhalis. Tuberculose oder Lues nicht nachweisbar.

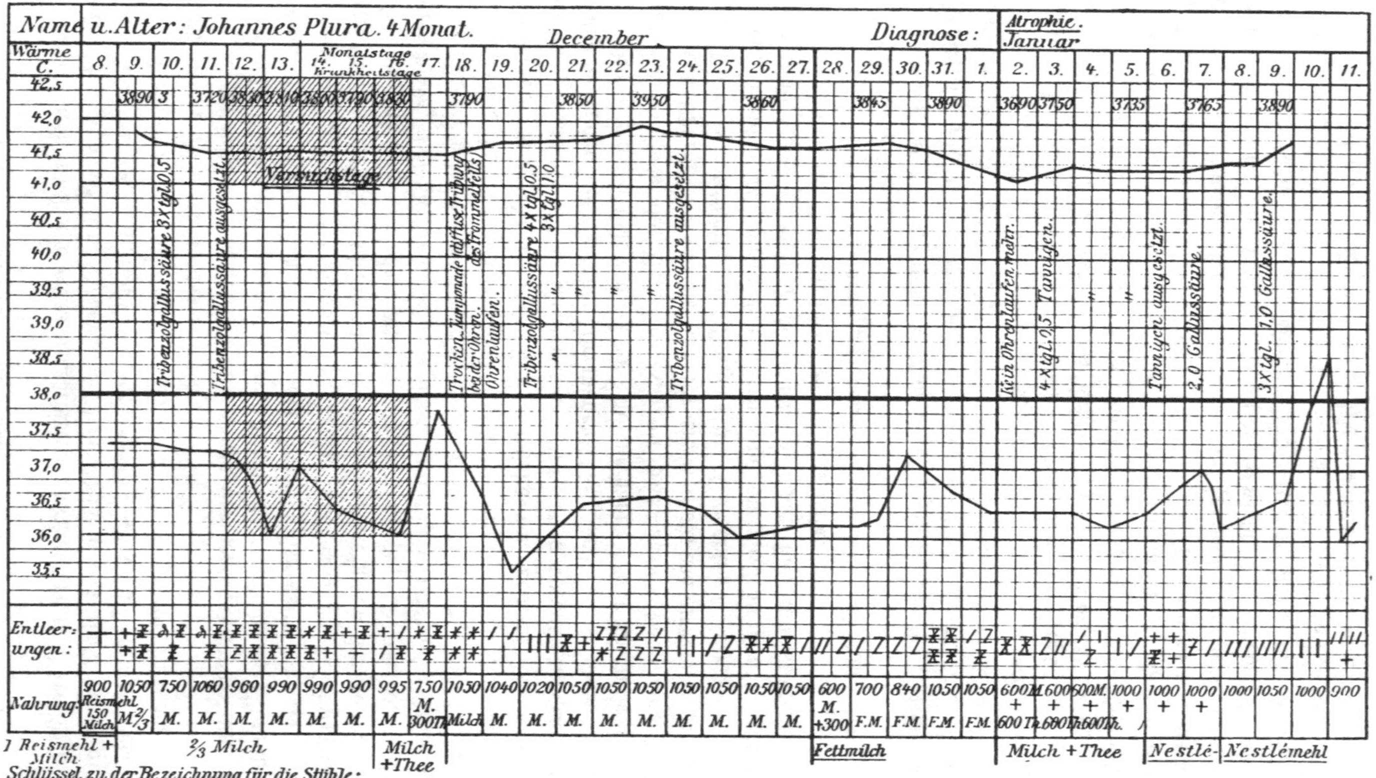

Schlüssel zu der Bezeichnung für die Stühle:

Normal, breiig, schleimig, zerfahren, Durchfall, wässrig, breiig mit viel Schleim, breiig mit wenig Schleim, zerfahren u. schleimig.

Es folgt der Stoffwechselversuch:

Derselbe währte 5 Tage. Ueber die Ausführung desselben ist an dieser Stelle nichts Neues zu sagen. Um die Resorptionsverhältnisse zu studieren, hätte ja neben der Analyse der Nahrung die Kothanalyse genügt, doch habe ich auch den N im Urin bestimmt, da mir das Material hierfür zur Verfügung stand und zugleich aus der N-Retention ersichtlich wurde, wie viel von dem resorbirten N nun wirklich zum Körperansatz verwerthet wurde. Die Stickstoffbestimmungen wurden nach Kjeldahl, die Fettbestimmungen im Soxhlet'schen Extractionspparat ausgeführt. Jede einzelne Portion der Nahrung wurde genau gemessen. Auffangen des gesammten Urins und exacte Trennung desselben vom Koth gewährleistete der in der Einleitung erwähnte Apparat und die Wache beim Kinde. Für die Abgrenzung des Kothes wurde Chocoladenbrei gewählt, ein Mittel, welches sich mir des Wohlgeschmackes wegen für Versuche im Kindesalter stets am besten bewährt hat; der braune Chocoladenkoth differenzirt sich ausserordentlich gut von dem gelben Milchkoth.

Der an dem 4 Monate alten atrophischen Kinde, welches mit etwa 1 Liter Milch ($^2/_3$ Milch mit Zusatz von 12.3 Procent Milchzucker) ernährt wurrde, angestellte Stoffwechselversuch ergiebt nach der beigefügten Tabelle eine Resorption des Nahrungs-N von 71·96, des Fettes von 59·09 Procent (und zwar als Ergebniss einer täglichen N-Zufuhr durch die Nahrung von 3·424 und Ausscheidung durch den Koth von 0·960 ^{grm}).

Die N-Resorption ist demnach in diesem Versuche beim Vergleiche der erhaltenen Werthe mit denen beim leidlich normalen Kinde gefundenen bei ungefähr der gleichen Ernährung nicht sehr beträchtlich herabgesetzt. Wie aus den früher angeführten Zahlen hervorgeht, stellt sich die Resorption für den normalen Säugling bei einer Ernährung von Milch mit Zusatz von Kohlehydraten (Milchzucker) auf 79·8, 83·2 Procent (Bendix), 77·9, 79·4 Procent (Lange und Berend), 88·3 und 90·9 Procent ($^1/_2$ Milch, bezw. Vollmilch + Malzzucker Keller).

Für die Fettausnutzung sind die Differenzen zwischen normalem und atrophischem Kind bedeutend grössere.

Fettresorption.

Normales Kind.		Atrophisches Kind.
81 Procent	(Lange)	59·09 Procent.
89·29 „	(Bendix).	
91·97 „		

Zum Vergleiche für diese pathologischen Verhältnisse können naturgemäss nur normale Versuche herangezogen werden, in welchen die Kinder in ungefähr derselben Weise ernährt wurden. Denn aus den Versuchen

Tabelle II.
Stoffwechselversuch an einem atrophischen Säugling.

Tag des Versuches	Datum	Nahrungszufuhr: Mischmilch grm	Nahrungszufuhr: Thee grm	Nahrungszufuhr: Gesammtflüssigkeit grm	Urinmenge ccm	Koth grm	Gewicht des Kindes kg
1.	12. Dec.	914	119	1033	387	—	3·830
2.	13. „	837	150	987	352	—	3·810
3.	14. „	969	—	969	260	1105·95 feucht	3·800
4.	15. „	995	150	1145	460	109·70 trocken	3·790
5.	16. „	993	158	1151	489	d. h. 90·08 % Wassergehalt	3·830
In 5 Tagen . .		4708	577	5290	1948	9·92 % Trockensubst.	
Abgerundet . .		4710	580		1950		

Zeit	Nahrungszufuhr: Menge	Gehalt an N	Gehalt an Fett	In Procenten N	In Procenten Fett
In 5 Tagen grm	Mischmilch[1] 4710	17·12	107·27	0·3638 = 2·27 % E.	2·2775
Ausgabe durch d. Gesammtkoth 109·70 grm . .	—	4·80	43·89	—	—
Resorption grm	—	12·32	63·38	—	—
„ Proc.	—	71·96	59·09	—	—
Verlust in Proc.	—	28·04	40·91	—	—
Ausgabe durch d. Ges.-Urin 1950 grm	—	8·57	—	—	—
Ges.-Ausscheid. d. Koth u. Urin grm	—	13·37	—	—	—
Retention grm	—	3·75	—	—	—

An Cal. werden dem Kinde zugeführt rund (pro die):	grm	Cal.
Durch Eiweiss	21·38	88
„ Fett	21·45	200
„ Zucker[2]	—	291
Zufuhr an Cal. pro die		579
Von dies. Nahrungsbestandtheilen wurden resorbirt (p.d.)	grm	Cal.
Eiweiss . .	15·38	63
Fett . . .	12·67	119
Zucker[3] . .	71·0	291
Es kommen demnach dem Kinde noch zu Gute pro die[4] . .		473

[1] Von jedem Tag der Periode wurden je 100 grm Milch zurückgestellt, conservirt, am Ende der Periode zusammengemischt und diese Mischung zur Analyse benutzt.

[2] Der Zuckergehalt ist nur geschätzt nach früheren von mir ausgeführten Analysen der Heubner'schen $^2/_3$-Milch (650 Milch + 350 grm 12·3 procent. Milchzuckerlösung). 650 grm Milch sollen enthalten 28 grm Milchzucker (bei einem Zuckergehalt von 4·2 Proc.) und dazu kommen 43 grm Milchzucker aus der Milchzuckerlösung = 71 grm im Liter. Das Kind trank zwar nur etwa 950 grm Milch im Tage, doch glaubte ich dieses kleine Deficit bei der Calorienberechnung ausser Acht lassen zu dürfen.

[3] In der Annahme, dass so gut wie aller Zucker der Nahrung vom Säugling resorbirt wird.

[4] Da das Kind während der Versuchstage im Gewicht um 3·800 kg herum schwankt, so erhält es pro Kilo und Tag immer noch zwischen 124 und 125 Calorien zugeführt.

Keller's,[1] Bendix',[2] Lange's und Berend's[3] geht hervor, dass unter dem Einflusse von der Maltose (Keller) und der Milchzuckerzufuhr (Bendix, Lange und Berend) weniger Stickstoff aus dem Darm resorbirt wird als bei Darreichung von Vollmilch oder verdünnter Milch. Es ist demnach für die Ausnutzung des Stickstoffes im Körper des Säuglings das Verhältniss der stickstoffhaltigen zu den stickstofffreien Bestandtheilen von höchster Bedeutung. Die Zahlen Keller's für die Ausnutzung des Milchstickstoffes bei Ernährung mit Kuhmilch ohne Zusatz von Kohlehydraten stellen sich wesentlich höher als die bei Zusatz von denselben, sie liegen (s. Tab. I, S. 210) in den Grenzen zwischen 84·5, 85·8, 93·2, 95·2 Proc. bei gesunden Kindern, nähern sich demnach sehr den Werthen, welche für die Ausnützung des N bei Brustkindern gefunden wurden (83·12 bis 90·5 bis 97·57 Procent).

Sehr interessant in dieser Beziehung ist der Versuch II Freund's,[4] welcher darthut, dass sich auch unter pathologischen Verhältnissen gleichfalls wie unter normalen Bedingungen das Verhältniss der stickstoffhaltigen Bestandtheile zu den stickstofffreien in der zugeführten Nahrung für die Resorption des N geltend macht. Denn Freund fand bei einem atrophischen Kinde[5] von 3 Monaten bei Ernährung mit $^1/_3$ Milch ohne Zusatz von Kohlehydraten noch eine N-Ausnutzung von 94·9 Proc.; diese steht übrigens der Ausnutzung beim gesunden Kinde bei ungefähr gleicher Ernährung nicht nach. Neben diesem zufälligen Befunde in der Litteratur liegen nun noch die Mittheilungen Heubner's[6] über Versuche (an denen ich selbst Theil nehmen konnte) an einem atrophischen Kinde vor. Dieselben zeigen gleichfalls verschiedene Ausnutzung des Nahrungs-N bei verschiedener Kost; in diesem Versuche ist der Befund um so interessanter und gewichtiger, weil es sich um einen fortlaufenden Versuch an einem und demselben Kinde handelte. Dasselbe zeigte bei verdünnter Milchnahrung (mit Zusatz von Milchzucker) eine Ausnutzung des Stickstoffes von 81·5 Procent (Nahrungs-N 2·11, Koth-N 0·388 pro die), dagegen bei Ernährung mit Kufeke-Mehlnahrung eine solche von ca. 57.3 Procent (Nahrungs-N 1·208, Koth-N 0·463 pro

---

[1] *Centralblatt für innere Medicin.* 1898. Bd. XIX. Nr. 21 u. 31.

[2] *Jahrb. für Kinderheilkunde.* 1896. Bd. XLIII.

[3] Lange und Berend, *Ebenda.* 1897. Bd. XLIV.

[4] *Ebenda.* 1898. Bd. XLVIII. S. 150.

[5] Freund selbst führt zwar den citirten Versuch nicht als solchen beim atrophischen Kinde auf, indessen bei Durchsicht der Krankengeschichte darf man denselben hierher gehörig rechnen. In der Krankengeschichte heisst es: „Ausgetragenes, hereditär nicht belastetes Kind, das bei stark verdünnter Milch als Nahrung, ohne je schwerere Darmerscheinungen zu zeigen, an Körpergewicht immer mehr abgenommen haben soll.“ Im Status heisst es: „3 Monate altes Kind; Gewicht 2870 ^{grm}, stark abgemagertes Kind ohne pathologischen Organbefund. Gebundener Stuhl u. s. w.“

[6] *Berliner klinische Wochenschrift.* 1899. Nr. 1.

die); der N des Mehles wurde darnach von dem kranken Darme recht schlecht ausgenutzt.

Aus all' diesem geht hervor, dass die unter pathologischen Verhältnissen gefundenen Zahlen für die Stickstoffaussnutzung vom Säuglingsdarme keine absoluten Zahlen darstellen können, sondern nur verwerthet werden können, wenn man sie in Relation setzt zu Zahlen, welche beim normalen Säugling gefunden worden sind bei annähernd gleicher Ernährung. Der Uebersicht wegen stelle ich die unter normalen und pathologischen Verhältnissen gefundenen Zahlen für die Stickstoffausnutzung bei gleicher Ernährung in einer Tabelle zusammen.

Tabelle III.

Ernährung	Normales Kind N-Resorption	Atrophisches Kind N-Resorption
Verdünnte Kuhmilch ohne Zusatz von Kohlehydraten	84·5—85·8—93·2—95·2 % (Keller) im Mittel *90* %	*94·9* % (Freund)
Verdünnte Kuhmilch mit Zusatz von Kohlehydraten:		
1. mit Milchzucker . .	79·8—83·2—77·9—79·4 % (Bendix) (Lange-Berend) im Mittel *80* %	*71·96* % (Bendix)
2. mit Malzzucker . .	88·3 — 90·0 %	*81·5* % (Heubner)
3. mit Kufeke-Mehl . .	85·5—95·1 % (Freund)	57·3 % (Heubner)

Es scheint demnach beim atrophischen Kinde eine Verschlechterung bezüglich der Ausnutzung des Nahrungs-N in erheblichem Maasse jedenfalls nicht zu bestehen, soweit dies bei der Schwierigkeit,[1] welche für die Beurtheilung der N-Resorption (berechnet aus der Differenz von Nahrungs-N — Koth-N), besteht, überhaupt zu eruiren möglich ist. Speciell für den von mir untersuchten Fall wird auch das normale Calorienbedürfniss des Säuglings noch vollkommen gedeckt. Aus der S. 214 aufgezeichneten Tabelle ergiebt sich, dass dem Kinde P. von der eingeführten Nahrung noch 473 Cal. zu Gute kommen. Da das Kind während der Versuchstage im Gewicht um 3·800 grm schwankt, so erhielt dasselbe pro Kilo und Tag zwischen 124 bis 125 Cal. zugeführt, eine Zahl, welche nach vielfachen Berechnungen (Heubner, Schmidt-Monnard) für ein Flaschenkind zum Wachsen und Gedeihen

[1] Einmal kennen wir die Grösse des N im einzelnen Falle nicht, welcher durch die Verdauungssäfte u. s. w. geliefert wird, ausserdem giebt die Angabe der Resorption in Procenten kein absolut klares Bild, weil die N-Verluste in Procenten um so grösser erscheinen, je geringer die N-Zufuhr durch die Nahrung ist.

unter normalen Verhältnissen mehr als ausreicht. Wenn Baginsky[1] in einer neuesten Arbeit über Atrophie der Säuglinge bei zwei Stoffwechselversuchen eine bedeutend herabgesetzte N-Ausnutzung (einmal 37 Procent N-Verlust, und das andere Mal 52·7 Procent) erhält, und daraus (neben gleichzeitig gefundenen, tiefgreifenden, atrophirenden und degenerativen, anatomischen Läsionen des Darmtractus) den Satz aufstellt: „Die Atrophie der Säuglinge ist die Folge der durch atrophische Veränderungen des Darmcanales gestörten Assimilation", so kann diese Folgerung für die Baginsky-schen Fälle richtig sein, aber als allgemein gültig darf dieselbe nicht aufgestellt werden. Um so weniger wird dieselbe als richtig angesehen werden dürfen, als die Versuchskinder Baginsky's mit durch Zusatz von Kindermehl verdünnter Milch ernährt wurden, bei welcher Ernährung, wie der Heubner'sche Versuch deutlich zeigt, die N-Resorption an und für sich wesentlich herabgesetzt ist. Es geht jedenfalls daraus nicht als allgemein gültig hervor, dass die colossale Abmagerung des atrophischen Säuglings, dessen Stillstand, bezw. Rückgang im Gewicht, auf nicht genügender Resorption, bezw. Assimilation von Nahrungs-N und daraus resultirender Deckung des Verlustes durch N-haltige Körpersubstanz beruht; dies um so weniger, da in meinem Versuche das Kind pro Tag noch 0·75 ^{grm} N von Nahrungs-N im Körper zurückhält. Eine Thatsache scheint aber mein Versuch ausserdem sicher zu stellen, dass die Fettverdauung beim atrophischen Kinde bedeutend herabgesetzt ist, wir fanden einen Verlust von 40·91 Procent gegenüber den an normalen Kindern gefundenen Werthen von 9 bis 11 Procent Verlust; man gewinnt daher den Eindruck, als ob der Säugling, welcher in seiner Eigenschaft als wachsender Organismus noch in höherem Grade als der Erwachsene die Fähigkeit hat, das Nahrungseiweiss im Körper zurückzuhalten, dieses Bestreben auch bei der Atrophie aufrecht hält und lieber dafür Fett vom Körper hergiebt.

Da aber offenbar die Versuche, welche nur die Resorptionsverhältnisse und den Stickstoffverbrauch in's Auge fassen, die Atrophie der Säuglinge nicht erklären können, — denn mein Versuchskind bezog aus der zugefügten Nahrung trotz hochgradig gestörter Fettresorption, bei leidlicher N-Resorption, immer noch mehr Calorien als es nöthig hatte —, so dürfte es sich vermuthlich bei der in Rede stehenden Erkrankung nur um abnorme Steigerung des Gaswechsels handeln, welche durch irgend welche chemische, vielleicht im Körper entstandene toxische Stoffe bedingt ist, wie dies auch durch den Rubner-Heubner'schen[2] Versuch am atrophischen Säugling zahlenmässig hervorgeht.

[1] Baginsky, *Deutsche medicinische Wochenschrift.* 1899. Nr. 18.

[2] Heubner, *Berliner klinische Wochenschrift.* 1899. Nr. 1.

Beitrag zur Lehre von der fötalen Harnsecretion und der Herkunft des Fruchtwassers.

Von

Privatdocent Dr. **P. Strassmann,**
Assistenten der geburtsh.-gynäkolog. Univers.-Poliklinik der Kgl. Charité.

(Aus der geburtsh.-gynäkolog. Univers.-Poliklinik der Kgl. Charité und aus dem thierphysiologischen Laboratorium der Kgl. landwirthschaftl. Hochschule zu Berlin.)

(Hierzu Taf. I.)

Im Winter 1896/97 bot sich mir Gelegenheit, im thierphysiologischen Laboratorium der landwirthschaftlichen Hochschule die Gefässe einer menschlichen Zwillingsplacenta bei Oligo- und Polyhydramnie der Früchte zu injiciren, deren Geburt ich als Assistent der geburtsh.-gynäkologischen Poliklinik (Kgl. Charité) geleitet hatte.

Erhöhtes Interesse hatte für die Geburtshülfe der Fall schon durch die nur äusserst selten beobachtete Einkeilung der beiden Früchte während der Geburt gewonnen, für die Physiologie ergab die Untersuchung der Föten Befunde, die bisher noch nicht allzu oft aufgenommen sind und zur Frage von der fötalen Harnsecretion und der Herkunft des Fruchtwassers ein wichtiges Beweisstück zu liefern geeignet sind. Zuntz hat dieser Frage stets ein reges Interesse entgegen gebracht und durch seine eigenen[1] und die mit Cohnstein[2] zusammen gemachten Studien der Geburtshülfe neue Thatsachen zugeführt. — Ein Theil der Zuntz'schen Versuche knüpfte, wie die meisten neueren Arbeiten auf diesem Gebiete, an die Experimentalstudien meines hochverehrten langjährigen Chefs und

[1] Zuntz, Ueber die Quelle und die Bedeutung des Fruchtwassers. Pflüger's *Archiv.* Bd. XVI. S. 54.

[2] Zuntz und Cohnstein, Untersuchungen über das Blut, den Kreislauf und die Athmung beim Säugethierfötus. *Ebenda.* Bd. XXXIV.

Lehrers Gusserow an, dem unzweifelhaft das Verdienst gebührt, durch vielfache, besonders chemische Forschungen die Frage vom Fruchtwasser und der fötalen Harnsecretion in neue Bahnen gelenkt zu haben.[1] Auf diesem Gebiete weiter zu arbeiten liegt also für den Verfasser gewissermaassen ein doppelter Anlass vor.

Bei Beleuchtung der Frage einer fötalen Harnsecretion erscheint es gerechtfertigt, sich besonders an die Pathologie des Fötus zu halten. — Selbst den besten Experimentalstudien, die bei Schwangeren und an trächtigen Thieren zur Prüfung des Ueberganges von Stoffen in's Fruchtwasser — sei es direct durch Transsudation, sei es indirect nach Aufnahme Seitens der Frucht durch fötale Excretion (Haut und Nieren) — gemacht worden sind, hat man Einwände gegenüber gestellt, deren Berechtigung zu erörtern hier nicht der Platz ist. — Bei der Reichhaltigkeit der Krankheiten und Missbildungen des Fötus müssen sich aus der Menge des Fruchtwassers positive oder negative Thatsachen für eine fötale Urinsecretion in der Schwangerschaft gewinnen lassen. Eine Missbildung mit ihren Folgen (übermässige Ausdehnung der kindlichen Harnblase bei Verschluss der Harnröhre) gab ja auch Portal 1671 die Veranlassung, die Lehre aufzustellen, dass der Fötus urinire, und dass das Fruchtwasser fötaler Urin sei. Seitdem hat man dieser Gruppe fötaler Erkrankungen hervorragende Aufmerksamkeit geschenkt. Man hat die Folgezustände behinderter fötaler Diurese in der Dilatation der Ureteren, des Nierenbeckens und degenerativer Zustände der Niere nachgewiesen und das in solchen Fällen beobachtete Fehlen des Fruchtwassers damit in Zusammenhang gebracht. Man kennt genügend Geburten, die ohne Fruchtwasserabgang verliefen und bei denen die Untersuchung der Frucht ein Fehlen der Nieren oder eine cystische Degeneration ergab. Doch fehlt es noch an grösseren Zusammenstellungen aller derjenigen Befunde, die sich im Amnion bei einer Störung der fötalen Flüssigkeitscirculation, allgemein gesagt, geltend machen. Hierher gehören Behinderung oder Erschwerung des Blutstromes in der Nabelschnur, Erkrankungen des Herzens und Gefässsystemes des Fötus, des Leberblutstromes, Erkrankungen im excretorischen Apparate (Nieren, Ureter, Blase, Harnröhre). Endlich wird man auch solchen Missbildungen seine Aufmerksamkeit zu schenken haben, bei denen in Folge mangelhafter Kieferentwickelung, Verschluss der Mundhöhle u. s. w. der Fötus kein Fruchtwasser zu verschlucken im Stande ist. Dass auf diese Weise ein Theil des Fruchtwassers aufgenommen wird, ist durch den Befund von Vernix und

[1] Gusserow, Zur Lehre vom Stoffwechsel des Fötus. *Archiv für Gynäkologie.* Bd. III. — Zur Lehre vom Stoffaustausch zwischen Mutter und Frucht. *Ebenda.* Bd. XIII.

Lanugo im Darminhalte des Fötus geschildert. Wenn die Rückkehr eines Theiles der Amnionflüssigkeit durch den Darm der Frucht, Blutkreislauf, Nabelschnur zur Mutter unmöglich gemacht ist, so wird sich bei regelmässiger Nierenausscheidung Seitens der Frucht ein Ueberschuss von Fruchtwasser finden müssen. Auch hierfür bietet die Litteratur schon viele Belege. Anzureihen wären die secundären Störungen, welche bei aufgehobener Nierenthätigkeit sich am äusseren Körper der Frucht einstellen: Verwachsungen, Klumpfüsse, Klumphände, Deformitäten des Rumpfes, sowie die Stauungszustände, die im Circulations- und fötalen Lymphapparate, sowie in den serösen Höhlen sich einstellen. Nicht unbeachtet dürfen auch die Fruchtwasserbefunde bei solchen Schwangeren sein, bei denen durch mütterliche Erkrankung die Aufnahme der auf dem Wege der Nabelarterien zur Placenta hingeleiteten fötalen Urate gestört ist.

Ein weites Gebiet der Forschung liegt hier noch offen, die Pathologie der Schwangerschaft und die Teratologie können uns auf viele Fragen Antwort geben und sie fällt wahrlich für die von Gusserow und seiner Schule vertheidigte Lehre der intrauterinen fötalen Nierenfunction nicht ungünstig aus. Mit diesem Hinweise muss ich mir hier eine zusammenfassende und ausführliche Darstellung aller hier nur gestreiften Beziehungen und der dazu gehörigen Litteratur, mit deren Bearbeitung ich seit längerer Zeit beschäftigt bin, für eine andere Stelle vorbehalten und werde nun zur Beschreibung des Eingangs erwähnten Falles übergehen.

Am 2. November wurde die Hülfe der geburtshülflichen Poliklinik der Kgl. Charité für die Frau A. K. in Anspruch genommen (W. S. Nr. 539).

Die 27jähr. Vlp., welche bisher normal geboren, hatte die letzte Menstruation am 31. März gehabt, befand sich mithin in der zweiten Hälfte des 8. Monates. Seit 8 Tagen hat die Frau stärkere Beschwerden, der Leib wurde so stark, dass sie nicht mehr umhergehen konnte. Der Appetit war schlecht, am 1. und 2. November Nasenbluten und blutiges Erbrechen. Wegen Athemnoth war schon eine Morphiuminjection gemacht worden. 6 Uhr Nachm. wurde folgender Befund aufgenommen: Temperatur 37·8°, Puls 120. Leibumfang 111 cm, geringe Oedeme der Bauchdecken, Fluctuation durch den ganzen Uterus fühlbar. Kindestheile nicht zu fühlen, Herztöne nicht zu hören. Cervicalcanal für zwei Finger durchgängig. Vorliegend kleine Theile. Die Fluctuation setzt sich von aussen nach innen nicht fort. Die vorgewölbte Blase wird von mir gesprengt, um die Geburt zu beschleunigen. Es entleert sich nur sehr wenig Fruchtwasser. Sofort stellt sich eine zweite Blase, in der man einen grossen Theil (Kopf) fühlt. Die Diagnose war nun klar: Zwillingsschwangerschaft mit Oligohydramnie der einen, Polyhydramnie der anderen Frucht. — Die zweite Fruchtblase wird mittels einer Stricknadel gesprengt. Im Laufe der nächsten Stunden gehen mit dem beim Blasensprung zuerst aufgefangenen ungefähr 8 Liter Fruchtwasser ab. Die Geburt schritt langsam bei schwachen Wehen vorwärts. Die Temperatur stieg auf 38·4°, der Puls blieb auf 120.

3. November, 4 Uhr Vorm. war der Muttermund vollständig erweitert. Vorliegend sind Steiss, Füsse und Arm. Ein Fuss wird angezogen und extrahirt. Der Rumpf folgte leicht, den Kopf der wenig ausgebildeten Frucht gelang es zunächst nicht zu entwickeln. — Die Untersuchung ergab, dass der Kopf des zweiten Kindes neben dem ersten Rumpfe in's Becken eingetreten war und den Austritt des ersten Kopfes hinderte. — Daher wurde unter Hochheben des ersten Rumpfes der zweite Kopf zuerst mit der Zange entwickelt und der übrige Körper am Kopfe des ersten vorbei extrahirt. Jetzt wird der steckengebliebene erste Kopf leicht herausgehoben. — Der Damm war intact. Beide Früchte waren weiblichen Geschlechts, die erste (oligohydramniotische) frischtodt, die zweite (polyhydramniotische) lebend. Sie verstarb nach 24 Stunden unter den Erscheinungen der Lebensschwäche. Die Nachgeburt folgte nach 30 Minuten. Das Wochenbett verlief normal.

Ueber die klinische Bedeutung der Einkeilung der beiden Zwillinge, wenn der zweite dem ersten sein Erstgeburtsrecht streitig machen will, möchte ich mich an dieser Stelle nicht verbreiten. Der Fall ist ausführlich von Heiligendorff[1] beschrieben worden.

Betrachten wir zunächst die Nachgeburt!

Sie besteht aus einem Kuchen, besitzt nur ein Chorion, aber getrennte Amnien, d. h. jeder Zwilling liegt in einem eigenen Amnion, beide Eihöhlen sind aber von einem gemeinsamen Chorion überkleidet, so dass sich an der Scheidewand der Eier nur die beiden Amnien, kein Chorion fanden. Die Zwillinge stammen wie immer bei Oligo- und Polyhydramnie aus einem Ei und waren daher auch gleichgeschlechtig.

Die grössten Durchmesser der Gesammtplacenta sind 23 und 20 ^{cm}. Der dem zweiten Zwillinge (Polyhydramnion) angehörige Theil nimmt über $^2/_3$ der Placenta ein, sein grösster Durchmesser beträgt 13 ^{cm}, die kleinere Abtheilung des ersten Zwillings (Oligohydramnion) hat 9 ^{cm} im Durchmesser — ungefähr 1 ^{cm} kommt auf die Uebergangsstelle der beiden Placenten. Die Nabelschnur des Polyhydramnion ist 38 ^{cm}, die des Oligohydramnion 40 ^{cm} lang, aber dünner. Sie inseriren beide am Rande fast gegenüber.

Um den Gefässverlauf besser erkennen zu können, werden sämmtliche Systeme injicirt. Die Arterie des I (O)[2] wird mit Mennige-Terpentinölgemisch, die Vene mit warmer Berlinerblau-Gelatine injicirt. Die Arterie des II (P) wird mit Chromblei-Gelatine gelb, die Vene mit Berlinerblau-Gelatine, der so viel Chromblei zugesetzt ist, dass sie grün erscheint, injicirt. Durch die an der Nabelschnurinsertion regelmässig vorhandene

---

[1] Heiligendorff, Ein Fall von Einkeilung oligo- und polyhydramniotischer Zwillinge während der Geburt. *Inaug.-Dissert.* Berlin 1897.

[2] Der Kürze halber soll im Folgenden mit I (O) der erste oligohydramniotische, mit II (P) der zweite polyhydramniotische Zwilling bezeichnet werden.

Anastomose der beiden Nabelarterien (Hyrtl)[1] kann man bekanntlich von einer Arterie aus beide injiciren. Ueber die Technik der Injection, die ich seit Jahren viel ausgeübt habe, möchte ich mich an dieser Stelle nicht weiter auslassen. Sofort nach der Injection habe ich eine Zeichnung angefertigt, die Eihäute wurden zu diesem Zwecke abgezogen und sind daher fortgelassen. Die beigegebene, von Frl. P. Günther angefertigte Abbildung ist genau auf $^1/_2$ verkleinert.

Das Arteriensystem I (O) (roth) besteht wesentlich aus einem grossen, bogenförmig verlaufenden Gefässe. Dem Rande parallel entlang ziehend giebt diese Arterie drei grössere Aeste erster Ordnung ab. Der Hauptstamm verläuft nur wenig verschmälert unter der Insertion der beiden Amnien nach der Placenta II (P) hinüber und senkt sich unweit davon in die Tiefe. Aus demselben Cotyledo steigt eine grosse Vene des II (P) auf. Ein derartiges Verhältniss, dass der eine Zwilling durch eine Arterie sein Blut in eine Vene des zweiten hinüber transfundirt, bezeichnet Schatz[2] als Zottentransfusion. — Die zweite Arterie I (O), welche unmittelbar aus der Insertion des Nabelstranges entspringt, stellt nur ein dünnes Gefäss von 1 bis 2 ^{mm} Caliber dar, das in gerader Richtung in eine Arterie des II (P) übergeht. Um sie deutlicher hervorzuheben, sind die Zottentransfusionsbezirke mit kleinen punktirten Kreisen hervorgehoben.

Die venösen Bahnen des I (O) (blau) verlaufen nahezu parallel mit den Arterien. Es besteht daher auch hier wesentlich ein Hauptgefäss mit vier Aesten erster Ordnung. Drei kleine venöse Zweige werden von der Placenta II (P) herübergenommen, die ihre arterielle Transfusion von kleinen Aesten einer Arterie II (P) erhalten. In diesen drei Transfusionsbezirken geht also der Strom von II (P) zu I (O), in der grossen Transfusion geht er von I (O) zu II (P).

Das Gefässsystem des II (P) ist, wie man auf den ersten Blick sieht, viel stärker entwickelt. Aus der Nabelschnur entspringen zwei grosse Arterien (gelb), die vom Rande zum Centrum des Kuchens hin in mehrere grosse und vielfach geschlängelte Aeste fächerförmig zerfasern und reichliche Aeste abgeben. Die oberste Arterie verläuft nach Abgabe mehrerer Aeste als schmales Endgefäss hinüber und verbindet sich an der Scheidewand in directer Anastomose mit der dünnen Arterie I (O). — Die Hauptvene II (P) (grün) theilt sich in sieben grosse Stämme, die über die Placentarfläche verlaufen, an den Kreuzungsstellen mit den Arterien stets unter

[1] Hyrtl, *Die Blutgefässe der menschlichen Nachgeburt.* Wien 1870.

[2] Schatz, Eine besondere Art von einseitiger Polyhydramnie mit anderseitiger Oligohydramnie bei eineiigen Zwillingen. *Archiv für Gynäkologie.* Bd. XIX. — S. auch *ebenda,* Bd. XXIV, XXVII, XXIX u. f.

diesen, wie es Hyrtl als typisch dargestellt hat. Eine venöse Anastomose ist nicht nachweisbar zwischen I (O) und II (P). Die längste Vene trifft, wie schon gesagt, in einem Transfusionsbezirke mit der Hauptarterie I (O) zusammen.

Was die Anastomose der Arterien betrifft, so ist der Uebergang der rothen (I) in die gelbe (II) Farbe gerade an der Ansatzstelle der Amnien gelegen. Es mag hier bemerkt sein, dass zuerst die Gefässe I (O) injicirt worden sind. Wahrscheinlich ist, wie der Augenschein lehrt, das Caliber des anastomotischen Theiles so eng, dass auch in der letzten Zeit nur wenig Blut diese Stelle hat passiren können. Auch mag gerade die an der Verbindungsstelle der beiden Placentartheile unter dem Ansatz der Amnien gelegene Stelle für eine stärkere Ausbildung von Gefässen ungünstig gewesen sein. Denn die übrige Strecke ist frei von oberflächlichen Gefässen. Auf die Stromrichtung in dem anastomosirenden Arteriengebiete lassen die Zweige einen deutlichen Rückschluss zu. Aus dem auf der Placenta II (P) befindlichen Abschnitte gehen drei kleine Aeste ab, die der Scheidewand zuströmen, aus der Strecke I (O) nur einer, der in der entgegengesetzten Richtung etwa auch zur Scheidewand hingerichtet ist. Die Anastomose selbst giebt keine Aeste ab und hat sich wenigstens in der letzten Zeit der Schwangerschaft indifferent verhalten, als schwaches Rinnsal, das seine Bedeutung verloren hat. Auch die (Z_1, Z_2, Z_3) drei kleinen Zottentransfusionen II (P) zu I (O) sind zusammengenommen viel geringer, als der (Z) gegenüber befindliche grosse Transfusionsbezirk I (O) zu II (P). Die Anastomosen und die Zottentransfusionen zwischen den Gefässgebieten der beiden Zwillinge hat Schatz[1] sehr treffend mit dem Namen des dritten Kreislaufes eineiiger Zwillinge belegt. Augenscheinlich findet sich hier eine Asymmetrie des dritten Kreislaufes, und zwar zu Gunsten des Zwillings II (P). Denn für die starke Transfusion (Z), die II (P) von I (O) erhält, können weder die drei kleinen Transfusionen (Z_1, Z_2, Z_3), noch die geringfügige Anastomose irgend einen Ausgleich bilden.

Die Entstehung des dritten Kreislaufes der eineiigen Zwillinge und die vitale Bedeutung desselben sind von Schatz in unermüdlicher, Jahrzehnte langer Arbeit untersucht und beschrieben worden. Es sind vier verschiedene Typen von Transfusionsbezirken und Anastomosen möglich. Die unserige würde dem Schatz'schen Typus *B* entsprechen, der ziemlich häufig ist und bei dem sich neben verschiedenen Zottentransfusionen eine arterielle Anastomose findet. Indem ich auf die erwähnten, hochinteressanten Arbeiten verweise, wollen wir sehen, welche Folge nun die Asymmetrie des dritten Kreislaufes bei den Föten gezeitigt hat.

---

[1] Schatz, a. a. O.

Der Zwilling II erhält mehr Blut als Zwilling I, er befindet sich in einer Art Plethora oder Polyhämie. Seine placentaren Bahnen sind stärker entwickelt und verästelt, die Gefässe und die Nabelschnur stärker geschlängelt. Seine gesammte Entwickelung wird begünstigt.

Als Ausdruck geben sich folgende Maasse:

	Länge	Gewicht	Kopfumfang
I (O)	38 cm	1010 grm	27 cm
II (P)	42 „	1265 „	30 „

Während das Herz I (O) entlastet wird, wird das Herz II (P) überlastet. Die Folge davon ist, dass das eine im Wachsthum zurückbleibt, während das andere, um die andrängende grössere Blutmasse aufzunehmen, dilatirt wird und hypertrophirt, denn nur so kann es den geforderten Ansprüchen genügen. Es kommt dadurch zur Mikrocardie des I (O) und zur Makrocardie beim II (P). Die höchsten Grade führen bekanntlich zur Bildung eines Acardius, d. h. einer herzlosen Missgeburt, die durch die Anastomose von dem eineiigen Zwillingsgeschwister ernährt wird.[1] Auch in unserem Falle war die Mikro- und Makrocardie sehr deutlich ausgeprägt.

	Herz		
	Grösse	Dicke des linken Ventrikels	Dicke des rechten Ventrikels
I (O)	faustgross	3 mm	4 mm
II (P)	zweifaustgross	7 „	5 „

Besonders auffallend war die Differenz in der Dicke der linken Ventrikel. Nun ist ja beim Fötus in Folge des offenen Foramen ovale die Strömung des noch nicht eingeleiteten Lungenkreislaufes so, dass fast alles Blut dem linken Ventrikel zugeführt wird. Ihm fiel also hier bei dem Makrocardius die Hauptaufgabe der Weiterbeförderung des überreichlichen Blutzuflusses zu. Das Herz hatte die Grösse der doppelten Faust des Fötus. Leider wurden die Gewichte aus äusseren Gründen nicht genommen. Auch die übrigen Organe konnten nicht gewogen werden. Schatz hat nämlich durch sehr sorgfältige Vergleiche der Zwillingsorgane unter einander und mit anderen Früchten nachgewiesen, dass sehr erhebliche Gewichtsdifferenzen zu Gunsten des Polyhydramnioten bestehen. An den Nieren unserer beiden

[1] Schatz, Die Gefässverbindungen der Placentarkreisläufe eineiiger Zwillinge, ihre Entwickelung und ihre Folgen. — Die Acardii und ihre Verwandten. *Archiv für Gynäkologie.* Bd. LV.

Zwillinge war die Differenz zwar erkennbar, aber nicht so in die Augen fallend, wie an den Herzen.

Was die Leber betrifft, die ja als erstes Organ in den übermässigen venösen Zustrom eingeschaltet ist, so hat Schatz gezeigt, dass sie zuerst an Gewicht zunimmt, hypertrophirt, dann aber wie bei der Lebercirrhose der Erwachsenen schrumpft und deshalb kleiner werden kann als beim Oligohydramnioten. Eine Vergleichung der beiden Lebern konnte hier nicht exact gemacht werden, weil sich in der Leber des II (P) ein zweimarkstückgrosses Hämatom fand. Früher erklärte ich[1] mir dieses als entstanden durch den Geburtsvorgang, da ja der Rumpf dieser Frucht an dem im Becken befindlichen Kopfe des ersten Kindes vorbeigeführt werden musste. Heute möchte ich doch noch ausserdem die Möglichkeit offen halten, ob nicht die Stauung der Leber eine besondere Prädisposition für die Entstehung des Hämatoms gegeben hat.

Wie entledigte sich nun der Zwilling II (P) dieses Ueberdruckes? Es liegt nahe, eine vermehrte Diurese als Ausgleich anzunehmen, zumal sich ja diese auffallende Fruchtwasserdifferenz fand. In der letzten Arbeit hat Schatz nun den unzweifelhaften Beweis dafür geliefert. Er liess in drei Fällen durch Fachanatomen die Nieren der Früchte, deren Gewichte schon auffallende Differenzen erkennen liessen, untersuchen. Es sei gestattet, Folgendes aus dem von dem verstorbenen Professor der Anatomie v. Braun angefertigten Berichte über eine Untersuchung[2] hier wieder zu geben:

„Der Unterschied im Baue der Niere I und II ist ein ausserordentlich grosser, so dass man mit grösster Leichtigkeit beide unterscheiden kann. Die Grösse der Glomeruli ist beim Polyhydramnioten doppelt so gross (0·16 mm) wie beim Oligohydramnioten (0·08 mm). Die Tubuli contorti sind beim Polyhydramnioten mit starkkörnigem, hier und da deutlichen Stäbchenzerfall zeigendem Epithel bekleidet, einschliesslich des Epithels 0·05 bis 0·055 mm dick, beim Oligohydramnioten viel dünner, ohne die charakteristische Zusammensetzung des Epithels.“

Der Polyhydramniot hat also auch Polyurie, der andere Oligourie, der Polyhydramniot besorgt die Diurese für seine Zwillingsschwester mit. Aber es findet sich noch ein weiterer Beweis, dass die Ueberfüllung des einen Amnions einer reichlichen Urinentleerung, die Leere oder geringe Füllung des anderen Amnions einer auffallend verminderten ihre Entstehung verdankt, das ist der vergleichende Befund an den Harnblasen.

Auch hierfür giebt Schatz schon Belege. So schreibt er z. B. über einen Fall: „Die Harnblase des Polyhydramnioten war auffällig dickwandig

[1] Heiligendorff, a. a. O.

[2] *Archiv für Gynäkologie.* 1898. Bd. LV. S. 576.

und gross, die des Oligohydramnioten dünnwandig und klein, beide von so deutlichem Unterschiede, dass auch der weniger Aufmerksame ihn bemerkte."

So weit mir bekannt ist, ist ausser von Schatz auf diesen Unterschied der Harnblasen noch nicht wieder aufmerksam gemacht worden und deswegen erscheint mir die Mittheilung der Befunde bei unseren Früchten beachtenswerth.

	Harnblase			
	Länge vom Scheitel bis zum Sphincter	Breite der aufgeschnittenen Harnblase	Dicke in der Mitte am Fundus	Dicke der Wand am Sphincter
I (O)	20 mm	22 mm	1—2 mm	1 mm
II (P)	25 „	38 „	4—5 „	3 „

Die Blase II (P) war also hypertrophirt und dilatirt. Die Unterschiede waren makroskopisch höchst charakteristisch, es bestand kein Hinderniss in der Urinentleerung, die Harnröhre war bequem für eine Sonde durchgängig. Auch hätte ja dann analog anderen Fällen die Dilatation viel gewaltiger sein müssen. Nein, es handelte sich hier um eine functionelle Hypertrophie, so gut der Harnblase, wie oben der Nieren und des Herzens. In Folge des durch die Gefässüberfüllung gesteigerten Blutdruckes wurde eine stärkere Diurese angeregt, die fötale Blase musste sich öfter und reichlicher füllen, der Blasenmuskel wurde zu häufigeren Contractionen angeregt, und als Ausdruck dieser gesteigerten Thätigkeit ist dann die Hypertrophie eingetreten. Die andere Blase dagegen war zur Unthätigkeit genöthigt und blieb dünnwandig und klein. Die physikalischen Verhältnisse und der anatomische Befund sind so klar, dass sich unter gleichen Bedingungen immer wieder derselbe Befund muss erheben lassen. Es sei nur bemerkt, dass von Blasenhypertrophieen ohne Hinderniss in der Urethra sonst gar nichts in der Litteratur bekannt ist. Eine entzündliche Veränderung der Harnblasenwandung konnte ich durch die mikroskopische Untersuchung ausschliessen. Diese ergab nichts Anderes, als eine Vermehrung der Musculatur. Wenn man also diese seltsamen Zwillinge mit einem das Verhältniss ihrer Blasen kennzeichnenden Namen belegen will, gerade so, wie man sie nach ihren Herzen als Mikro- und Makrocardius benannt hat, so müsste man sie als Mikro- und Makrocystius benennen.

So haben wir also eine deutliche Ueberlastung des Gefässsystemes, Herzdilatation und Hypertrophie, mässige Vergrösserung der Nieren, Hypertrophie der Harnblasenmusculatur und enorme Vermehrung des Fruchtwassers beim II (P), — auf der anderen Seite Entleerung des Gefässsystemes durch Entleerung der einen grossen Arterie in den Kreislauf der Zwillingsschwester ohne entsprechende Compensation, kleines Gefässsystem, kleinere Nieren, kleine Harnblase und Fehlen des Fruchtwassers. Es bleibt gar keine andere Erklärung übrig, als dass auch hier die in anderen Fällen mikroskopisch bewiesene Nierenthätigkeit verschiedener Art an den verschiedenen Fruchtwasserbefunden die Schuld trägt. Oligo- und Polyhydramnie sind als Oligo- und Polyurie zu deuten.

Man könnte immer noch irrthümlich einwenden, dass vermehrte Transsudation auf Seiten der Placenta des überlasteten Polyhydramnioten in die Amnionhöhle hinein erfolgt sei. Dafür ist aber gar keine anatomische Grundlage vorhanden. Die Jungbluth'schen Gefässe, welche die Transsudation in die Amnionhöhle besorgen sollen, sind makroskopisch in keiner Weise nachweisbar. Auch Schatz hat sich in seinen zahlreichen Injectionen niemals von dem Vorhandensein dieser Gefässe überzeugen können. Ich bin überhaupt geneigt, mich gegen eine Beziehung oberflächlicher weiterer Capillaren zum Hydramnion auszusprechen, denn ich habe sie bei zahlreichen Injectionen normaler und pathologischer Placenten noch niemals anschaulich machen können. Kleine, zwischen Chorion und Amnion verlaufende Gefässe findet man sehr häufig am Rande der Placenten, sie hängen mit der Entwickelung der Placenta zusammen und sind Ueberreste von Zotten, die sich jenseits des sogenannten Schutzringes der Placenta befanden, sie gehören zu Nebenplacenten, circumvallirenden Zotten u. s. w. Eine sichere Beziehung zum Fruchtwasser ist ganz gewiss bei den Hydramnien gerade der eineiigen Zwillinge nicht festgestellt. Im Ganzen fristen die Jungbluth'schen Gefässe auch in der Litteratur ein von Jahr zu Jahr mehr hinschwindendes Dasein. Indessen liegt es mir fern, die Möglichkeit einer Transsudation in den Amnionsack überhaupt zu leugnen. Z. B. hat auch Gusserow immer die Wahrscheinlichkeit einer solchen für die allererste Zeit der Schwangerschaft zugegeben, und manche Beobachtungen sprechen dafür. Schliesslich ist doch das Ei in enger organischer Verbindung mit der Mutter, und warum sollte eine mässige Transsudation nicht in die Amnionhöhle hinein stattfinden. Hier bei den Fruchtwasserbefunden der eineiigen Zwillinge kann aber eine directe Transsudation nicht mit herangezogen werden. Denn obwohl die bei der Mutter sich ausbildenden Stauungserscheinungen, die starke Fülle des benachbarten Eies, der gemeinsame Placentarboden, die durch kein Chorion getrennte unmittelbare Anlagerung der Amnien alle günstigen Bedingungen für ein Transsudat gewährten, so blieb doch das Ei fast leer oder es wurde leer, da die Frucht I die spärlich vielleicht in der Eihöhle befindlichen Flüssigkeitsmengen sehr bald verschluckt hatte.

Der Befund eines fast trockenen Eisackes ist für die Frage der Fruchtwasserherkunft und der fötalen Nierensecretion von nicht geringerer Wichtigkeit als der eines überfüllten. Klare anatomische Belege sind uns an die

Hand gegeben, dass verminderte und vermehrte Nierenexcretion diese beiden von der Norm abweichenden Verhältnisse geschaffen hat.[1]

Nur ein Punkt fordert noch Erklärung, das ist, dass die Fruchtwassermenge des Polyhydramnioten doch weit die Menge übersteigt, die sich sonst in zwei Eiern, zumal des 8. Monates, zu finden pflegt. Es sind in unserem Falle 8 Liter Fruchtwasser aufgefangen worden, in anderen sogar mehr gemessen worden. Auch sind bei dem Oligohydramnioten einige 100 ^{grm} gefunden und nicht so hohe Unterschiede zu Stande gekommen, wie in unserem Falle.

Jedenfalls bewirkt die übermässige Blutzufuhr eine Reizung der Nieren und eine functionelle Steigerung der excernirenden Thätigkeit, und es prägt sich das, was sich am Muskel des Herzens und der Blase als Hypertrophie ausspricht, in einer Hypersecretion aus. Möglich auch, dass schliesslich eine erhöhte Durchlässigkeit der Glomeruli und eine Schädigung der Niere zu Stande kommt, wie es z. B. für die Leber schon durch die der Stauung folgende cirrhotische Verkleinerung erwiesen ist. In der letzten Zeit kommt dann noch ein weiteres Moment hinzu, das ist die durch die übermässige Ausdehnung des Abdomens bei der Mutter bewirkte Störung der Circulation. Hierdurch kommt es zu einer Aufstauung der Auswurfsstoffe beim mütterlichen Blute, was eine entsprechende Vermehrung auch im fötalen zur Folge hat, und dadurch wird die Harnsecretion des Fötus noch weiter angeregt. So erklärten auch Zuntz und Cohnstein die vermehrte Harnsecretion des Fötus in einzelnen Fällen als Folge der Anhäufung harnfähiger Stoffe im fötalen Blute bei irgendwelchen Störungen in der Schwangerschaft oder der Geburt.

Ferner kommt hinzu, dass die Schluckthätigkeit des Kindes I (O) sich an der Fortschaffung der in die andere Höhle entleerten Fruchtwassermenge, die ja theilweise doch ihm zugehörte, nicht wie sonst hat betheiligen können. Die Flüssigkeitsmenge ist in früheren Monaten langsam, in den

---

[1] Bei dieser Gelegenheit sei es gestattet, einer Ansicht entgegen zu treten, die in Arbeiten, welche sich mit der Widerlegung einer fötalen Nierensecretion beschäftigen, öfters wiederkehrt. Es wird so dargestellt, als ob durch den von Zuntz bekanntlich experimentell gelieferten Nachweis einer Transsudation direct in's Amnionwasser (durch Injection von indigschwefelsaurem Natron in die Vena jugularis des Mutterthieres) überhaupt jede Möglichkeit einer Beisteuer der fötalen Nierensecretion zum Fruchtwasser von Zuntz geleugnet worden sei. Das ist ebenso wenig geschehen, wie in der zweiten Arbeit, wo die Blutdruckverhältnisse beim Schaffötus geprüft worden sind. Obschon die Blutdruckverhältnisse als einer Secretion ungünstig hingestellt werden, so wird doch wörtlich gesagt:

„Wenn beim menschlichen Fötus der Druck in den letzten Wochen so steigt, wie beim Schaf, so steigt damit auch die Wahrscheinlichkeit einer regelmässigen Harnsecretion in der allerletzten Zeit der Schwangerschaft.

späteren schnell gewachsen. Schatz[1] weist mit Recht darauf hin, dass sich die Asymmetrie und folglich auch die colossale, functionelle Herz- und Nierenhypertrophie frühestens vom Ende des dritten Monates an ausgebildet hat.

„Wird da Jemand noch zweifeln können, dass der Zwilling viel Urin producirt hat, um damit in gleicher Zeit die gefundene Polyhydramnie zu erzeugen? Im vierten Monate ist natürlich die Differenz der Zwillinge noch gering und wenn da auch schon relativ reichlich Urin gebildet wird, so kommt die Polyhydramnie doch höchstens in der Weise zur Geltung, dass der Uterus statt bis zwei Finger über der Symphyse, schon bis gegen den Nabel reicht. Bis dahin wird der Frau die Vergrösserung des Uterus noch nicht unbequem. Im 5. bis 6. Monate aber muss wegen der Vergrösserung der Differenz der Zwillinge die Urin-, bezw. Fruchtwasserbildung beim bevorzugten viel massenhafter vor sich gehen und die Ausdehnung des Uterus wird nunmehr nicht nur viel schneller grösser, sondern durch Dehnung der Bauchdecken auch lästig bemerkbar. Daher die in Wirklichkeit sehr schnelle, aber scheinbar noch schnellere Bildung des Fruchtwassers, welches so gut wie nur Urin ist.“

Die von uns geschilderte Schwangerschaft hat vom Termin der letzten Menstruation an 216 Tage gedauert. Rechnen wir rund auf die Zeit der Asymmetrie 100 Tage, so entfallen:

auf 100 Tage = 8 Liter Amnionflüssigkeit = 8000 ^{grm},
„ 1 Tag = 80 ^{grm},
„ 1 Std. = 3·3 ^{grm} = 33 Tropfen,
auf etwa 2 Minuten gestörter Asymmetrie 1 Tropfen.

Dabei ist hervorzuheben, dass die Secretion Anfangs geringer, gegen Ende stärker gewesen ist, und dass die Mengen, welche durch Schlucken aufgebraucht worden sind, nicht mit in Rechnung gezogen werden können.

In der Untersuchung der eineiigen Zwillinge und ihrer Anhänge ist ein ausgezeichnetes Vergleichsobject gegeben, wie sich bei zwei von derselben Mutter stammenden Früchten gleichen Alters, aber mit ungleicher Circulation das Fruchtwasser verhält. Aus der Beschaffenheit der Organe, welche zur Aufnahme, Fortleitung, Verarbeitung und Ausscheidung der Flüssigkeit dienen, haben sich für die Physiologie dieser Früchte wichtige Thatsachen ergeben. Zu der anatomisch nachweisbar vermehrten Nierenthätigkeit des einen, der verminderten des anderen stimmen die Mengen des Fruchtwassers.

Dass hierin für eine unter normalen Verhältnissen bestehende, mittlere Nierenthätigkeit auch ein Beweis gegeben ist, dürfte nicht zu weit gefolgert sein.

[1] *Archiv für Gynäkologie.* Bd. LV. S. 614.

Erklärung der Abbildung.

(Taf. I.)

Auf 1/2 verkleinerte Abbildung der Placenta oligo- und polyhydramniotischer Zwillinge aus dem achten Monate.

I (O) = Nabelschnur bezw. Placentartheil des 1. oligohydramniotischen Zwillings,
II (P) = „ „ „ „ 2. polyhydramniotischen „

Sch. = Ansatzstelle der Scheidewand der beiden Amnien,

I Art 1, *I Art 2* = roth gezeichnete Arterien von I (O),
II Art 1, *II Art 2* = gelb „ „ „ II (P),

Blau = die Venen von I (O),
Grün = „ „ „ II (P).

Anast. = Anastomose der Arterien von I (O) und II (P).

Z = grosse Zottentransfusion von I (O) zu II (P),
Z 1, 2, 3 = 3 kleine Zottentransfusionen von II (P) zu I (O).

Ueber den Rheotropismus bei Thieren.

Von

J. Dewitz.

Seit der Zeit, als ich meine Untersuchungen über die Reizbarkeit der Spermatozoën veröffentlichte[1] und damit, so viel ich weiss, das erste Beispiel tactischer Erscheinungen im Thierreich gab, haben sich die Verhältnisse in der Thierbiologie wesentlich geändert und eine Zahl von Biologen ist diesen früher der Pflanzenbiologie vorbehaltenen Fragen näher getreten. Man kann vielleicht sogar behaupten, dass, nachdem diese Art von Arbeiten den Reiz der Neuheit verloren hat, der Eifer etwas nachgelassen habe, neue Thatsachen für die Bewegung der Thiere auf äussere Reize hin aufzudecken. So viel aber auch auf diesem Gebiete bereits gethan ist, für die Erforschung des Rheotropismus, dessen Erscheinungen uns die Botaniker gelehrt haben, scheint erst sehr wenig geschehen zu sein. In gleicher Weise scheint mir aber noch ein anderer Gegenstand dieses Gebietes vernachlässigt zu sein. Es sind nämlich nur wenige Versuche gemacht worden, die im Laboratorium aufgefundenen Thatsachen mit den Erscheinungen in der Natur und in der Oekonomie der betreffenden Thierart in Beziehung zu setzen. In der folgenden Skizze habe ich den Versuch unternommen, die Aufmerksamkeit des Lesers auf beide Gegenstände zu lenken.

Der Rheotropismus bei Pflanzen.

Die meisten Versuche über die rheotropischen Erscheinungen, welche die Botaniker beschäftigt haben, wurden an den Plasmodien von Aethalium septicum angestellt. Schon 1868 hat S. Rosanoff[2] nach dieser Richtung

---

[1] *Archiv für die ges. Physiol.* 1885. Bd. XXXVII. S. 219; 1886. Bd. XXXVIII. S. 358.

[2] De l'influence de l'attraction terrestre sur la direction des plasmodia des myxomycètes. *Mém. Soc. sc. nat. Cherbourg.* 1868. T. XIV. p. 149—172.

hin experimentirt; er schrieb aber die erhaltenen Resultate dem negativen Geotropismus zu. E. Strasburger,[1] in Gemeinschaft mit Schleicher, stellte die wahre Ursache der Reizerscheinung fest, indem er erkannte, dass die Bewegung der Plasmodien durch den zugeführten Wasserstrom veranlasst werde.

Die Plasmodien, sagt Strasburger, streben dem Wasserstrom entgegen und man vermag sie mit Hülfe desselben in jeder beliebigen Richtung fortschreiten zu lassen. Diese Deutung fand darauf durch andere Untersuchungen, nämlich durch diejenigen von Bengt, Jönsson[2] und E. Stahl[3] weitere Bestätigung. Der Erstere schildert die Verhältnisse in folgender Weise. Man bringt ein lebenskräftiges Plasmodium von Aethalium septicum auf einen Streifen von Fliesspapier und hängt diesen in der Weise in ein Glas mit Wasser, dass das eine Ende des Streifens in das Wasser taucht, während ein Theil des Streifens und mit ihm das entgegengesetzte Ende desselben sich ausserhalb des Glases befinden. Es entsteht nun in dem Fliesspapier ein Wasserstrom, welcher von dem eingetauchten Ende des Papieres nach dem ausserhalb des Glases befindlichen gerichtet ist. Beeinflusst von diesem Strom bewegen sich die Plasmodien dem Strom entgegen, der Wasserquelle zu. Vertauscht man die Enden des Papierstreifens, so dass das vorher freie Ende jetzt in das Wasser eintaucht, so wandert das Plasmodium wieder zurück und macht an dem Wasser Halt. Gleiche Erscheinungen treten zu Tage, wenn man eine horizontale Glasplatte mit Fliesspapier bedeckt und durch dieses einen Wasserstrom leitet. Man kann, bemerkt der Autor, bei diesen Vorgängen nicht an den Einfluss von Feuchtigkeitsdifferenzen denken, denn die Feuchtigkeit ist in dem Papierstreifen gleichmässig um das Plasmodium vertheilt. Man muss vielmehr in der Wasserströmung die Kraft suchen, welche das Plasmodium veranlasst, sich nach der Seite, auf der der Wasserstrom auftrifft, hin zu begeben.

Ausser der Bewegung des Aethalium septicum hat Jönsson an dem Wachsthum gewisser Pilze und an dem von Pflanzenwurzeln die richtende Wirkung der Strömung erkannt. Hinsichtlich der Pilze wurden unter einem auf Fliesspapier markirten Strich Sporen von Phycomyces und Mucor ausgesäet und einem durchlaufenden Strom von Nährflüssigkeit ausgesetzt. Die Sporen keimten und das Mycelium entwickelte sich. Die Hyphen wuchsen aber mit dem Strome. Ebenso verhielt sich Botrytis cinerea. Sodann wurden gut entwickelte Keimlinge von Mais, von Getreidearten und

---

[1] Wirkung des Lichtes und der Wärme auf Schwärmsporen. *Jena. Zeitschrift.* 1878. Bd. XII. S. 621.

[2] Der richtende Einfluss strömenden Wassers auf wachsende Pflanzen und Pflanzentheile (Rheotropismus). *Ber. d. deutschen bot. Ges.* 1883. Bd. I. S. 512—521.

[3] Zur Biologie der Myxomyceten. *Bot. Zeitung.* 1884. Bd. XLII. S. 147—156.

anderen Pflanzen so befestigt, dass die gerade Wurzel frei in das Wasser einer Wanne mit durchströmendem Wasser hing. Schon nach einigen Stunden zeigten sich an den Maiswurzeln Andeutungen von Krümmungen und nach 20 Stunden nahm man Biegungen im rechten Winkel wahr. Die Wurzel wuchs mit der Wasserfläche parallel und gegen den Strom. Wurde darauf die Pflanze so umgewandt, dass die Wurzel mit dem Strome gerichtet war, so machte sie bei ihrem weiteren Wachsthum eine bogenförmige Krümmung und war schliesslich wieder gegen den Strom gerichtet. Die Wurzeln der anderen als Versuchsobjecte dienenden Pflanzen zeigten gleichfalls ein Wachsthum gegen den Strom. Der Autor fasst am Schlusse seiner Mittheilung alle diese Reizerscheinungen mit dem neuen Ausdruck „Rheotropismus" zusammen. In den Untersuchungen Stahl's ist die Versuchsanordnung die gleiche wie in denen Jönsson's. Auch er bedient sich eines in das Wasser tauchenden Streifens von Fliesspapier. Daneben verwendet er Fäden und Leinwandstreifen. Um die Richtung des Stromes im Substrat zu erkennen, bestreute er dasselbe mit Körnchen von löslichen Farbstoffen und beobachtete die Ausbreitung des Farbstoffes. Schliesslich wurden die Versuche, um den Einfluss des Lichtes abzuhalten, im Dunkeln ausgeführt.

In etwas neuerer Zeit hat A. Roth[1] rheotropische Erscheinungen bei Bakterien entdeckt, welche er unter dem Deckglase einem Flüssigkeitsstrom aussetzte. Die Bacillen standen, sagt er, „wie eine Fischbrut im Bache". Er nimmt aber für diese Erscheinung eine mechanische Ursache, Drehen des Körpers durch den Strom, an.

Der Rheotropismus bei Thieren.

Wie Eingangs erwähnt, ist die rheotropische Erscheinung an Thieren noch wenig studirt. Es wird darauf hingewiesen, dass Fische bei ihrem Aufsteigen aus dem Meere in die Flüsse rheotropisch wären. Auch gehört eine Beobachtung von Loeb[2] hierher, nach der der Stamm des Hydroidpolypen Eudendrium sich in seinem Wachsthum gegen den Strom krümmte, welchen eine in der Nähe befindliche Ascidie hervorrief. Es muss ferner auf eine kurze Angabe von A. Roth[1] hingewiesen werden, welcher ausser bei Bakterien auch bei Spermatozoën rheotropische Reizerscheinungen wahrnahm. Er habe sich davon überzeugt, führt der Autor aus, dass sich die

---

[1] Ueber das Verhalten beweglicher Organismen in strömender Flüssigkeit. *Deutsche medicinische Wochenschrift.* 1893. Nr. 15. S. 351—352.

[2] *Untersuchungen zur physiol. Morphologie der Thiere.* 1891. Bd. I. S. 36.

Spermatozoën mit grosser Consequenz einem unter dem Deckglase erzeugten Strome entgegenstellen und er könne sagen, dass es kein passenderes Object zur Beobachtung des Strömungsgesetzes (mechanische Drehung durch den Strom) gebe, als diese Gebilde. Es sei bekannt, dass die Spermatozoën rasch und zielbewusst den Weg durch die Tuben zum Ovarium zurücklegen und er sehe in dem Tubenstrom eine Einrichtung, welche ihnen die nöthige Richtung gebe. Hervorzuheben sind die Beobachtungen von L. Camerano, welcher feststellte, dass in den Bergwässern der italienischen Alpen die Larven von Rana muta längere Schwänze hatten als diejenigen der stehenden Gewässer. Analoge Modificationen wurden experimentell bei Bufo vulgaris erzeugt.

Im Nachfolgenden möchte ich nun einige Beispiele aufführen, welche zeigen sollen, dass der Rheotropismus bei den Thieren eine weit verbreitete Reizerscheinung zu sein scheint. Meine Angaben gründen sich vielfach auf Beobachtungen, welche ich in der freien Natur anstellte. In den Aquäducten, welche zwischen Oliven- und Citronenbäumen den Campagnen von Mentone Wasser zuführen, habe ich oft dem Thun der in diesen Canälen lebenden Thiere zugeschaut und ihr Benehmen gegen das heftig strömende Wasser studirt. Hier leben neben Schnecken Insectenlarven und auf der Oberfläche des Wassers laufen die bekannten Wasserläufer (Hydrometra) einher. Diese Beobachtungen habe ich dann prüfen und ihnen neue hinzufügen können, denn die Herren Professoren Gaule und M. von Frey hatten die Güte, mir zu gestatten, die nothwendigen Experimente im physiologischen Institut zu Zürich auszuführen.

Anordnung der Versuche.

Zur Beobachtung des Rheotropismus im Laboratorium benutzte ich Anfangs, hauptsächlich für Wasserschnecken, ein Glasrohr von weitem Durchmesser. Ich verschloss die beiden Oeffnungen durch einen durchbohrten Gummipfropfen und versah den einen dieser Pfropfen mit einem Abflussrohr, den anderen mit einem Zuflussrohr, welche ich mit dem Gummischlauch der Wasserleitung verband. Durch das weitere oder geringere Oeffnen des Wasserleitungshahnes wurde die Geschwindigkeit des Stromes im Glasrohr geregelt. Diese Einrichtung bewies sich aber als wenig bequem, da beim Hineinsetzen und Herausnehmen der Thiere, beim Wechseln der Stromrichtung und ähnlichen Maassregeln der Wasserstrom unterbrochen und das Glasrohr geöffnet werden musste. Häufig wurden

---

[1] *Boll. Mus. Zool. Anat. Comp. Torino.* 1893. Vol. VIII. — *Att. Accad. Torono. Cl. fisich.* 1890—91. Vol. XXVI.

die Thiere auch gegen die Ausflussstelle geschleudert und verstopften dieselbe. Ich habe daher später in anderer Weise einen Wasserstrom erzeugt und mich auch ausschliesslich dieser Anordnung des Experimentes bedient. In die Mitte einer flachen Schale wurde eine andere von kleinerem Durchmesser und mit höherem Rande gestellt. Ein Stein, ein Stück Eisen oder etwas Aehnliches wurde in diese zweite Schale gelegt, damit sie auf ihrem Platze blieb. Zwischen den beiden Schalen entstand ein ringförmiger Raum, und in diesen leitete ich den Strom. Zu diesem Zwecke wurde an dem Hahn der Wasserleitung ein Gummischlauch befestigt, in das andere Ende des Gummischlauches ein Glasrohr gesteckt, auf dieses Glasrohr ein durchbohrter Kork geschoben und dieser zwischen die beiden Glasschalen geklemmt. Das Wasser bewegte sich zwischen den beiden Schalen als ein ringförmiger Strom und verursachte keine Nebenströmungen. Selbstredend läuft eine bestimmte Wassermenge über den Rand der niedrigeren, das heisst der äusseren Schale; dieser Strom verursacht aber keine besonderen Störungen. Ich habe aber nie die Vorsicht ausser Acht gelassen, jedes Mal den Strom zu prüfen. Dazu bereitete ich eine mässige Papierkugel, presste sie unter Wasser mit zwei Fingern und warf sie in den Strom. Die Kugel ist in Folge des Stoffes, aus dem sie besteht, leicht genug, um dem Strom keinerlei Widerstand zu leisten; andererseits aber macht sie der aufgeweichte Zustand genügend schwer, damit sie den Boden des Gefässes, auf dem sich die Versuchsthiere aufhalten, nicht verlässt. So rollt die Kugel auf dem Boden der Schale, dem Strome folgend, im Kreise herum. Die innere Schale kann man gut dazu benutzen, um in ihr die zu prüfenden Thiere vorläufig aufzuheben. Da der Strom kein Ende hat, so kann man die Thiere ihm beliebig lange aussetzen, während sie in dem oben erwähnten Glasrohr bald das Ende des letzteren erreicht hatten. Ebenso setzt man nach Belieben die Thiere in den Strom und hebt sie heraus, ohne dass es nöthig wäre, den Strom zu unterbrechen. Vor Allem aber kann man ohne Weiteres die Richtung des Stromes wechseln, indem man dem zwischen den beiden Schalen liegenden Kork nur eine entgegengesetzte Lage giebt. Ich bediente mich Anfangs einer kleinen Zinkwanne mit Zu- und Abflussöffnung; doch hier geschieht es oft, dass an den Seiten der Wanne störende Nebenströmungen entstehen, besonders wenn die Oeffnungen, durch welche das Wasser passirt, im Verhältniss zur Wanne eng sind. Sollte für Thiere mit wenig ausgesprochenem Rheotropismus der zwischen den beiden Schalen eingepresste Strom zu gewaltsam sein, so kann man mit Vortheil eine einzige Schale gebrauchen. Man hält das Glasrohr, aus welchem das Wasser fliesst, dem Rande der Schale genähert und schräg gerichtet. So erhält man an der Peripherie der Schale eine ringförmige Bewegung des Wassers von geringer Heftigkeit.

Thiere, welche auf strömendes Wasser reagiren.

Mollusken. Im strömenden Wasser, so bei Dieuze in dem zu Deutschland gehörendem Lothringen und in Mentone in den Alpes Maritimes, sah ich häufig die kleinen Limaciden in einer zum Strome gleichförmig gerichteten Stellung. Bewegten sich die Thiere, so gingen sie gegen den Strom; waren sie aber in Ruhestellung, so hatten sie die Längsaxe ihres Hauses senkrecht zum Strom gestellt. Meine diesbezüglichen Experimente bestätigten beide Erscheinungen. Doch kam es auch vor, dass die Querstellung nur eine scheinbare war. Denn wenn auch das Gehäuse quer gegen den Strom gerichtet ist, so kann das Thier selber, der Kopf und der Fuss, doch mehr oder minder gegen den Strom gerichtet sein, weil das Haus mit der Längsaxe des Fusses oft einen Winkel bildet. Diese Thatsache liess sich bei Schnecken, die im Glasrohr dem Strome ausgesetzt waren, beobachten. Immerhin passirt es auch ebenso gut, dass die Schnecken sich wirklich in der Ruhestellung derart quer gegen den Strom festsetzen, dass ihr Fuss von der Richtung des Stromes senkrecht durchschnitten wird. Diese Erscheinung trat häufig ein, wenn das Wasserleitungswasser kalt war und die Thiere wenig Leben zeigten. Der ringförmige Strom zwischen den beiden Glasschalen eignete sich sehr dazu, den Rheotropismus der Schnecken zu demonstriren. Die Thiere durchwandern, alle gegen den Strom gerichtet, den ganzen Kreis ein, zwei, auch mehrere Male, je nach ihrer augenblicklichen Beweglichkeit.

Nicht minder macht sich die rheotropische Reaction bei einer anderen Gruppe von Mollusken, den Zweischalern (Lamellibranchiaten) bemerkbar. Da diese Thiere im Grunde der Gewässer stecken, so kann es sich bei ihnen nur um die Art der Orientirung der Doppelschale handeln. Einige Angaben H. Jordan's[1] werden diese Verhältnisse illustriren. Die Najaden, zu denen Anodonta, Unio und Margaritana gehören, leben in stehendem und fliessendem Wasser, in Teichen und in Seeen mit heftigem Wellenschlage, in kleinen Flüssen und in Bächen mit reissendem Strom. Es machen sich, wie Jordan ausführt, an einzelnen Najadenarten eines jeden Standortes gewisse, durch den Aufenthalt bedingte Veränderungen bemerkbar. Die Unionen reissender Flüsse und Bäche haben den vorderen Theil stets gegen den Strom gerichtet. In den Seeen sehen wir die Unionen nicht in bestimmter Lage, wie auch das Wasser nicht in bestimmter Richtung bewegt ist.

Die rheotropische Reaction ist bei diesen Thieren jedoch nicht allein auf die Einstellung beschränkt, sondern sie zeigt sich auch im Wachsthum

[1] Einfluss des bewegten Wassers auf die Gestaltung der Muscheln aus der Familie der Najaden. *Biologisches Centralblatt.* Bd. I. S. 392—399.

der Schale. Im Gegensatz zu den Seeunionen, bemerkt weiter Jordan, ist bei den Flussunionen das durchweg gegen den Strom gerichtete Vordertheil immer unverhältnissmässig dicker als das Hintertheil, welches oft ganz dünn bleibt. Während ferner die Seeunionen durchweg, besonders in der Wirbelgegend bauchig und aufgeblasen sind, bleiben die Flussunionen schlank und zeigen selten hervorragende, spitze Wirbel. Der fortwährend in einer Richtung thätige Strom veranlasst die Unionen, sich in ihrem Wachsthum in der Richtung des Stromes auszudehnen.[1]

Nephelis. Von den Würmern habe ich nur die zu den Hirudineen gehörende Form Nephelis untersucht. Dieser Wurm zeigte keinen ausgesprochenen Rheotropismus. Er tastete hin und her, wandte sich rückwärts und vorwärts und stellte sich am Anfange des Experimentes aufrecht mit der Bauchseite gegen die Strömung. Das schliessliche Resultat all dieser Bewegungen bestand aber darin, dass der Wurm gegen den Strom vorging und wenn er sich an den ungewöhnlichen Zustand seines Mediums gewöhnt hatte, so fanden sich Exemplare, welche sich in befriedigender Weise gegen den Strom fortbewegten. Es ist dabei aber, wie bei allen übrigen Thieren, von denen hier die Rede ist, vorausgesetzt, dass die Versuchsobjecte möglichst frisch gefangen sind und nicht viele Tage in Gläsern mit schlechtem Wasser zugebracht haben.

Gammarus. Diese Krebsthiere zeigten in der kreisförmigen Strömung auf das Deutlichste negativen Rheotropismus. Sie schwammen gegen den Strom oder meist setzten sie sich in den Kanten der beiden Glasschalen fest, mit dem Kopf gegen den Strom gerichtet, und bewegten sich oft in dieser Stellung rückwärts. Auch legten sie sich mit ihrem seitlich comprimirten Körper — wie sie es auch im Freien an Blättern, Holz, Steinen zu thun pflegen — auf einer Seite platt auf den Boden der Schale, den Kopf stets gegen die Richtung des Stromes gekehrt.

Phryganidenlarven. In einem der erwähnten Aquäducte bei Mentone bemerkte ich eine Anzahl von Phryganidenlarven. Sie hingen an den Wänden des Canals; die Köpfe waren sämmtlich gegen den Strom gerichtet, das hintere Ende durch die Schwere etwas aus der horizontalen Linie herabgezogen, so dass das Gehäuse mit dieser einen spitzen Winkel bildete. Auch Fritz Müller[2] erwähnt in seiner Beschreibung brasilianischer Phryganidenlarven die richtende Wirkung des Stromes auf diese Thiere. Von Rhyacophylax, einer Phryganidenlarve aus den Quellen von sehr raschem Lauf der kleinen Colonie Blumenau, sagt er Folgendes: Ihre Gehäuse

[1] Vergl. auch: Clesssin, Locard, *L'influenc. d. milieux s. l. dévél. d. Moll.* Lyon 1892.

[2] Ueber die von den Trichopterenlarven der Provinz Santa Catharina verfertigten Gehäuse. *Zeitschrift für wissenschaftliche Zoologie.* Bd. XXXV. S. 52.

gehören zu den interessantesten der Insecten. Sie sind auf der Oberseite der Steine befestigt und sind kunstlos aus Pflanzenfasern oder Steinchen gebaute Röhren von etwa 7 mm Länge, bei 2 mm Durchmesser. Jedes Gehäuse hat einen Vorhof oder eine Veranda, die sich trichterförmig erweitert und deren Eingang 7 mm Höhe bei doppelt so viel oder mehr Breite misst. Die Gehäuse sind unabänderlich derart orientirt, dass der Wasserstrom in den Eingang des Trichters schlagen muss. In seltenen Fällen leben diese Larven einzeln. Gewöhnlich machen sie ihre Gehäuse dicht neben einander, so dass sie bisweilen eine lange, ununterbrochene Reihe bilden, die senkrecht zum Laufe des Wassers steht.

Unter den Phryganidenlarven, welche ich untersuchte, fand ich eine Art von grosser Reizbarkeit, ja sie gehörte zu den reizbarsten Thieren, welche zu beobachten ich Gelegenheit hatte. Die Larve lebte in kleinen Teichen und fertigte ihr Haus aus grünen Pflanzentheilen, Blattausschnitten, Grasstücken oder grünen Stengeln. Die Thiere richteten sich auf das Bestimmteste gegen den Strom und gehorchten gleich Soldaten jeder Aenderung desselben. Sie kehrten sich aber nicht allein gegen die Strömung, sondern sie machten auch im kreisenden Strom die Runde, bis sie schliesslich ermüdet waren. Um den Thieren das Kriechen am Boden der Glasschale zu erleichtern, schnitt ich aus rauhem Papier eine Scheibe von dem Durchmesser der Schale aus und legte diese auf den Boden derselben.

Ich habe bei Phryganiden und anderen Thieren bemerkt, dass sie nicht sogleich dem Strome gehorchen, sondern dass dieser erst eine Zeit lang auf sie einwirken muss, damit sie auf die Reizung reagiren.

Perlidenlarven. Sie gehören zu den Thieren, welche sich erst dann einstellen, wenn sie einige Zeit der Strömung ausgesetzt waren. Dann aber geschah die Einstellung gegen den Strom mit grosser Sicherheit, und mit derselben Sicherheit wurde mit der Aenderung der Stromrichtung die Aenderung ihrer Stellung ausgeführt. Oft gehen sie rückwärts, den Kopf gegen die Strömung gewandt. Sie leben in schnellfliessenden Bergwässern und halten sich hier unter Steinen auf.

Ephemeridenlarven. Die Ephemeridenlarven, welche ich in kleinen Teichen fing, durch welche schnellfliessende Bäche flossen, reagirten weniger sicher als die Perlidenlarven. Sie liessen sich viel vom Strome passiv herumführen; sobald sie sich aber auf den Boden der Schale niedersinken liessen, wendeten sie jedes Mal den Kopf gegen den Strom.

Notonecta glauca. Diese Wasserwanze, welche durch ihr Schwimmen auf dem Rücken, sowie durch ihre, wie zwei Ruder abstehenden Beine auffällt, liess sich oft vom Strome passiv herumführen, stürmte aber dann mit Gewalt vor, stets gegen den Strom ankämpfend. Die Thiere zeigten einen sehr ausgeprägten negativen Rheotropismus.

Nepa cinerea. Dieses ebenfalls zu den Wasserwanzen gehörende Insect reagirt nur sehr schwach und unregelmässig. Es wurde in einer flachen Schale, ohne die zweite Schale in der Mitte, dem schwach kreisenden Strom ausgesetzt. Dabei lässt sich das Thier meist passiv herumtragen. Wenn aber der Strom nicht zu stark ist, stellt es sich mit dem Kopf gegen die Strömung und bewegt sich nach rückwärts.

Hydrometra und verwandte Gattungen (Hydromici): Hydrometra, Velia, Halobates. Wir haben bisher nur solche Thiere betrachtet, welche im Wasser selbst leben. Es giebt aber auch Insecten, welche sich auf der Oberfläche des Wassers bewegen und hier ihr ganzes Dasein verbringen. Jedermann kennt jene Wasserwanzen oder Wasserläufer (Hydrometra), die mit ihren langen dünnen Beinen auf der Oberfläche von Wasseransammlungen, Teichen, Seeen oder anderen fliessenden Gewässern umherlaufen, als ob sie Schlittschuhe anhätten. Wenn der Wind das stehende Wasser bewegt und leichte Wellen gegen das Ufer treibt, so sehen wir eine Schaar dieser Thiere sich auf den Wellen auf- und niederbewegen. Jedes Stück ist in gleichem Sinne gerichtet, mit dem Kopf gegen die andrängende Wassermenge. So gleichen sie auffallend einer Anzahl von Fischerkähnen, welche die Fischer in einer Bucht des Seees, den einen neben den anderen, festgeankert haben und die von den Wellen auf- und niedergehoben werden. Häufig liegt nicht weit von der durch die Wellen gerichteten Hydrometra-Schaar ein winziger Einschnitt im Ufer, hinter Gebüsch und Schilf gegen das offene Wasser geborgen. Hier ist das Bild ein anderes. Die Wasserfläche ist glatt und die Wasserläufer eilen hier vereinzelt und ohne Ordnung umher, die einen in dieser, die anderen in jener Richtung. In den Aquäducten der Campagnen von Mentone lebt ebenfalls die Hydrometra und in dem strömenden Wasser sieht man sie in Gesellschaften beständig gegen den Strom gerichtet stehen oder der Strömung entgegenlaufen, wenn sie sich nicht an den Seitenwänden in einer Miniaturbucht bergen. Wo ich eine solche Herde von Hydrometra bemerkte, machte ich bisweilen folgendes Naturexperiment, um ihren Rheotropismus zu erproben. Ich stellte vor sie in den Canal ein Bret, so dass die Strömung um dieses herumging und die Wasserwanzen gegen den Strom geschützt waren. Sogleich liessen sie in ihrem Bemühen, stromaufwärts zu laufen, nach und breiteten sich hinter der schützenden Wehr unregelmässig aus. Wurde das Brett wieder fortgenommen und der Strömung der Weg frei gegeben, dann ordneten sich die Thiere gleich Soldaten und begannen wieder gegen den Strom ihre Beine in Bewegung zu setzen. Nicht weit von Mentone liegt in einem engen Thal die erste italienische Eisenbahnstation Ventimiglia. Vom Massif des Col di Tenda herabkommend, eilt hier die Roja dem Meere zu. Hier fand ich auf dem heftig strömenden, breiten Gewässer die grossen Arten von Hydrometra, welche die obige Species an Grösse und Stärke bedeutend übertreffen. Auch diese Thiere waren in grösserer Gesellschaft, alle Mitglieder gegen den Strom gerichtet, und es bot ein interessantes Schauspiel, wie die Wanzen kräftig ausschreitend dem Strom Stand hielten. Es muss bemerkt werden, dass in so heftigen Strömungen die Hydrometra nicht eigentlich vorwärts gehen, sondern im Ganzen auf der gleichen Stelle verbleiben, wenngleich sie ihre Beine beständig in Bewegung setzen und ausschreiten. Eine dritte Gattung, Velia, kleine schwarze Thiere von gedrungenem Körperbau und kurzen Beinen, bewohnen die schattigen Bäche. Wo an den Rändern hinter Felsblöcken ruhige Buchten gebildet sind, leben sie auf der Wasserfläche ruhig und zurückgezogen. Wenn sie umhereilen, könnte man sie für Spinnen halten. Ueberschreiten sie den Bach oder gelangen sie auf andere Weise in die Strömung, so suchen sie sich zwar derselben wieder möglichst bald zu entziehen, richten sich aber ebenso wie die anderen Gattungen gegen den Strom.

Leider vermag ich nichts über den Rheotropismus der meerbewohnenden Verwandten der obigen drei Gattungen, der Halobatesarten,[1] zu sagen. Da dieselben aber alle Eigenschaften der Süsswasserform besitzen, so möchte ich es als sehr wahrscheinlich ansehen, dass auch sie sich der Richtung der Wellen entgegen bewegen. Diese merkwürdigen Thiere sind die einzigen Insecten, welche das Meer bewohnen und sich auf offener See aufhalten. Oft hunderte von Meilen vom Festland entfernt, führen sie, zu Gesellschaften wie die echten pelagischen Thiere vereint, ein wahres pelagisches Leben. Frauenfeld fing sie auf der Fahrt von Manila nach Hongkong, mitten in dem chinesischen Meere; Giglioli fand sie im südlichen Atlantischen Ocean, 400 Miglien von der amerikanischen Küste entfernt, und andere Reisende berichten in gleichem Sinne. Da sie sich in allen tropischen Meeren finden, so darf man vermuthen, dass sie, in Folge ihrer rheotropischen Eigenschaften den Wellen und der Strömung der Meere gehorchend, sich überallhin ausbreiten.

Wie es nicht anders zu erwarten war, haben die Gattungen Hydrometra und Velia, besonders die erstere, die Prüfung im Laboratorium auf das Glänzendste bestanden. Um ihren Rheotropismus zu constatiren, benutzte ich wieder den kreisenden Strom. Ich verwandte hierzu eine grosse Glasglocke mit durchbohrtem Griff. Durch den letzteren wurde ein Gummistöpsel mit einem Abzugsrohr gesteckt und in die nach oben gekehrte Glocke wurde mittels eines Schlauches der Strom geleitet. Das Ende des Schlauches wurde gegen die Wand der Glocke und vorwärts

---

[1] Vergl. die monographische Darstellung dieser Thiere: F. B. White, Pelagic Hemiptera. *Report scient. results Challenger.* Vol. VII. Part. 19.

gerichtet und so ein kreisender Strom erzeugt. Die Richtung des Stromes konnte wieder durch die Haltung des Endes des Schlauches geändert werden. Die Zone des strömenden Wassers befand sich natürlich nur in gewisser Entfernung von der Wand der Glocke, war aber von genügender Breite. Man konnte an den drei Gattungen drei Abstufungen der rheotropischen Erscheinung wahrnehmen, welche sich auch bereits im Freien hatten erkennen lassen. Velia mied gern die Strömung nahe der Wandung der Glocke und hielt sich mehr in der Mitte auf, wo das Wasser unbewegt war; sie lässt sich auch leicht vom Strom passiv forttragen, dabei stellt sie sich aber ohne Zögern mit dem Kopf gegen den Strom. Die kleineren Hydrometra bewegten sich regelmässig und ohne dass irgend eine Ausnahme zu verzeichnen gewesen wäre, gegen den Strom. Die grossen Arten setzten ihre gewaltigen Beine in Bewegung und fuhren ohne Unterlass mit kräftigen Stössen gegen die Strömung. Die Gattung Hydrometra ist ein klassisches Beispiel rheotropischer Reaction und ist geeignet, diese Erscheinung zu jeder Zeit vor den unkundigsten Zuschauern zu demonstriren. Die Thiere halten sich gut in einem Gefäss (Topf), in den man angefeuchtetes Moos gelegt hat.

Es giebt auch Spinnen, die sehr geschickt über das Wasser hinlaufen, und ich habe auch sie in dem kreisenden Wasserstrom einer Prüfung unterworfen; ich habe aber keine Art gefunden, die durch den Strom gerichtet wurde.

Verbreitung des Rheotropismus und seine Bedeutung in der Natur.

Eine Anzahl von Thieren hat sich theils in deutlicher, theils in ausgesprochener Weise als rheotropisch erwiesen. Aber es ist zu bemerken, dass sie alle negativ rheotropisch waren. Ich habe jedoch in den Aquäducten von Mentone einen Fall von positivem Rheotropismus zu beobachten Gelegenheit gehabt. Dieser Fall betraf eine nach Art der Spannerraupen sich fortbewegende Dipterenlarve. Hielt man in einiger Entfernung von der auf dem Steine festsitzenden und der Strömung nach lang ausgestreckten Larve das Ende des Spazierstockes oder auch nur dasjenige eines dünnen Zweiges in das Wasser, aber in der Richtung des Thieres, so bog sich die Larve sofort nach dem Stocke zu zurück. Der letztere hatte offenbar, ebenso wie das vor die Hydrometra gestellte Brett, den Strom abgehalten, dem das Thier, sich ausstreckend, gefolgt war.

Ich will nicht unterlassen, darauf hinzuweisen, dass, wie der Leser aus meinen Angaben schon ersehen haben wird, die Thiere, welche im Freien rheotropische Reactionen zeigen, sich in grösseren oder kleineren Haufen beisammen finden. Es scheint, dass die Vergesellschaftigung sehr oft eine Begleiterscheinung des Rheotropismus ist.

Es ist nicht zweifelhaft, dass der Rheotropismus eine weit verbreitete Erscheinung im Thierreich ist. Bei den obigen Experimenten habe ich es unterlassen, Fische zu prüfen, da ihre rheotropische Reizbarkeit so klar ist, dass ich es für überflüssig hielt, dieses Factum noch besonders zu constatiren. Beim Aufsteigen der Fische aus dem Meere in die Flüsse, sei es der Laichfische oder der Brut, tritt der Rheotropismus zu Tage. Aber auch bei anderen Gelegenheiten zeigt ihn die Thiergruppe auf das Deutlichste. Man kann häufig junge Cypriniden oder kleinere Arten dieser Fische in Schaaren beisammen gegen die Strömung schwimmen sehen. Andere Fische stehen häufig wie angewurzelt, den Kopf dem Strome zugewandt. Auf der niedrigen Brücke eines kleinen Flüsschens oder eines Baches stehend und in das Wasser hinabschauend, kann man leicht mit jenen Erscheinungen bekannt werden. Ich sah einst in einem Wassertümpel, in welchen sich ein winziger Wasserfall ergoss, eine Menge kleiner Fischchen, alle wie von einem Magneten gegen die Strömung gerichtet. Camerano stellte rheotropische Erscheinungen an Batrachierlarven fest. Auch ich fand solche Larven, wenn auch selten, in den Aquäducten bei Mentone. Die Thiere liessen sich nicht, wie man es erwarten sollte, von der heftigen Strömung des Wassers thalwärts treiben, sondern kämpften gegen den Strom und eilten trotz aller Schwierigkeiten stromaufwärts. Das merkwürdigste Beispiel von Rheotropismus — wenn es ein solches ist, wie ich glaube — betrifft aber einen Vogel. An den Bächen der Montanen bis hoch in die alpinen Regionen der Gebirge lebt, dem Eisvogel ähnlich, die Wasseramsel, Cinelus aquaticus. Sie ist an die Bäche gebunden und liebt die reissenden Bergwässer, die Wasserfälle und den Strudel der Mühlenräder. Dieser Vogel nun taucht behend wie der Eisvogel und sucht am Boden des Wassers seine aus Insecten bestehende Nahrung. Er springt nach Art der Frösche vom Ufer ab und geht auf dem Grunde einher, hier 1—2 Minuten verweilend. Nach Tschudi[1] liebt er es aber, unter dem Wasser stromaufwärts zu wandern.

Ohne Zweifel würden sich bei einem eingehenden Studium viele Seethiere als rheotropisch erweisen, besonders unter den pelagischen. Ich möchte aber hinsichtlich der Seethiere schon hier auf zwei Beispiele aufmerksam machen, die deshalb besonders interessant sind, weil sie Thiere früherer Erdepochen betreffen. W. Weissermel[2] sagt in einer Arbeit über fossile Korallen Folgendes. Das Individuum richtete seine Tentakeln und

[1] *Thierleben der Alpenwelt.* 10. Aufl. S. 157.

[2] *Zeitschrift der deutschen geolog. Ges.* 1897. Bd. IL. S. 865.

die die Nahrung aufnehmende Fläche nach derjenigen Seite, von welcher die Nahrung kam. Kam diese gleichmässig von allen Seiten, so breitete sich diese gleichmässig aus; kam die Nahrung aber von einer bestimmten Seite, entweder durch die Meeresströmung oder durch den Wellenschlag herbeigeführt, so richtete sich der Kelch dieser Seite zu. Daraus resultirte dann die gekrümmte, hornförmige Gestalt, welche man häufig bei gewissen fossilen Einzelkorallen findet. Man muss nun bei dieser Ausführung des Autors bemerken, dass die Nahrung nicht beständig, wie ein continuirlicher Strom herbeifloss und dass demnach das von der Nahrung gelegentlich nach einer gewissen Seite hingezogene Korallenthier seine Stellung nicht beständig einhielt. Solches war aber nöthig, damit die Hartgebilde der Koralle ein bestimmt gerichtetes Wachsthum annahmen. Dieses konnte also nur in Folge einer fortwährend wirkenden Ursache geschehen, und diese war die Strömung. Weissermel folgt in seiner Erklärung dem Beispiel Jäkel's,[1] welcher gleiche Verhältnisse bei fossilen Crinoiden behandelt. An diese Beispiele müssen wir noch die Beobachtungen Semper's anreihen,[2] welcher das Wachsthum der Korallenriffe aus dem Einfluss der Strömung auf die Korallenthiere erklärt.

Gehen wir weiter in unserer Umschau, so würden wir erwarten, dass auch im strömenden Blute der Adern die weissen Blutkörperchen eine bestimmte Richtung annehmen. Leider vermag ich aber hierüber nichts zu sagen. Ich muss mich darauf beschränken, darauf hinzuweisen, dass andere Gewebstheile, die Spermatozoën, durch Roth als rheotropisch erkannt wurden. Auch ich habe vor Jahren bemerkt, dass die Spermatozoën von Paludina vivipara, die haarförmigen sowohl wie die wurmförmigen Spermatozoën, durch eine mittels Fliesspapier erzeugte Strömung negativ gerichtet werden.

An den durch strömende Flüssigkeit hervorgerufenen Rheotropismus und im Besonderen an jene Beispiele, die uns Hydrometra und ihre Verwandten gaben, schliesst sich meiner Meinung nach eine andere Erscheinung. Ich möchte nämlich jene Erscheinungen, welche sich bei der Wanderung der Vögel äussern, als eine Art von Rheotropismus in Anspruch nehmen. Obgleich die Ansicht der Beobachter und Autoren darüber getheilt ist, ob die Vögel beim Wandern mit dem Winde oder gegen den Wind fliegen, so geht doch aus ihren Angaben hervor, dass der Wind, die strömende Atmosphäre, hierbei eine grosse Rolle spielt. Man liest nicht selten in ornithologischen Fachzeitungen und in Jagdblättern, dass eine bestimmte Vogelart zum Ziehen den Wind abwartet, oder anders ausgedrückt, dass der Vogel, so lange der Wind nicht weht, sich ruhig verhält und nicht

---

[1] *Zeitschrift der deutschen geolog. Ges.* 1891. Bd. XLIII. S. 595.

[2] *Die natürlichen Existenzbedingungen der Thiere.* 1880. Bd. II. S. 65.

das Bedürfniss, sich fliegend fortzubewegen, spürt. Es ist aber ein bestimmter, von der Jahreszeit und der Windrichtung abhängiger Witterungscharakter, welcher auf die Vögel wirkt und sie zum Ziehen antreibt. Den Züchtern von Brieftauben sind diese Verhältnisse sehr wohl bekannt und sie bedienen sich ihrer, um bei dem Versuchsfliegen günstige Resultate zu erzielen.[1] Es scheint aber, dass der Organismus der meisten Vögel nur in gewissen Perioden geeignet ist, auf strömende Luft zu reagiren, ähnlich den die Flüsse aufsteigenden Laichfischen.

Beim Ueberblicken der Fälle, in denen der Rheotropismus zur Geltung kommt oder für welche er in Anspruch genommen wurde, bemerken wir seine offenbar grosse Verbreitung in der organischen Natur und gleichzeitig seine nicht geringe Bedeutung in derselben. Beschränken wir uns auf die Thierwelt, so scheint er zunächst eine wichtige Rolle in den Vorgängen der Befruchtung zu spielen. Bei der Ausbreitung der Süsswasser- und Meeresthiere ist seine Wirkung vielleicht nicht geringer. Der Rheotropismus, welcher Fische in die Flüsse und Bäche aufzusteigen veranlasst, sichert diesen ferner die Fortexistenz der Species. Aber seine Wirkung geht noch weiter. Denn Semper hat, sich auf den Einfluss der Strömung auf die Wachsthumsrichtung der Korallen stützend, seine Theorie über die Entstehung der Riffe und Inseln gegründet und sie derjenigen Darwin's entgegengestellt. Es scheint demnach — und was wir von fossilen Korallen sagen konnten, bestätigt diese Ansicht — dass die rheotropische Reaction mitwirkt, Inseln und Festland zu gründen.

[1] Vgl. E. F. v. Homeyer, *Die Wanderungen der Vögel.* 1881. — H. E. Ziegler, Geschwindigkeit der Brieftaube. *Zool. Jahrb. Syst.* 1898. Bd. X. S. 238.

Zur Methodik der Messung des peripheren Widerstandes in einer Arterie.

Von

J. Rich. Ewald.

Es giebt bisher keine brauchbare Methode, den peripheren Widerstand in einer Arterie zu bestimmen. Dies ist um so mehr zu beklagen, als wir in den meisten Fällen, wenn es sich um Untersuchung der Kreislaufverhältnisse bei einem Thiere handelt, gerade die Grösse und die Veränderungen des peripheren Widerstandes in den Gefässen zu kennen wünschen. Die Bestimmung des Blutdruckes ist gewöhnlich nur ein Nothbehelf. Zwar kann man unter Annahme gewisser Voraussetzungen versuchen, vom Blutdruck auf die Widerstände zu schliessen. Aber solche Schlüsse sind stets sehr unsicher und bleiben es auch, selbst wenn man gleichzeitige Bestimmungen der Blutgeschwindigkeit mit in Rechnung ziehen kann.

Gelänge es, directe, wenn auch nur einigermaassen genaue Messungen des peripheren Widerstandes eines Arteriengebietes auszuführen, so würde dies für die Physiologie und die Pharmokologie von gleich grossem Nutzen sein. Man soll daher alle Mittel versuchen, um zum Ziele zu gelangen und ich will in Folgendem den von mir eingeschlagenen Weg beschreiben, auf dem ich trotz vieler fehlgeschlagenen Hoffnungen doch schon eine gute Strecke weiter gekommen bin, so dass wenigstens gewisse Erfolge bereits gesichert sind.

Die Methode lässt sich an einem Beispiele mit wenigen Worten und in einer für Jeden verständlichen Weise beschreiben. Hat man zur Besprengung eines Gartens einen langen Wasserleitungsschlauch an einem Hydranten befestigt und strömt nun das Wasser durch den Schlauch, so kann man in einfachster Weise bestimmen, wie gross etwa die Ausflussöffnung am Ende des Schlauches ist, aus der das Wasser herausspritzt. Es sei dies Ende des Schlauches im Gebüsch verborgen, wir können also nicht sehen, wie dick der austretende Wasserstrahl ist. Wir kennen auch nicht den Wasserdruck im Hydranten, so dass wir auch nicht nach der Härte, wie sich der Schlauch anfühlt, die Grösse der Ausflussöffnung beurtheilen können. Nun giebt es aber doch ein einfaches Mittel, um zum Ziele zu gelangen. Man tritt einfach mit dem Fuss auf den Schlauch und comprimirt ihn ganz allmählich auf diese Weise. Ist die Ausflussöffnung sehr klein, so können wir den Schlauch fast vollständig zusammendrücken, ohne etwas Besonderes zu bemerken. Ist aber die Ausflussöffnung gross, so genügt eine geringe Verkleinerung des Lumens des Schlauches, um demselben vor und nach der comprimirten Stelle ein anderes Aussehen zu geben. Wir sehen ihn zwischen Hydrant und Fuss anschwellen und sehen ihn zu gleicher Zeit hinter dem Fuss schlaffer werden. Führen wir diesen einfachen Versuch etwas sorgfältiger und mit geeigneteren Hülfsmitteln aus, so ergiebt sich, dass ein deutlicher Einfluss der Comprimirung des Schlauches immer erst dann eintritt, wenn das Lumen des Schlauches an der Compressionsstelle ungefähr so klein geworden ist wie die Grösse der Ausflussöffnung. Wir können letztere also auf diese Weise ziemlich genau bestimmen, und da sie offenbar den peripheren Widerstand des Schlauches darstellt, so giebt uns unser Versuch eine Methode an, den peripheren Widerstand, den eine durch einen Schlauch fliessende. Flüssigkeit zu überwinden hat, direct zu messen.

Auf die Arterien übertragen ergiebt sich dann folgende Methode. Wir comprimiren eine Arterie an einer Stelle ihres Verlaufes ganz allmählich und messen währenddessen den Blutdruck (Seitendruck) oberhalb und unterhalb der Compressionsstelle. Aus der Veränderung dieser Druckwerthe müssen wir den Moment bestimmen können, in welchem die Compressionsstelle der Blutströmung einen ebenso grossen Widerstand darbietet wie der periphere Widerstand, den das Blut zu überwinden hat.

Man erhält ein Schema des Blutlaufes in einer Arterie, wenn man Wasser, das sich unter einem dem Blutdruck entsprechenden Drucke befindet, durch einen Gummischlauch abfliessen lässt. Der Druck wird am einfachsten durch eine Wassersäule mit constantem Niveau erzeugt. Ein in die Abflussröhre wandständig eingefügtes Manometer stellt in dem Schema ein Blutdruckmanometer dar. Es ist klar, dass, wenn der Druck im Manometer dem Blutdrucke entsprechen soll, der Abfluss des Wassers kein freier sein darf. Wir müssen also, um das Schema zu vervollständigen, den freien Abfluss durch einen angefügten Widerstand behindern. In Wirklichkeit wird der Widerstand, den das Blut zu überwinden hat, durch die Gefässe mit engem Caliber erzeugt und wir können einen ganz ähnlichen

Widerstand unserem Gummischlauch anfügen. Es steigt dann das Quecksilber im Manometer bis zu einer bestimmten Höhe.

Offenbar kommt es aber nun gar nicht auf die Art des angefügten Widerstandes an, sondern allein auf seine Grösse, von welcher bei constanter Höhe des Wasserniveaus der Manometerstand allein abhängig ist. Man kann also den angefügten Widerstand durch einen anderen ersetzen und weiss, dass der neue ebenso gross wie der frühere ist, wenn das Manometer wieder den vorher vorhandenen Druck anzeigt.

Der einfachste Widerstand, welcher angefügt werden kann, besteht in einer Verkleinerung der Ausflussöffnung. Man wird also den Gummischlauch durch ein metallenes Verschlussstück mit senkrechter Wand verschliessen und in dieser letzteren ein Loch von genau der Grösse machen, dass das Manometer wieder den früheren Stand einnimmt. Ich nenne eine solche absperrende Wand mit dem betreffenden Loch einen „Lochwiderstand" und die Oeffnung in demselben das „Widerstandsloch". Wir gelangen auf diese Weise zu folgendem Satze:

Jeder Abflusswiderstand lässt sich durch einen Lochwiderstand von bestimmter Oeffnung ersetzen.

Um Messungen verschiedener Abflusswiderstände auszuführen, kommt es darauf an, die Widerstandslöcher ihrer Grösse nach fein abstufen und genau messen zu können. Es liegt nahe, kreisförmige Löcher anzuwenden und den Durchmesser des Kreises als Maass für den Widerstand zu verwerthen. Ich bin aber bei den Versuchen mit kreisförmigen Löchern auf praktische Schwierigkeiten gestossen. Denn ob man die Löcher in einem beweglichen Schieber oder an der Peripherie einer drehbaren Scheibe anbringt, die grosse Zahl der Löcher bedingt immer unbequeme Constructionen. Eine Einrichtung nach Art der Irisblende der Mikroskope ist ebenfalls für den vorliegenden Zweck nicht verwerthbar, und so blieb nichts übrig, als auf die runde Gestalt der Löcher zu verzichten.

Ich benutze ein quadratisches Loch, welches von zwei über einander liegenden und verschiebbaren Platten mit quadratischen Ausschnitten gebildet wird. Liegen die beiden Platten derart über einander, dass die beiden quadratischen Ausschnitte sich decken, so hat das Widerstandsloch seine maximale Grösse. Durch eine Schraubenvorrichtung lassen sich nun die beiden quadratischen Ausschnitte in der Richtung einer gemeinschaftlichen Diagonale verschieben nnd von einander entfernen, wobei das Widerstandsloch immer seine quadratische Form behält, aber natürlich bis zum völligen Verschwinden immer kleiner wird. Zu gleicher Zeit gestattet die Schraubenvorrichtung an einem Index abzulesen, wie viel die Verschiebung in Millimetern beträgt. Man misst also direct die Diagonale des quadratischen Widerstandsloches.

Um einen beliebigen an unseren Gummischlauch angefügten Widerstand — nehmen wir an ein System von Glascapillaren — zu messen, entfernen wir ihn also, nachdem wir den Manometerstand abgelesen haben und befestigen statt seiner den Lochwiderstand. Dieser möge zunächst weit geöffnet sein, das Wasser fliesst daher frei ab und das Manometer zeigt einen ganz niedrigen Stand. Mittels der erwähnten Schraubenvorrichtung wird dann das Widerstandsloch allmählich immer kleiner gemacht, bis das Manometer wieder seine ursprüngliche Höhe erreicht hat. Gesetzt, wir finden auf diese Weise am Index die Zahl $1 \cdot 35$, so wäre die Oeffnung des Lochwiderstandes $\frac{1 \cdot 35^2}{2}$. Da der Widerstand mit der Grösse der Oeffnung abnimmt, so ist es empfehlenswerth, den reciproken Werth der in Quadratmillimetern gemessenen Grösse des Widerstandsloches als Widerstand zu bezeichnen. Wir erhalten also, wenn wir den Widerstand mit R bezeichnen,

$$R = \frac{2}{1 \cdot 35^2}.$$

Dies ist natürlich eine ganz willkürlich gewählte Maassbestimmung, sie bezieht sich nur auf den Lochwiderstand von der angegebenen Form. Sie gewährt aber doch den grossen Vortheil, dass wir die verschiedensten Widerstände mit einander vergleichen und künstliche Widerstände von gleicher Grösse wie natürlich gegebene herstellen können.

Wir kommen zu unserem bisher benutzten Schema zurück. Den ursprünglich vorhandenen Abflusswiderstand, der aus einem System von Glascapillaren bestand, können wir nun entfernen und ihn durch einen Lochwiderstand, den wir auf $1 \cdot 35$ einstellen, ersetzen. Es gilt jetzt zu untersuchen, ob es möglich ist, die Grösse dieses Lochwiderstandes, die wir zunächst als unbekannt annehmen, durch Compression einer Stelle des Gummischlauches zu ermitteln. Statt wirklich den Schlauch zu comprimiren, benutzen wir in sehr bequemer Weise noch einen, dem bereits vorhandenen ganz gleichen Lochwiderstand, den wir in den Gummischlauch einschalten. Wir erzeugen auf diese Weise in der Leitung eine Verkleinerung des Lumens, welche nur eine minimale Strecke der Leitung betrifft (Dicke der Wand, in der sich das Widerstandsloch befindet) und welche beliebig grösser oder kleiner gemacht werden kann. Wir haben also jetzt zwei Lochwiderstände in der Leitung, von denen der erstere, stromaufwärts gelegene, den wir Lochwiderstand A nennen wollen, uns dazu dienen soll, die Grösse des zweiten, der den peripheren Widerstand darstellt und der Lochwiderstand B heissen möge, zu bestimmen. Um zu beobachten, wie die Veränderungen der Oeffnung des Lochwiderstandes A auf die Druckverhältnisse in der Leitung wirken, befinden sich an diesem Instrument unmittelbar vor und hinter dem Widerstandsloch zwei seitliche Abzweigungen, die zu einem Differentialmanometer führen. Dies letztere zeichnet seine Curve auf eine Glasplatte auf, welche gleichzeitig mit der allmählichen Verschliessung des Widerstandsloches durch eine Uebersetzung fortbewegt wird.

Was geschieht nun, wenn wir den Lochwiderstand *A* langsam schliessen? Welche Curve zeichnet das Differentialmanometer? Das Wasser wird gezwungen, durch ein immer kleiner werdendes Loch zu fliessen. Hierbei wird Druck verbraucht, indem sowohl Reibung überwunden werden muss, wie auch Geschwindigkeit zu erzeugen ist. Diese letztere wird freilich jenseits des Loches gleich wieder in Druck verwandelt, da der periphere Widerstand (der Lochwiderstand *B*) ein schnelleres Fliessen nicht gestattet. Was die Reibung betrifft, so ist diese nur sehr gering, da die Strecke, auf der das Wasser schneller fliessen muss, äusserst klein ist. Wäre diese Reibung verschwindend klein, so würde die Curve des Differentialmanometers erst in dem Moment zu steigen beginnen, wenn der Lochwiderstand *A* die gleiche Oeffnung wie *B* erreicht hat und man würde aus dem Beginn des Anstieges der Curve die Uebereinstimmung der beiden Lochwiderstände und daher die Grösse des peripheren Widerstandes entnehmen können. Die Reibung im Lochwiderstand, welche zum Theil auf Strudelbildung beruht, ist nun leider nicht verschwindend klein und macht sich so stark bemerkbar, dass man sie nicht vernachlässigen darf. Doch gelingt es glücklicher Weise, ihre Grösse, d. i. ihre Wirkung auf das Differentialmanometer von vornherein zu bestimmen. Wir machen zu dem Zwecke Vorversuche derart, dass wir dem Lochwiderstand *B* alle möglichen Stellungen nach einander geben und gleichzeitig den Lochwiderstand *A* genau die gleichen Stellungen durchlaufen lassen. Wir erhalten eine Curve des Differentialmanometers, die uns die Reibungswiderstände von *A* angiebt, falls dieser Lochwiderstand dieselbe Grösse wie *B* hat. Diese Curve können wir ein für allemal auf der Glastafel verzeichnen, und wenn wir nun bei unserem oben beschriebenen Versuch, den Lochwiderstand *A* zu schliessen beginnen, so erhalten wir von dem Differentialmanometer eine Curve, welche so lange unterhalb der Reibungscurve bleibt, wie die Oeffnung von *A* noch grösser als die von *B* ist. Sobald sich dann aber bei weiterem Schliessen von *A* die beiden Curven schneiden, hat man in dem Lochwiderstand *A* die Oeffnung von *B* erreicht. Bei unserem Versuch finden wir also auf diese Weise die gesuchte Stellung des Lochwiderstandes *A* bei 1·35 und erfahren daraus, dass auch der Lochwiderstand *B* dieselbe Oeffnung besitzt.

Wir entfernen nun den Lochwiderstand *B* und fügen an unseren Schlauch einen ganz beliebigen peripheren Widerstand an. Um diesen zu messen, öffnen wir zunächst den Lochwiderstand *A* vollständig und schliessen ihn dann allmählich, bis die Curve des Differentialmanometers die vorgezeichnete Reibungscurve erreicht. Aus der Zahl, die wir am Index ablesen, ergiebt sich ohne Weiteres die Grösse des peripheren Widerstandes.

So wäre theoretisch und praktisch unsere Aufgabe gelöst. Praktisch allerdings erst für die einfachsten, nur ein Schema des Blutlaufes darstellenden Fälle. Um die Methode auf die Arterien anwenden zu können, müssen die bisher benutzten Apparate zweckentsprechend umgeändert werden, auch sind noch andere Schwierigkeiten, die in der besonderen Art der Stromverzweigung und den Druckschwankungen in den Arterien ihren Grund haben, zu überwinden. Aber diese neu hinzutretenden Schwierigkeiten erscheinen nicht unüberwindlich, und es ist zu hoffen, dass die schon jetzt für das Studium der Widerstandsverhältnisse an schematischen, den Blutlauf darstellenden Apparaten genügende Methode auch am lebenden Thiere brauchbare Resultate liefern wird.

Beitrag zur Kenntniss des Energiegehaltes des menschlichen Harnes.

Von

Dr. med. **F. Tangl**,
Professor der Physiologie an der thierärztlichen Hochschule in Budapest.

Während meines Aufenthaltes in Berlin im Sommer 1897 wurden im thierphysiologischen Laboratorium der landwirthschaftlichen Hochschule von den Hrn. Prof. Dr. J. Frentzel und Dr. Reach Versuche über den Einfluss der Arbeit auf den Stoffwechsel bei verschiedener Ernährungsweise ausgeführt.[1] Es bot sich da eine sehr günstige Gelegenheit, neben den Respirationsversuchen Untersuchungen darüber anzustellen, wie sich einerseits der Energie- (Calorien-) Gehalt des Harnes im Verhältniss zum N- und C-Gehalte gestaltet und andererseits, wie sich dieses Verhältniss während der Arbeit eventuell verändert.

Mein hochverehrter College und Freund, Hr. Prof. Zuntz, hatte die grosse Liebenswürdigkeit, mich in die Methodik der calorimetrischen Untersuchungen einzuführen und die entsprechenden Apparate und Einrichtungen seines Laboratoriums mit der grössten Bereitwilligkeit mir zur Verfügung zu stellen, wofür ich ihm auch an dieser Stelle meinen wärmsten und verbindlichsten Dank ausspreche. Zu besonderem Danke verpflichteten mich auch die Hrn. Prof. J. Frentzel und Dr. Reach durch freundliche Ueberlassung des Untersuchungsmateriales und Mittheilung der nöthigen Daten aus ihren Versuchen.

In den Versuchsreihen, welche die geannten Herren zur Zeit meines Aufenthaltes an sich ausführten, sollte durch Bestimmung des O_2-Verbrauches und der CO_2- und N-Ausscheidung festgestellt werden, in welcher Weise sich der Stoffwechsel bei überwiegender Ernährung mit Fett und dann bei

---

[1] Diese Versuche sind bereits in der sub 1 und 19 citirten Arbeit von Frentzel bezw. Zuntz erwähnt.

überwiegender Ernährung mit Kohlenhydraten gestaltet bezw. unter dem Einfluss der Muskelarbeit verändert. Die näheren Details über die Anordnung dieser Versuche werden sich in der demnächst erscheinenden Publication der Hrn. Prof. Frentzel und Dr. Reach finden. Ich werde sie nur so weit beschreiben, als es zum Verständniss meiner Untersuchungen nothwendig ist.

Wie bereits erwähnt, wurde in den einzelnen Versuchsreihen die Kost so gewählt, dass entweder Kohlenhydrate (bei möglichster Vermeidung von Fett) oder Fett (bei möglichster Vermeidung von Kohlenhydraten) vorherrschten. Da es sich um keine Bilanzversuche handelte, wurden die Einnahmen weder genau abgewogen, noch analysirt. Als Beispiele für die Kost einer Versuchsreihe mit Kohlenhydraten bezw. Fett mögen folgende dienen:

21./VII. (Kohlenhydratreihe): Morgens 2 Tassen Kaffee mit 2 Stück Zucker, 4 Stück Zwieback, 100 grm Honig. Vormittags 100 grm Traubenzucker als Limonade. Mittags: Reissuppe, Maccaroni mit Käse und etwas Schinken, gefüllter Kalbsrücken mit Compot, $^1/_4$ Liter Münchener Bier. Abends: Torte.

16./VII. (Fettreihe): Morgens: Kaffee mit Saccharin, Butter, 4 Oelsardinen. Mittags: Fischmayonnaise, Rumpsteak, Käse mit Butter, 1 Stück Pumpernickel, $^1/_2$ Schrippe, $^1/_4$ Liter Rothwein. Abends: Krebsmayonnaise, $^1/_4$ Liter Bordeaux.

Jede Versuchsreihe dauerte mehrere Tage. An jedem Tage wurde auf der von Lehmann und Zuntz beschriebenen[1] Tretbahn des Institutes 20 bis 40 Minuten hindurch eine gemessene Arbeit durch Steigen geleistet. Sowohl während der Arbeit als nach derselben wurde (von den Hrn. Prof. Frentzel und Dr. Reach) der respiratorische Gaswechsel bestimmt (Arbeitswerthe, Ruhewerthe des O_2-Verbrauches und der CO_2-Production). Zur Bestimmung der Eiweisszersetzung während der Arbeit und der Ruhe wurde der 24stündige Harn in folgender Weise in zwei Portionen getheilt: unmittelbar vor Beginn der Steigarbeit wurde die Blase entleert; der in den folgenden 2—4 Stunden entleerte Harn wurde nun als Arbeitsharn in einem besonderen Gefässe für sich aufgefangen und verarbeitet; der übrige an diesem Tage entleerte Harn, zusammen mit dem vor der Arbeit entleerten, wurde als der der Ruheperiode entsprechende betrachtet (Ruheharn). (Eine solche Theilung von Arbeits- und Ruheharn nahm Frentzel (1) schon bei seinen am Hunde ausgeführten Untersuchungen vor). Arbeitsharn, Ruheharn = 24stündige Harnmenge. — Sowohl die Arbeits- als die Ruheharne wurden auf eine runde Zahl mit destillirtem Wasser aufgefüllt.

Diese verdünnten Harne habe ich nun zu calorimetrischen Bestimmungen verwendet. Da es sich bei meinen Untersuchungen nur darum

[1] *Landwirthschaftliche Jahrbücher*. 1889. S. 7.

handelte, festzustellen, ob bezüglich des Energiegehaltes des Arbeits- und Ruheharnes bei der erwähnten Kost ein Unterschied besteht oder nicht und wie sich eventuell die Quotienten $\frac{\text{Cal.}}{\text{N}}$ und $\frac{\text{C}}{\text{N}}$ des Harnes verhalten, so verzichtete ich darauf, den Arbeits- bezw. Ruheharn täglich zu untersuchen und begnügte mich damit, richtige Durchschnittswerthe zu erhalten. Das erreichte ich durch Vermischen von proportionalen Theilen der Arbeits- bezw. Ruheharne von mehreren Tagen einer Versuchsreihe. Es wurden jene 2 bis 3 Tage je einer Versuchsreihe gewählt, an welchen die Arbeitsperiode gleich lange dauerte. (Die täglichen Arbeitsperioden einer Versuchsreihe waren nämlich nicht immer ganz gleich lang.)

Bestimmt habe ich in diesen proportional gemischten Harnen Arbeitsharn und Ruheharn natürlich für sich den Energie-, N- und C-Gehalt.

Die Bestimmung des Energiegehaltes — der Verbrennungswärme — des Harnes geschah nach der Berthelot- (2) Stohmann'schen (3) Methode mit der Berthelot-Mahler'schen calorimetrischen Bombe, wobei ich das von O. Kellner ersonnene exacte Verfahren befolgte. Kellner (4) bereitet den Harn zur Verbrennung in der Weise vor, dass er ihn in Absorptionsblöckchen aus Cellulose eindampft und die so imprägnirten und getrockneten Blöckchen verbrennt. Auch ich habe die von Schüll und Schleicher nach den Angaben von Kellner hergestellten Blöckchen verwendet, nur habe ich den Harn nicht ganz in der Weise eingedampft wie Kellner. Kellner füllt etwa 20 ccm Harn in reine, trockene Tropfgläschen, die mit Kork und Gummikappe verschlossen und gewogen werden; „aus letzteren wird dann auf die gewogenen Papierblöcke, die auf kleine Glasschälchen gestellt werden, stets so viel aufgetropft, dass die Unterlage nicht benetzt wird. Die Blöcke werden dann bei 60° C. getrocknet und die Operation des Auftropfens und Trocknens so lange wiederholt, bis 10 bis 15 grm Harn, je nach dessen specifischem Gewicht, eingedampft sind." Ich ging in folgender Weise vor: Um den N-Verlust während des Eindampfens zu verhüten, setzte ich zum Harn einige Tropfen verdünnter HCl. Durch diesen Säurezusatz entsteht allerdings ein grösserer Verlust an CO_2, also an C, doch kann diese ausgetriebene Carbonat-Kohlensäure, in welcher also der C nicht mehr in einer organischen Verbindung vorhanden ist, wohl unbedenklich ausser Acht gelassen werden.[1]

Von dem angesäuerten Harne wurden mit einer geaichten Pipette 10 ccm in ein kleines Porcellan- oder Glasschälchen gebracht und das abge-

[1] Der Zusatz dieser sehr geringen Menge von HCl dürfte kaum eine in Betracht kommende Zersetzung einer organischen Substanz (Harnstoff) bewirkt haben. Jedenfalls waren die beim Eindampfen unvermeidlichen Zersetzungen kaum grösser, als sie ohne Säurezusatz gewesen wären.

wogene Celluloseblöckchen hineingestellt. Das Blöckchen konnte nur etwa den zehnten Theil der Flüssigkeit einsaugen. Schale mit Blöckchen kamen dann in einen Trockenschrank, der auf 50 bis 60° C. erhitzt war. Nachdem die 10 ccm eingedampft waren, wurden wiederum 10 oder 5 ccm Harn mit der Pipette zugelassen, wieder eingedampft und die Procedur so lange wiederholt, bis im Ganzen je nach der Concentration 15 bis 25 ccm Harn zur Trockne eingedampft waren. Um den an den Wänden des Schälchens haften gebliebenen Trockenrückstand in das Celluloseblöckchen zu bringen, hob ich letzteres mit einer Pincette heraus, goss in das Schälchen einige Tropfen bis $^1/_2$ ccm Wasser, schwenkte es vorsichtig herum, stellte dann das Blöckchen hinein, welches die Flüssigkeit sofort ganz einsog. Mit dem am unteren Ende feuchten Blöckchen, welches immer nur mit der Pincette angefasst und gehalten wurde, wischte ich das Schälchen, meist nach abermaligem Zusatz von einigen Tropfen destill. Wassers aus. Dann wurde wieder bei 50—60° C. getrocknet und dieses Auswischen des Schälchens so oft wiederholt, bis es auch nach dem Trocknen spiegelblank blieb. Man kann auf diese Weise ganz sicher den ganzen zum Eindampfen aufgestellen Harn quantitativ genau in das Blöckchen bringen.[1]

Von jedem Harne habe ich 4 Celluloseblöckchen auf diese Weise beschickt. Das eine — ungewogene — Blöckchen verwendete ich zur N-Bestimmung, um zu controliren, ob beim Eindampfen nicht doch N verloren gegangen ist. Ich kann gleich hier bemerken, dass keine in Betracht kommenden Verluste stattgefunden haben. Von den übrigen 3 Blöckchen wurden 2 zu den calorimetrischen Bestimmungen und zur Bestimmung des C-Gehaltes verwendet, das 3. diente als Reserve für den Fall, wenn die 2 anderen Bestimmungen entweder für den Calorien- oder den C-Gehalt nicht gut übereinstimmende Daten lieferten.

Da ich mich, wie bereits erwähnt, bei der Bestimmung der Verbrennungswärme genau an die von Berthelot (2), Stohmann (3) und Kellner (4) gegebenen Vorschriften hielt, so gehe ich auf diese weiter nicht ein.

Die Bestimmung des C-Gehaltes erfolgte nach der von Zuntz und Frentzel (5) angegebenen Methode in Verbindung mit der calorimetrischen Verbrennung, indem nach der Verbrennung im Inhalt der Bombe die CO_2-Menge gasanalytisch ermittelt wurde. Die Analysen wurden nach der von Zuntz modificirten Hempel'schen Methode mit dem Zuntz'schen Apparate[2] ausgeführt: Die Abzugsröhre der Bombe wird mit einem ⊥-Rohre

[1] Ich muss an dieser Stelle auch bemerken, dass, da die einzelnen Harne bis zum Eindampfen mehrere Tage stehen mussten, ihre Zersetzung durch Thymolzusatz verhindert wurde. Beim Eindampfen verschwindet das Thymol vollständig, wie ich mich überzeugte, — es störte also die Untersuchung gar nicht.

[2] Beschrieben von Magnus-Levy, Pflüger's *Archiv*. Bd. LV. S. 1.

verbunden, dessen einer Schenkel mittels Kautschukschlauches zu einer genau geaichten Elster'schen Gasuhr, der andere zu den Gasbüretten des Analysenapparates führt. Das Ventil der Bombe wird dann vorsichtig so weit geöffnet, dass das Gas in langsamem Strome durch die Uhr strömt. (Thermometer- und Barometerablesung.) Stets wurden Doppelanalysen gemacht.

Aus der gefundenen (auf 0° und 760 mm reducirten) CO_2-Menge wurde dann der C berechnet und davon der auf die Cellulose des Blöckchens entfallende Teil in Abzug gebracht.

Aus den für den C-, N- und Caloriengehalt ermittelten Zahlen wurden dann die Quotienten $\frac{\text{Cal.}}{\text{N}}$ und $\frac{\text{C}}{\text{N}}$ berechnet. Ausserdem habe ich, um für den Ruhe- und Arbeitsharn vergleichbare Werthe zu erhalten, den N-, C- und Calorien-Gehalt des Harnes auf je 1 Stunde der Arbeits- bezw. Ruheperiode berechnet.

Schliesslich ergab Arbeitsharn und Ruheharn einer Versuchsperiode die Durchschnittswerthe für den N-, C- und Caloriengehalt des in 24 Stunden entleerten Harnes.

Als Beispiel des besprochenen Ganges der Untersuchung möge das Protocoll einer Versuchsreihe ausführlich mitgetheilt werden:

Versuchsreihe V.

Versuch an Dr. R. — Vorwiegende Nahrung: Fett.
Versuchstage: 14., 15. und 16. Juli.
Tägliche Arbeitsperiode: 4 Stunden. Ruheperiode: 20 Stunden.

	Harn der Arbeitsperiode aufgefüllt auf		Harn der Ruheperiode aufgefüllt auf
vom 14./VII.:	200 ccm		1000 ccm
„ 15./VII.:	300 „		1750 „
„ 16./VII.:	700 „		1400 „
A. Summe .	1200 ccm	B. Summe .	4150 ccm

A. Gesammtharn der Arbeitsperiode der ganzen Versuchsreihe.
B. Gesammtharn der Ruheperiode der ganzen Versuchsreihe.

A. = 1200 ccm enthält 7·7724 grm N
B. = 4150 „ „ 41·4180 „ „

Pro 1 Stunde der Arbeitsperiode wurden also entleert 0·6477 grm N
„ 1 „ „ Ruheperiode „ „ „ 0.6903 „ „

Von Harn A wurden eingedampft:

1. 25 ccm auf Blöckchen Nr. 1, welches lufttrocken 0·6550 grm wog
2. 25 „ „ „ „ 2, „ „ 0·6501 „ „
3. 25 „ „ „ „ 3, „ „ 0·7226 „ „

Von Harn B wurden eingedampft:

1.	25 ccm	auf Blöckchen	Nr. 4,	welches	lufttrocken	0·5946 grm	wog
2.	25 „	„ „	„ 5,	„	„	0·6965 „	„
3.	25 „	„ „	„ 6,	„	„	0·6642 „	„

Die Absorptionsblöckchen Nr. 1 bis 6 enthielten 93·21 Procent Trockensubstanz = reine Cellulose.

1 grm reine Cellulose lieferte 4133·1 Cal. (Mittel aus 6 Bestimmungen).

I. Calorimetrische Bestimmungen.

Harn A.

A_1 lieferte bei d. Verbrennung (Temp.-Erhöhung corr. 1·4133° C.)	3924·76 Cal.
Hiervon entfallen auf die verbrannte Cellulose	2523·40 „
Caloriengehalt von 25 ccm Harn	1401·36 Cal.

A_2: calorimetrische Bestimmung missglückte.

A_3 lieferte bei der Verbrennung (Temp.-Erh. corr. 1·4133° C.)	4181·29 Cal.
Hiervon entfallen auf die verbrannte Cellulose	2783·40 „
Caloriengehalt von 25 ccm Harn	1397·89 Cal.

25 ccm von Harn A enthalten also (Mittel von A_1 und A_3) 1399·63 Cal.

1 ccm von Harn A = 55·985 Cal.

Pro 1 Stunde der Arbeitsperiode wurden mit dem Harn entleert 5·5985 Cal.

$$\text{Für Harn A ist } \frac{\text{Cal.}}{\text{N}} = 8{\cdot}644.$$

Harn B.

B_1 lieferte bei der Verbrennung (Temp.-Erh. corr. 1·5969° C.)	4432·00 Cal.
Davon entfallen auf die verbrannte Cellulose	2290·61 „
Also Caloriengehalt von 25 ccm Harn	2141·39 Cal.

B_2 lieferte bei der Verbrennung (Temp.-Erh. corr. 1·7367° C.)	4823·10 Cal.
Davon entfallen auf die verbrannte Cellulose	2683·39 „
Also Caloriengehalt von 25 ccm Harn	2139·80 Cal.

25 ccm von Harn B enthalten also (Mittel von B_1 und B_2) 2140·1 Cal.

1 ccm von Harn B enthält 85·604 Cal.

Pro 1 Stunde der Ruheperiode wurden mit dem Harn entleert 5·9209 Cal.

$$\text{Für Harn B ist } \frac{\text{Cal.}}{\text{N}} = 8{\cdot}577.$$

II. Bestimmungen des C-Gehaltes.

Harn A.

A_1. In der Bombe waren nach der Verbrennung bei 22·80° C. und 753·51 mm Bar. 9335·8 ccm Gas.[1]

[1] 8950·1 ccm gingen durch die Gasuhr; 385·7 ccm blieben bei jeder Bestimmung in der Bombe zurück.

In diesem Gas waren $\left\{\begin{array}{l}\text{nach Analyse 1: } 8\cdot70 \text{ Proc. } CO_2 \\ \quad\text{,, \quad ,, \quad 2: } 8\cdot75 \text{ ,, } CO_2\end{array}\right\}$ Mittel: $8\cdot73$ Proc. CO_2.

Auf 0° und 760 mm reducirt, sind also im Gas 722·31 ccm CO_2.
(1 ccm $CO_2 = 0\cdot001\,967$ grm CO_2 enthält $0\cdot00\,053\,634$ grm C.)

In 722·31 ccm CO_2 sind enthalten	0·3874 grm C
Davon entfallen auf die verbrannte Cellulose . .	0.2713 ,, ,,
In 25 ccm Harn waren also	0·1161 grm C

A_2. In der Bombe waren nach der Verbrennung bei 22·2° C. und 755·04 mm Bar. 9274·8 ccm Gas.

In diesem Gas waren $\left\{\begin{array}{l}\text{nach Analyse 1: } 8\cdot57 \text{ Proc. } CO_2 \\ \quad\text{,, \quad ,, \quad 2: } 8.61 \text{ ,, \quad ,,}\end{array}\right\}$ Mittel: $8\cdot59$ Proc. CO_2.

Auf 0° und 760 mm reducirt, sind also im Gas 709·90 ccm CO_2.

709·90 ccm CO_2 enthalten.	0·3807 grm C
Davon entfallen auf die verbrannte Cellulose . .	0·2693 ,, ,,
In 25 ccm Harn waren also	0·1114 grm C

Mittel aus A_1 und A_2: C-Gehalt des Harnes A 0·1138 grm C in 25 ccm.
1 ccm enthält 0·004 552 grm C.

Pro 1 Stunde der Arbeitsperiode wurden mit dem Harn entleert 0·4552 grm C.

$$\frac{C}{N} = 0\cdot7028.$$

Harn B.

B_1. In der Bombe waren nach der Verbrennung bei 21·70° C. und 756·48 mm Bar. 9172·6 ccm Gas.

In diesem Gas waren $\left\{\begin{array}{l}\text{nach Analyse 1: } 9\cdot45 \text{ Proc. } CO_2 \\ \quad\text{,, \quad ,, \quad 2: } 9\cdot51 \text{ ,, \quad ,,}\end{array}\right\}$ Mittel: $9\cdot48$ Proc. CO_2.

Auf 0° und 760 mm reducirt sind also im Gas 778·34 grm CO_2.

778·34 ccm CO_2 enthalten	0·4175 grm C
Davon entfallen auf die verbrannte Cellulose . .	0·2463 ,, ,,
25 ccm Harn enthalten also	0·1712 grm C

B_2. In der Bombe waren nach der Verbrennung bei 21·80° C. und 757·44 mm Bar. 8995·6 ccm Gas.

In diesem Gas waren $\left\{\begin{array}{l}\text{nach Analyse 1: } 10\cdot62 \text{ Proc. } CO_2 \\ \quad\text{,, \quad ,, \quad 2: } 10\cdot71 \text{ ,, \quad ,,}\end{array}\right\}$ Mittel: $10\cdot66$ Proc. CO_2.

Auf 0° und 760 mm reducirt sind also im Gas 859·04 ccm CO_2.

859·04 ccm CO_2 enthalten	0·4608 grm C
Davon entfallen auf die verbrannte Cellulose . .	0·2885 ,, ,,
25 ccm Harn enthielten also	0·1723 grm C

Mittel aus B_1 und B_2 = C-Gehalt des Harnes B 0·1718 grm C in 25 ccm.
1 ccm enthält 0·006 872 grm C.
Pro 1 Stunde der Ruheperiode wurden also mit dem Harn entleert 0·4753 grm C.

$$\frac{C}{N} = 0 \cdot 6885.$$

III. Berechnung des C-, N- und Energiegehaltes für die 24 stündige Harnmenge.

$$\frac{A + B}{3} = 24\text{ stündige Harnmenge.}$$

Auf Grund vorstehender Analysen und Bestimmungen ergiebt sich: pro 1 Tag der Versuchsreihe V wurden mit dem Harn entleert:

N	16.397 grm Cal.
C	11·327 „ „
Caloriengehalt . .	140·812 „ „

$$\frac{\text{Cal.}}{N} = 8.588. \qquad \frac{C}{N} = 0 \cdot 691.$$

Meine Untersuchungen erstrecken sich im Ganzen auf 6 Versuchsreihen, von welchen 4 an Prof. Frentzel und 2 an Dr. Reach ausgeführt wurden. Von den 6 Versuchsreihen waren 3 Kohlenhydrat- und 3 Fettreihen. Die Resultate sind in den folgenden Tabellen I und II zusammengestellt. Ich bemerke nur, dass sämmtliche Zahlen die Mittelwerthe von mindestens 2 gut übereinstimmenden Bestimmungen bezw. Analysen sind.

Tabelle I.

Nummer der Versuchsreihe	Datum und Tage der Versuchsreihen	In der Nahrung waren vorwiegend	Perioden des Versuches	Dauer d. Versuchsperioden in Stunden	Pro 1 Stunde der Versuchsperiode wurden mit dem Harn entleert: N in grm	C in grm	Chem. Energ. in Cal.[1]	Cal./N	C/N
I (F)	31./V., 2., 3./VI.	Fett	Arbeit	4	0·4166	0·2510	3·355	9·23	0·691
			Ruhe	20	0·5909	0·4616	5·590	9·46	0·781
II (F)	8., 10., 11./VI.	Kohlenhydrate	Arbeit	3	0·3423	0·2850(?)	3·933	11·48	0·833(?)
			Ruhe	21	0·4072	0·3995	4·736	11·63	0·981
III (F)	1., 2./VII.	Fett	Arbeit	3·5	0·4579	0·3943	4·829	10·54	0·861
			Ruhe	20·5	0·6524	0·5014	6·2085	9·52	0·769
IV (F)	5., 7./VII.	Kohlenhydrate	Arbeit	2·5	0·4429	0·5048	5·849	13·20	1·140
			Ruhe	21·5	0·5065	0·4884	5·722	11·30	0·964
V (R)	14., 15., 16./VII.	Fett	Arbeit	4	0·6477	0·4552	5·599	8·64	0·703
			Ruhe	20	0·6903	0·4753	5·921	8·58	0·689
VI (R)	21., 22., 23./VII.	Kohlenhydrate	Arbeit	4	0·3586	0·3569	4·438	12·38	0·995
			Ruhe	20	0·2883	0·2656	3·294	11·42	0·921

[1] Kilogramm-Calorien.

Tabelle II.

Nr. der Ver-suchs-reihe	Datum und Tage der Versuchsreihe	In der Nahrung waren vor-wiegend	Der in 24 Stunden entleerte Harn enthielt			$\frac{\text{Cal.}}{\text{N}}$	$\frac{\text{C}}{\text{N}}$
			N in grm	C in grm	Chem. Energie in Calorien[1]		
I (F)	31./V., 2., 3./VI.	Fett	13·272	10·236	125·22	9·43	0·771
II (F)	8., 10., 11./VI.	Kohlenhydrate	9·578	9·245	111·26	11·62	0·965
III (F)	1., 2./VII.	Fett	14·977	11·668	144·184	9·63	0·779
IV (F)	5., 7./VII.	Kohlenhydrate	11·996	11·762	137·650	11·47	0·981
V (R)	14., 15., 16./VII.	Fett	16·397	11·327	140·812	8·59	0·691
VI (R)	21., 22., 23./VII.	Kohlenhydrate	7·139	6·738	85·160	11·93	0·944

Bevor ich auf die Besprechung dieser Tabellen eingehe, möchte ich noch darauf hinweisen, dass durch die Repirationsversuche der Hrn. Prof. J. Frentzel und Dr. Reach unzweifelhaft festgestellt wurde, dass in diesen Versuchsreihen wirklich Kohlenhydrate bezw. Fett am Stoffwechsel den überwiegenden Antheil hatten. Als Beweis dessen seien nachstehend die von Hrn. Prof. Frentzel mir freundlich mitgetheilten durchschnittlichen respiratorischen Quotienten der Arbeits- und Ruheperiode je einer Versuchsreihe angeführt:

Bezeichnung der Versuchsreihen	Ueberwiegende Ernährung mit	Respirat.-Quotient in der Arbeitsperiode	Respirat.-Quotient in der Ruheperiode
Versuchsreihe I	Fett	0·767	0·779
„ II	Kohlenhydraten	0·896	0·876
„ III	Fett	0·773	0·759
„ IV	Kohlenhydraten	0·880	0·889
„ V	Fett	0·766	0·752
„ VI	Kohlenhydraten	0·901	0·921

Betrachten wir nun zunächst die Zahlen der Tabelle II. Die absoluten Werthe für C-, N- und Energie-Gehalt des 24stündigen Harnes wollen wir ausser Acht lassen, weil die Nahrungsaufnahme quantitativ nicht bestimmt und der Menge nach ganz willkürlich und die Ausgaben mit dem Kothe ebenfalls unbekannt waren. Wie bereits erwähnt, handelte es sich ja nicht um Bilanzversuche, sondern es kam mir nur darauf an, Aufschluss darüber zu erhalten, wie sich unter den gegebenen Verhältnissen die Quotienten $\frac{\text{Cal.}}{\text{N}}$ und $\frac{\text{C}}{\text{N}}$ verhalten ($\frac{\text{Cal.}}{\text{N}}$ soll im Folgenden „Calorischer Quotient des Harnes“ und $\frac{\text{C}}{\text{N}}$ „Kohlenstoff-Quotient des Harnes“ genannt werden).

[1] Kilogramm-Calorien.

Beide Quotienten sind, wie ein Blick auf Tabelle II beweist, in den Versuchsreihen mit überwiegender Ernährung mit Kohlenhydraten ohne Ausnahme bedeutend grösser als in den Fettreihen. Während in den Fettreihen der calorische Quotient zwischen 8·59 bis 9·63, der Kohlenstoffquotient zwischen 0·691 bis 0·771 schwankte, schwanken sie in den Kohlenhydratreihen zwischen 11·5 bis 11·9 bezw. 0·944 bis 0·981. Es ergiebt sich daraus, dass beim Menschen bei Zufuhr grosser Mengen von Kohlenhydraten, also bei überwiegender Ernährung mit Kohlenhydraten sowohl der calorische Quotient $\left(\frac{\text{Cal.}}{\text{N}}\right)$ als auch der Kohlenstoffquotient $\left(\frac{\text{C}}{\text{N}}\right)$ des Harnes stets grösser ist als bei überwiegender Ernährung mit Fett.

Ueber den calorischen Quotienten des Harnes fand ich in der Litteratur nur wenig Angaben. Rubner (6), der am Harn die ersten calorimetrischen Bestimmungen, allerdings nicht mit der Berthelot'schen Bombe ausführte, fand bei einem Hunde bei reiner Eiweissfütterung, dass im 24stündigen Harne auf 1 grm N 6·69 Cal. fallen, also $\frac{\text{Cal.}}{\text{N}} = 6 \cdot 69$. In einer anderen Arbeit giebt Rubner (7) an, dass ein kleiner Hund, der täglich 80 grm frisches Fleisch und 30 grm Speck erhielt, in 12 Tagen mit dem Harne 30 grm N entleerte und dass die Verbrennungswärme des Harnes 223·5 Cal. betrug. Also ist $\frac{\text{Cal.}}{\text{N}} = 7 \cdot 45$.

Noch eine Angabe konnte ich für den calorischen Quotienten, und zwar für den des Ochsenharnes finden. Bei den bereits erwähnten schönen, für calorimetrische Harnuntersuchungen grundlegenden Untersuchungen Kellner's (4), bei welchen er die calorimetrische Methode in wahrhaft mustergültiger Weise für Stoffwechselversuche benutzte, ermittelte er aus je einer längeren Versuchsreihe für den 24stündigen Harn des Ochsen folgende Durchschnittswerthe:

		Ochse A (Fütterung mit Wiesenheu)	Ochse B (Fütterung mit Wiesenheu u. Haferstroh)
N	=	61·28 grm	46·63 grm
C	=	203·2 „	161.3 „
Cal.	=	1945.0 Cal.	1549·4 Cal.

Daraus berechnet sich:

$\frac{\text{Cal.}}{\text{N}}$	=	31·7	33·2
$\frac{\text{C}}{\text{N}}$	=	3·32	3·46

Die von Rubner beim Hunde gefundenen calorischen Quotienten sind also kleiner, die von Kellner beim Ochsen gefundenen grösser, als die von mir beobachteten.

Viel zahlreicher finden sich in der Litteratur Angaben über den Kohlenstoffquotienten, dem neuerdings erhöhtes Interesse zugewendet wird. Erst kürzlich hat Scholz beim Menschen das Verhalten dieses Quotienten unter physiologischen (8) und pathologischen (9) Verhältnissen untersucht und aus der Litteratur die hierauf bezüglichen Daten gesammelt. Daraus ist ersichtlich, dass nach den Befunden von Voit und Pettenkofer, Rubner, Frz. Meyer die Werthe beim Hunde, bei Hunger, bei Fütterung mit Fleisch, mit Fleisch und Speck, mit Fleisch und Stärke, mit Brod zwischen 0·45 bis 0·81 schwanken. — Ein 71 ^{kg} schwerer Mann entleerte, wie Pettenkofer und Voit (10) ermittelten, bei Hunger 12·51 ^{grm} N und 8·25 ^{grm} C, bei reichlicher gemischter Kost 17·35 ^{grm} N und 12·60 ^{grm} C, daraus ergeben sich: $\frac{C}{N}$ 0·66 und 0·73. Nach J. Munk (11) schwankte beim Hungerkünstler Breithaupt an den Hungertagen der Quotient $\frac{C}{N}$ zwischen 0·68 und 0.95, an den Esstagen zwischen 0·76 und 0·84. Bei Bouchard's (12) 17 Versuchspersonen variirte der Quotient zwischen 0·64 und 1·12. Scholz (8) fand ihn bei gesunden Menschen zwischen 0·68 bis 0·95. In den zwei bereits angeführten Versuchsreihen Kellner's (4) an Ochsen war der Kohlenstoffquotient 3·32 und 3·46. In älteren Versuchen der Versuchsstationen Möckern — mitgetheilt von Kellner (13), die ebenfalls an Ochsen ausgeführt wurden, variirte er zwischen 2·69 bis 3·49. Die ebenfalls für Ochsenharn angegebenen Werthe Henneberg's (8) schwanken zwischen 1·8 bis 4·1. In 4 Versuchsreihen von Zuntz und Hagemann (14) war im Harn des Pferdes $\frac{C}{N} = 1·56,\ 1·57,\ 1·72,\ 1·59$.

Aus den angeführten Angaben ist es ersichtlich, dass die Kohlenstoffquotienten meiner Versuchsreihen innerhalb jener Grenzen schwanken, welche die Untersuchungen Anderer für den Harn des Menschen ergaben. Nur die Quotienten des Harnes der Pflanzenfresser sind bedeutend höher, während beim Hunde bedeutend niedrigere beobachtet wurden.

Meine Versuche ergaben aber in ganz deutlicher Weise einen Zusammenhang zwischen der Grösse des Kohlenstoffquotienten (und auch des calorischen Quotienten) und der Ernährungsweise, während bisher ein solcher Zusammenhang, so weit mir bekannt, deutlich nicht constatirt worden ist.[1] Scholz (8) suchte die Bedingungen zu ermitteln, welche die Schwankungen des Quotienten $\frac{C}{N}$ beherrschen. Er versuchte den Quotienten durch ver-

---

[1] Es ist vielleicht nicht überflüssig, zu erwähnen, dass auch daran gedacht wurde, ob nicht etwa in den Kohlenhydratreihen unveränderter Zucker in den Harn übergeht und der $\frac{C}{N}$-Ouotient nur deshalb ansteigt. Es fand sich aber kein Zucker im Harn, wie es durch directe Untersuchung festgestellt wurde.

schiedene Art der Ernährung anders zu gestalten. Bei seiner Versuchsperson liess er auf eine Periode gewohnter, gemischter Diät „Excesse in der Aufnahme von Eiweisskörpern und hierauf solche in der Zufuhr von Kohlenhydraten und des Fettes folgen". In der ersten Periode schwankte der Quotient zwischen 0·75 bis 0·95, bei „Eiweissexcess" zwischen 0.75 bis 0·94 und bei Excess in Kohlenhydraten und Fett zwischen 0·73 bis 0·87. Scholz bemerkt zu diesen seinen Versuchen: „Einen durchsichtigen Einfluss der Art der Ernährung vermochte ich nicht nachzuweisen," und sagt dann weiterhin: „auch ältere ähnliche Versuchsreihen von Voit und Pettenkofer lassen eine Beeinflussung des Verhältnisses $\frac{C}{N}$ bei verschiedener Ernährung nicht erkennen." Dass Scholz den von mir beobachteten deutlichen Einfluss der Kohlenhydrate und des Fettes nicht sah — (über den Einfluss des Eiweisses besitze ich keine eigenen Erfahrungen) — daran war wohl seine Versuchsanordnung Schuld, denn er gab Fett und Kohlenhydrate gleichzeitig in grosser Menge. Da aber diese, wie meine Versuche ergaben, den Quotienten $\frac{C}{N}$ in entgegengesetzter Richtung beeinflussen, so wurde die Wirkung beider nicht augenscheinlich. Dabei dürfte auch der Umstand von Einfluss gewesen sein, dass in meinen Versuchen die Eiweisszufuhr eine mässigere war, als bei Scholz. — Beim Hunde müsste es auch erst mit einer geeigneteren Versuchsanordnung festgestellt werden, ob durch Fett und Kohlenhydrate der Kohlenstoff-Quotient nicht in ähnlicher Weise beeinflusst werden kann wie beim Menschen, denn dass die Kohlenhydrate bei Pflanzenfressern und Omnivoren den Quotienten in derselben Weise beeinflussen, wie ich es beim Menschen constatirte, lässt sich aus Versuchen von Kellner und Meissl leicht ableiten, am schlagendsten wohl aus den bekannten schönen Versuchen Meissl's, die er an Schweinen anstellte.

Wie Kellner (13) mittheilt, wurden 2 Ochsen einmal mit Heu und dann mit Heu und Stärke gefüttert. Für den C- und N-Gehalt des Harnes fand er folgende Werthe:

Fütterung	C	N	Daraus berechnet sich: $\frac{C}{N}$
Ochse I:			
Heu	201·4	74·9	2·49
1. Heu und Stärke . .	209·2	67·1	3·12
2. Heu und Stärke . .	214·2	67·1	3·14
Ochse II:			
Heu.	195·0	65·9	2·96
Heu und Stärke .	190·4	54·5	3·49

Also bei Zusatz von Stärke zum Heu erhöhte sich der Kohlenstoffquotient.

Aus den Durchschnittswerthen für den C- und N-Gehalt des Harnes des Schweines, welche Meissl (15) auf S. 133 seiner Arbeit in einer Tabelle zusammengestellt hat, berechnete ich folgende Werthe für den Quotienten $\frac{C}{N}$:

Fütterung	Nährstoffverhältniss im Futter = $N_h : N_f$	$\frac{C}{N}$
Reis	1 : 11·3 — 13·7	1·04
Reis	1 : 11·3 — 13·7	1·17
Gerste	1 : 7	0·971
Fleischmehl, Reis und saure Molke . .	1 : 2·44	0·568
Hunger		
Durchschnitt von 3 Tagen	—	0·766
1. Tag	—	0·846
2. Tag	—	0·960
3. Tag	—	0·743

Je weiter das Nährstoffverhältniss im Futter war, je mehr also die Menge der N-freien Substanzen — der Kohlenhydrate — das Eiweiss überwog, desto grösser wurde der Quotient. Werden die Kohlenhydrate, wie im Hunger, ganz entzogen, so sinkt der Quotient ebenfalls, und zwar, wie es scheint, mit fortschreitendem Hunger immer mehr. Beim hungernden Schwein finden wir dann ähnliche Werthe, wie beim hungernden Menschen, oder hungernden Hunde. Auch beim hungernden Kaninchen war der Quotient nicht grösser; Rubner (16) fand ihn bei einem Kaninchen am 3. Hungertage bei 0·7956; bei zwei Carenzkaninchen May's (17) schwankte er zwischen 0·708 und 0·823.

Mit Rücksicht auf die geringe Zahl und die Unvollständigkeit meiner Versuche verzichte ich jetzt auf eine eingehendere Erörterung der Ursachen des in meinen Versuchen beobachteten Verhaltens der Quotienten $\frac{Cal.}{N}$ und $\frac{C}{N}$, die für die Beurtheilung der Stoffwechselvorgänge eine grössere Bedeutung haben dürften. Dazu sind doch vor Allem genaue Bilanzversuche nöthig, auch müsste erst der Einfluss der Eiweisszufuhr festgestellt werden, worüber meine Versuche gar keinen Aufschluss geben. Ich möchte nur noch bemerken, dass der Gehalt des Harnes an Harnstoff da jedenfalls eine Ausschlag gebende Bedeutung haben dürfte, wo er mit seinem relativ hohen N- und geringen Energiegehalt die Grösse der $\frac{C}{N}$- und $\frac{Cal.}{N}$-Quotienten des

Harnes in erster Reihe bestimmt. (Für den Harnstoff sind: $\frac{C}{N} = 0.43$ und $\frac{Cal.}{N} = 5\cdot42$.) Dass neben dem Harnstoff auch die Menge der anderen C-reichen und N-armen organischen Verbindungen, besonders wenn sie wie im Harn der Pflanzenfresser z. B. die Hippursäure in relativ grosser Menge auftreten, entscheidend sein kann, ist selbstverständlich. (Für die Hippursäure sind $\frac{C}{N} = 7\cdot71$ und $\frac{Cal.}{N} = 72\cdot4$.) Der hohe Gehalt des Pflanzenfresserharnes, speciell des Ochsenharnes, an Hippursäure dürfte auch die bedeutende Grösse der Quotienten $\frac{C}{N}$ und $\frac{Cal.}{N}$ dieser Harne bedingen. Nicht unwichtig für weitere Untersuchungen ist eine Angabe von Pregl (18), die er unlängst in einer sehr beachtenswerthen Arbeit machte, dass nämlich der hohe, d. h. im Verhältniss zum $\frac{C}{N}$-Quotienten im menschlichen Harn, Werth des Kohlenstoffquotienten im menschlichen Harn zum Theil auf die von Bondzynski und Gottlieb entdeckte Oxyproteïnsäure zurückzuführen ist.

Betrachten wir nunmehr Tabelle I, welche eine Vergleichung der Quotienten $\frac{C}{N}$ und $\frac{Cal.}{N}$ während der Ruhe und während der Arbeit zulässt. Ich beschränke mich auch hier auf die Besprechung dieser Quotienten, da die absoluten Werthe für den C-, N- und Energiegehalt des Arbeits- und Ruheharnes, soweit sie für die Beurtheilung der Stoffwechselvorgänge von Bedeutung sind, in der Arbeit der Hrn. Prof. J. Frentzel und Dr. Reach entsprechende Würdigung finden werden. Wie die Daten der Tab. I beweisen, variiren die Quotienten:

	$\frac{Cal.}{N}$ während der		$\frac{C}{N}$ während der	
	Arbeit	Ruhe	Arbeit	Ruhe
In den:				
Fettreihen . . .	8·644—10·54	8·577— 9·519	0·691—0·861	0·689—0·781
Kohlenhydratreihen	11·48 —13·20	11·30 —11·63	0·833—1·140	0·921—0·981

Ohne Weiteres ist aus diesen Zahlen ersichtlich, dass der calorische Quotient und der Kohlenstoffquotient auch während der Arbeit ebenso wie während der Ruhe ihre für die Kohlenhydrat- bezw. Fetternährung charakteristische Grösse beibehalten. Es bleiben also die Quotienten der Fettreihe auch während der Arbeit bedeutend kleiner als die Quotienten des Arbeitsharnes der Kohlenhydratreihen. Allerdings sind beide Quotienten während der Arbeit — in den Fett- als auch in den Kohlenhydratreihen — meist etwas grösser als in der Ruhe, wir finden aber auch das Gegentheil. Wir können also aus unseren Beobachtungen folgern, dass die Quotienten

$\frac{Cal.}{N}$ und $\frac{C}{N}$ des Harnes sich während der Muskelarbeit ebenso wenig verändern wie die respiratorischen Quotienten (s. S. 259).

Welche Bedeutung hat nun diese Thatsache? Wir sahen, dass die fraglichen Quotienten des Harnes in dem Falle, wenn im Stoffwechsel vorwiegend Kohlenhydrate verbraucht werden, bedeutend höher sind als bei vorwiegendem Fettverbrauch. Würden also unter allen Umständen, also auch bei überwiegender Fettzufuhr, während der Muskelarbeit die Kohlenhydrate als Quelle der Muskelkraft dienen — wie es Seegen und Chaveau annehmen —, so wäre zu erwarten, dass die Quotienten $\frac{C}{N}$ und $\frac{Cal.}{N}$ während der Muskelarbeit auch in den Fettreihen die Werthe annehmen, die für die Kohlenhydratreihen charakteristisch sind, oder sie müssten wenigstens bedeutend, jedenfalls um einen grösseren Betrag als in den Kohlenhydratreihen, sich erhöhen. Das findet nun ebenso wenig statt wie eine Erhöhung des respiratorischen Quotienten. Die Gleichheit der Quotienten $\frac{C}{N}$ und $\frac{Cal.}{N}$ verträgt sich also sehr gut mit der von Zuntz (19) und seiner Schule aufgestellten und mit Erfolg vertretenen Theorie, dass bei Ruhe und bei Arbeit dieselbe Mischung von Nährstoffen umgesetzt wird. Bei vorwiegender Ernährung mit Fett wird also dieser Theorie entsprechend die zur Leistung einer Arbeit nöthige Energiemenge hauptsächlich durch Verbrennung von Fett, bei Kohlenhydraternährung durch Verbrennung von Kohlenhydraten gewonnen.

Meine Untersuchungen gestatten es nicht, mich in weitere Erörterungen einzulassen; diese seien eingehenderen und umfassenderen Arbeiten, die bereits begonnen sind, vorbehalten. Die mitgetheilten Versuche sollten ja auch nur über die von der eingeschlagenen Richtung zu erwartenden Erfolge orientiren. Die bereits erlangten Resultate sprechen jedenfalls für ein eifriges Weiterforschen auf diesem Wege.

Die Ergebnisse meiner Untersuchungen lassen sich kurz in folgende Sätze zusammenfassen:

1. Die Quotienten $\frac{Cal.}{N}$ und $\frac{C}{N}$ des Harnes sind bei überwiegender Ernährung mit Kohlenhydraten bedeutend grösser als bei vorwiegender Ernährung mit Fett. Sie können also durch die Ernährungsweise deutlich beeinflusst werden. Unter den angegebenen Bedingungen ändern sich dabei beide Quotienten in gleichem Sinne.

2. Beide Quotienten ändern sich während der Arbeit nicht, was in Uebereinstimmung mit den Ergebnissen des respiratorischen Gaswechsels gut vereinbar ist mit der von Zuntz und seiner Schule aufgestellten Theorie, dass „bei Ruhe und bei Arbeit dieselbe Mischung von Nährstoffen umgesetzt wird“, also jene Nährstoffe, die im Organismus in der nöthigen Menge gerade zur Verfügung stehen.

Litteraturverzeichniss.

1. J. Frentzel, Ein Beitrag zur Frage nach der Quelle der Muskelkraft. Pflüger's *Archiv*. Bd. LXVIII. S. 212.

2. Berthelot, *Praktische Anleitung zur Ausführung thermochem. Messungen.* Uebersetzt von G. Siebert. Leipzig 1893.

3. Stohmann, Ueber die Methode der Verbrennung organischer Substanzen in Sauerstoff bei hohem Drucke. *Journal für prakt. Chemie.* 1889. Bd. XXXIX. S. 503.

4. O. Kellner, Untersuchungen über den Stoff- und Energieumsatz volljähriger Ochsen bei Ernährungsfutter. *Die landwirthschaftlichen Versuchsstationen.* 1896. Bd. XLVII. S. 275.

5. Zuntz und Frentzel, Die Elementaranalyse nach gasanalytischer Methode mit Hülfe der Berthelot'schen Bombe. *Berichte der deutschen chemischen Gesellschaft.* 1897. Bd. XXX. S. 380.

6. Rubner, Calorimetrische Untersuchungen. *Zeitschr. für Biologie.* Bd. XXI. S. 303.

7. Rubner, Die Quelle der thierischen Wärme. *Ebenda.* Bd. XXX. S. 138.

8. W. Scholz, Eine Methode zur Bestimmung des Kohlenstoffes organischer Substanzen auf nassem Wege und deren Anwendung auf den Harn. *Centralblatt für innere Medicin.* 1897. Nr. 15 u. 16.

9. W. Scholz, Ueber den Kohlenstoffgehalt des Harnes fiebernder Menschen und sein Verhältniss zur Stickstoffausscheidung. *Archiv für experimentelle Pathologie und Pharmakologie.* Bd. XL. S. 326.

10. Voit, Hermann's *Handbuch der Physiologie.* Bd. VI. S. 512.

11. I. Munk, Untersuchungen an zwei hungernden Menschen von C. Lehmann, F. Müller, I. Munk, H. Senator und N. Zuntz. Virchow's *Archiv.* Suppl.-Bd. zu Bd. CXXXI. S. 145.

12. Ch. Bouchard, Carbone urinaire et coefficients urinaires. *Journal de physiologie et pathologie gén.* 1899. p. 72.

13. O. Kellner, Fütterungs- und Respirationsversuche mit volljährigen Ochsen u. s. w. *Die landwirthschaftlichen Versuchsstationen.* Bd. XLIV. S. 257.

14. Zuntz und Hagemann, *Untersuchungen über den Stoffwechsel des Pferdes bei Ruhe und Arbeit.* Neue Folge. Berlin 1898.

15. Meissl, Untersuchungen über den Stoffwechsel des Schweines. *Zeitschrift für Biologie.* Bd. XXII. S. 63.

16. Rubner, Ueber den Stoffverbrauch im hungernden Pflanzenfresser. *Ebenda.* Bd. XVII. S. 214.

17. R. May, Der Stoffwechsel im Fieber. *Ebenda.* Bd. XXX. S. 1.

18. F. Pregl, Ueber die Ursachen der hohen Werthe des $\frac{C}{N}$-Quotienten des normalen menschlichen Harnes. Pflüger's *Archiv.* 1899. Bd. LXXV. S. 87.

19. N. Zuntz, Ueber den Werth der wichtigsten Nährstoffe für die Muskelarbeit nach Versuchen an Menschen. *Dies Archiv.* 1897. Physiol. Abthlg. S. 535.

Ein Beitrag zur Frage nach der Quelle des Milchfettes.

Von

Dr. **Wilh. Caspari,**
Assistenten des Institutes.

(Aus dem thierphysiolog. Institut der landwirthschaftl. Hochschule zu Berlin.)

Zu den Fragen, welche noch immer einer exacten Beantwortung harren, gehört diejenige nach dem Ursprunge des Milchfettes. Die zahlreichen Versuche, welche über den Fettgehalt der Milch bei verschieden zusammengesetzter Nahrung vorliegen, sind nicht geeignet, über die Abstammung des Milchfettes befriedigenden Aufschluss zu geben. Zwar ist wohl als sicher feststehend anzunehmen, dass durch grösseren Eiweissgehalt der Nahrung der Gehalt der Milch an Fett steigt, doch ist damit noch nicht erwiesen, dass diese in erhöhtem Maasse zugeführten Eiweissstoffe in der That auch die directen Bildner des Milchfettes sind.

Andere Versuche haben es in hohem Grade wahrscheinlich gemacht, dass das Fett der Milch zum Theil aus der Nahrung stammt. Zwar sind die Arbeiten von Stutzer, Sebelien, Fleischer, Kühn, Stohmann u. A., welche sich mit der Frage beschäftigen, ob durch Erhöhung des Fettgehaltes des Futters eine Vermehrung des Milchfettes bewirkt wird, nicht zu verwerthen, da sie sich in ihren Resultaten allzu sehr widersprechen. Auch die Versuche von Soxhlet[1] lassen keinen sicheren Schluss zu, ob Fett aus der Nahrung in die Milch übergegangen ist. Der Autor selbst verneint es, ist vielmehr auf Grund seiner Untersuchungen der Ansicht, dass zwar das Fett des Futters den Fettgehalt der Milch steigere, aber nicht dadurch, dass das Nahrungsfett direct in die Milch übergehe, sondern dadurch, dass vermehrter Uebertritt von Körperfett statthat.

Dagegen scheinen eine Anzahl anderer Versuche den unmittelbaren Uebertritt des Futterfettes in die Milch zu beweisen. Dieselben haben das

[1] Ueber Erzeugung fettreicher Milch. *Wochenbl. landw. Vereine Bayerns.* 1896.

Gemeinsame, dass die Verfasser nicht sowohl durch die Vermehrung des Milchfettes bei erhöhtem Fettgehalte der Nahrung die Herkunft desselben aus dem Fette des Futters beweisen wollen, sondern vielmehr dadurch, dass sie Fette mit besonderen chemischen Eigenschaften verfüttern und untersuchen, inwieweit dann das Milchfett dem Nahrungsfette ähnelt.

So verfütterte Klien[1] an Milchkühe Palmkernfett und Rüböl, und wies nach, dass der Schmelzpunkt des Milchfettes sich demjenigen der verfütterten Fettart näherte. Dasselbe fand Heinrich[2] bei Fütterung mit Cocosfett. Auch F. Lehmann[3] verfütterte Kopra und glaubte den Uebergang dieses Nahrungsfettes in die Milch nachweisen zu können.

Deutlicher als bei Verfütterung von Fett, welches sich von dem des betreffenden Thieres im Wesentlichen nur durch den veränderten Schmelzpunkt unterscheidet, liess sich der Uebergang des Nahrungsfettes in die Milch durch Versuche von Winternitz[4] constatiren.

Derselbe verwandte nämlich ein von ihm hergestelltes Präparat, welches er als „Jodfett" bezeichnete und das jetzt auch unter dem Namen „Jodipin" von der Firma Merck-Darmstadt in den Handel gebracht wird. Dasselbe wurde in folgender Weise dargestellt. Winternitz schüttelte das betreffende Fett, welches als Grundlage des Jodfettes dienen sollte, mit Jodmonochlorid in einem grossen Volumen Alkohol bei 40 bis 50° kräftig durch und trennte das so erhaltene Jod-Chlorfett vom Alkohol. Es bildet sich, nach Ansicht des Autors, auf diese Weise eine feste Fettverbindung, in dem die Fettsäuren Jod und Chlor in äquivalenten Mengen addiren. Dies wird durch zwei italienische Forscher, Coronedi und Marchetti,[5] bestätigt, welche gleichzeitig und unabhängig von Winternitz in ähnlicher Weise eine Jodchlorstearinsäure darstellten.

Mit seinem Jodfette fütterte nun Winternitz Ziegen und fand, dass im Aetherextracte der Milch Jod nachweisbar war, woraus er den Schluss zieht, dass diese jodirten Fette aus der Nahrung in die Milch übergegangen seien.

Bendix[6] hat diesen Versuch gleichfalls mit positivem Resultate am

[1] *Chemisches Centralblatt.* 1889. S. 722.

[2] Bericht über die Verhältnisse und Wirksamkeit der Versuchsstation zu Rostock. Citirt nach *Centralblatt für Agricultur-Chemie.* 1896.

[3] *Baltische Wochenschrift für Landwirthschaft.* 1896. Nr. 3.

[4] Findet ein unmittelbarer Uebergang von Nahrungsfetten in die Milch statt? *Deutsche medicin. Wochenschrift.* 1897. Nr. 30. — Ueber Jodfette und ihr Verhalten im Organismus, nebst Untersuchungen über das Verhalten von Jodalkalien in den Geweben des Körpers. *Zeitschrift für physiol. Chemie.* 1898.

[5] Pharmakologische Untersuchungen über das Jod und neuer Beitrag zur physiologischen Chemie der Fette. *Annali chim. farm.* Vol. XXIV. p. 433.

[6] *Deutsche medicinische Wochenschrift.* 1898. Nr. 14.

säugenden Weibe angestellt und kommt auf Grund seiner Untersuchungen zu den gleichen Folgerungen wie Winternitz.

Andere Forscher haben geglaubt, aus ihren Versuchen schliessen zu dürfen, dass Fett aus den Körperdépôts in die Milch übergehen kann. Die diesbezügliche Arbeit von Soxhlet habe ich bereits erwähnt. Ausser ihr ist hier noch diejenige von Rosenfeld[1] zu nennen, welcher bei einem Hunde Hammelfett zum Ansatze brachte und nachwies, dass dieses dann aus den Körperdépôts in die Milch überging.

Im Folgenden möchte ich über einige Experimente berichten, welche ich auf Anregung meines sehr verehrten Lehrers und Chefs, Hrn. Prof. Zuntz, angestellt habe, in der Absicht, die Frage nach der Herkunft des Milchfettes der Klärung etwas näher zu bringen, und den Versuch zu machen, wenigstens einen annähernden Begriff von den quantitativen Verhältnissen des Fettes verschiedener Herkunft in der Milch zu geben.

Ich folge bei diesen Versuchen im Wesentlichen den von Winternitz eingeschlagenen Wegen. Ich verwandte also ein 1 proc. Jod-Sesamöl, welches mir durch Vermittelung des Hrn. Dr. Winternitz, dem ich auch sonst für seinen liebenswürdigen Rath zu Danke verpflichtet bin, von der Firma Merck in freundlicher Weise zur Verfügung gestellt wurde. Es wurde ein Fett mit niedrigem Jodgehalte deshalb gewählt, weil Winternitz constatirt hat, dass höherwerthige Jodfette schlecht resorbirt und ausgenutzt werden.

Bevor aber zu den eigentlichen Versuchen geschritten werden konnte, musste festgestellt werden, ob im Körper eine Synthese von Jodfetten in in irgend erheblichem Grade möglich ist. Denn es ist klar, dass, wenn eine solche Synthese in irgend ausgedehnterem Maasse statt hätte, aus dem Auffinden von Jodfetten in der Milch für die Herkunft derselben kein Anhaltspunkt vorläge. So hat, wie ich aus der Arbeit von Winternitz ersehe, Barral nach der Einführung von Jodkali in der Butter Jod nachweisen können. Winternitz kann diese Angabe bestätigen, kommt aber zu dem Resultate, dass die vom Milchfett bei Jodkaligebrauch addirten Mengen Jod so klein sind, dass sie die in den Jodfett-Versuchen ermittelten Zahlen nicht beeinflussen können.

Ich selbst suchte festzustellen, ob bei Fütterung mit einer Jodalkali und freies Jod enthaltenden Lösung unter günstigen Bedingungen der Fettablagerung ein Ansatz von Jodfetten im Körper statt hat. Denn nachdem der Ansatz fremden Fettes im Thierkörper durch die Versuche von Lebe-

[1] Giebt es eine fettige Degeneration? *Verh. des Congresses für innere Medicin.* 1897. S. 427.

deff,[1] I. Munk,[2] Rosenfeld,[3] und für das Jodfett speciell auch durch Winternitz nachgewiesen war, konnte man erwarten, dass, wenn überhaupt eine Synthese von Jodfett im Körper statt hatte, diese sich unter diesen Umständen durch den Nachweis von Jodfetten in den Fettdepots des Thieres würde nachweisen lassen. Ich liess daher einen kleinen Hund von 7700 ^{grm} Gewicht mehrere Tage hungern und gab ihm dann nur unzureichende Mengen mageren Fleisches. Als der Hund auf diese Weise nach 18 tägiger Unterernährung 900 ^{grm} seines Körpergewichtes verloren hatte, erhielt er nunmehr zu seiner bisherigen Kost eine sehr erhebliche Fettzulage. Zu diesem Futter bekam er per Schlundsonde zwei Mal des Tages je 15 ^{ccm} einer Lugol'schen Lösung, welche auf 300 ^{grm} Wasser 1·5 ^{grm} Jod und die doppelte Menge Jodkali enthielt. Diese Lösung wurde stets unmittelbar nach Aufnahme des Futters eingegeben, das zu diesem Zwecke in mehreren Portionen verabfolgt wurde, um so einer Reizung der Magenschleimhaut vorzubeugen. Mit dieser Kost wurde am 1. Juni 1898 begonnen, bereits am 2. Juni zeigten sich geringe Spuren von Eiweiss im Urin und am 8. nöthigten schwerere Vergiftungserscheinungen zum Abbrechen des Versuches. Der Hund hatte in den 7 Tagen 0·7 ^{grm} Jod, 1·4 ^{grm} Jodkali und etwa 600 ^{grm} Fett zu sich genommen.

Das Thier wurde an demselben Tage geschoren, die Haare nach Auskochen mit Alkohol durch Aether extrahirt und die ätherische Lösung auf ihren Jodgehalt untersucht, weil Howald[4] in dem Fette der Haare nach Gaben von Jodkali Jod nachgewiesen hatte, was übrigens von Winternitz bestätigt wird. Dagegen war das Resultat meiner Untersuchung völlig negativ.

Hierauf wurde dem Hunde per laparotomiam das Omentum exstirpirt, welches ausserordentlich reich an Fett war, wie denn überhaupt der Hund sich während der 7 Tage stark angemästet und fast sein Anfangsgewicht wieder erreicht hatte. Aber auch die Untersuchung des Netzfettes ergab keine Gegenwart von Jod, so dass also in diesem Falle eine Synthese von Jodfetten im Körper nicht nachweisbar war.

Später habe ich, um ganz sicher zu gehen, dann noch untersucht, ob bei Einführung von Jodalkali und sehr fettreichem Futter eine Ausscheidung von Jodfett in die Milch statt hatte. Diese Probe wurde am Schlusse des Versuches angestellt, zu ersetzen durch: „welcher Gegenstand dieser Mittheilung sein soll".

Nachdem die Hündin, welche zu diesem Versuche gedient hatte, längere Zeit hindurch kein Jod mehr erhalten hatte, und auch ihr Urin jodfrei geworden war, erhielt sie bei einem Futter von 500 ^{grm} Pferdehackfleisch,

---

[1] *Centralblatt für medic. Wissenschaften.* 1882. Nr. 8.
[2] Virchow's *Archiv.* 1884. Bd. XCV. [3] A. a. O.
[4] *Zeitschrift für physiologische Chemie.* Bd. XXIII. S. 209.

50 grm Fleischmehl und 200 grm Fett täglich in einer Lösung 0.33 grm Jodkali. In dem Fette der Milch konnte ich niemals mit Sicherheit Jod nach der weiter unten beschriebenen Methode nachweisen; nur einmal war das Chloroform, welches zur Ausschüttelung benutzt wurde, etwas gelblich verfärbt. Es waren also vielleicht Spuren von Jodfett in der Milch vorhanden, doch wäre damit noch nicht bewiesen, dass in der That eine Synthese des Jodfettes stattgefunden hat, da nicht ausgeschlossen ist, dass sich damals noch von der voraufgegangenen Fütterung Jodfette im Körper befanden. Dagegen scheint mir, im Einklange mit den Erfahrungen von Winternitz dadurch bewiesen zu sein, dass jedenfalls die Synthese von Jodfetten im Körper, wenn sie vorhanden sein sollte, so gering ist, dass sie für das Resultat des Versuches nicht in Betracht kommt.

Nach Betrachtung dieser Vorversuche erscheint es an der Zeit, auf die Absicht des Versuches selbst näher einzugehen und seinen Plan zu erläutern.

Die zum Versuche verwandte Hündin erhielt in der ersten Periode bei einem Futter, welches eben ausreichte, um sie auf ihrem Körpergewichte zu erhalten, Jodfett, und zwar neben möglichst geringen Gaben anderen Fettes. Da eine Synthese von Jodfett im Körper nach den obigen Versuchen nicht mit in Rechnung zu ziehen ist, so muss das Jodfett der Milch aus der Nahrung stammen und stellt die für Jodfett gefundene Zahl den Minimalwerth des unmittelbar aus der Nahrung in die Milch übergegangenen Fettes dar. Denn es ist klar, dass noch mehr Fett unmittelbar aus der Nahrung der Milch zu Gute kam, dieses aber durch das Alkali des Blutes sein Jod und Chlor abgespalten hat, wie denn auch das Serum der Milch reich an Jodalkali war. Zudem war es ja nicht zu vermeiden gewesen, dass auch jodfreies Fett in der Nahrung gereicht wurde. Wenn ferner aus der gefundenen Jodzahl das Jodfett unter der Annahme berechnet wurde, dass das als Jodfett übergegangene Fett unverändert geblieben sei, also 1 Procent Jod enthalte, so entspricht aller Wahrscheinlichkeit nach diese Annahme den Thatsachen nicht völlig. Doch hat Winternitz für die abgelagerten Jodchlorfette nachgewiesen, dass sie mehr Chlor, als der Jodmenge äquivalent ist, enthielten. Da unbedenklich anzunehmen ist, dass, wenn die Jodfette nicht unverändert in die Milch übergingen, sie im Darmcanal und Blute dieselben Veränderungen erlitten, wie die im Körper angesetzten Fette, so ergiebt sich auch in dieser Beziehung, dass bei der Berechnung auf 1 Procent wenn nicht eine der gefundenen Jodzahl entsprechende Menge Fett, so doch sicher eine zu niedrige Zahl für den Gehalt der Milch an Nahrungsfett gefunden worden ist. Hieraus folgt, dass die für in der Milch enthaltenes Jodfett gefundenen Zahlen zwar nicht als absolute zu betrachten sind, wohl aber als Minimalwerthe für die Menge des Nahrungsfettes in der Milch.

Um nun zu bestimmen, wie viel unter denselben Umständen von dem im Körper vorhandenen Fette in der Milch erscheint, wurde in einer zweiten Versuchsreihe das Jodfett durch Schmalz ersetzt, in der wohl berechtigten Annahme, das dann erscheinende Jodfett müsse aus dem während der ersten Periode im Körper angesetzten Materiale stammen. Auch hier sind die Zahlen als Minimalwerthe anzusehen.

Es wurden alsdann noch zwei Versuchsreihen angestellt, bei denen das Erhaltungsfutter durch kohlehydratreiche Nahrung ersetzt wurde, um festzustellen, ob sich bei dieser Diät mit und ohne Beigabe von Jodfetten die Jodmenge im Aetherextracte der Milch anders verhielte, als bei kohlehydratarmem Futter.

Die Methode der Untersuchung war im Allgemeinen an Baumann's[1] und Winternitz' Angaben angelehnt. In der abgemolkenen Milch wurde nach Behandlung mit Alkohol das Fett nach Soxhlet extrahirt, der Aether verjagt und der Rückstand gewogen. Nach dem Wägen wurde das Fett mit alkoholischer Kalilauge verseift, der Alkohol auf dem Wasserbade möglichst verjagt und durch Zusatz von verdünnter Schwefelsäure die Fettsäuren zur Abscheidung gebracht. Hierbei wurden einige Tropfen schwefliger Säure hinzugefügt, um die Bildung von jodsaurem Alkali zu vermeiden. Es wurde dann von den Fettsäuren abfiltrirt, die Säuren wiederum verseift, nochmals mit Schwefelsäure angesäuert und filtrirt. Die vereinigten Filtrate wurden auf ein gemessenes Volumen aufgefüllt und, nachdem das Jod durch Kaliumnitrit in Freiheit gesetzt worden war, mit Chloroform ausgeschüttelt und das Jod colorimetrisch bestimmt.

Die colorimetrische Bestimmung wurde mittels eines von dem Mechaniker Heele construirten Apparates ausgeführt. Derselbe besteht im Wesentlichen aus zwei Gefässen: einem kleinen, durch planparallele Glasplatten vorn und hinten abgeschlossenen Cylinder von etwa 3 ^{cm} Längendurchmesser. In dieses Gefäss wurde die Vergleichsflüssigkeit, d. h. also in diesem Falle eine Jod-Chloroformlösung von bekanntem Jodgehalte eingefüllt. Zweitens zeigt das Colorimeter einen keilförmigen Glastrog, welcher in seiner obersten Schicht genau den gleichen dicken Durchmesser besitzt wie der oben genannte Cylinder. Dieser Glastrog kann nun durch ein Zahnrad an dem Auge des Beobachters vorbeigeführt werden. Dieser blickt durch ein Beobachtungsrohr auf ein in der Mitte getheiltes Gesichtsfeld. Die eine Hälfte desselben zeigt die Farbe der Normallösung, die andere die der zu untersuchenden Flüssigkeit. Durch Verschieben des Keiles wird Farbengleichheit beider Hälften des Gesichtsfeldes hergestellt und an einer Scala der jeweilige Dickendurchmesser des Glastroges abgelesen. Um die Belichtung

[1] *Zeitschrift für physiologische Chemie.* 1895/96. S. 316.

und damit den Farbenton gleichmässiger zu gestalten, hat Hr. Prof. Zuntz den Apparat in folgender Weise vervollkommnet. Hinter den Apparat wird ein schwarzlackirter Schirm derartig aufgestellt, dass zwei in denselben eingelassene Prismen den beiden Hälften des Gesichtsfeldes entsprechen. Diese Prismen bilden einen Winkel mit einander in der Art, dass das von einer davor befindlichen matten Milchglasscheibe ausgehende Licht vertheilt wird, und so in gleichmässiger Weise beide Hälften des Gesichtsfeldes belichtet werden.

Die Vergleichslösung bereitete ich zuerst nach den Vorschriften von Baumann,[1] indem ich eine Jodkalilösung herstellte, welche im Liter $0 \cdot 1^{\text{grm}}$ KJ = $0 \cdot 077^{\text{mg}}$ J enthielt. 1^{ccm} dieser Flüssigkeit enthielt also $0 \cdot 1^{\text{mg}}$ KJ. Da die Operationen bei der colorimetrischen Bestimmung des Jods in der Chloroformlösung mit grosser Schnelligkeit vor sich gehen müssen, so schien es mir zweckmässig, eine Lösung von reinem Jod in Chloroform vorräthig zu halten. Ich sublimirte daher Jod in ein gut verschliessbares Wägegläschen und bestimmte die Gewichtsmenge des Jods. Hierauf spülte ich mit einer genau gemessenen Menge Chloroform das Jod in eine Flasche aus dunklem Glase, welche einen luftdichten Verschluss gestattete. Diese Flasche bewahrte ich an einem vor Licht geschützten Orte auf. Es stellte sich jedoch heraus, dass trotz dieser Vorsichtsmaassregeln die Lösung theils durch Verdunstung des Chloroforms, theils auch durch Verflüchtigung des Jodes ihre Zusammensetzung änderte, da es mir nicht gelang, den Verschluss genügend dicht zu machen. Ich half mir schliesslich dadurch, dass ich vor dem Einfüllen den Hals der Flasche auszog und unmittelbar nach dem Einfüllen der Jodchloroformlösung zuschmolz.

Obgleich also, wie man sieht, das Verfahren der Jodbestimmung ein ausserordentlich mühsames und zudem, wie alle colorimetrischen Bestimmungen, mit individuellen Fehlerquellen behaftet war, so gelang es mir doch, nach längeren Vorübungen eine relative Genauigkeit zu erzielen, wie eine Anzahl Bestimmungen von Lösungen mit bekanntem Jodgehalte ergab.

Um nun die Vorgänge bei der Bestimmung des Jods durch ein Beispiel zu illustriren, gebe ich die Zahlen für die Bestimmung am 12. Juli.

Die in der oben dargelegten Weise aus dem Milchfette gewonnene Seifenlösung wurde mit $15 \cdot 23^{\text{ccm}}$ Chloroform zur Gewinnung des Jods

---

[1] Baumann, Ueber das normale Vorkommen von Jod im Thierkörper. *Zeitschr. für physiologische Chemie.* 1895/96. S. 369. — Derselbe und Roos, a. a. O. S. 481. — Derselbe, a. a. O. 1896/97. S. 1.

geschüttelt. Nachdem im Scheidetrichter eine Absetzung erfolgt war, wurde die Chloroformlösung in das keilförmige Gefäss des Colorimeters quantitativ hineingegeben, wobei man sich vor einem Mitreissen von Wasser zu hüten hat. Denn durch letzteres nimmt die Chloroform-Jodlösung einen gelblichen Farbenton an, der einen colorimetrischen Vergleich wesentlich erschwert. Nachdem ein weiterer Zusatz von Chloroform keine rothe Farbe mehr angenommen hatte, wurde der Apparat auf Farbengleichheit beider Hälften des Gesichtsfeldes eingestellt. Dies wurde mehrmals wiederholt und der Mittelwerth der selten wesentlich differirenden Ablesungen berechnet.

Der kleine Cylinder, welcher die Vergleichslösung enthielt, fasste $5 \cdot 5^{\text{ccm}}$ Chloroform. In diesen waren in unserem Falle enthalten $0 \cdot 54^{\text{mg}}$ Jod.

Zu dieser Vergleichslösung verhielt sich die zu untersuchende Flüssigkeit hinsichtlich ihres Jodgehaltes wie 100 : 22·7. Also enthielt die ausgeschüttelte Chloroformlösung

$$\text{in } 5 \cdot 5^{\text{ccm}} \; \frac{100 \,.\, 0 \cdot 54}{22 \cdot 7} \text{ mg Jod, also}$$

$$\text{in } 15 \cdot 23^{\text{ccm}} \; \frac{15 \cdot 23 \,.\, 100 \,.\, 0 \cdot 54}{2 \cdot 27} = 6 \cdot 59^{\text{mg}} \text{ Jod.}$$

Um nun aus der in einer gewogenen Menge Milch gefundenen Jodzahl auf die Jodausscheidung in der Gesammtmilch des Tages zu schliessen, musste die Gesammtmenge Milch bekannt sein, welche die Hündin an diesem Tage producirt hatte. Dieselbe wurde in folgender Weise berechnet:

Das Thier wurde täglich vier Mal gemolken und das Gewicht der abgemolkenen Milch der verschiedenen Tageszeiten addirt. Unmittelbar nach dem Melken wurden die beiden Jungen angelegt, welche man am Leben erhalten hatte, um die Milchsecretion des Mutterthieres dauernd anzuregen. Die Zeit des Saugens wurde festgestellt und die Jungen vor und nach dem Sauggeschäfte gewogen. Die Gewichtszunahme wurde als durch Milchaufnahme bedingt angesehen und zu der abgemolkenen Milchmenge addirt. Schliesslich wurde noch eine Correctur angebracht, welche sich aus der Gewichtsabnahme der Säuglinge zwischen den einzelnen Mahlzeiten ergab. Denn da die Zeit zwischen den Mahlzeiten und das Gewicht der Jungen zu Beginn jeder Mahlzeit bekannt war, so liess sich leicht daraus berechnen, wie viel von ihrem Gewichte die beiden Jungen für ihre vitalen Processe in der Zwischenzeit abgaben. Diese Zahl wurde nun für die jeweilige Zeit des Sauggeschäftes berechnet und zu der Gewichtszunahme der Säuglinge hinzu addirt.

Als Beispiel lasse ich hier die Berechnung der Gesammtmilch für den 15. März 1898 folgen.

Es wurden abgemolken:

8h 20′ Vm.	. . . .	73·87 grm Milch
1h 10′ Nm.	. . . .	37·0 „ „
5h 45′ „	. . . .	14·35 „ „
9h 10′ „	. . . .	22·61 „ „
	Summa	147·83 grm Milch.

Die Jungen nahmen folgende Mengen Milch auf:

8h 40′ bis 9h 55′ Vm.	. . . .	89·3 grm
1h 30′ „ 2h 40′ Nm.	. . . .	27·1 „
6h 05′ „ 7h 15′ „	. . . .	22·1 „
9h 20′ „ 10h 35′ „	. . . .	93·5 „
	Summa	232·0 grm

Die oben erwähnte Correctur betrug pro Minute dieser Periode im Durchschnitt 0·1 grm, also für die Zeit der einzelnen Nahrungsaufnahme:

8h 40′ bis 9h 55′	= 75′	= 7·5 grm
1h 30′ „ 2h 40′	= 70′	= 7·0 „
6h 5′ „ 7h 15′	= 70′	= 7·0 „
9h 20′ „ 10h 35′	= 75′	= 7·5 „
	Summa	29·0 grm

Es betrug demnach die Gesammtmenge der Milch dieses Tages:

	147·83 grm
	232·0 „
	29·0 „
Summa	408·8 grm

Das Gewicht der Hündin wurde täglich nach der zweiten Melkzeit festgestellt. Dann folgte Fütterung und das Anlegen der Jungen.

Während der ersten Periode vom 10. bis 16. VII. 1898 erhielt die Hündin im Futter:

70 grm	Reis,
1 Liter	Magermilch,
50 grm	Fleischmehl,
25 „	1 procent. Jodfett,
30 „	Zucker.

Das Resultat des Versuches gebe ich in einer Tabelle wieder.

Tabelle I.

Datum	Fett im Futter[1] grm	1 procent. Jodfett in der Nahrung grm	Fettgehalt der Milch grm	Fettgehalt in Proc. d. Gesammtmilch	Jodfett in der Milch	Gewicht des Hundes grm
10./VII. 1898	64·7[2]	50	—	—	—	18 787
11./VII. 1898	39·7[2]	25	26·22	7·19	3·84 grm = 14·64 % des Gesammtfettes	19 450
12./VII. 1898	39·7[2]	25	37·77	9·00	8·84 grm = 23·42 % des Gesammtfettes	19 170
13./VII. 1898	35·5[3]	25	49·39	11·72	1·12 grm = 2·45 % des Gesammtfettes	19 100
14./VII. 1898	35·5[3]	25	25·75	6·14	0·77 grm = 2·99 % des Gesammtfettes	19 270
15./VII. 1898	35·5[3]	25	23·14	5·66	Spuren, quantitativ nicht zu bestimmen	19 000
16./VII. 1898	35·5[3]	25	20·36	4·47	desgl.	18 870

Während der ersten 3 Tage der Versuchsreihe wurde Fleischmehl gegeben, welches 14·28 Procent Fett enthielt, so dass also neben den 25 grm Jodfett 7·14 grm Fett im Fleischmehl verabreicht wurden. Vom 4. Tage ab wurde während des übrigen Versuches mit Aether extrahirtes Fleischmehl verabfolgt, wobei zu den 25 grm Jodfett immerhin noch 2·89 grm im Fleischmehl hinzukamen. Dieser verhältnissmässig geringe Unterschied in der Fettzufuhr prägt sich recht deutlich aus, sowohl in der Menge des in der Milch ausgeschiedenen Fettes, als auch in dem Procentgehalte der Milch an Fett und endlich im Körpergewicht des Thieres. Auffallend ist auch, dass an den ersten Tagen die Menge des in der Milch enthaltenen Jodfettes besonders gross war. Als sicheres Resultat ergiebt dieser Versuch, dass nicht unerhebliche Mengen Jodfett aus der Nahrung in die Milch übergehen können, so dass an dem einen Tage mindestens 23 Procent des Fettgehaltes der Milch der Nahrung entstammten, wobei noch zu beachten ist, dass das Nahrungsfett an diesem Tage nur zu etwa 63 Procent aus Jodfett bestand.

Auf diese erste Versuchsperiode folgte eine zweite, in welcher dieselbe Nahrung gereicht wurde wie im zweiten Theile der ersten Periode, nur wurde das Jodfett durch die gleiche Menge Schmalz ersetzt. Das dann in

[1] Das Fett des Fleischmehles wurde analytisch bestimmt, der Fettgehalt der übrigen Nahrungsmittel nach König's Tabellen der menschlichen Nahrungs- und Genussmittel berechnet.

[2] Nicht entfettetes Fleischmehl.

[3] Mit Aether extrahirtes Fleischmehl.

der Milch enthaltene Jodfett muss aus den Körperdépôts stammen, wo es während der ersten Versuchsreihe abgelagert worden war. Das Resultat der zweiten Reihe war folgendes:

Tabelle II.

Datum	Fett im Futter grm	1 procent. Jodfett in der Nahrung grm	Fettgehalt der Milch grm	Fettgehalt in Proc. d. Gesammtmilch	Jodfett in der Milch	Gewicht des Hundes grm
17./VII. 1898	35·5	—	36·99	7·73	Spuren, quantitativ nicht zu bestimmen	18 750
18./VII. 1898	36·0[1]	—	29·15	6·99	2·34 grm = 8·03 % des Gesammtfettes	18 700
19./VII. 1898	36·0	—	39·49	6·66	1·6 grm = 4·05 % des Gesammtfettes	18 600

Dieser Versuch beweist, dass unter denselben Bedingungen wie in der ersten Versuchsreihe auch aus dem Fettbestande des Körpers Fett in die Milch ausgeschieden werden kann, und zwar bis zu einem Minimalwerthe von 8 Procent.

In der folgenden Versuchsreihe wurde die gleiche Menge Jodfett gegeben wie in der ersten Reihe, aber die Diät war eine andere, kohlehydratreiche. Die Absicht war, zu entscheiden, ob auch unter diesen Bedingungen das fremde Fett aus der Nahrung oder den Fettdépôts in die Milch übergeht, oder ob das Thier aus den Kohlehydraten die ihm eigenthümliche Fettart bildet und für die Ernährung der Jungen nur diese allein verwendet. Das Futter setzte sich zusammen aus:

80 grm Fleischmehl,
1 Liter Magermilch,
150 grm Reis,
100 „ Zucker,
25 „ Jodfett.

Die Daten über diese Reihe folgen in Tabelle III.

Aus diesen Zahlen ergiebt sich, dass auch bei sehr stark kohlehydratreicher Nahrung und Beigabe von Jodfett letzteres in ziemlich grosser Menge, bis zu einem Minimalwerthe von 32 Procent, in die Milch übergeht. Dabei hat die Gesammtfettmenge gegenüber dem Fettquantum, welches bei einfachem Erhaltungsfutter in die Milch übergeht, nicht wesentlich zugenommen. Auch das Körpergewicht ist in dieser Periode nicht wesentlich verändert.

[1] 10 grm entfettetes Fleischmehl als Zulage.

Tabelle III.

Datum	Fett im Futter grm	1 procent. Jodfett in der Nahrung grm	Fettgehalt der Milch grm	Fettgehalt in Proc. d. Gesammt-milch	Jodfett in der Milch	Gewicht des Hundes grm
20./VII. 1898	37·9	25	36·0	6·25	2·06 grm = 5·72 % des Gesammtfettes	18 620
21./VII. 1898	37·9	25	47·4	7·63	10·8 grm = 22·78 % des Gesammtfettes	18 600
22./VII. 1898	37·9	25	25·36[1]	4·43	8·24 grm = 32·49 % des Gesammtfettes	17 920
23./VII. 1898	37·9	25	38·84	5·67	8·16 grm = 21·01 % des Gesammtfettes	18 820
24./VII. 1898	37·9	25	30·96	4·2	7·88 grm = 25·45 % des Gesammtfettes	19 050
25./VII. 1898	37·9	25	46·06	7·0	5·87 grm = 12·75 % des Gesammtfettes	18 800

Es folgte schliesslich eine Versuchsreihe, in welcher wiederum das Jodfett durch die gleiche Menge Schmalz ersetzt wurde. Die Tabelle IV beweist, dass nur noch am ersten Tage wesentliche Quantitäten Jodfett in der Milch nachgewiesen werden konnten; bereits am zweiten Tage ist die unterste Grenze erreicht, welche einer quantitativen Bestimmung noch einigermaassen zugängig ist, und schon am dritten Tage finden sich nur noch Spuren, d. h. eine geringe Gelbfärbung des bei der Ausschüttelung verwendeten Chloroforms.

Tabelle IV.

Datum	Fett im Futter grm	1 procent. Jodfett in der Nahrung grm	Fettgehalt der Milch grm	Fettgehalt in Proc. d. Gesammt-milch	Jodfett in der Milch	Gewicht des Hundes grm
26./VII. 1898	37·9	—	33·83	4·25	7·0 grm = 20·69 % des Gesammtfettes	18 880
27./VII. 1898	37·9	—	31·74	3·6	0·09 grm = 0·28 % des Gesammtfettes	18 820
28./VII. 1898	37·9	—	63·82	6·52	Spuren, quantitativ nicht zu bestimmen	18 850

Betrachten wir nun die Ergebnisse des gesammten Versuches, so finden wir zunächst eine auffällige Schwankung des Fettgehaltes der Milch während der einzelnen Tage. Die Schwankungen in der ersten Reihe sind durch den verschiedenen Fettgehalt der Nahrung wohl hinlänglich erklärt und bedürfen in Folge dessen keiner weiteren Erläuterung. Der geringe

[1] Verluste bei der Fettbestimmung, also auch zu geringe Jodfett-Zahl.

Fettgehalt am 22. VII. ist durch Verluste bei der Analyse bedingt, was um so mehr zu bedauern ist, als gerade dieser Tag den höchsten Procentsatz von Jod im Fette zeigt. Dagegen ist es schwer, für den 23., 24., 26. und 27., bei denen ebenfalls der Fettgehalt der Milch hinter dem Durchschnitt der übrigen Tage zurückbleibt, eine Erklärung zu finden. Es scheint hier trotz der darauf verwendeten Mühe nicht gelungen zu sein, eine Durchschnittsprobe zu erhalten (denn es ist ja bekannt, dass die Milch, welche in den verschiedenen Tageszeiten abgemolken wird, in ihrer Gesammtzusammensetzung wesentlich differirt). Andererseits muss es auffallen, dass diese Tage mit geringer Fettausscheidung sich gegen Ende des Versuches einstellen, und es ist nicht ausgeschlossen, dass es sich hier um eine Wirkung des Jods handelt. Dasselbe kann bekanntlich störend auf die Functionen der Milchdrüse wirken.

Als sicheres Resultat des Versuches ergiebt sich: 1. dass ein nicht unerheblicher Procentsatz des Milchfettes der Nahrung entstammen, 2. dass unter denselben Bedingungen auch Fett aus den Körperdépôts in die Milch übergehen kann und schliesslich, dass auch bei kohlehydratreicher Nahrung Nahrungsfett oder Fett des Körpers in die Milch übergeht, selbst wenn dasselbe, wie in unserem Falle, ein pflanzliches Fett war, dem noch ein fremder Bestandtheil hinzugefügt wurde.

Eine andere Frage ist es, ob die Zahlen, welche wir für Jodfett in der Milch gefunden haben, weitergehende Schlüsse auf die Absonderungsverhältnisse des Milchfettes gestatten. Wir haben Eingangs gesehen, dass das in der Milch gefundene Jodfett nicht dem wirklichen in die Milch übergegangenen entspricht, dass vielmehr diese Zahlen nur den Anspruch haben, als Minimalwerthe zu gelten. Darum erscheint es aber nicht ausgeschlossen, dass in der That zwischen dem im Fette der Milch nachweisbaren Jod und der Gesammtmenge des in die Milch übergegangenen Nahrungsfettes eine gewisse Proportionalität besteht. Aus dieser Annahme würden sich nicht uninteressante Schlüsse ergeben: Wir sehen zunächst in der ersten Versuchsreihe, dass in den ersten drei Tagen, in denen eine erhöhte Fettzufuhr statt hatte, auch nicht unwesentliche Mengen Jodfett in der Milch vorhanden waren. In dem Augenblicke aber, wo wir statt des fetthaltigen Fleischmehles entfettetes geben, sinkt nicht nur der Gesammtfettgehalt der Milch, sondern in noch höherem Grade die Ausscheidung des Jodfettes in derselben. Schon dieser Umstand scheint dafür zu sprechen, dass die Annahme einer derartigen Proportionalität nicht ohne jede Berechtigung ist.

In der zweiten Reihe steigt dann wiederum die Ausscheidung von Jodfett zu einer geringen Höhe an, offenbar, weil das Fett der Nahrung den wachsenden Ansprüchen der Fettausscheidung in der Milch nicht mehr gerecht werden konnte und Jodfett aus den Körperdépôts, welches man sich als in den ersten 3 Tagen der ersten Reihe angesetzt vorstellen kann, in die Milch überging.

Von besonderem Interesse ist das Verhalten des Jodfettes in der Milch bei kohlehydratreichem Futter. Hier werden verhältnissmässig sehr grosse Mengen Jodfett in der Milch gefunden und es kann uns eigentlich nicht Wunder nehmen, dass die Jodfettausscheidung bei kohlehydratreichem Futter die während der ersten Reihe noch übertrifft, deswegen, weil die reichlich verabfolgten Kohlehydrate den Energieumsatz im Körper im Wesentlichen bestreiten und in Folge dessen das Fett der Nahrung in höherem Maasse in die Milch übergehen kann. Dass es in der That Fett der Nahrung und nicht Körperfett ist, welches wir als Jodfett in der Milch finden, ergiebt eine Betrachtung der letzten Versuchsreihe, welche in einem deutlichen Gegensatz zu der ihr entsprechenden zweiten Reihe steht. Denn während in letzterer nach vorhergehendem fast völligen Verschwinden des nachweisbaren Jodfettes in der Milch von Neuem eine Steigerung des Jodfettgehaltes sich bemerkbar macht, die nur den Fettdépôts entstammen kann, sinkt in der vierten Reihe die Curve der Jodfettausscheidung steil ab, offenbar, weil das in der Nahrung gegebene und eventuell aus den Kohlehydraten gebildete Fett genügt, den Fettgehalt der Milch zu decken, ohne dass die Körperdépôts angegriffen zu werden brauchen. Es scheint mir also im Ganzen als Resultat dieser Betrachtungen hervorzugehen, dass zwar Fett aus dem Bestande des Körpers in die Milch übergehen kann, dass aber der Organismus unter gleich bleibenden Verhältnissen es doch wohl vorzieht, das Fett der Nahrung für die Milch zu verwerthen.

Doch betone ich zum Schlusse nochmals, dass die letzteren Ueberlegungen nur den Werth der Wahrscheinlichkeit für sich haben. Um einen exacten Beweis in dieser Hinsicht zu liefern, müsste man ausser dem Jod im Fette der Milch täglich auch das Jod im Milchserum und Caseïn, sowie in den Excreten des Körpers untersuchen. Es wurde mir schon während des Versuches klar, dass eine endgültige Lösung dieser Frage nur auf diesem Wege zu erreichen sei, jedoch erschienen mir die Schwierigkeiten einer derartigen Untersuchung so gross, dass ich sie als unüberwindlich für einen Arbeiter ansehen musste. Ich behalte mir eventuell vor, dieselben später in Gemeinschaft mit Anderen zu vervollkommnen.

Einfluss der Anämie und der Plethora auf die Wirkung des Tetanusgiftes.

Von

J. F. Heymans und **I. Ronsse**
in Gent.

Wie bekannt, wurden während Jahrzehnten in ausgiebigster Weise Blutaderlässe besonders gegen Infectionskrankheiten ausgeführt; da es nun durch die jüngsten Versuche dargethan ist, dass bei letzteren Krankheiten die Toxinvergiftung das Hauptmoment darstellt, schien es uns von Interesse — was unseres Wissens bisher in diesem Sinne noch nicht vorgenommen worden ist — experimentell zu eruiren, ob eine Abnahme, bezw. eine Zunahme des Blutvolumens irgend welchen Einfluss auf den Verlauf der Toxinvergiftung hat.

Als Toxin wurde das Tetanin gewählt, speciell weil dessen Vergiftungssymptome so charakteristisch sind, dass über das Wesen, den Anfang und Verlauf der Erkrankung des Thieres nicht der mindeste Zweifel vorliegen kann.

All' unsere Versuche wurden in kurzer Frist mit ein und demselben trockenen Tetanusgift, welches College Ehrlich uns bereitwilligst zur Verfügung stellte, beim Kaninchen ausgeführt.

Für jede Versuchsreihe wurde 0·1 grm trockenes Tetanusgift abgewogen, in 20 ccm destillirtem Wasser gelöst, während 15 Minuten centrifugirt, und von der klaren Lösung immer mit derselben Spritze die pro Mille berechnete Menge in die Vena marginalis des Ohres dem Thiere beigebracht.

Nach vorheriger Bestimmung der einfachen tödtlichen Dosis — wir lassen die betreffenden Versuche, weil ohne besonderes Interesse, hier weg — wurde diese Dosis (0·3 cg pro Kilo) Thieren gegeben, unmittelbar nachdem denselben Blut entweder aus der Carotis entnommen oder aus der Carotis eines nicht vergifteten Thieres in die Vena transfundirt worden war; bei einer Reihe von Versuchen wurde die Blutsoustraction oder Transfusion nach 24 und 48 Stunden wiederholt. Gleicherzeit wurde für jede Versuchsreihe dieselbe Dosis derselben Lösung Controlthieren eingespritzt.

Wir geben zuerst aus unseren Protocollen den hier interessirenden Auszug, wobei von den Versuchen höchster Anämie zu denjenigen höchster Plethora übergegangen wird.

Versuch I. 9. April 1899. Gewicht 3040 grm. 18 U. 32′ Blutentziehung von 72 ccm, 2·4 Procent. 18 U. 38′ 0·3 cg Tetanin pro Kilo.

20. April. Gewicht 2865 grm. 12 U. 25′ Blutentziehung 52 ccm, 1·8 Proc.

21. April. Tetanusanfang.

21. bis 22. April. Tod.

Controlthier siehe Versuch XX.

Versuch II. 20. April 1899. Gewicht 2110 grm. 11 U. 37′ Blutentziehung von 50 ccm, 2·4 Procent 11 U. 39′ 0·3 cg Tetanin pro Kilo.

21. April. Gewicht 1910 grm. 11 U. 32′ Blutentziehung von 34 ccm, 1·7 Procent.

22. April. Tetanusanfang.

26. April. Tod.

Versuch III. 19. April 1899. Gewicht 2315 grm. 17 U. 50′ Blutentziehung von 52 ccm, 2·4 Proc. des Körpergewichtes. 17 U. 58′ 0·3 cg Tetanin pro Kilo intravenös.

20. April. Gewicht 2365 grm. 12 U. 20′ Blutentziehung von 36 ccm, 1·5 Procent.

21. April. Tetanusanfang.

22. bis 23. April. Tod.

19. April. Controlthier. Gewicht 1483 grm. 18 U. 0·3 cg pro Kilo.

22. April. Tetanusanfang.

26. April. Tod.

Versuch IV. 20. April 1899. Gewicht 2728 grm. 12 U. 6′ Blutentziehung von 60 ccm, 2·2 Procent. 12 U. 7′ 0·3 cg Tetanin pro Kilo.

21. April. Gewicht 2482 grm. 12 U. Blutentziehung von 40 ccm, 1·6 Proc. Um 11 U. desselben Tages schon deutlich erkennbare Tetanus. Abends todt.

Versuch V. 29. April 1899. Gewicht 1562 grm. 18 U. 30′ Blutentziehung von 21 ccm, 1·4 Procent. 18 U. 37′ 0·3 cg Tetanin pro Kilo.

30. April. Gewicht 1550 grm. 10 U. 40′ Blutentziehung von 21 ccm, 1·4 Procent.

1. Mai 1899. Tetanusanfang.
5. bis 6. Mai. Tod.
Controlthier siehe Versuch VII.

Versuch VI. 29. April 1899. Gewicht 1285 grm. 18 U. 15′ Blutentziehung von 13 ccm, 1 Procent. 18 U. 21′ 0·3 cg Tetanin pro Kilo.

30. April. Gewicht 1269 grm. 10 U. 30′ Blutentziehung von 13 ccm, 1 Procent.

1. Mai. Tetanusanfang.
2. Mai. Tod um 7 Uhr Morgens.
Controlthier siehe Versuch VII.

Versuch VII. 29. April 1899. Gewicht 1395 grm. 18 U. Blutentziehung 10 ccm, 0·7 Procent. 18 U. 5′ 0·3 cg Tetanin pro Kilo.

30. April. Gewicht 1370 grm. 10 U. 20′ Blutentziehung von 11 ccm, 0·8 Procent.

1. Mai. Tetanusanfang.
4. Mai. Tod.
Controlthiere A und B zu den Versuchen V, VI und VII.
29. April, A. Gewicht 1445 grm. 18 U. 45′ 0·3 cg Tetanin pro Kilo.
2. Mai. Tetanusanfang.
3. bis 4. Mai. Tod.
29. April, B. Gewicht 1530 grm. 18 U. 47′ 0·3 cg Tetanin pro Kilo.
3. Mai. Leichter Tetanus, welcher etwas zunimmt, verschiedene Tage anhält und dann allmählich verschwindet.

Versuch VIII. 4. Mai 1899. Gewicht 1952 grm. 11 U. Blutentziehung von 56 ccm, 2·4 Procent. 11 U. 5′ 0·3 cg Tetanin pro Kilo.

6. Mai. Tetanusanfang.
12. Mai. Tod.
Controlthier siehe Versuch X.

Versuch IX. 4. Mai 1899. Gewicht 2013 grm. 12 U. Blutentziehung von 33 ccm, 1·5 Procent. 12 U. 7′ 0·3 cg Tetanin pro Kilo.

6. Mai. Tetanusanfang.
8. bis 9. Mai. Tod.
Controlthier siehe Versuch X.

Versuch X. 4. Mai 1899. Gewicht 1968 grm. 11 U. 25′ Blutentziehung von 26 ccm, 1·3 Proc. 11 U. 32′ 0·3 cg Tetanin pro Kilo.

7. Mai. Tetanusanfang.
15. Mai. Tod.
Controlthiere A und B zu den Versuchen VIII, IX und X.
4. Mai, A. Gewicht 1515 grm. 12 U. 20′ 0·3 cg Tetanin pro Kilo.
5. Mai. Tetanusanfang.
7. Mai. Tod.
4. Mai, B. Gewicht 1350 grm. 12 U. 22′ 0·3 cg Tetanin pro Kilo.
6. Mai. Tetanusanfang.
9. Mai. Tod.

Versuch XI. 1. Mai 1899. Gewicht 1295 grm. 11 U. 23′ Blutentziehuug von 12 ccm, 1 Proc. 11 U. 27′ 0·3 cg Tetanin pro Kilo.

3. Mai. Tetanusanfang.

4. Mai. Abends todt.

Controlthier siehe Versuch XII.

Versuch XII. 1. Mai 1899. Gewicht 1480 grm. 11 U. 29′ Blutentziehung von 8 ccm, 0·5 Proc. 11 U. 32′ 0·3 cg Tetanin pro Kilo.

4. Mai. Tetanusanfang.

14. Mai. Tod.

Controlthier zu den Versuchen XI und XII.

1. Mai. Gewicht 1970 grm. 11 U. 37′ 0·3 cg Tetanin pro Kilo.

3. Mai. Tetanusanfang.

6. Mai. Tod.

Versuch XIII. 25. April 1899. Gewicht 2580 grm. 10 U. 45′ Blutentziehung von 60 ccm, 2·3 Proc. 11 U. bis 11 U. 7′ 100 ccm physiologische Kochsalzlösung intravenös, 3·8 Proc. des Körpergewichts. 11 U. 7′ 0·3 cg Tetanin pro Kilo.

26. April. Gewicht 2518 grm. 10 U. Blutentziehung von 46 ccm, 1·8 Proc. 10 U. 5′ bis 10 U. 13′ 75 ccm physiologische Kochsalzlösung intravenös, 3 Proc.

27. April. Tetanusanfang.

28. bis 29. April. Tod.

Controlthier siehe Versuch XIX.

Versuch XIV. 25. April 1899. Gewicht 2276 grm. 17 U. 30′ Blutentziehung von 35 ccm, 1·5 Proc. 17 U. 42′ bis 17 U. 52′ 100 ccm physiologische Kochsalzlösung intravenös, 4·3 Proc. 17 U. 53′ 0·3 cg Tetanin pro Kilo.

26. April. Gewicht 2190 grm. 10 U. 30′ Blutentziehung von 38 ccm, 1·7 Proc. 10 U. 35′ bis 10 U. 52′ 75 ccm physiologische Kochsalzlösung intravenös, 3·4 Proc.

27. April. Tetanusanfang.

29. April. Abends todt.

Versuch XV. 4. Mai 1899. Gewicht 1410 grm. 11 U. Transfusion von 43 ccm frischem Blut, 3 Proc. 11 U. 10′ 0·3 cg Tetanin pro Kilo.

6. Mai. Tetanusanfang.

7. Mai. Morgens todt.

Controlthier siehe Versuch XVII.

Versuch XVI. 4. Mai 1899. Gewicht 1525 grm. 11 U. Transfusion von 20 ccm Blut, 1·3 Proc. 11 U. 10′ 0·3 cg Tetanin pro Kilo.

5. Mai. Gewicht 1617 grm. 12 U. Transfusion von 25 ccm Blut, 1·6 Proc.

6. Mai. Tetanusanfang.

8. Mai. Morgens todt.

Versuch XVII. 4. Mai 1899. Gewicht 1468 grm. 12 U. Transfusion von 29 ccm Blut, 2 Proc. 12 U. 12′ 0·3 cg Tetanin pro Kilo.

5. Mai. Gewicht 1437 grm. 12 U. 15′ Transfusion von 23 ccm Blut, 1·6 Proc.

8. Mai. Tetanusanfang.
9. Mai. Morgens todt.
Controlthier A und B zu den Versuchen XV, XVI und XVII.
4. Mai, A. Gewicht 1515 ^{grm}. 12 U. 30′ 0·3 ^{cg} Tetanin pro Kilo.
5. Mai. Tetanusanfang.
7. Mai. Morgens todt.
4. Mai, B. Gewicht 1350 ^{grm}. 12 U. 32′ 0·3 ^{cg} Tetanin pro Kilo.
6. Mai. Tetanusanfang.
9. Mai. Morgens todt.

Versuch XVIII. 25. April 1899. Gewicht 1002 ^{grm}. 17 U. 30′ Transfusion von 38 ^{ccm} Blut, 3·8 Proc. 17 U. 33′ 0·3 ^{cg} Tetanin pro Kilo.

26. April. Gewicht 1070 ^{grm}. 18 U. 30′ Transfusion von 55 ^{ccm} Blut, 5·1 Proc.

27. April. Gewicht 1033 ^{grm}. 18 U. 30′ Transfusion von 37 ^{ccm} Blut, 3·6 Proc.

30. April. Tetanusanfang.
2. Mai. Tod.

Controlthier. 25. April. Gewicht 1335 ^{grm}. 17 U. 40′ 0·3 ^{cg} Tetanin pro Kilo.

29. April. Tetanusanfang.
6. Mai. Tod.

Versuch XIX. 25. April 1899. Gewicht 1184 ^{grm}. 10 U. 45′ Transfusion von 63 ^{ccm} Blut, 5 Proc. 10 U. 47′ 0·3 ^{cg} Tetanin pro Kilo.

26. April. Gewicht 1117 ^{grm}. 18 U. Transfusion von 48 ^{ccm} Blut, 4 Proc.
27. April. Gewicht 1070 ^{grm}. 18 U. Transfusion von 57 ^{ccm} Blut, 5·3 Proc.
30. April. Tetanusanfang.
3. Mai. Tod.

Controlthier. 25. April. Gewicht 1150 ^{grm}. 10 U. 50′ 0·3 ^{cg} Tetanin pro Kilo (theilweise hypodermatisch, was vielleicht das Ueberleben erklärt).

1. Mai. Tetanusanfang; während mehrerer Tage besteht ein mittelmässiger Tetanus, welcher allmählich vollkommen verschwindet.

Versuch XX. 19. April 1899. Gewicht 1385 ^{grm}. 18 U. 32′ Transfusion von 77 ^{ccm} Blut, 5·5 Proc. 18 U. 38′ 0·3 ^{cg} Tetanin pro Kilo.

20. April. Gewicht 1415 ^{grm}. 18 U. 30′ Transfusion von 55 ^{ccm} Blut, 4 Proc.

22. April. Gewicht 1300 ^{grm}. 18 U. Transfusion von 38 ^{ccm} Blut, 3 Proc.
22. April. Tetanusanfang.
25. bis 26. April. Tod.

Controlthier. 19. April. Gewicht 1290 ^{grm}. 18 U. 40′ 0·3 ^{cg} Tetanin pro Kilo.

22. April. Tetanusanfang.
23. bis 24. April. Tod.

Fassen wir jetzt die Ergebnisse dieser 20 Versuche in einer Tabelle der Uebersicht wegen kurz zusammen.

Zusammenstellung.

Versuchs-nummer		Proc. des Gewichtes	+ Tod — Leben	Controlthiere
I	Blutsoustraction	a) 2·4 b) 1·8	+ 2—3 Tagen	+ 4—5 Tagen
II	„	a) 2·4 b) 1·7	+ 6 „	
III	„	a) 2·4 b) 1·5	+ 3—4 „	+ 7 „
IV	„	a) 2·2 b) 1·6	+ 1—2 „	
V	„	a) 1·4 b) 1·4	+ 6 „	A + 4—5 „ B —
VI	„	a) 1·0 b) 1·0	+ 2—3 „	
VII	„	a) 0·7 b) 0·8	+ 5 „	
VIII	„	2·4	+ 8 „	A + 3 „ B + 5 „
IX	„	1·5	+ 4—5 „	
X	„	1·3	+ 16 „	
XI	„	1·0	+ 3—4 „	+ 5 „
XII	„	0·5	+ 13 „	
XIII	Blutsoustraction Kochsalzinfusion Blutsoustraction Kochsalzinfusion	2·3 3·8 1·8 3·0	+ 3—4 „	Siehe Vers. XVIII und XIX.
XIV	Blutsoustraction Kochsalzinfusion Blutsoustraction Kochsalzinfusion	1·5 4·3 1·7 3·4	+ 4 „	
XV	Transfusion	3·0	+ 3 „	+ 5 Tagen
XVI	„	a) 1·3 b) 1·6	+ 4 „	
XVII	„	a) 2·0 b) 1·6	+ 5 „	+ 3 „
XVIII	„	a) 3·8 b) 5·1 c) 3·6	+ 7 „	+ 11 „
XIX	„	a) 5·0 b) 4·0 c) 5·3	+ 8 „	— (?)
XX	„	a) 5·5 b) 4·0 c) 3·0	+ 6—7 „	+ 4—5 „

Bei den Thieren der Versuche I bis IV besteht unmittelbar vor der Injection des Tetanins fast die höchste Anämie, welche mit dem Leben zuträglich ist, da nach unseren Erfahrungen[1] eine Blutsoustraction von über 2·5 Procent des Körpergewichtes auf einmal bald tödtlich wirkt. Die nach 24 Stunden wiederholte Blutsoustraction von 1·8 bis 1·5 Procent ist ebenfalls auch dem tödtlich wirkenden Blutverlust nahe. Wenn wir annehmen, dass das Blutvolumen des Kaninchens $^1/_{15}$ oder 6 bis 7 Procent des Körpergewichtes beträgt, wurde beim ersten Aderlass etwa $^1/_3$ und beim zweiten (wenn inzwischen das Blutvolumen sich wieder hergestellt haben sollte) etwa $^1/_4$ der Blutmenge abgezogen.

Besitzt eine vorhandene Anämie im Moment des Eindringens des Tetanins in's Blut oder im Laufe der Tetaninvergiftung irgend welchen Einfluss, dann müsste derselbe wohl hier zum Ausdruck gelangen. Thatsächlich sterben die anämisirten Thiere der Versuche I bis IV ebenso wie die Controlthiere, nicht aber später, sondern durchschnittlich ein wenig früher. Dieses etwas schnellere Verenden der stark anämisirten Thiere erklärt sich natürlicher Weise durch den dadurch hervorgerufenen abgeschwächten Zustand.

In den Versuchen V bis XII haben wir die Blutsoustraction mehr und mehr herabgesetzt und uns den klinisch gemachten Aderlässen genähert, speciell in den Versuchen VII und XII (kleine wiederholte oder nicht wiederholte Blutaderlässe). Obwohl 0·3 ^{cg} Tetanin pro Kilo die Grenze der tödtlichen Dosis darstellt, wie Versuche mit kleineren Dosen und das Ueberleben des entsprechenden Controlthieres B zeigen, sterben alle die mehr oder weniger leicht anämisirten Thiere der Versuche V bis XII; mässige wie kleine Blutsoustractionen haben also wenigstens nicht die geringste hemmende Wirkung auf die Tetaninvergiftung, eher liesse sich noch eine leicht beschleunigende Wirkung annehmen; der Unterschied aber zwischen dem Ueberleben der Versuchs- und Controlthiere ist zu gering, um dieselbe Formel anzuerkennen.

Aus diesen Versuchen schliessen wir demgemäss, dass eine hochgradige, durch Aderlass hervorgerufene Anämie Kaninchen dem Tetanin gegenüber empfindlicher macht und eine mässige oder geringe Anämie ohne deutlichen Einfluss ist. Auf die celluläre Toxinabsorption und Wirkung hat der Blutaderlass in keinem Fall eine heilende Wirkung.

Einerseits um den Einfluss der anämischen Blutdruckerniedrigung zu eliminiren und andererseits um ein „lavage du sang" hervorzurufen, wurde in den Versuchen XIII und XIV eine zweifache hohe Blutsoustraction und gleich darauf jedesmal ungefähr eine doppelte Menge physiologischer Koch-

---

[1] I. Ronsse, *Arch. intern. de pharmacodynamie.* Vol. IV. p. 79.

salzlösung infundirt. Die Thiere sterben in normaler Frist; von einer Verspätung kann keine Rede sein. Die Infusion physiologischer Kochsalzlösung, wie Ersatz des Blutes durch Soustraction und Transfusion,[1] beeinflusst also nicht im geringsten Grade die Tetanin-, bezw. die Toxinvergiftung im Allgemeinen.

Da hochgradige Anämie die Tetaninwirkung etwa beschleunigt, wurde untersucht, ob Plethora etwa im entgegengesetzten Sinne dieselbe beeinflusse. In den 6 mitgetheilten Versuchen XV bis XX wurde den Thieren unmittelbar vor der Tetanininjection frisches arterielles Blut bis zu 5·5 Procent des Körpergewichtes direct transfundirt, d. h. die Blutmenge wurde fast verdoppelt; in 5 Versuchen wurde die Transfusion nach 24 Stunden, in den Versuchen XVIII und XIX auch nach 48 Stunden und im Versuch XX nach 72 Stunden wiederholt. Die Kaninchen der Versuche XIX und XX erhielten also eine Blutmenge, welche bezw. 14·3 Proc. und 12·5 Proc. des Körpergewichtes oder über das Doppelte der normalen Blutmenge entspricht. Bei diesen 6 Thieren bestand also im Moment der Tetanininjection wie im Laufe der Vergiftung eine hochgradige Plethora. Trotzdem gehen sie alle zu Grunde, und in einem Zeitintervall, welcher nicht deutlich den der Controlthiere, wohl aber denjenigen der 4 stark anämisirten Thiere (Versuche I bis IV), übertrifft.

Im Gegensatz zur starken Anämie hat also hohe Plethora keinen beschleunigenden, aber auch kaum einen verlangsamenden Einfluss auf die Tetaninvergiftung: eine besonders eingreifende, specifische Wirkung des Blutes, eine qualitative oder quantitative, besteht nicht.

Wenn wir diese mit Tetanin erhaltenen experimentellen Ergebnisse verallgemeinern, möchten wir sagen, dass das Blut sich den Toxinen gegenüber absolut indifferent verhält; letztere verschwinden aus demselben fast momentan.[2] Je normaler die Beschaffenheit des Blutes ist, desto besser sind die fixen Gewebe ernährt und auch desto widerstandsfähiger. Alle symptomatischen therapeutischen Maassregeln gegen die Intoxicationen — über die Bekämpfung der Infectionen an sich durch Anämie, Plethora oder Kochsalzlösunginfusion sollen unsere Versuche kein Urtheil abgeben — sollen dahin convergiren, wie die Praxis in der zweiten Hälfte dieses Jahrhunderts auch erkannte, den Streit des Organismus gegen das eindringende Gift durch möglichste normale Beschaffenheit zu unterstützen.

---

[1] Decroly et Ronsse, *Arch. intern. de pharmacodynamie.* Vol. VI. H. 3—4.

[2] Heymans, *Bull. de l'Ac. r. de méd. de Belg.* 1898. p. 751.

Ueber die Bedeutung von Kola, Kaffee, Thee, Maté und Alkohol für die Leistung der Muskeln.

Von

Oberstabsarzt und Privatdocent Dr. **Schumburg**
in Hannover.

Es sind nunmehr 6 Jahre verflossen, dass mir die Auszeichnung zu Theil ward, zum Laboratorium des Hrn. Prof. Zuntz commandirt zu werden, um mit meinem hochverehrten Lehrer gemeinschaftlich Versuche anzustellen zur Gewinnung physiologischer Merkmale für die zulässige Belastung des Soldaten auf Märschen. An diese Versuche knüpfte sich dann der Auftrag, mittels des Mosso'schen Ergographen, welcher schon bei den oben genannten Versuchen von uns benutzt wurde, die namentlich von der Turiner Schule behauptete günstige Einwirkung des Zuckers auf die Muskelleistung zu studiren. Ich konnte dabei den Nachweis führen, dass, wenn die Resultate am Ergographen völlig einwandsfrei sein sollen, man bei der Versuchsanordnung die Suggestion gänzlich ausschalten muss, eine Forderung, welche die italienischen Forscher bis dahin nicht immer erfüllt hatten. Es gelang mir damals, eine einwandsfreie Versuchsanordnung für Experimente am Mosso'schen Ergographen zu gestalten, welche ich ausführlich zusammen mit den für den Zuckergenuss günstig ausgefallenen Resultaten im Jahre 1896 in der militärärztlichen Zeitschrift niederlegte und welche seitdem sowohl von mir wie von Anderen, insbesondere von Prof. Frentzel, bewährt befunden wurde. Bezüglich aller Einzelheiten muss ich auf jene Veröffentlichung verweisen; nur die Grundzüge möchte ich hier kurz skizziren.

Die Contractionen der Flexoren des dritten Fingers der im Uebrigen fixirten und unbeweglichen rechten Hand hoben alle 2 Secunden 4^{kg} bis zur völligen Ermüdung. Nach 3 Minuten Pause erfolgte eine solche zweite „Arbeitsperiode“. Die — messbare — Gesammthubhöhe oder, multiplicirt mit dem gehobenen Gewicht, die Gesammtleistung dieser zweiten Arbeitsperiode war nun meist schon geringer, diejenige der dritten noch niedriger und so weiter abfallend bis zur zehnten Arbeitsperiode. Nach der zweiten Arbeitsperiode wurde nun der Versuchsperson, welcher der Zusammenhang der Versuche durchaus unklar bleiben muss, 100 ^{ccm} einer stets gleich süssen Flüssigkeit eingegeben, welche an dem einen Versuchstage 30 ^{grm} Zucker, an einem anderen eine Spur Dulcin, eines in dieser Menge gänzlich indifferenten Süssstoffes, enthielt. Im Uebrigen war das Verhalten u. s. w. der Versuchsperson an allen Versuchstagen peinlich genau das gleiche. Wirkte nun der Zucker auf die Muskelleistungsfähigkeit ein, so mussten die Gesammtleistungen der späteren Arbeitsperioden höher sein, als wenn kein Zucker oder vielmehr statt Zucker Dulcin verabreicht war. Es zeigte sich damals bei dieser Versuchsanordnung, dass auch bei Ausschaltung des psychischen Momentes die Darreichung selbst kleiner Zuckergaben die Leistungsfähigkeit der ermüdeten Muskeln erhöht; allerdings nur der „ermüdeten“ Muskeln, da, falls noch Nahrungsstoffe, zumal Glycogen und Traubenzucker, vorhanden waren, die Ausschläge unregelmässig wurden. Aus diesem Grunde schaltete ich nach der zweiten Arbeitsperiode eine Dreharbeit von 18 bis 20 000 ^{mkg} ein, in der Absicht, dadurch den grössten Theil jener Nahrungsstoffe zu consumiren und den nun neu eingeführten Zucker zur Geltung zu bringen.

Eine zweite[1] veröffentlichte Untersuchungsreihe sollte aufklären, in wie weit das Müdigkeitsgefühl bei den eben geschilderten Resultaten eine Rolle spielte. Es kam deshalb darauf an, in der einzelnen Arbeitsperiode die specifische Muskelleistung zu trennen von derjenigen, welche durch Ueberwindung des Müdigkeitsgefühls erreicht wurde. Dies erreichte ich dadurch, dass ich die intelligente Versuchsperson anwies, während der Arbeitsperiode anzugeben, wann sie eine Ermüdung ihres ziehenden, dritten Fingers bemerkte und sie nur mit Anspannung energischen Willens den Versuch fortsetzen konnte. In der That gelang es, in die Arbeitsperiode gewissermaassen eine „Marke“ zu machen, so dass nun alle nach der Marke geleistete Arbeit auf Rechnung der Energiezufuhr zu setzen war. Bei dieser neuen Versuchseinrichtung stellte sich nun heraus, dass der Zucker in der That ein schnell zur Wirkung gelangendes Muskelnahrungsmittel darstellt, dass er aber ferner auch fähig ist, durch Beeinflussung des Nervensystems das Ermüdungsgefühl zu überwinden.

Mit Hülfe der eben geschilderten Untersuchungsmethode habe ich nun in weiteren Versuchen es unternommen, die Wirkung der Eingangs

---

[1] *Zeitschrift für diätetische und physikalische Therapie.* Bd. II. Heft 3.

erwähnten sogenannten Excitantien auf die Leistungsfähigkeit der Muskeln etwas genauer zu studiren.

1. Kola.

Es war die Aufgabe, die in einer Broschüre des Corpsstabsapothekers Bernegau hervorgehobenen Vorzüge eines von ihm dargestellten Extractum kolae siccum als Labe- und Erfrischungsmittel zu prüfen, in Sonderheit festzustellen, ob Kola als zweckentsprechender Zusatz bei der Ernährung der Soldaten mit Zucker verwendet werden kann.

Bernegau benutzt zur Herstellung seiner Labetabletten, sowie anderer Präparate, wie Kola-Bonbons, Kola-Chocolade, Kola-Cacao, Kola-Leguminosen, abgesehen vom Kolapulver (getrocknete und pulverisirte Nüsse) ein von ihm im Vacuum hergestelltes Extract der Kolanüsse, das Extractum kolae siccum, welches die Hamburg-Altonaer Nährmittel-Gesellschaft Besthorn und Gerdtzen in Altona fabricirt und in den Handel bringt.

Das von der genannten Firma bezogene trockene Kolaextract stellt ein trockenes braunes, aromatisch riechendes und nicht unangenehm, etwas süsslich schmeckendes Pulver dar. Seine chemische Zusammensetzung ist nach einer im hgyienisch-chemischen Laboratorium der Kaiser Wilhelms-Akademie zu Berlin angestellten Analyse folgende:

Wasser	17·53	Proc.,
Milchzucker	77·69	„ ,
Gesammtalkaloide	0·69	„ ,
Tannin	3·7323	„ .

Während der nachfolgenden Untersuchungen wurde dem Berichterstatter eine Broschüre über ein französisches Kolapräparat übergeben, welche die Anwendung der Kolanuss im Allgemeinen zur Erhöhung der Leistungsfähigkeit behandelte und dann ein von Astier in Paris hergestelltes Kolapräparat empfahl, die Cola granulée Astier. Die mir von der Firma Astier in Paris übersandten kleinen braunen Zuckerkügelchen schmeckten recht angenehm aromatisch; sie hatten nach einer im Laboratorium der Kaiser-Wilhelms-Akademie angestellten Analyse folgende Zusammensetzung:

Wasser	0·99	Proc.,
Tannin	0·913	„ ,
Rohrzucker	96·5	„ ,
Invertzucker	0·7	„ ,
Alkaloide	0·964	„ .

Der Alkaloidgehalt, auf welchen es bei der Beurtheilung von Kolapräparaten im Wesentlichen ankommt, ist also bei Kola Astier nur sehr wenig höher als bei dem Extractum siccum Bernegau.

Das Extractum kolae siccum Bernegau lässt sich mit Zucker gut mischen und zu Tabletten comprimiren.

Es blieb demnach nur noch festzustellen, ob der Genuss von Kola in der That jene viel behauptete, bisher aber nur mangelhaft experimentell bewiesene Erhöhung der Leistungsfähigkeit hervorzubringen im Stande ist.

Die wichtigsten bisherigen Angaben in der Litteratur nach dieser Richtung hin sind nach Bernegau folgende:

1. Schuchardt[1] erzählt, dass Heckel in seinen der Akademie der Medicin zu Paris am 8. und 22. April vorgelegten Arbeiten unter Anderem ausführte, dass er der technischen Commission des Armee-Gesundheitsdienstes ein Gutachten, betreffend Versuche mit Kolanuss abgegeben, dahin gehend, dass die Kola den Menschen und den Pferden ausserordentliche Märsche ohne Ermüdung und ohne schweres Athmen gestatte.

2. M. Kirchner berichtet,[2] dass die Franzosen im Madagascar-Feldzuge vorzügliche Erfolge mit der Verwendung der Kolanuss in der Verpflegung gehabt haben.

3. Nach G. Koenig[3] haben Versuche, welche im Jahre 1889 in der Klinik der Militair-Lehrschmiede zu Berlin gemacht wurden, ergeben, dass die Kolanuss bei Pferden den Appetit verbessert.

4. Der Forschungsreisende Eugen Wolff[4] hat in seinen Berichten über den Madagascarfeldzug seine Thiere mit Kola gefüttert. Dieselben blieben trotz der gewaltigen Kriegsstrapazen bis zum Ende des Marsches in bestem Ernährungszustande, „während die Pferde und Maulthiere der französischen Armee vor lauter Ermüdung das Futter versagten".

5. Bernegau hat seine ersten Versuche mit Kola an sich selbst, dann an einem Hunde angestellt (1889). Er stellte „günstige Wirkungen auf das Allgemeinbefinden" bei sich selbst fest. Das Thier „frass stets mit Appetit und befand sich in guter Condition". Ein Versuch bei Officierpferden misslang zunächst, da die Thiere das Futter versagten. „Zu be-

---

[1] *Die Kolanuss.* S. 80.

[2] *Militär-Gesundheitspflege.* S. 1092.

[3] *Zeitschrift für Veterinärkunde.* 1896. Nr. 7.

[4] *Berliner Tageblatt.* 1896.

friedigenden Ergebnissen führten die Versuche erst im Jahre 1895, als die Kolanuss nach dem Princip des Kola-Peptons mit leicht verdaulichem, vegetabilischen Eiweiss bei der Fütterung eines Officierpferdes angewandt wurde".

In der oben citirten Broschüre[1] sind auch Gewichtstabellen von Fütterungsversuchen mit 2 Pferden veröffentlicht, welche darthun sollen, dass man bei Kolafütterung eines Theiles der gewohnten Mais-Haferration entrathen könne. Das beweisen nun die Tabellen nicht. Beiden Pferden wurde Monate hindurch 40 ^{grm} Kolafutterstoff gegeben. Während nun bei dem ersten Pferd — nach anfänglichem Gewichtsverlust von 16 ^{kg} in 10 Tagen bei der Verminderung der Mais-Haferration um 1 Pfund — nach 3 Monaten eine Zunahme von 2 ^{kg} zu notiren war, nahm das zweite Pferd unter gleichen Bedingungen 22 ^{kg} in 23 Tagen ab.

Bernegau schiebt die Gewichtsverminderung auf starke Arbeit der Pferde innerhalb jener Zeit.

Jedenfalls fehlt es zur Zeit noch an einem genügenden experimentellen Nachweis der Behauptung, dass Kolagenuss die Leistung erhöhe.

Diesen zu erbringen, hat der Berichterstatter eine Reihe von Versuchen mit dem Mosso'schen Ergographen angestellt.

Die Versuchsanordnung war die vom Berichterstatter bereits Eingangs geschilderte.

Als Kolapräparat wurde das Extractum kolae siccum Bernegau benutzt, welches einen süssen und dabei adstringirenden Geschmack hat. Dasselbe wurde in 100 ^{ccm} Wasser möglichst gelöst. Zu den Controlversuchen dienten 100 ^{ccm} Wasser, dem als Süssmittel eine entsprechende, etwa 0·1 ^{grm} betragende Menge Dulcin zugesetzt wurde, während wir die braune Färbung der Flüssigkeit und den adstringirenden Geschmack durch eine Spur Kaffeesurrogat — welches gerade im Laboratorium zu anderen Zwecken untersucht wurde — nachzuahmen suchten. Die Spur Dulcin und Kaffeesurrogat sind in diesen Mengen gänzlich indifferent gegenüber der Leistungsfähigkeit.

Die Versuchsperson erhielt nun an jedem Versuchstage die gleiche Menge einer braunen, schwach süss schmeckenden Flüssigkeit, deren Zusammensetzung sie nicht ahnte. In Wirklichkeit bestand die Flüssigkeit aber an dem einen Versuchstage aus einer Lösung von Extractum kolae siccum, an einem anderen dagegen aus Dulcin und dem Surrogat. Die

[1] Bernegau, *Die Bedeutung der Kolanuss.*

Kolatage, sowie die Dulcintage wechselten nun nicht einfach, sondern sie folgten sich meist in ganz unregelmässiger Weise, bald mehrere Dulcinversuche hinter einander, bald mehrere Kolatage, gelegentlich auch in regelmässigem Wechsel.

Nach einem Versuchstage kam regelmässig ein Ruhetag.

Die Versuche sind nun sowohl am nicht ermüdeten Organismus angestellt worden, als auch dann, wenn der Körper durch eine gewaltige Dreharbeit am (von Zuntz verbesserten) Ergostat (18 000 bis 21 000^{kmg} in $^3/_4$ Stunden) erschöpft war. Diese Dreharbeit wurde nach der zweiten Arbeitsperiode eingeschaltet. Nach derselben erfolgte unmittelbar die Aufnahme von Kola oder Dulcin.

Bei den einzelnen Arbeitsperioden wurde nun ferner darauf geachtet, wann während der Contractionen des Flexor digiti tertii dextri eine besondere Energiezufuhr nothwendig war, so dass Mitbewegungen anderer Muskelgruppen, besonders auch im Gesicht, auftraten. Diesen Zeitpunkt lernte die intelligente Versuchsperson bei einiger Uebung leicht feststellen.

Diese Theilung der ganzen Hubarbeit einer Arbeitsperiode klärt uns darüber auf, ob Kola mehr auf die eigentliche, ohne besonderes Aufgebot von Willen erfolgende Muskelarbeit (1. Abschnitt) einwirkt, oder aber ob Kola mehr (im 2. Abschnitt) das Ermüdungsgefühl nach der Art anderer Excitantien unterdrückt.

Die Betrachtung der nachfolgenden Tabellen giebt uns darüber Auskunft.

Die bei den Versuchen gewonnenen absoluten Zahlen sind, um Raum zu sparen, hier fortgelassen worden; es sind nur die Procentzahlen aufgeführt, welche auf Grund folgender Erwägung aus den absoluten Zahlen hergeleitet sind. Da die Versuchsperson bezüglich ihrer Kraftentfaltung nicht jeden Tag gleich gut disponirt ist, lassen sich die einzelnen Versuchstage nicht gut mit einander vergleichen; es kommt uns vielmehr darauf an, zu erfahren, wie viel von der im Anfange des Tages (z. B. der ersten oder der zweiten Arbeitsperiode) geleisteten Arbeit noch in den späteren Arbeitsperioden dieses Tages verrichtet wird, mit anderen Worten, wie schnell an diesem oder jenem Versuchstage die Versuchsperson ermüdete. Deshalb ist die zweite Arbeitsperiode, welche meist die höchsten Werthe aufwies, als Norm angesehen und deshalb sind auf sie als 100 die Werthe aller anderen Arbeitsperioden procentisch bezogen. Diese Procentzahlen finden wir in Tab. I.

Tab. II giebt nun die reine Muskelleistung wieder (die erste Zahl jeder Arbeitsperiode aus Tab. I), während Tab. III uns zeigt, welche Arbeit durch

Ueberwindung des Müdigkeitsgefühls geleistet wurde (die zweite Zahl jeder Arbeitsperiode aus Tab. I, minus die erste). Tab. II und III leiten sich also aus Tab. I ab, sie sind in ihr schon enthalten und nur der Uebersichtlichkeit wegen noch einmal abgedruckt.

Aus den Tabellen ergiebt sich nun, dass

1. (Tab. I) die Hubleistungen der einzelnen Arbeitsperioden ohne voraufgegangene Dreharbeit bei Kolaeinnahme meist weniger schnell abnehmen als ohne Kolaeingabe. Indess ist eine absolute Regelmässigkeit nach dieser Hinsicht nicht zu verzeichnen; eine Ausnahme bildet etwa der Versuch vom 14./II.

2. Wird dagegen Dreharbeit vorher geleistet, der Körper also mehr ermüdet, so tritt auch in Tab. I der Einfluss der Kola deutlich hervor.

3. Die reine Muskelleistung (Tab. II) wird durch Kola bei nicht ermüdetem Körper gleichfalls nicht regelmässig gesteigert, wie der Versuch vom 7./II. und die auf ihn zeitlich folgenden lehren, während, wenn der Organismus durch die voraufgegangene Dreharbeit erschöpft ist, der die Hubleistung mehrende Einfluss des Kolagenusses deutlich zu Tage tritt. Ob indess diese Beeinflussung lediglich der Kola zuzuschreiben ist, erscheint mir deshalb nicht unzweifelhaft bewiesen, weil das eingenommene Extractum kolae siccum Bernegau zu 78 Procent aus Zucker besteht. Wenn nun auch bei jedem Versuche 5 ^{grm} Kolaextract mit nur etwa 4 ^{grm} Zucker eingeführt wurden, so ist es doch nicht von der Hand zu weisen, wenn die Steigerung der reinen Muskelleistung mehr als auf Kola auf diese Kohlehydratmenge zurückgeführt wird.

4. Die Zahlen der Tab. III lehren uns den Einfluss, welchen die Kolagabe auf die Ueberwindung des Ermüdungsgefühls ausübt. Bei nicht erschöpftem Organismus ist auch nach dieser Richtung keine regelmässige Einwirkung zu verzeichnen, wie besonders ein Vergleich des am 11./II. angestellten Dulcinversuches mit den nun folgenden Kolaversuchen zeigt, obschon eine Beeinflussung durch Kola im Allgemeinen nicht zu verkennen ist. Auch beim ermüdeten Körper ist der auf Ueberwindung des Müdigkeitsgefühls kommende Antheil der Kolawirkung zwar meist, aber nicht ohne Ausnahme (vergleiche den Versuch vom 7./X.) zu beobachten.

Diese Resultate zusammenfassend, komme ich zu dem Schluss, dass das Extractum colae siccum Bernegau in der That geeignet ist, den ermüdeten Körper zu erhöhten Leistungen zu befähigen; beim nicht erschöpften Organismus tritt diese Wirkung nicht so deutlich hervor.

Dass ein Theil dieser Wirkung auf den Zuckergehalt des Präparates zu beziehen ist, erscheint nicht ausgeschlossen. Nachdem es Bernegau nunmehr gelungen ist, auch ohne Milchzucker anderen Kolaextract herzustellen, welcher reine Theobromin-Coffeïn-Gerbsäure ist und sich in heisser Milch leicht und angenehm schmeckend löst, so müssen die Versuche noch mit dem anderen Extract ohne den Milchzucker wiederholt werden.

Kola Astier-Paris hat vor dem Kola Bernegau, abgesehen von einem um 0·2 Procent höheren Alkaloidgehalt, in physiologischer Beziehung nichts und sonst nur die elegante Verpackung und den hohen Preis voraus.

2. Kaffee.

Die Untersuchungen wurden auch bei dieser und bei den folgenden Versuchsreihen sowohl am nicht besonders ermüdeten, als auch an dem durch Leistung einer gewaltigen Dreharbeit (21600 ^{mkg}) erschöpften Organismus angestellt. Die Versuchsanordnung war die oben beschriebene.

Die einzelnen Präparate in diesen und den übrigen Experimentalreihen wurden in Mengen von 100 ^{ccm} Flüssigkeit einverleibt, soweit sie Infuse waren. Das Kaffeeinfus wurde aus 10 ^{grm} gebrannter Kaffeebohnen, das Theeinfus aus 3 ^{grm} Thee, das Matéinfus aus 10 ^{grm} Maté hergestellt. Von letzterem wurde nicht der erste Aufguss, sondern der zweite benutzt. Alkohol wurde in der Menge von 10 ^{ccm} zu 100 ^{ccm} Wasser genossen. Alle Getränke wurden durch eine Spur Dulcin versüsst und es wurde durch ein Kaffeefärbungsmittel eine bestimmte Färbung erzeugt. Zu den Controlversuchen erhielt die Versuchsperson nur 100 ^{ccm} Wasser zu trinken, gesüsst mit derselben Menge Dulcin und gefärbt mit demselben Färbemittel. Coffeïn löste ich gleichfalls in 100 ^{ccm} Wasser, versetzt mit Dulcin und dem Färbemittel. Die Flüssigkeiten wurden nach der zweiten Arbeitsperiode gereicht oder, bei den Versuchen mit eingeschalteter Dreharbeit, nach dieser.

Durchmustern wir nun nach diesen allgemeineren Vorbemerkungen die Tabellen unter Nr. II (Kaffee), so finden wir dabei folgende Resultate.

Kaffeegenuss steigert sowohl in der Ruhe, wie nach vorausgegangener Arbeit die Leistungsfähigkeit. Besonders in der Ruhe tritt diese Thatsache in die Erscheinung, also in den Versuchen, bei welchen keine Dreharbeit geleistet wurde. Ein Blick auf Tab. II und III (Kaffee) lehrt, dass die vermehrte Leistung bei Kaffeegenuss sowohl auf genuine Muskelarbeit als auch auf eine Ueberwindung des Ermüdungsgefühls zu beziehen ist.

3. Thee.

Aehnliche Resultate wie beim Kaffeeinfus fanden sich auch beim Theeinfus: Die Gesammtleistung steigert sich nach dem Theegenuss, besonders auffällig bei nicht gänzlicher Erschöpfung (Tab. I). Die reine Muskelleistung wird mässig, aber deutlich im Sinne der Vermehrung beeinflusst, aber nicht bei Erschöpfung (Tab. II). Ebenso wird das Müdigkeitsgefühl besonders dann kräftig unterdrückt, wenn der Körper nicht allzu sehr erschöpft ist, also Nahrungsstoffe zur Verfügung stehen (Tab. III).

4. Maté.

Das vom Kaffee und Thee Gesagte gilt auch vom Maté, wie ein Einblick in die Tabellen lehrt: Die Arbeitsleistung wird deutlich gewaltig vermehrt, zumal wenn keine zu grosse Erschöpfung durch Dreharbeit gesetzt ist (Tab. I).

Die Arbeit ohne Energie wird in der Ruhe durch Matégenuss ein wenig vermehrt; ebenso bei Erschöpfung.

Auch die Arbeit mit Energiezufuhr (Tab. III) erfährt bei Ruhe eine Zunahme; nach vorausgegangener Dreharbeit nützt Maté allein nicht mehr viel.

Dies eigenartige Verhalten der genannten Excitantien, nämlich nur dann vorzüglich ihre specifische Wirkung zu entfalten, wenn Nahrungsstoffe zu Gebote stehen, erklärt auch die Gewohnheit, dass man zum Kaffeeinfus noch Nährstoffe, wie Milch und Zucker — zugleich allerdings ja auch als Geschmackscorrigens — hinzuzusetzen pflegt, und dass man gerade nach voraufgegangenen Mahlzeiten Kaffee zu reichen gewohnt ist, also zu Zeiten, wo der durch den Kaffee angeregte Muskel auch wirklich Nährstoffe reichlich vorfindet. Die Wirkungsweise der Anregungsmittel lässt sich nach alledem vielleicht so erklären, dass dieselben den Muskel befähigen, aus den noch circulirenden Nahrungsstoffen sich reichlicher seinen Bedarf auszusuchen. Sind indess z. B. durch die Dreharbeit diese Stoffe ganz oder fast ganz aufgebraucht, so ist natürlich die Anregung der Mittel nutzlos.

Inwieweit das Verhalten des Muskels auf das Nervensystem zu übertragen ist, ob auch das Neuron besonders dann zu hervorragenden Leistungen durch den Genuss von Kaffee u. s. w. angeregt wird, wenn ihm zu gleicher Zeit Nährstoffe, sei es im Verdauungskanal, sei es in den Körpersäften, zu Gebote stehen, wage ich nicht ohne Weiteres zu entscheiden. Jedenfalls erscheint von diesem Gesichtspunkte aus eine Combination von Kaffee mit dem am schnellsten resorbirbaren Zucker als geeignetstes Erfrischungsmittel angezeigt.

5. Coffeïn.

Wenn wir statt des Kaffeeinfuses das Alkaloid des Kaffees, das Coffeïn, in Dosen von 0·1 grm gaben, so konnten wir (Tab. I) beobachten, wie das oben beim Kaffeeinfus geschilderte Verhalten in noch viel präciserer Weise sich geltend machte: Bei nicht erschöpftem Körper, also bei reichlich vorhandenen, leicht zu erlangenden Nahrungsstoffen, eine deutlich und ausnahmslos zu beobachtende Steigerung der Muskelleistung, bei vorausgegangener maximaler Dreharbeit ein gänzliches Ausbleiben dieser Wirkung.

Coffeïn wirkt auch vermehrend auf die einzelnen Theile der Leistung (Tab. II und III), aber immer nur beim Vorhandensein von Nahrungsstoffen.

Dass der Unterschied zwischen der Wirkung bei erschöpftem und bei nicht erschöpftem Organismus beim Coffeïn deutlicher zu Tage tritt, als beim Kaffeeinfus, mag darin seinen Grund haben, dass im Kaffeeinfus immer noch, wenn auch geringe Mengen von Nahrungsstoffen (Fett, N-freie Extractivstoffe) sich vorfinden, welche die Einwirkung compliciren. Diese Stoffe fehlen natürlich dem Coffeïn und es tritt deshalb der Mangel einer erhöhten Leistung beim Fehlen von Nahrungsstoffen (nach voraufgegangener Dreharbeit) besonders auffällig hervor.

6. Alkohol.

Beim Vorhandensein von Nahrungsstoffen steigerte in meinen Versuchen eine mässige Alkoholgabe (10 ccm) die Leistung (Tab. I); waren solche nicht da, so fehlte auch diese Steigerung, ja, die Leistungsfähigkeit der Muskeln schien fast geringer zu werden. Hiernach war es fraglich, ob Alkohol durch seine einfache Verbrennung Muskelarbeit zu leisten im Stande ist.

Auch die genuine Muskelleistung (Tab. II) wird durch Alkohol vermehrt, aber auch diese nur dann, wenn Nahrungsstoffe im Blute circuliren. Man könnte deshalb die Wirkung des Alkohols vielleicht, gleich wie diejenige der vorher abgehandelten Excitantien, als eine zur Nahrungsaufnahme anregende auffassen. — Die Energiezufuhr (Tab. III) wird durch eine Alkoholgabe von 10 grm ganz gewaltig gesteigert, aber wieder nur im Falle der Anwesenheit von Nahrungsstoffen. Fehlen solche, dann fehlt auch die vermehrte Leistung.

Die durch Alkohol bewirkte Steigerung der Leistung hält nicht lange vor. In unserem Versuche war schon bei der achten Arbeitsperiode der Erfolg zweifelhaft.

Als praktisches Ergebniss dieser Versuche könnte man bezeichnen:

1. Die Kaffee-, Thee-, Matéinfuse und wahrscheinlich auch die aus der Kolanuss hergestellten Extracte (namentlich die Bernegau'schen Präparate) wirken bei völlig erschöpftem Körper durchaus nicht anregend; nur, wenn noch Nahrungsstoffe (Kohlehydrate, Fette, Eiweisskörper) vorhanden sind, oder in Form von Zucker oder Milch zugleich eingeführt werden, tritt die excitirende Wirkung jener Mittel zu Tage.

2. Alkohol scheint nicht ein Nahrungsstoff wie die Kohlehydrate zu sein, welche durch ihre Verbrennung Arbeit leisten. Der Alkohol ist vielleicht mehr in die Reihe der erwähnten Excitantien zu verweisen, welche wirken, wenn zugleich Nahrungsstoffe im Vorrathe sind.

1.

Datum	Arbeit am Ergographen 1	Arbeit am Ergographen 2	Dreharbeit: Zahl der Umdreh-ungen	Dreharbeit: geleistete Arbeit in mkg	Eingeführt wurde	3

Tabelle

Datum	1	2	Zahl der Umdreh-ungen	geleistete Arbeit in mkg	Eingeführt wurde	3
17. Januar	10·1—29·3	10·6—100				9·7—89·
19. „	33·0—67·1	39·2—100			5 grm Extr. colae sicc. Bernegau	37·9-101·
21. „	33·7—70·6	60·1—100			Dulcin + Wasser	33·1—90·
24. „	32·3—81·2	33·0—100			5 grm Extr. colae sicc. Bern.	41·1—14·
26. „	34·4—60·7	39·3—100			Dulcin + Wasser	34·6—76·
29. „	41·0-114·1	41·7—100			5 grm Extr. colae sicc. Bern.	53·6-116·
31. „	30·7—57·6	44·7—100			Dulcin + Wasser	54·0—77·
2. Februar	49·3-179·1	24·8—100			desgl.	44·6-120·
4. „	45·5-182·9	55·0—100			desgl.	64·0-119·
7. „	32·0—45·2	39·2—100			desgl.	25·3—95·
9. „	19·7—58·8	27·7—100			5 grm Extr. colae sicc. Bern.	22·0—96·
11. „	20·4—50·3	33·8—100			Dulcin + Wasser	29·5—99·
14. „	26·8—54·6	23·8—100			5 grm Extr. colae sicc. Bern.	33·7-101·
16. „	24·9—65·0	32·7—100			desgl.	22·9—88·
18. „	27·9—43·8	30·4—100			desgl.	36·7—98·
21. „	17·9—27·8	39·2—100			desgl.	37·9—90·
23. „	24·7—62·3	31·4—100			desgl.	34·7—96·
15. Septbr.	36·7—84·2	49·2—100	1200	18 000	Dulcin	36·6—62·
26. „	46·9—96·4	48·3—100	1200	18 000	5 grm Extr. colae sicc. Bern.	39·7—89·
5. October	39·5—73·8	52·6—100	1200	21 600	Dulcin	60·9—99·
7. „	27·3—90·3	36·2—100	1200	21 600	Kola	33·7-111·
11. „	38·5—88·5	42·1—100	1200	21 600	Dulcin	30·2—86·

Tabelle

17. Januar	10·1	10·6				9·7
19. „	33·0	39·2			5 grm Extr. colae Bernegau	37·9
21. „	33·7	60·1			Dulcin	33·1
24. „	32·3	33·0			5 grm Extr. colae Bernegau	41·1
26. „	34·4	39·3			Dulcin	34·6
29. „	41·0	41·7			5 grm Extr. colae Bernegau	53·6
31. „	30·7	44·7			Dulcin	54·0
2. Februar	49·3	24·8			Dulcin	44·6
4. „	45·5	55·0			Dulcin	64·0
7. „	32·0	39·2			Dulcin	25·3
9. „	19·7	27·7			5 grm Extr. colae Bernegau	22·0

Kola.

Arbeit am Ergographen

4	5	6	7	8	9	10
I.						
8·8—80·1	7·5—36·0	7·3—34·6	7·2—20·4	5·4—24·7	5·9—19·3	3·8—16·1
42·2-138·0	32·8-142·7	33·4—97·1	30·0-100·7	28·2—73·2	25·0—65·9	26·7—83·0
39·8-130·0	28·9—67·1	22·6—53·1	22·5—38·9	28·1—48·3	17·7—44·5	18·6—50·1
57·3-125·5	44·8—81·8	41·3—89·3	30·0-113·8	25·0-123·9	23·9—69·9	25·2—70·4
48·5-139·9	35·1-135·0	27·1—66·7	30·9—61·1	27·4—82·3	24·0—58·7	22·8—61·5
47·3-116·3	51·8-129·8	51·5-123·4	51·5-106·4	55·5-124·2	52·5-103·3	50·6—86·4
47·4—82·6	39·1—78·4	30·5—66·5	34·3—50·0	23·3—54·3	19·0—40·5	15·8—39·0
36·7-103·2	44·2-123·4	42·1-119·1	36·8—83·8	36·4—84·3	31·8—73·9	26·4—73·4
61·4-120·0	60·2-116·0	60·2-111·6	59·8-116·4	53·3—99·5	47·9—84·1	44·6—88·6
49·9-102·0	32·1—96·7	47·0-102·4	46·6—95·2	44·3—97·0	40·2—98·2	39·4—92·1
42·2-113·2	51·2-119·1	47·8-108·8	35·0-100·0	34·0-104·1	33·4-104·8	32·8-104·2
5·2—91·9	41·5-110·0	37·2—90·4	29·6—90·2	28·8—92·4	29·1—80·5	26·9—78·7
8·1-108·7	44·7—99·8	43·5—92·9	32·3—75·3	28·2—74·8	27·1—77·3	26·4—68·5
0·1—82·6	55·7—95·6	61·5-115·4	63·7-123·5	61·4-115·4	60·3-112·0	46·2—98·2
5·8-106·1	77·6-120·6	56·0-152·5	50·1-143·0	48·2-106·9	67·1-112·2	48·5—94·8
2·9—85·3	54·5-107·9	37·4—98·6	38·4-110·5	55·4-111·7	53·6-115·5	63·0-123·8
5·6-104·3	60·5-111·4	58·2-110·3	57·3-110·2	59·4-106·4	52·6-105·3	48·7—99·6
4·3—91·3	44·2—83·7	44·3—84·0	25·1—78·5	24·6—80·9	24·7—66·3	24·3—65·4
9·6-100·5	51·7-112·8	51·5-111·1	55·3-114·0	46·0-111·2	44·5-102·4	38·0—82·7
5·2—81·0	39·4—82·3	37·6—68·8	21·7—70·6	23·1—48·9	31·5—59·8	18·4—37·8
2·5—93·0	51·7—82·9	43·0—84·9	45·4—93·8	42·0—72·4	50·9—82·2	41·2—66·4
4·1—82·7	47·3—99·3	48·6—80·3	32·6—79·2	34·2—79·9	38·2—83·7	30·5—58·8
II.						
8·8	7·5	7·3	7·2	5·4	5·9	3·8
42·2	32·8	33·4	30·0	28·2	25·0	26·7
39·8	28·9	22·6	22·5	28·1	17·7	18·6
57·3	44·8	41·3	30·0	25·0	23·9	25·2
48·5	35·1	27·1	30·9	27·4	24·0	22·8
47·3	51·8	51·5	51·5	55·5	52·5	50·6
47·4	39·1	30·5	34·3	23·3	19·0	15·8
36·7	44·2	42·1	36·8	36·4	31·8	26·4
61·4	60·2	60·2	59·8	53·3	47·9	44·6
49·9	32·1	47·0	46·6	44·3	40·2	39·4
42·2	51·2	47·8	35·0	34·0	33·4	32·8

1.

Datum	Arbeit am Ergographen		Dreharbeit		Eingeführt wurde	
	1	2	Zahl der Umdrehungen	geleistete Arbeit in mkg		3
Tabelle II						
11. Februar	20·4	33·8			Dulcin	29·5
14. „	26·8	23·8			5 grm Extr. colae Bernegau	33·7
16. „	24·9	32·7			desgl.	22·9
18. „	27·9	30·4			desgl.	36·7
21. „	17·9	39·2			desgl.	37·9
23. „	24·7	31·4			desgl.	34·7
15. Septbr.	36·7	49·2	1200	18 000	Dulcin	36·6
26. „	46·9	48·3	1200	18 000	5 grm Extr. colae Bernegau	39·7
5. Octbr.	39·5	52·6	1200	21 600	Dulcin	60·9
7. „	27·3	36·2	1200	21 600	5 grm Extr. colae Bernegau	33·7
11. „	38·5	42·1	1200	21 600	Dulcin	30·2
Tabelle						
17. Januar	19·2	89·3				80·2
19. „	34·0	60·7			5 grm Extr. colae Bernegau	63·2
21. „	36·9	39·8			Dulcin	57·0
24. „	48·8	66·9			5 grm Extr. colae Bernegau	99·6
26. „	26·3	60·6			Dulcin	41·3
29. „	73·1	58·2			5 grm Extr. colae Bernegau	62·5
31. „	26·9	55·2			Dulcin	23·1
2. Februar	129·7	75·1			desgl.	75·9
4. „	137·3	45·0			desgl.	55·8
7. „	13·2	60·7			desgl.	70·5
9. „	39·1	72·3			5 grm Extr. colae Bernegau	74·0
11. „	29·9	66·1			Dulcin	69·8
14. „	27·7	76·1			5 grm Extr. colae Bernegau	68·2
16. „	40·0	67·2			desgl.	65·1
18. „	15·9	69·5			desgl.	61·4
21. „	9·9	60·7			desgl.	52·4
23. „	37·6	68·6			desgl.	61·6
15. Septbr.	47·5	50·8	1200	18 000	Dulcin	25·8
26. „	49·5	51·7	1200	18 000	5 grm Extr. colae Bernegau	49·5
5. Octbr.	34·3	47·4	1200	21 600	Dulcin	38·7
7. „	63·0	63·8	1200	21 600	5 grm Extr. colae Bernegau	77·8
11. „	50·0	57·9	1200	21 600	Dulcin	56·1

Kola.

Arbeit am Ergographen						
4	5	6	7	8	9	10
Fortsetzung.)						
35·2	41·5	37·2	29·6	28·8	29·1	26·9
28·1	44·7	43·5	32·3	28·2	27·1	26·4
40·1	55·7	61·5	63·7	61·4	60·3	46·2
35·8	77·6	56·0	50·1	48·2	67·1	48·5
42·9	54·5	37·4	38·4	55·4	53·6	63·0
35·6	60·5	58·2	57·3	59·4	52·6	48·7
44·3	44·2	44·3	25·1	24·6	24·7	24·3
49·6	51·7	51·5	55·3	46·0	44·5	38·0
45·2	39·4	37·6	21·7	23·1	31·5	18·4
32·5	51·7	43·0	45·4	42·0	50·9	41·2
34·1	47·3	48·6	32·6	34·2	38·2	30·5
III.						
71·2	28·5	27·3	13·1	19·2	13·4	12·3
95·7	109·9	63·6	70·7	45·6	40·8	56·2
90·2	38·2	30·5	16·3	20·2	26·8	31·5
68·1	37·0	47·9	83·7	98·8	45·9	45·2
91·3	99·9	39·6	30·1	54·9	34·7	38·8
69·0	78·0	71·9	54·9	68·6	50·8	35·8
35·2	34·3	36·0	13·7	31·0	21·5	23·2
66·5	79·1	77·2	47·0	47·9	42·1	46·9
59·5	55·8	51·4	56·5	46·2	36·2	43·9
52·1	64·6	55·4	48·5	52·7	58·0	52·7
71·0	67·9	61·0	64·9	70·1	71·3	71·4
56·5	68·5	53·2	60·6	63·5	50·3	51·8
70·6	55·0	49·3	42·9	46·5	50·1	42·0
42·5	39·9	53·8	59·7	53·9	51·6	52·0
70·2	42·9	96·4	92·8	58·7	45·1	46·3
42·4	53·3	61·2	72·1	56·3	61·9	60·7
68·7	50·8	52·0	53·0	46·9	52·6	50·8
47·0	39·5	39·7	53·4	56·3	41·6	41·1
50·9	61·1	59·6	58·7	65·2	57·9	44·7
35·9	42·9	31·2	48·9	25·8	28·3	19·4
62·5	31·2	41·9	48·4	30·4	31·3	25·2
48·6	52·0	31·7	46·6	45·7	45·5	28·3

2

Datum	Arbeit am Ergographen		Dreharbeit		Eingeführt wurde	
	1	2	Zahl der Umdrehungen	geleistete Arbeit in mkg		3
						Tabell
16. April	36·1—96·0	46·4—100			Inf. coffeae e 10 grm	90·1–149·
20. „	36·2—76·5	36·4—100			Dulcin	38·3—91·
22. „	37·7—97·0	50·9—100			desgl.	36·6—67·
26. „	33·3—71·6	37·4—100			Inf. coffeae e 10 grm	44·9–105·
28. „	50·3—87·2	39·3—100			Dulcin	46·4–100·
3. Mai	26·4—51·5	43·4—100			desgl.	48·1—91·
10. „	42·1—73·8	51·6—100			Inf. coffeae e 10 grm	63·4–103·
14. „	37·9—65·7	53·6—100			desgl.	57·9–102·
14. Juni	38·6—80·1	35·7—100			Dulcin	53·3—69·
16. „	53·6—87·9	57·0—100			Inf. coffeae e 10 grm	66·1–102·
15. Septbr.	36·7—84·2	49·2—100	1200	18 000	Dulcin	36·6—62·
11. October	38·5—88·5	42·1—100	1200	18 000	desgl.	30·2—86·
14. „	50·7—86·8	58·9—100	1200	21 600	Inf. coffeae e 10 grm	58·2–103·
19. „	56·0–104·5	52·0—100	1200	21 600	Dulcin	56·3—99·
						Tabell
16. April	36·1	46·4			Inf. coffeae e 10 grm	90·1
20. „	36·2	36·4			Dulcin	38·3
22. „	37·7	50·9			desgl.	36·6
26. „	33·3	37·4			Inf. coffeae e 10 grm	44·9
28. „	50·3	39·3			Dulcin	46·4
3. Mai	26·4	43·4			desgl.	48·1
10. „	42·1	51·6			Inf. coffeae e 10 grm	63·4
14. „	37·9	53·6			desgl.	57·9
14. Juni	38·6	35·7			Dulcin	53·3
16. „	53·6	57·0			Inf. coffeae e 10 grm	66·1
15. Septbr.	36·7	49·2	1200	18 000	Dulcin	36·6
11. October	38·5	42·1	1200	21 600	desgl.	30·2
14. „	50·7	58·9	1200	21 600	Inf. coffeae e 10 grm	58·2
19. „	56·0	52·0	1200	21 600	Dulcin	56·3
						Tabelle
16. April	59·9	53·6			Inf. coffeae e 10 grm	59·7
20. „	40·3	63·6			Dulcin	53·2
22. „	59·3	49·1			desgl.	30·9
26. „	38·3	62·6			Inf. coffeae e 10 grm	60·9
28. „	36·9	60·7			Dulcin	53·7
3. Mai	25·1	56·6			desgl.	43·7
10. „	31·7	48·4			Inf. coffeae e 10 grm	40·4
14. „	27·8	46·4			desgl.	44·9
14. Juni	41·5	64·3			Dulcin	16·5
16. „	34·4	43·0			Inf. coffeae e 10 grm	36·5
15. Septbr.	47·5	50·8	1200	18 000	Dulcin	25·8
11. October	50·0	57·9	1200	21 600	desgl.	56·1
14. „	36·1	41·1	1200	21 600	Inf. coffeae e 10 grm	44·8
19. „	48·5	48·0	1200	21 600	Dulcin	43·3

Kaffee.

Arbeit am Ergographen						
4	5	6	7	8	9	10
I.						
68·1-101·4	49·9—98·4	53·6—98·0	67·4-105·4	48·3—96·0	39·7—80·6	24·8—69·5
41·2—77·5	21·8—58·8	22·7—44·8	23·8—46·2	19·5—47·8	20·1—41·2	18·8—38·6
42·5—69·7	30·6—52·1	36·8—54·7	29·9—54·3	33·1—56·3	30·7—49·9	27·3—47·5
60·2-113·8	70·4-111·1	66·9—97·8	55·5—84·9	54·9—82·4	30·1—64·8	36·2—66·2
38·1—80·1	31·7—78·7	30·3—59·1	29·3—59·3	27·1—53·6	26·3—51·5	24·7—49·4
58·3—89·5	33·8—54·4	36·4—52·0	34·3—61·1	35·5—53·9	30·7—57·9	30·7—57·5
66·7-105·4	64·9-116·2	67·3—98·8	59·8—99·6	56·9—84·7	42·9—72·6	41·6—68·4
61·3-107·9	60·8-104·6	61·1—94·2	52·4—89·1	53·3—76·4	42·1—72·1	42·0—64·2
42·0—71·1	30·2—48·5	36·6—59·8	31·4—45·1	22·5—37·02	28·2—39·9	22·1—38·1
71·7—93·6	64·8-121·0	62·6—85·4	64·8-105·1	67·8-106·0	52·7—64·8	48·4—78·5
44·3—91·3	44·2—83·7	44·3—84·0	25·1—78·5	28·6—80·9	24·7—66·3	24·3—65·4
34·1—82·7	47·3—99·3	48·6—80·3	32·6—79·2	34·2—79·9	38·2—83·7	30·5—58·8
59·9-101·8	46·5-104·1	51·4-115·9	49·2-103·0	37·9-101·3	36·7—90·6	33·3—88·2
45·1—87·3	42·0—87·9	42·8—81·7	36·4—82·6	36·9—86·5	39·4—82·8	35·5—80·7
II.						
68·1	49·9	53·6	67·4	48·3	39·7	24·8
41·2	21·8	22·7	23·8	19·5	20·1	18·8
42·5	30·6	36·8	29·9	33·1	30·7	27·3
60·2	70·4	66·9	55·5	54·9	30·1	36·2
38·1	31·7	30·3	29·3	27·1	26·3	24·7
58·3	33·8	36·4	34·3	35·5	30·7	30·7
66·7	64·9	67·3	59·7	56·9	42·9	41·6
61·3	60·8	61·1	52·4	53·3	42·1	42·0
42·0	30·2	36·6	31·4	22·5	28·2	22·1
71·7	64·8	62·6	64·8	67·8	52·7	48·4
44·3	44·2	44·3	25·1	24·6	24·7	24·3
34·1	47·3	48·6	32·6	34·2	38·2	30·5
59·9	46·5	51·4	49·2	37·9	36·7	33·3
45·1	42·0	42·8	36·4	36·9	39·4	35·5
III.						
33·3	48·5	44·4	38·0	47·7	40·9	44·7
36·3	37·0	22·1	22·4	28·3	21·1	19·8
27·2	21·5	17·9	24·4	23·2	19·2	20·2
53·6	40·7	30·9	29·4	27·5	34·7	30·0
42·0	47·0	28·8	30·0	26·5	25·2	24·7
31·2	20·6	15·6	26·8	18·4	27·2	26·8
38·7	51·3	31·5	39·8	27·8	29·7	26·8
46·6	43·8	33·1	36·7	23·1	30·0	42·2
29·1	18·3	23·2	13·7	14·5	11·8	16·0
21·9	56·2	22·8	40·3	38·2	12·1	30·1
47·0	39·5	39·7	53·4	56·3	41·6	41·1
48·6	52·0	31·7	46·6	45·7	45·5	28·3
41·9	57·6	64·5	53·8	63·4	53·9	54·9
42·2	45·9	38·9	46·2	49·6	43·4	45·2

3.

Tabelle

Datum	Arbeit am Ergographen 1	Arbeit am Ergographen 2	Dreharbeit: Zahl der Umdrehungen	Dreharbeit: geleistete Arbeit in mkg	Eingeführt wurde	3
3. Mai	26·4—51·5	43·4—100			Dulcin	48·1—91·8
12. „	30·4—64·8	43·4—100			Thee	52·1-107·9
20. „	33·6—63·4	46·5—100			Infus. theae	48·2-101·5
14. Juni	38·6—80·1	35·7—100			Dulcin	53·3—69·8
20. „	44·5—70·1	51·3—100			Thee	54·3-104·9
24. „	41·4—64·2	52·3—100			desgl.	52·1-103·4
5. October	39·5—73·8	52·6—100	1200	21 600	Dulcin	60·9—99·6
29. „	52·3-109·1	59·5—100	1200	21 600	desgl.	62·0—96·4
3. Novbr.	49·4—97·0	50·9—100	1200	21 600	Thee	36·2-103·1
5. „	49·4-113·4	55·4—100	1200	21 600	Dulcin	54·1—97·6

Tabelle

Datum	1	2	Zahl der Umdrehungen	geleistete Arbeit in mkg	Eingeführt wurde	3
3. Mai	26·4	43·4			Dulcin	48·1
12. „	30·4	43·4			Thee	52·1
20. „	33·6	46·5			desgl.	48·2
14. Juni	38·6	35·7			Dulcin	53·3
20. „	44·5	51·3			Thee	54·3
24. „	41·4	52·3			desgl.	52·1
5. October	39·5	52·6	1200	21 600	Dulcin	60·9
29. „	52·3	59·5	1200	21 600	desgl.	62·0
3. Novbr.	49·4	50·9	1200	21 600	Thee	36·2
5. „	49·4	55·4	1200	21 600	Dulcin	54·1

Tabelle

Datum	1	2	Zahl der Umdrehungen	geleistete Arbeit in mkg	Eingeführt wurde	3
3. Mai	25·1	56·6			Dulcin	43·7
12. „	34·4	56·6			Thee	55·8
20. „	29·8	53·5			desgl.	53·3
14. Juni	41·5	64·3			Dulcin	16·5
20. „	25·6	48·7			Thee	50·6
24. „	22·8	47·7			desgl.	51·3
5. October	34·3	47·4	1200	21 600	Dulcin	38·7
29. „	56·8	40·5	1200	21 600	desgl.	34·4
3. Novbr.	47·6	49·1	1200	21 600	Thee	66·9
5. „	64·0	44·6	1200	21 600	Dulcin	43·5

Thee.

Arbeit am Ergographen						
4	5	6	7	8	9	10
I.						
58·3—89·5	33·8—54·4	36·4—52·0	43·3—61·1	35·5—53·9	30·7—57·9	30·7—57·5
61·9-114·4	56·8-109·6	56·8—94·2	52·6—96·1	50·5—91·2	45·4—84·1	40·5—71·2
51·5-104·2	51·3—97·3	49·4—97·5	48·9—84·2	41·2—80·2	36·3—64·1	36·9—63·8
42·0—71·1	30·2—48·5	36·6—59·8	31·4—45·1	22·5—37·0	28·2—40·0	22·1—38·1
56·6-103·5	51·9-101·9	47·3—92·6	40·4—86·6	43·4—87·1	41·5—72·3	41·2—69·4
56·4-112·4	51·8-101·9	36·4—96·4	48·5—98·1	45·6 - 68·8	36·8—69·4	36·1—65·2
45·2—81·1	39·4—82·3	37·6--68·8	21·7—70·6	23·1—48·9	31·5—59·8	18·4—37·8
62·9-117·5	48·5—98·1	44·1—93·1	40·6—85·2	37·5 - 69·8	37·0—67·9	38·5—45·9
47·0-105·5	41·2—97·6	43·4—98·6	54·5-111·3	43·2—88·6	37·6—84·0	45·2—92·4
42·3—90·0	47·4—86·9	52·0—91·8	41·4—82·7	36·5—73·2	34·9—70·3	31·0—59·6
II.						
58·3	33·8	36·4	43·3	35·5	30·7	30·7
61·9	56·8	56·8	52·6	50·5	45·4	40·5
51·5	51·3	49·4	48·9	41·2	36·3	36·9
42·0	30·2	36·6	31·4	22·5	28·2	22·1
56·6	51·9	47·3	40·4	43·4	41·5	41·2
56·4	51·8	36·4	48·5	45·6	36·8	36·1
45·2	39·4	37·6	21·7	23·1	31·5	18·4
62·9	48·5	44·1	40·6	37·5	37·0	38·5
47·0	41·2	43·4	54·5	43·2	37·6	45·2
42·3	47·4	52·0	41·4	36·5	34·9	31·0
III.						
31·2	20·6	15·6	26·8	18·4	27·2	26·8
52·5	52·8	37·4	43·5	40·7	38·7	30·7
52·7	46·0	48·1	35·3	39·0	27·8	26·9
29·1	18·3	23·2	13·7	14·5	11·8	16·0
46·9	50·0	45·3	46·2	43·7	30·8	28·2
56·0	50·1	60·0	49·6	23·2	32·6	29·1
35·9	42·9	31·2	48·9	25·8	28·3	19·4
54·6	49·6	49·0	44·6	32·3	30·9	7·4
58·5	56·4	55·2	56·8	45·4	46·4	47·2
47·7	39·5	39·8	41·3	26·7	35·4	28·6

4.

Datum	Arbeit am Ergographen 1	Arbeit am Ergographen 2	Dreharbeit: Zahl der Umdrehungen	Dreharbeit: geleistete Arbeit in mkg	Eingeführt wurde	3
						Tabelle
28. April	50·3—87·2	39·3—100			Dulcin	46·4-100·1
30. „	56·3—97·2	63·8—100			Maté	75·4-106·1
3. Mai	26·4—51·5	43·4—100			Dulcin	48·1—91·8
27. „	53·6—81·9	51·7—100			Maté	61·8-112·4
14. Juni	38·6—80·1	35·7—100			Dulcin	53·3—69·7
18. „	52·4—86·8	61·9—100			Maté	72·1-103·4
22. „	48·5—78·6	52·4—100			desgl.	61·5-104·9
29. „	24·9—69·2	46·3—100			desgl.	44·1-110·4
8. Juli	38·3—56·1	41·3—100			desgl.	40·6-100·4
5. October	39·5—73·8	52·6—100	1200	21 600	Dulcin	60·9—99·6
19. „	56·0-104·5	52·0—100	1200	21 600	desgl.	56·3—99·6
21. „	60·0-112·5	56·2—100	1200	21 600	Maté	63·7-120·4
24. „	46·3—94·1	48·9—100	1200	21 600	Dulcin	39·9—84·9
						Tabelle
28. April	50·3	39·3			Dulcin	46·4
30. „	56·3	63·8			Maté	75·4
3. Mai	26·4	43·4			Dulcin	48·1
27. „	53·6	51·7			Maté	61·8
14. Juni	38·6	37·7			Dulcin	53·3
18. „	52·4	61·9			Maté	72·1
22. „	48·5	52·4			desgl.	61·5
29. „	24·9	46·3			desgl.	44·1
8. Juli	38·3	41·3			desgl.	40·6
5. October	39·5	52·6	1200	21 600	Dulcin	60·9
19. „	56·0	52·0	1200	21 600	desgl.	56·3
21. „	60·0	56·2	1200	21 600	Maté	63·7
24. „	46·3	48·9	1200	21 600	Dulcin	39·9
						Tabelle
28. April	36·9	60·7			Dulcin	53·7
30. „	40·9	36·2			Maté	30·7
3. Mai	25·1	56·6			Dulcin	43·7
27. „	28·3	48·3			Maté	50·6
14. Juni	41·5	64·3			Dulcin	16·5
18. „	34·4	38·1			Maté	31·3
22. „	30·1	47·6			desgl.	43·4
29. „	44·3	53·7			desgl.	66·3
8. Juli	17·8	58·7			desgl.	59·8
5. October	34·3	47·4	1200	21 600	Dulcin	38·7
19. „	48·5	48·0	1200	21 600	desgl.	43·3
21. „	52·5	43·8	1200	21 600	Maté	56·7
24. „	47·8	51·1	1200	21 600	Dulcin	45·0

Maté.

Arbeit am Ergographen 4	5	6	7	8	9	10
I.						
38·1—80·1	31·7—78·7	30·3—59·1	29·3—59·3	27·1—53·6	26·3—51·5	24·7—49·4
72·1-106·8	63·4-102·8	39·9—87·2	41·8—84·4	38·6—87·0	47·9—85·8	42·1—79·7
58·3—89·5	33·8—54·4	36·4—52·0	34·3—61·1	35·5—53·9	30·7—57·9	30·7—57·5
64·5-110·8	63·4-111·1	58·8-105·2	54·9—96·4	53·4—86·4	44·5—72·2	42·8—68·5
42·0—71·1	30·2—48·5	36·6—59·8	31·4—45·1	22·5—37·0	28·2—39·9	22·1—38·1
73·6-111·4	74·1-109·8	71·5-107·2	64·8—93·8	42·5—87·4	51·7—76·5	48·3—69·6
65·9-112·7	68·2-107·8	65·4-102·4	56·8—87·2	54·9—88·1	43·2—82·1	42·3—78·6
49·1-104·6	51·2-105·1	50·3-101·4	43·6—84·3	40·1—85·1	36·9—76·8	34·6—75·1
43·4-103·1	51·3—93·3	44·9—96·1	41·6—87·6	41·7—68·4	40·9—69·1	36·4—62·3
45·2—81·1	39·4—82·3	37·6—68·8	21·7—70·6	23·1—48·9	31·5—59·8	18·4—37·8
45·1—87·3	42·0—87·9	42·8—81·7	36·4—82·6	36·9—86·5	39·4—82·8	35·5—80·7
61·1-117·2	62·3-111·1	49·8—93·9	48·9-103·9	46·2—89·2	47·8—91·1	42·1—75·4
47·9-101·1	46·4—78·7	40·7—87·2	46·9—72·8	37·8—86·0	34·0—69·5	33·6—51·0
II.						
38·1	31·7	30·3	29·3	27·1	26·3	24·7
72·1	63·4	39·9	41·8	38·6	47·9	42·1
58·3	33·8	36·4	34·3	35·5	30·7	30·7
64·5	63·4	58·8	54·9	53·4	44·5	42·8
42·0	30·2	36·6	31·4	22·5	28·2	22·1
73·6	74·1	71·5	64·8	42·5	51·7	48·3
65·9	68·2	65·4	56·8	54·9	43·2	42·3
49·1	51·2	50·3	43·6	40·1	36·9	34·6
43·4	51·3	44·9	41·6	41·7	40·9	36·4
45·2	39·4	37·6	21·7	23·1	31·5	18·4
45·1	42·0	42·8	36·4	36·9	39·4	35·5
61·1	62·3	49·8	48·9	46·2	47·8	42·1
47·9	46·4	40·7	46·9	37·8	34·0	33·6
III.						
42·0	47·0	28·8	30·0	26·5	25·2	24·7
34·7	39·4	47·3	42·6	48·4	37·9	37·6
31·2	20·6	15·6	26·8	18·4	27·2	26·8
46·3	47·7	46·4	41·5	33·0	27·7	25·7
29·1	18·3	23·2	13·7	14·5	11·8	16·0
38·8	35·7	35·7	29·0	44·9	24·8	21·3
46·8	39·6	37·0	30·4	33·2	38·9	36·3
55·5	53·9	51·3	40·7	45·0	39·9	40·5
59·7	42·0	51·2	46·0	26·7	28·2	25·9
35·9	42·9	31·2	48·9	25·8	28·3	19·4
42·2	45·9	38·9	46·2	49·6	43·4	45·2
56·1	48·8	44·1	54·0	43·0	43·3	33·3
54·2	32·3	46·5	25·9	48·2	35·5	17·4

5.

Datum	Arbeit am Ergographen		Dreharbeit		Eingeführt wurde	
	1	2	Zahl der Umdrehungen	geleistete Arbeit in mkg		3
						Tabelle
3. Mai	26·4—51·5	43·4—100			Dulcin	48·1—91·
18. "	39·1—68·9	43·4—100			0·1 grm Coffeïn	48·1-121·
25. "	34·8—69·1	35·4—100			desgl.	52·3-112·
14. Juni	38·6—80·1	35·7—100			Dulcin	53·3—69·
5. Juli	43·6—63·9	54·4—100			0·1 grm Coffeïn	51·3-107·
14. "	24·3—69·1	43·1—100			desgl.	43·1-104·
5. October	39·5—73·8	52·6—100	1200	21 600	Dulcin	60·9—99·
11. "	38·5—88·5	42·1—100	1200	21 600	desgl.	30·2—86·
17. "	44·9—90·1	57·5—100	1200	21 600	0·1 grm Coffeïn	36·3—74·
19. "	56·0-104·5	52·0—100	1200	21 600	Dulcin	56·3—99·
						Tabelle
3. Mai	26·4	43·4			Dulcin	48·1
18. "	39·1	43·4			0·1 grm Coffeïn	48·1
25. "	34·8	35·4			desgl.	52·3
14. Juni	38·6	35·7			Dulcin	53·3
5. Juli	43·6	54·4			0·1 grm Coffeïn	51·3
14. "	24·3	43·1			desgl.	43·1
5. October	39·5	52·6	1200	21 600	Dulcin	60·9
11. "	38·5	42·1	1200	21 600	desgl.	30·2
17. "	44·9	57·5	1200	21 600	0·1 grm Coffein	36·3
19. "	56·0	52·0	1200	21 600	Dulcin	56·3
						Tabelle
3. Mai	25·1	56·6			Dulcin	43·7
18. "	29·8	56·4			0·1 grm Coffeïn	73·0
25. "	34·3	64·6			desgl.	60·3
14. Juni	41·5	64·3			Dulcin	16·5
5. Juli	20·3	45·6			0·1 grm Coffeïn	56·3
14. "	44·8	56·9			desgl.	61·4
5. October	34·3	47·4	1200	21 600	Dulcin	38·7
11. "	50·0	57·9	1200	21 600	desgl.	56·1
17. "	45·2	42·5	1200	21 600	0·1 grm Coffeïn	36·5
19. "	48·5	48·0	1200	21 600	Dulcin	43·3

Coffeïn.

Arbeit am Ergographen

4	5	6	7	8	9	10
I.						
58·3—89·5	33·8—54·4	36·4—52·0	34·3—61·1	35·5—53·9	30·7—57·9	30·7—57·5
68·4-136·3	71·9-142·4	69·8-134·2	56·7—96·8	47·8—97·4	46·8—84·2	45·9—83·6
61·1-118·4	49·5-104·5	52·1-116·4	52·3-105·6	46·9—84·5	45·6—82·1	43·4—76·4
42·0—71·1	30·2—48·5	36·6—59·8	31·4—45·1	22·5—37·0	28·2—39·9	22·1—38·1
61·4-112·6	63·6—99·4	49·5-109·4	52·3—96·8	52·1—95·3	41·7—76·1	40·9—75·6
48·4-115·1	51·3-106·3	46·4—97·6	46·1—91·3	39·5—92·1	36·9—68·4	36·6—68·2
45·2—81·1	39·4—82·3	37·6—68·8	21·7—70·6	23·1—48·9	31·5—59·8	18·4—37·8
34·1—82·7	47·3—99·3	48·6—80·3	32·6—79·2	34·2—79·9	38·2—83·7	30·5—58·8
26·1—59·9	27·6—57·5	30·0—54·3	30·1—69·6	32·9—65·1	27·4—65·2	33·7—62·1
45·1—87·3	42·0—87·9	42·8—81·7	36·4—82·6	36·9—86·5	39·4—82·8	35·5—80·7
II.						
58·3	33·8	36·4	34·3	35·5	30·7	30·7
68·4	71·9	69·8	56·7	47·8	46·8	40·3
61·1	49·5	52·1	52·3	46·9	45·6	43·4
42·0	30·2	36·6	31·4	22·5	28·2	22·1
61·4	63·6	49·5	52·3	52·1	41·7	40·9
48·4	51·3	46·4	46·1	39·5	36·9	36·6
45·2	39·4	37·6	21·7	23·1	31·5	18·4
34·1	47·3	48·6	32·6	34·2	38·2	30·5
26·1	27·6	30·0	30·1	32·9	27·4	33·7
45·1	42·0	42·8	36·4	36·9	39·4	35·5
III.						
31·2	20·6	15·6	26·8	18·4	27·2	26·8
67·9	70·5	64·4	40·1	49·6	37·4	37·7
57·3	55·0	64·3	53·3	37·6	36·5	33·0
29·1	18·3	23·2	13·7	14·5	11·8	16·0
51·2	35·8	59·9	44·5	43·2	34·4	34·7
66·7	55·0	51·2	45·2	52·6	31·5	31·6
35·9	42·9	31·2	48·9	25·8	28·3	19·4
48·6	52·0	31·7	46·6	45·7	45·5	28·3
33·8	29·9	24·3	39·5	32·2	37·8	28·4
42·2	45·9	38·9	46·2	49·6	43·4	45·2

6.

Datum	Arbeit am Ergographen 1	Arbeit am Ergographen 2	Dreharbeit: Zahl der Umdrehungen	Dreharbeit: geleistete Arbeit in mkg	Eingeführt wurde	3
						Tabelle
3. Mai	26·4—51·5	43·4—100			Dulcin	48·1—91·8
5. „	57·8—89·1	60·1—100			10 grm Alkohol	91·6-152·6
7. „	46·7—82·4	52·8—100			desgl.	94·2-134·4
14. Juni	38·6—80·1	35·7—100			Dulcin	53·3—69·7
29. October	52·3-109·1	59·5—100	1200	21 600	desgl.	62·0 - 96·4
1. Novbr.	45·9—88·5	51·4—100	1200	21 600	10 grm Alkohol	27·6—83·2
5. „	49·4-113·4	55·4—100	1200	21 600	Dulcin	54·1—97·6
						Tabelle
3. Mai	26·4	43·4			Dulcin	48·1
5. „	57·8	60·1			10 grm Alkohol	91·6
7. „	46·7	52·8			desgl.	94·2
14. Juni	38·6	35·7			Dulcin	53·3
29. October	52·3	95·5	1200	21 600	desgl.	62·0
1. Novbr.	45·9	51·4	1200	21 600	10 grm Alkohol	27·6
5. „	49·4	55·4	1200	21 600	Dulcin	54·1
						Tabelle
3. Mai	25·1	56·6			Dulcin	43·7
5. „	21·3	39·9			10 grm Alkohol	61·0
7. „	35·7	47·2			desgl.	40·4
14. Juni	41·5	64·3			Dulcin	16·5
29. October	56·8	40·5	1200	21 600	desgl.	34·4
1. Novbr.	42·6	48·6	1200	21 600	10 grm Alkohol	55·6
5. „	64·0	44·6	1200	21 600	Dulcin	43·5

Alkohol.

Arbeit am Ergographen						
4	5	6	7	8	9	10
I.						
58·3—89·5	33·8—54·4	36·4—52·0	34·3—61·1	35·5—53·9	30·7—57·9	30·7—57·5
61·6-111·2	58·9-113·3	67·8-109·7	53·7—94·3	51·7—82·5	46·9—65·4	44·3—62·4
94·2-141·2	62·7-112·0	63·5-106·8	52·2—91·8	48·3—86·1	48·2—67·7	40·1—62·4
42·0—71·1	30·2—48·5	36·6—59·8	31·4—45·1	22·5—37·0	28·2—39·9	22·1—38·1
62·9-117·5	48·5—98·1	44·1—93·1	40·6—85·2	37·5—69·8	37·0—67·9	38·5—45·9
45·6—86·0	39·7—73·7	34·3—79·5	42·3—69·2	38·0—65·3	25·6—63·3	29·1—46·9
42·3—90·0	47·4—86·9	52·0—91·8	41·4—82·7	36·5—73·2	34·9—70·3	31·0—59·6
II.						
58·3	33·8	36·4	34·3	35·5	30·7	30·7
61·6	58·9	67·8	53·7	51·7	46·9	44·3
94·2	62·7	63·5	54·2	48·3	48·2	40·1
42·0	30·2	36·6	31·4	22·5	28·2	22·1
62·9	48·5	44·1	40·6	37·5	37·0	38·5
45·6	39·7	34·3	42·3	38·0	25·6	29·1
42·2	47·4	52·0	41·4	36·5	34·9	31·0
III.						
31·2	20·6	15·6	26·8	18·4	27·2	26·8
49·6	54·4	41·9	40·6	30·8	18·5	18·1
47·0	49·3	43·3	37·6	37·8	19·5	22·3
29·1	18·3	23·2	13·7	14·5	11·8	16·0
54·6	49·6	49·0	44·6	32·3	30·9	7·4
40·4	34·0	45·2	26·9	27·3	37·7	17·8
47·7	39·5	39·8	41·3	26·7	35·4	28·6

Der Lungengaswechsel des Menschen in den verschiedenen Altersstufen.

Von

A. Magnus-Levy in Strassburg i. E. und **Ernst Falk** in Gerdauen.

(Aus dem städt. Krankenhaus am Urban zu Berlin. Abtheil. des Prof. A. Fraenkel.)

Einleitung.

Der Gaswechsel des Menschen in den verschiedenen Lebensaltern ist bereits mehrfach Gegenstand genauer Untersuchung gewesen; jede Verbesserung und Erleichterung der Methodik, jede Gewinnung neuer Gesichtspunkte rief eingehendere und die neueren Anschauungen berücksichtigende Versuche hervor. Der wesentlichste dieser neueren Gesichtspunkte ist der von Rubner (8)[1] aufgestellte, dass der respiratorische Gaswechsel, bezogen auf die Einheit der Körperoberfläche, annähernd constant sei. Die wichtigste Vervollkommnung der Methodik besteht in der schon früher geübten, aber erst von Speck (4), dann von Zuntz (9) und seinen Schülern im grossen Maassstabe durchgeführten, auch von den Franzosen vielbenutzten Technik, den Sauerstoffverbrauch neben der Kohlensäureabgabe in kurz dauernden Versuchen zu bestimmen.

Da umfassende Versuche über den Gaswechsel des Menschen in den verschiedenen Lebensaltern mit Benutzung dieser letzten Technik bisher noch ausstanden, haben wir es unternommen, hierfür die nöthigen experimentellen Unterlagen zu beschaffen.

Unsere Untersuchungen sind im Frühling 1895 begonnen und einige Zahlen bereits im Juli 1895 mit einer Andeutung unseres Planes veröffentlicht (30). Im September des gleichen Jahres erschien die umfassende Arbeit von Sondén und Tigerstedt (1) über Respiration und Gesammt-

[1] Litteraturverzeichniss im Anhang.

stoffwechsel des Menschen, die auch das Kindes- und Greisenalter ausgiebig berücksichtigte und somit eine Fortsetzung unserer Arbeit überflüssig zu machen schien. Wir glaubten sie trotzdem fortsetzen zu sollen, weil wir 1. eine andere Versuchsanordnung gewählt hatten, 2. weil wir neben der CO_2-Abgabe auch den O_2-Verzehr und die Mechanik des Athmens berücksichtigten. Ad 3. hatten wir beabsichtigt, bei Erwachsenen die grössten vorkommenden Differenzen in Bezug auf Länge und Gewicht (unter Ausschluss fettleibiger Individuen) in ihrem Einfluss auf den Gaswechsel zu studieren. — Ganz abgesehen aber von der principiellen Wichtigkeit dieser Untersuchungen für den normalen Gaswechsel, lag uns auch daran, für die zahlreichen von uns an kranken Menschen durchgeführten Analysen ein brauchbares Vergleichsmaterial am gesunden Menschen zu erhalten.

Unsere Versuche sind, abgesehen von einer kleineren Reihe, die der Eine von uns in Franfurt bei Prof. von Noorden 1895 durchführte, während unserer gemeinschaftlichen Thätigkeit an der Abtheilung des Prof. A. Fraenkel im städtischen Krankenhause am Urban zu Berlin 1895 bis 1897 ausgeführt; sie sind durchgeführt mit der in den Fachkreisen genügend bekannten Geppert-Zuntz'schen Methode[1] und mit dem von N. Zuntz seiner Zeit angegebenen Apparate.

Die Methodik besteht, um das hier nur kurz anzudeuten, darin, dass die Versuchsperson bei geschlossener Nase vermittelst eines Gummimundstückes und zweier Ventile die ganze Exspirationsluft durch ein Gasometer treibt, und dass ein aliquoter Theil dieser Exspirationsluft in Doppelanalysen nach dem Hempel'schen Princip analysirt wird. Diese Methode, bezüglich deren Einzelheiten ich auf frühere Publicationen des Zuntz'schen Laboratoriums verweise, gestattet uns, neben der Kohlensäureproduction auch den Sauerstoffverbrauch und zugleich die ganze Athemmechanik in kürzeren Versuchen zu studiren.

Eine genauere Kritik des Werthes dieser Untersuchungstechnik braucht an dieser Stelle nicht wiederholt zu werden; sie ist von uns früher ausführlich gegeben worden. Ueber den Werth der verschiedenen Methoden der Untersuchungen des Gas- und Kraftwechsels, ihre grössere oder geringere Berechtigung und Verwendbarkeit je nach dem Zweck und der Idee des Experimentes, ist eine ziemliche Uebereinstimmung unter den Vertretern der verschiedenen Schulen allmählich erzielt worden.[2] — Wir

---

[1] Dieselbe ist beschrieben bei Magnus-Levy, Pflüger's *Archiv*. Bd. LV; siehe daselbst auch die Versuchsanordnung und genaue Begründung derselben.

[2] Ich verweise speciell auf A. Magnus-Levy, Pflüger's *Archiv*. Bd. LV. S. 108 ff. — Fritz Voit, *Zeitschrift für Biologie*. Bd. XXXV. S. 119. — Rubner bei Rubner-Heubner, *Ebenda*. Bd. XXXVI. S. 16 letzter Absatz.

brauchen somit an dieser Stelle nur die für unsere Arbeit und deren Versuchsanordnung maassgebenden Gesichtspunkte anzuführen:

Im absolut nüchternen Zustande (12 Stunden nach der letzten Nahrungsaufnahme), in liegender Stellung bei möglichst weitgehender Muskelentspannung wird bei jedem Menschen ein Minimum des Gaswechsels erreicht, das für das einzelne Individuum annähernd constant ist, (und sich von den Verhältnissen im Schlafe kaum unterscheidet). Die so erhaltenen Werthe bedeuten den Aufwand, der zur Erhaltung normalen Lebens unbedingt nöthig ist. Sie erfahren eine bei verschiedenen Menschen naturgemäss sehr ungleiche Erhöhung durch die Verdauungsarbeit und durch die Thätigkeit der Muskeln, und zwar fällt der letztere Factor schon stark in's Gewicht bei jenem Zustande, den man, wie im gewöhnlichen Leben, so auch in zahlreichen früheren Untersuchungen als „Ruhe“ bezeichnet. — Für eine rein theoretische Betrachtung, für den Vergleich der in der inneren Organisation begründeten verschiedenen Intensität des Kraftwechsels erscheinen uns einzig und allein die Untersuchungen in dem oben angeführten Zustande berechtigt.

Wir haben dementsprechend hier nur solche Versuche wiedergegeben, in denen unsere Individuen ganz nüchtern, bei vollkommener körperlicher Ruhe im Bette, ohne jeden Druck von Seiten der Kleider und andere störende Momente untersucht worden sind. Die Experimente wurden in den frühen Tagesstunden in einem dafür reservirten Zimmer zumeist an Insassen des Krankenhauses durchgeführt. Die Dauer der eigentlichen Untersuchung erstreckte sich auf etwa $^3/_4$ bis 1 Stunde, während welcher Zeit zwei Versuche unmittelbar nach einander mit je zwei Analysen durchgeführt wurden. Der eigentlichen Untersuchung und Probeentnahme ging eine 10 bis 15 Minuten währende Vorathmung voraus, bis sich die Individuen auf eine gleichmässige Athemmechanik eingestellt hatten.

Die Personen athmeten während der 2 bis 3 Minuten dauernden Pause zwischen je zwei Probeentnahmen gleichmässig durch die Gasuhr fort; die Dauer des ganzen Versuches betrug somit meist über eine Stunde (60 bis 80 Minuten), von welcher Zeit etwa drei Viertel auf die eigentliche Untersuchung fiel. Die Zerlegung unserer Versuche in zwei Hälften hatte nur den Zweck, durch den Vergleich zwischen diesen beiden Hälften eine Controle zu gewinnen, eine grössere Richtigkeit unserer Resultate zu sichern; nur selten sind, wenn entweder der eine Halbversuch bei den Analysen verunglückte, oder die Beschaffenheit der Versuchspersonen zu kürzeren Untersuchungen zwangen, Versuche von der halben Dauer der oben angegebenen Zeit angestellt worden. Letzteres war z. B. der Fall bei dem kleinsten von uns untersuchten Knaben ($2^1/_2$ Jahre), sowie einige Male bei unseren Greisen. Die meisten Personen mussten sich an die leichten

Unannehmlichkeiten der Versuchstechnik erst gewöhnen, so dass vielfach das erste oder die beiden ersten Experimente unrichtige und zu hohe Werthe ergaben. Ausser derartigen, von uns hier nicht berücksichtigten Versuchen sind nur solche weggelassen, in welchen die Versuchsprotocolle ausdrücklich störende Momente, Unruhe und Unbehaglichkeit seitens der Versuchspersonen anführten. Es ist das im Allgemeinen nur selten der Fall gewesen, und so giebt unsere Arbeit möglichst objectiv und vollständig uncorrigirt und ungesiebt die Resultate unserer Untersuchungen.

Es dienten zu denselben 16 Knaben im Alter von $2^1/_2$ bis 16 Jahren, 9 Mädchen von $6^1/_2$ bis 14 Jahren; 10 Männer zwischen 22 und 56 Jahren, 15 Frauen von 17 bis 57 Jahren; 5 Greise von 64 bis 78 Jahren und 7 Greisinnen von 71 bis 86 Jahren, im Ganzen also 62 Individuen. Das Säuglingsalter blieb ausgeschlossen. Zumeist lagen für jedes Individuum 3 bis 6 tadellose Versuche vor, hier und da mussten wir uns mit minder zahlreichen begnügen; in wichtigen Fällen jedoch wurden zur Gewinnung möglichst sicherer Resultate längere Untersuchungsreihen angestellt.[1] Die meisten unserer Individuen waren Krankenhausinsassen aus der weniger begüterten Classe der Gesellschaft. Doch waren es im Uebrigen gesunde Individuen, die wegen leichten Affectionen in Behandlung gewesen waren, und fanden die Untersuchungen erst geraume Zeit nach vollständiger Abheilung statt. Ein Theil der Personen, namentlich in den jüngsten und ältesten Altersclassen, war freilich körperlich weniger gut ausgebildet, als es für einzelne Zwecke unserer Arbeit wünschenswerth gewesen wäre. Nach dieser Richtung hin stehen unsere Versuchsindividuen, theilweise wenigstens, hinter jenen von Sondén und Tigerstedt zurück, die in der Lage waren, fast ausnahmslos gut genährte Personen aus den wohlhabenden Kreisen zu untersuchen; doch glauben wir, dass unsere Versuche darum nichts Wesentliches an Werth einbüssen.

Unsere Versuche sind, nach Geschlechtern getrennt, sämmtlich nach steigenden Gewichten angeordnet. Für die Kinder fällt, abgesehen von einzelnen Ausnahmen, das steigende Gewicht im Allgemeinen mit steigendem Alter zusammen; für das Mannesalter (in unseren Versuchen 22 bis 57 Jahre beim Mann, 17 bis 57 Jahre beim Weib) kam auschliesslich das Princip des steigenden Gewichtes (und dementsprechend das der steigenden Körperoberfläche) in Betracht, da eine wesentliche Veränderung des Gaswechsels durch das verschiedene Alter in dieser Lebensperiode aprioristisch aus-

[1] Viele der so gewonnenen Zahlen erfuhren weitere Bestätigung durch Versuche, die sich an die hier wiedergegebenen anschliessen, zum Zweck der Ermittelung des Einflusses gewisser Medicamente auf den Gaswechsel; meist fehlte ein solcher, und erhielten wir dann die gleichen Werthe wie vorher, doch haben wir solche Versuche mit Medicamenten, auch wenn sie wirkungslos blieben, hier nicht berücksichtigt.

geschlossen werden durfte. Auch für das Greisenalter wurde lediglich das Gewichtsprincip durchgeführt, da nur auf diese Weise eine gute Vergleichbarkeit mit dem Gaswechsel im Kindes- und Mannesalter erzielt werden konnte. Es wäre ja wohl wünschenswerth gewesen, im Mannes- und vor allen Dingen im Greisenalter den Vergleich für gleichschwere Individuen in verschiedenem Alter durchzuführen; doch ist dafür die Zahl der Versuchsindividuen, da wir eben auf ein beschränktes Material angewiesen waren, zu gering gewesen. Der Vergleich nach steigendem Lebensalter wird aber, so weit möglich, im Texte der Arbeit berücksichtigt werden.

Wir theilen in der folgenden Abhandlung zunächst unsere eigenen Untersuchungen und die aus ihnen zu entnehmenden Folgerungen mit. Mit dieser räumlichen Voranstellung, die wir aus Zweckmässigkeitsgründen wählen, wollen wir keineswegs eine Originalität unserer Anschauungen und Versuchsanordnung gegenüber der früheren in Anspruch nehmen und ebenso wenig die Neuheit unserer Schlüsse damit documentiren. Vielfach, wenn auch nicht durchweg, können wir ja geltende Anschauungen bestätigen. — In der dann folgenden Besprechung früherer Arbeiten verzichten wir auf eine Schilderung des historischen Entwickelungsganges der Lehre vom menschlichen Gaswechsel (sie findet sich bei Sondén und Tigerstedt), wie auch auf eine vollständige Uebersicht aller vorliegenden Arbeiten. Wir haben nur solche berücksichtigt, die wesentliche Gesichtspunkte bringen, und solche, die ein grösseres und mit dem unserigen gut und direct vergleichbares Material enthalten.

I. Theil.

Eigene Untersuchungen.

1. Der Gaswechsel pro Individuum und Kilo.

Wir geben zunächst die in unseren Versuchen erhaltenen Zahlen für jedes Individuum auf 1 Minute berechnet wieder.

a) Männliches Geschlecht.

Zur Untersuchung kamen 16 Knaben[1] von $2^1/_2$ bis 17 Jahren und 11·5 bis 57·5 kg Gewicht, 10 Männer im Alter von 22 bis 56 Jahren und 43 bis 88 kg Gewicht und 5 alte Männer von 64 bis 78 Jahren und 48 bis 70 kg Gewicht. Die Anordnung der Tabelle bedarf wohl keiner Erläuterung. Alle Gewichte sind früh bei nüchternem Magen nach Abzug

[1] Um einen ungefähren Anhalt für die Entwickelung unserer Kinder zu geben, theile ich hier die Gewichte und Längen von Knaben verschiedenen Alters nach

der Kleider bestimmt. Sämmtliche Gasvolumina sind auf 0°, 760 mm Druck und Trockenheit reducirt (s. Tabelle I).

Zunächst einige Worte über die **Athemmechanik.**

Die Werthe für die Ventilationsgrösse, d. h. die Menge der in der Minute ausgeathmeten und die für die Ausnutzung der eingeathmeten Luft, d. h. die Menge des Sauerstoffes, die der Mensch ihr entnimmt und diejenige der Kohlensäure, die er an sie abgiebt, schwanken in folgenden Breitengraden. Es beträgt in abgerundeten Zahlen

	Ventilationsgrösse	O_2-Deficit	CO_2-Plus
bei kleinen Knaben	3·5—5·6 Lit.	2·62—3·89 Proc.	2·19—3·29 Proc.
„ grösseren „	4·3—6·0 „ (einmal 8·3 Lit.)	2·92—4·26 „	2·40—3·60 „
„ Männern . . .	4·5—7·0 „	3.23—4·47 „	2·63—3·71 „
„ Greisen . . .	6·0—8·7 „	2·45—4·07 „	1·79—3·30 „

Im Allgemeinen steigt in unseren Versuchen[1] bei den Männern die Menge der exspirirten Luft mit dem Gewicht des Individuums und mit der Grösse des chemischen Gaswechsels und nutzen sie die Luft ziemlich gut aus.

Die Ventilation ist bei den Knaben nicht viel geringer als bei den Erwachsenen, bei den Greisen hingegen höher. Greise und Kinder athmen weniger ökonomisch, sie nutzen die Luft schlechter aus. Für die kleineren Knaben mag das daran liegen, dass die, absolut freilich nicht sehr grossen Widerstände bei der Athmung durch Ventile und Gasuhr sich für ihre kleinere Exspirationskraft stärker bemerkbar machen als bei den Männern; und vielleicht spielt etwas Aehnliches eine Rolle für die Greise, deren Lungen und Brustkorb ja weniger elastisch sind. — Ueber die Zahl der Athemzüge ist nicht viel zu sagen. Sie beträgt zumeist zwischen 11 und 20 in der Minute, nur bei dem Knaben Nr. 15 und dem Manne Nr. 3 findet sich eine Frequenz von 8. Dem entsprechend variirt die Tiefe des einzelnen Athemzuges. Es giebt eben Individuen, bei denen die Frequenz stets so

---

Quetelet (citirt in Vierordt's *Physiologie des Kindesalters.* 1877. S. 14 u. 23) in abgerundeten Zahlen zum Vergleich mit.

Alter	2	3	4	5	6	7	8	9	10 Jahre
Gewicht	11·34	12·5	14·2	15·8	17·2	19·1	20·8	22·7	24·5 kg
Länge	80	87	93	99	105	110	116	122	128 cm
Alter	11	12	13	14	15	16	17	18	25 Jahre
Gewicht	27·1	29·8	34·4	38·7	43·6	49·7	52·9	57·9	62·9 kg
Länge	133	138	143	149	155	160	164	166	168 cm

[1] Das Resultat der einzelnen Versuche bei jenen Individuen findet sich im Anhang.

Tabelle

Der Gaswechsel männlicher Personen

Nummer und Name	Alter Jahre	Gewicht kg	Länge cm	Exspirationsluft ccm	O_2-Deficit Proc.	CO_2-Plus Proc.	Resp.-Quot. in $^1/_{1000}$
Knaben							
1. C. St.	$2^1/_2$	11·5	—	4289	2·62	2·19	837
2. M. N.	6	14·5	110	3696	3·62	2·91	804
3. Fr. H.	6	18·4	110	4320	3·24	2·62	806
4. G. H.	7	19·2	112	4984	3·06	2·62	859
5. K. W.	7	20·8	110	5650	2·93	2·42	824
6. E. J.	9	21·8	115	3804	3·89	3·29	845
7. P. Oe.	11	26·5	129	5171	3·20	2·59	809
8. A. T.	10	30·6	131	5101	3·76	3·13	833
9. O. Gr.	14	36·1	142	5739	3·28	2·74	834
10. E. K.	14	36·8	141·5	4327	4·26	3·60	844
11. K. Ke.	16	39·3	149	6032	3·23	2·67	826
12. R. D.	17	40·0	154	5276	3·75	3·29	876
13. A. N.	14	43·0	149	5998	3·67	2·99	813
14. K. W.	17	44·3	154	5982	3·57	3·35	940
15. L. Z.	16	57·5	ca. 160	ca. 4—5 l.	—	—	820
16. B.	16	57·5	170	8306	2·92	2·40	821
Männer							
1. Rud.	24	43·2	ca. 148	5581	3·51	2·63	750
2. L.	30	50·8	153	5874	3·23	2·66	826
3. Rutt.	26	53·0	153	5518	3·98	3·31	833
4. W.	56	56·5	ca. 170	—	—	—	766
5. B.	32	58·0	161	5623	3·94	2·99	760
6. Prof. Z.	43	65·0	ca. 161	ca. 4500	—	—	740
7. Dr. M.-L.	25	67·5	167	5180	4·47	3·71	830
8. Dr. L.-Z.	22	67·5	167	—	—	—	865
9. Sp.	29	82·7	175	6953	4·28	3·24	757
10. Schm.	22	88·3	176	6850	4·26	3·47	814
Greise							
1. A. Kr.	71	47·8	164	6040	2·70	2·13	790
2. Be.	70	60·0	165	6544	2·86	2·46	862
3. Ki.	78	68·5	162	7200	2·48	1·79	725
4. Wa.	77	69·3	172	8706	2·45	1·94	795
5. He.	64	70·4	160	6234	4·07	3·30	811
Normalmänner							
6. 7. 8	22—43	66·7	166	ca. 5000	ca. 4·56	ca. 3·70	812

I.

pro Individuum und Minute.

O_2-Verbrauch ccm	CO_2-Ausathmung ccm	Relationszahlen O_2	Relationszahlen CO_2	Respirations-Frequenz	Puls-Frequenz	Zahl der Versuche	Bemerkungen
112·2	93·9	49	51	38	120	3	normal
133·6	107·3	59	58	16	100	5	etwas zurückgeblieben
139·9	112·6	61	61	—	—	4	normal
152·2	130·6	67	71	20	92	3	„
165·7	136·7	73	74	—	—	3	„
148·0	125·1	65	68	18	94	4	etwas klein
165·5	133·6	73	72	—	—	3	normal
192·0	159·9	84	87	16	—	5	sehr gut entwickelt
188·1	157·0	83	85	17	74	7	normal
184·3	155·5	81	85	13	92	4	„
194·4	160·6	85	87	17	80	5	etwas zurückgeblieben
198·0	173·5	87	94	15	56	3	„ „
220·4	179·2	97	97	16	62	4	normal
212·7	200·0	93	108	16	94	2	etwas zurückgeblieben
235·6	192·2	103	104	8	—	3	} sehr gut entwickelt
242·2	199·2	106	108	22	92	3	
195·8	146·9	86	80	19	72	2	sehr klein u. mager
189·4	156·4	83	85	13	66	5	klein u. mager
219·5	182·8	96	99	8	68	4	fettarm
222·0	168·5	97	91	—	—	ca. 40	„
221·2	168·2	97	91	16	76	5	normal
220·6	162·5	97	88	—	—	3	mässiges Fett am Bauch
231·3	192·2	101	104	—	—	4	} fettarm, sehr muskulös
231·3	200·2	101	108	—	—	2	
297·6	225·4	131	122	14	82	3	„ „ „
291·7	237·4	128	128	14	64	4	gutes Fettpolster
163·2	129·0	72	70	18	68	6	sehr fettarm, rüstig
187·6	161·6	82	88	18	64	4	fettarm, rüstig
178·8	129·3	78	70	20	66	5	„ äusserst rüstig
213·9	169·6	94	92	18	90	3	„ rüstig
253·7	205·5	111	111	11	76	4	sehr muskulös (keinerlei Anzeichen v. Senium)
227·9	185·0	100	100	—	—	—	

niedrig und die Tiefe des einzelnen Athemzuges besonders gross ist (Speck athmete 6 Mal in der Minute, ebenso das unter Nr. 11 in unserer Tabelle II verzeichnete Mädchen).

Die absolute Grösse des Sauerstoffverbrauches und der Kohlensäureproduction schwankt in folgenden Grenzen

			Relationszahlen	
	O_2 ccm	CO_2 ccm	O_2	CO_2
kleinere Knaben	112—166	94—137	49— 73	51— 74
grössere „	184—242	155—200	81—106	85—108
Männer . . .	189—298	147—237	83—131	80—128
Greise . . .	163—254	129—206	72—111	70—111

Der Gaswechsel des kleinsten Knaben (Nr. 1) von $11^1/_2$ kg Gewicht ist halb so hoch, wie der der 6 Mal so schweren, ausgewachsenen Männer (66·7 kg).

Im Allgemeinen steigt innerhalb der einzelnen Gruppen mit dem Gewicht der absolute Betrag des Sauerstoffverzehrs und der Kohlensäureabgabe, jedoch nicht in arithmetischer Proportion, was bereits die ältesten Untersucher erkannt hatten.

Um die in der Tabelle I niedergelegten absoluten Zahlen bequem unter einander vergleichen zu können, empfiehlt es sich, als Maasseinheit die Werthe für gut entwickelte und normale Durchschnittsmänner einzusetzen.[1] (Das Gleiche geschieht an entsprechender Stelle für das weibliche Geschlecht.) Als solche betrachte ich die drei unter Nr. 6, 7 und 8 angeführten Individuen von 22, 25 und 43 Jahren (Aerzte in vollkommener Gesundheit); der erste, 161 cm lang, damals 65 kg schwer, ist gracil gebaut, hatte zur Zeit der Versuche nur eine mässige Fettansammlung am Bauche, im Uebrigen eine leidlich gut entwickelte, ziemlich straffe und eingeübte

[1] Eine ähnliche Relation haben Sondén und Tigerstedt in ihrer grossen Arbeit durchgeführt. Nur haben sie nicht, wie wir, als Maasseinheit Männer bezw. Frauen von einer guten Entwickelung und Normalmaassen als Vergleichseinheit gewählt, sondern allemal (vgl. ihre Tabellen auf S. 73 u. 89) die schwersten Personen (Männergruppe Nr. 18 = 84·6 kg = 57 Jahre, und Frauengruppe Nr. 12 = 66·9 kg = 65 Jahre). Ueber die Grösse ihrer Individuen finden sich nirgends Angaben, über deren Constitution nur einige Andeutungen. Da sie im Allgemeinen Personen aus den wohlhabenden Classen zu ihren Versuchen benutzen konnten, so ist das in denselben fast überall hervortretende Ansteigen des Gewichtes mit dem Lebensalter bei den Gruppen der Erwachsenen wohl nicht auf eine grössere Körperlänge, als vielmehr auf einen erheblicheren Fettreichthum ihrer älteren Individuen zu beziehen. Solche wohlbeleibteren Personen besitzen aber, sowohl pro Kilo Gewicht wie pro Quadratmeter Körperoberfläche, einen geringeren Umsatz als erwachsene, „normal gebaute" Menschen. — So fallen naturgemäss die Relationen bei Sondén und Tigerstedt etwas anders aus als bei uns. — Für unsere Zwecke erscheint uns die von uns gewählte Beziehung auf Normalmenschen richtiger.

Tabelle II.

Der Gaswechsel männlicher Personen
pro Minute und Kilo.

	Nr.	Alter Jahre	Länge cm	Gewicht kg	pro Kilo u. Minute O_2 ccm	pro Kilo u. Minute CO_2 ccm	Relationszahlen O_2	Relationszahlen CO_2
Knaben	1.	2½	?	11·5	9·76	8·16	285	295
	2.	6	110	14·5	9·21	7·39	269	267
	3.	6	110	18·4	7·61	6·12	223	221
	4.	7	112	19·2	7·93	6·80	232	245
	5.	7	110	20·8	7·97	6·57	233	237
	6.	9	115	21·8	6·79	5·73	199	207
	7.	11	129	26·5	6·24	5·04	183	182
	8.	10	131	30·6	6·28	5·23	184	189
	9.	14	142	36·1	5·21	4·37	152	158
	10.	14	141·5	36·8	5·01	4·23	146	153
	11.	16	149	39·3	4·94	4·08	144	147
	12.	17	154	40·0	4·95	4·34	145	156
	13.	14	149	43·0	5·13	4·17	150	150
	14.	17	154	44·3	4·80	4·52	140	163
	15.	16	160	57·5	4·10	3·34	120	120
	16.	16	170	57·5	4·21	3·46	123	125
Männer	1.	24	148	43·2	4·53	3·40	132	123
	2.	30	153	50·8	3·73	3·08	109	111
	3.	26	153	53·0	4·14	3·45	121	125
	4.	56	170	56·5	3·93	2·98	118	108
	5.	32	161	58·0	3·81	2·90	111	105
	6.	43	161	65·0	3·39	2·50	} 100	} 100
	7.	25	167	67·5	3·43	2·86		
	8.	22	167	67·5	3·43	2·97		
	9.	29	175	82·7	3·60	2·72	105	98
	10.	22	176	88·3	3·30	2·69	96	97
Greise	1.	71	164	47·8	3·42	2·70	100	97
	2.	70	165	60·0	3·13	2·70	91	97
	3.	78	162	68·5	2·61	1·89	76	68
	4.	77	172	69·3	3·08	2·44	90	88
	5.	64	160	70·4	3·60	2·92	105	105
Normalmänner	6. 7. 8	22—43	165—167	66·7	3·41	2·77	100	100

Musculatur; die beiden jüngeren Aerzte (je 167 cm hoch, 67·5 kg schwer) sind stark knochig, fettarm, von sehr kräftiger, gut entwickelter Musculatur und beide weit über das Durchschnittsmaass hinaus gut trainirt. Diese drei Personen standen sich in ihrem Gaswechsel ziemlich nahe und dürften die Durchschnittswerthe des letzteren dem eines gut entwickelten kräftigen leistungsfähigen Mannes von mittlerer Grösse und Gewicht auf der Höhe des Lebens etwa entsprechen. Diese „Normalwerthe für den Durchschnittsmann" würden somit betragen: 66·7 kg, 165 cm, 5 Liter Exspirationsluft, 227·7 ccm O_2, 185·0 ccm CO_2 pro Minute; respiratorischer Quotient: 812 (auf das Kilogramm entfallen 3·42 ccm O_2 und 2·77 ccm CO_2).

In Tabelle II stelle ich die pro Kilogramm und Minute erhaltenen Grössen, sowie die Relationszahlen, verglichen mit dem eben angeführten Normalmaasse, zusammen (s. vor. Seite).

Die in Tabelle II angeführten Relationszahlen zeigen, dass der Gaswechsel kleiner Knaben pro Kilogramm 2 bis 3 Mal so gross ist als derjenige des „Normalmenschen", derjenige grösserer Knaben beträgt 120 bis 190 Procent dieser Grösse; bei den Männern finden sich Schwankungen von 96 bis 130 Procent des Solls, wobei im Allgemeinen die grösseren Zahlen dem geringeren Gewichte entsprechen. Bei den Greisen betragen die Relationszahlen, wenn wir den 64 jährigen Mann ausnehmen, dessen Gaswechsel und körperliches Verhalten noch keine Eigenthümlichkeit des Greisenalters zeigten, 68 bis 100 Procent.

Wir führen nunmehr die entsprechenden Zahlen und Berechnungen für das weibliche Geschlecht auf.

b) Weibliches Geschlecht.

Die Anordnung der Versuche in unserer Tabelle ist genau dieselbe wie bei den Männern. Zur Untersuchung kamen: 9 Mädchen von $6^1/_2$ bis 14 Jahren[1] im Gewicht von 18·2 bis 42 kg, 15 Frauen von 17 bis 57 Jahren und 31 bis 76·5 kg Gewicht sowie 7 Greisinnen von 71 bis 86 Jahren mit dem Gewichte von 30·3 bis 59·3 kg.

In der folgenden Tabelle III finden sich einige Individuen, deren Zahlen nicht ohne Weiteres mit den anderen in Vergleich zu stellen sind. Die Frau Nr. 6 (57 Jahre) zeigte deutliche Spuren des Seniums und hätte wohl

[1] Gewicht und Länge der Mädchen beträgt nach Quetelet (bei Vierordt):

Alter	2	3	4	5	6	7	8	9	10 Jahre
Gewicht	10·7	11·8	13·0	14·4	16·0	17·5	19·1	21·4	23·5 kg
Länge	78	85	91	98	103	109	115	121	126 cm

Alter	11	12	13	14	15	16	17	18	25 Jahre
Gewicht	25·7	29·8	32·9	36·7	40·4	43·6	47·3	51·0	53·3 kg
Länge	129	134	142	148	150	152	155	156	158 cm

besser ihren Platz unter den Greisinnen gefunden, da auch ihr Gaswechsel dem der alten Weiber ähnlich war. Die Frau Nr. 15 zeigt relativ niedrige Werthe; sie war, wenn auch nicht fettleibig, so doch, bei sonst äusserst robuster Constitution, mit einem recht reichlichen, straffen Fettpolster ausgestattet. Die Werthe für Nr. 5 und 6 der alten Frauen sind entschieden zu hoch; bei beiden konnten wir nur je einen Versuch anstellen und „völlige Ruhe" nicht erzielen. Wir haben sie in die Tabelle mit aufgenommen, da die bei ihnen erhaltenen „Maximalwerthe" die Schlüsse für den Gaswechsel der Greise stützen.

Die Ventilationsgrösse und die Ausnützung der Luft betragen in unseren Versuchen für:

	Ventilationsgrösse	O_2-Deficit	CO_2-Plus
Mädchen . .	3·2—6·7 Liter	2·05—4·22	1·65—3·65
Frauen . . .	4·1—6·6 „	2·75—4·18	2·27—3·42
Greisinnen . .	5·1—7·0 „	2·29—3·19	1·83—2·42

Der obige Befund, dass unter unseren Versuchsbedingungen junge und sehr alte Individuen weniger haushälterisch athmen als solche in mittleren Lebensaltern, gilt also auch für das weibliche Geschlecht; und wenn auch dieses Resultat für alte Leute in unseren Versuchen dadurch etwas ungünstig beeinflusst ist, dass mehrere der alten Frauen nur 1 bis 2 Versuche mitgemacht und sich somit noch nicht auf den ihnen voraussichtlich zukommenden niedrigeren Gaswechsel eingestellt hatten, so ist die Ventilationsgrösse doch auch bei unseren besten alten Versuchsindividuen Nr. 4, 7), bei denen wir unter Fortfall der ersten Uebungsversuche über sechs bis acht vorzügliche Experimente verfügen, entschieden sehr hoch.

Für den Vergleich des chemischen Gaswechsels pro Minute, bezogen auf das Individuum (wie auf das Kilogramm Gewicht), empfiehlt es sich auch hier, Normalzahlen für ein gesundes, kräftiges „Durchschnittsweib" aufzustellen, wie wir das oben für das männliche Geschlecht gethan haben. Als solche Personen betrachten wir die drei unter Nr. 11, 12 und 13 angeführten Weiber im Alter von 20, 26 und 28 Jahren. Ihr Gewicht betrug 61 bis 62·7 ^{kg}, ihre Grösse 156 bis 167 ^{cm}; ihr Gaswechsel weicht unter einander freilich etwas mehr ab als derjenige meiner „Normalmänner". Wir haben speciell den Eindruck, dass die Werthe für Nr. 11 etwas hoch liegen und dass die niedrigsten für Nr. 12 eigentlich dem Normalsoll am nächsten kommen. Trotzdem haben wir, um jede Willkürlichkeit auszuschliessen, den Durchschnitt für diese drei Weiber berechnet und unseren Berechnungen zu Grunde gelegt; er würde betragen:

61·7 ^{kg}, 234·1 ^{ccm} O_2, 188·4 ^{ccm} CO_2, RQ:805; pro Kilogramm berechnet 3·79 ^{ccm} O_2, 3·05 ^{ccm} CO_2.

Tabelle

Der Gaswechsel weiblicher Personen

Nummer und Name	Alter Jahre	Gewicht kg	Länge cm	Exspirationsluft ccm	O_2-Deficit Proc.	CO_2-Plus Proc.	Resp.-Quot. in $^1/_{1000}$
Mädchen							
1. A. K.	7	15·3	107	6110	2·05	1·65	806
2. D. M.	6½	18.2	—	3495	3·87	3·14	811
3. A. M.	12	24·0	129	3519	3·84	3·53	918
4. Fr. W.	12	25·2	128	3194	4·22	3.48	824
5. E. Gl.	13	31·0	138	4198	4·09	3·65	892
6. H. Sch.	11	35·0	141	5446	3·45	2.89	838
7. Fr. Th.	14	35·5	143	4847	3·87	3·18	821
8. H. Sch.	12	40·2	—	6704	2·94	2·30	783
9. M. P.	11	42·0	149	5720	3·69	2·96	802
Frauen							
1. B. K.	40	31	135	5580	2·75	2·27	825
2. Gd.	38	32·2	133	4184	3·82	3·10	812
3. W. Spr.	35	37·9	142	5136	3·42	2·60	760
4. O. K.	25	39·0	139	5403	3·66	2·74	750
5. L. Gr.	21	47·2	147	5180	3·74	3·03	810
6. Gu.	(57	47·4	? klein	4998	3·39	2·46	726
7. M. W.	20	49·0	159	5903	3·25	2·87	884
8. H. M.	28	51·2	157	6091	3·46	2·83	818
9. H. Sch.	18	54·0	152	5330	4·12	3·40	824
10. M. Kl.	17	54.0	156	4837	4·18	3.42	819
11. E. Spl.	28	61·3	156	6634	3·81	3·11	816
12. L. W.	20	61.0	167	5385	4·03	3·29	817
13. Schw. M.	26	62·7	(155)?	6247	3·73	2·92	782
14. A. Sche.	22	68·2	159	6300	3·68	3·03	822
15. Br. K.	(27	76·5	169	5565	4·18	3.02	723
Greisinnen							
1. Ki.	75	30·3	sehr klein	5135	2·51	1·92	768
2. He.	74	39·4	klein	7040	2·44	1·83	750
3. Kn.	75	41·2	„	6723	2·29	2·05	898
4. Kl.	71	49·5	145	6036	2·59	2·10	807
5. Schm.	(83	51·0	146	5998	3·19	2·42	760
6. Ho.	(83	53·5	klein	6336	2·82	2·23	790
7. Schä.	86	59·3	150	6784	2·41	1·99	825
Normalfrauen							
11. 12. 13	21—28	61·7	155—167	6085	3·85	3·10	805

III.

pro Individuum und Minute.

O_2-Verbrauch ccm	CO_2-Ausathmung ccm	Relationszahlen O_2	Relationszahlen CO_2	Respirations-Frequenz	Puls-Frequenz	Zahl der Versuche	Bemerkungen
125·1	100·9	53	54	—	—	3	etwas dürftig
135.0	109·6	58	58	—	80	3	gut entwickelt
135·2	124·2	58	66	15	76	4	etwas zurückgeblieben
135·0	111·3	58	60	16	—	2	
171·7	153·1	73	81	16	—	3	normal
187·6	157·3	80	83	16	—	2	in d. Entwickelung voraus
187·4	153·8	80	82	15	96	4	normal
197·6	154·5	84	82	28	84	1	in d. Entwickelung voraus
211.0	169.2	90	90	—	—	3	„ „ „ s. weit „
153·5	126·6	66	67	19	—	3	sehr klein und mager
159·7	129·5	68	69	13	84	3	„ „ „ „
175·5	133·3	75	71	21	—	6	klein und mager
197.4	148·1	84	79	—	—	3	„ „ „
193·6	156·6	83	83	20	—	3	fettarm
169·5	123.2	72	65	20	96	4)	„ Senium proecox
191·6	169·4	82	90	22	62	3	normal
210·8	172·0	90	91	20	—	3	„
219·8	181·1	94	96	18	76	2	„
202·1	165·4	86	88	14	—	3	„
252·7	206·1	108	109	6	60	5	„
216·8	177·0	93	94	—	60	3	„
232·9	182·1	100	96	18	80	1	„
232·0	190·6	99	101	23	—	3	„
232·4	168·2	100	90	19	—	2)	sehr robust, fettreich
128·6	98·6	55	52	—	—	2	äusserst mager, Marasmus
172·0	128·7	73	68	—	—	3	mager, leidlich rüstig
153·6	137·6	66	73	—	—	2	„ „ „
156·6	126·5	67	67	18	84	6	fettarm, rüstig
191·3	145·4	82	77	22	80	1)	„ „
179·0	141·3	77	75	—	—	1)	„ „
163·8	135·2	70	72	20	70	8	normal, ausserord. rüstig.
234·1	188·4	100	100	12	67	—	

Der Vergleich zwischen diesen Durchschnittswerthen mit denjenigen des unter Nr. 12 angeführten Mädchens, welches uns, wie gesagt, am ehesten das Normale zu repräsentiren scheint, erweist, dass diese Durchschnittswerthe nur um $6^1/_2$ Procent für den Sauerstoff und um 5 Procent für die Kohlensäure die Werthe für Nr. 12 übersteigen. —

Der niedrigste Werth von 125 ccm O_2 und 100 ccm CO_2 findet sich bei dem 7jährigen Kinde von 15 kg; er beträgt bereits über die Hälfte des Mittels der ausgewachsenen Weiber, die etwa vier Mal so schwer sind. Die absoluten Zahlen steigen bei den Kindern langsam und erreichen bei einem Gewichte von 35 bis 42 kg fast schon die Werthe der normalen ausgewachsenen Personen. Auch der Gaswechsel der kleinen und leichten Frauen von 31 bis 32 kg beträgt etwa 70 Procent von dem der doppelt so schweren „Normalfrauen". Sowohl bei den Mädchen wie bei den Frauen nimmt mit steigendem Gewichte der Gaswechsel zu; er ist hingegen für die Greise erheblich niedriger. So z. B. bei einer noch sehr rüstigen Frau von 86 Jahren und fast 60 kg Gewicht (mit 163·8 ccm O_2 und 135·2 ccm CO_2) niedriger als bei allen erwachsenen Frauen über 38 kg; er steht in diesem Falle auch zurück hinter dem aller Kinder über 30 kg Gewicht. Eine sehr marantische und auf's Aeusserste abgemagerte Greisin von 30 kg wies mit 128·6 ccm O_2 und 98·6 ccm CO_2 ein Minimum auf, welches dem bei dem kleinsten Mädchen von 7 Jahren und 15 kg gleichkommt.

Die folgende Tabelle IV giebt wie bei den Männern die Berechnung des Gaswechsels auf das Kilogramm Gewicht und die entsprechenden Relationszahlen.

Die Zahlen unserer „Normalfrauen" zu 100 eingesetzt, zeigt unsere Uebersicht, dass die relativen Werthe pro Kilogramm bei unseren Kindern schwanken von etwa 130 bis 220 Procent und bei den Frauen (Nr. 15 ausgenommen) von 90 bis 134 Procent; bei den alten Frauen finden sich Werthe von 73 bis 112 Procent der Normalwerthe. Mit anderen Worten: Die Schwankungen innerhalb der Gruppe der erwachsenen Frauen, wie auch die Differenzen zwischen Kindern, Erwachsenen und Greisinnen sind durchaus ähnlich denjenigen bei den Männern. Die Differenz zwischen den Kindern und den Erwachsenen ist freilich nicht so erheblich wie beim männlichen Geschlechte; zum Theil deshalb, weil die niedrigsten Alters- und Gewichtsclassen bei den Mädchen fehlen, vor Allem aber, weil der Gaswechsel der drei als Normalmenschen betrachteten Weiber den drei „Normalmännern" gegenüber absolut etwas höhere Werthe aufweist und ferner noch deswegen, weil diese Weiber ein niedriges Gewicht und dem entsprechend einen relativ höheren Umsatz zeigten als die Männer (61·7 kg, 3·79 ccm O_2 und 3·05 ccm CO_2 pro Kilo gegen 66·7 kg, 3·41 ccm O_2 und 2·72 ccm CO_2 pro Kilo.

Tabelle IV.

Der Gaswechsel weiblicher Personen pro Minute und Kilo.

	Nr.	Alter Jahre	Länge cm	Gewicht kg	pro Kilo u. Minute O_2 ccm	pro Kilo u. Minute CO_2 ccm	Relationszahlen O_2	Relationszahlen CO_2
Mädchen	1	7	107	15·3	8·19	6·60	218	216
	2	6½	?	18·2	7·42	6·02	196	197
	3	12	129	24·0	5·63	5·18	149	170
	4	12	128	25·2	5·36	4·42	142	145
	5	13	138	31·0	5·54	4·94	146	162
	6	11	141	35·0	5·36	4·49	142	147
	7	14	143	35·5	5·28	4·33	139	142
	8	12	145 (?)	40·2	4·91	3·84	130	126
	9	11	149	42·0	5·02	4·03	133	132
Frauen	1	40	135 (?)	31·0	4·95	4·09	131	134
	2	38	133	32·2	4·97	4·03	131	132
	3	35	142	37·9	4·63	3·52	122	115
	4	25	139	39·0	5·06	3·80	133	125
	5	21	147	47·2	4·10	3·32	108	109
	6	57	(?)	47·4	3·58	2·60	94	85
	7	20	159	49·0	3·88	3·43	102	112
	8	28	157	51·2	4·12	3·36	109	110
	9	18	152	54·0	4·07	3·35	107	110
	10	17	156	54·0	3·74	3·06	98	100
	11	28	156	61·3	4·12	3·36		
	12	20	167	61·0	3·55	2·90	} 100	} 100
	13	26	156	62·7	3·71	2·90		
	14	22	159	68·2	3·40	2·80	90	92
	15	27	169 (?)	76·5	3·04	2·20	80	72
Greisinnen	1	75	sehr klein	30·3	4·25	3·26	112	107
	2	74	„	39·4	4·36	3·27	115	107
	3	75	„	41·2	3·73	3·34	98	11[illegible]
	4	71	145	49·5	3·16	2·55	83	84
	5	83	146	51·0	3·75	2·85	99	93
	6	83	klein	53·5	3·35	2·64	88	87
	7	86	150	59·3	2·75	2·27	73	74
Normalfrauen	11, 12 13	21—28	156—167	61·7	3.79	3·05	100	100

Wir sind bisher auf die Verschiedenheit des respiratorischen Quotienten in unseren Versuchen und auf dessen Bedeutung nicht eingegangen. Letztere ist ja ziemlich klar. Kommen nur die drei wesentlichen Nahrungs- und Körperbestandtheile, jeder für sich allein, zur Verbrennung, so stellt sich der respiratorische Quotient ein auf 0·707 bei der Oxydation von Fett, auf 0·793 beim Körpereiweiss (Muskelsubstanz) und auf 1·000 bei Stärke oder Glykogen. Bei dem von uns gewählten Zeitpunkt der Nüchternheit ist das Eiweiss stets nur zu einem kleinen Antheil an der Verbrennung betheiligt, der sich nach Rubner's u. A. Bestimmungen auf ca. 15 Proc. beziffert; je niedriger der respiratorische Quotient, um so mehr treten die Kohlenhydrate im Stoffwechsel zurück gegen die Fette; je höher er ist, um so mehr wiegen die ersteren vor. Das gilt freilich nur so lange die Athemmechanik normal ist;[1] bei forcirtem Athmen" addirt sich ein Quantum CO_2 zu demjenigen, das normaler Weise ausgeschieden worden wäre, bei „sparsamem" bleibt ein Theil (zeitweise) im Körper zurück; im ersten Fall wird der respiratorische Quotient erhöht, im zweiten erniedrigt. Bei der häufigen Wiederholung unserer Versuche und der für diese Zwecke genügend langen Dauer derselben (45 bis 60 Minuten) war die Athemmechanik fast durchweg normal.

Wir glauben somit die Verschiedenheit des respiratorischen Quotienten in unseren Versuchen als Ausdruck der wirklich vorhandenen Unterschiede in der Betheiligung der Kohlehydrate und der Fette an dem Umsatz ansehen zu dürfen.

Wir haben gefunden:

			Mittelwerthe
bei kleineren Knaben	Werthe von	0·804—0·859	0·826
„ grösseren „	„ „	0·813—0·876 (nur 1 × 0·940)	0·845
„ Männern. . . .	„ „	0·750—0·865	0·794
„ Greisen	„ „	0·790—0·862 (nur 1 × 0·725)	0·816
„ Mädchen . . .	„ „	0·783—0·918	0·837
„ Frauen	„ „	0·750—0·884 (nur 1 × 0·723)	0·805
„ Greisinnen . . .	„ „	0·750—0.825 (nur 1 × 0·898)	0·800

Die Schwankungen innerhalb der einzelnen Gruppen sind, wenn wir von wenigen Ausnahmen absehen, nirgends sehr erheblich. Unter Ausschaltung von 4 extremen Zahlen finden wir bei 58 nüchternen Personen 0·750 und 0·884 als Grenzwerthe. Nirgends finden wir, wie das ja zu

[1] Wir sehen hier auch davon ab, dass durch zeitweise Bildung und Ablagerung von Kohlehydraten aus Eiweiss und von Fett aus Kohlehydraten der respiratorische Quotient sich erheblich ändern kann. Letzteres findet unseres Erachtens (im Gegensatz zu französischen Autoren) nur bei „Mästung mit Kohlehydraten" in grösserem Umfang statt.

erwarten war, den neben der Eiweisszersetzung stattfindenden Umsatz allein von Kohlehydraten oder von Fett bestritten. Bei Kindern ist der respiratorische Quotient meist etwas höher als bei Erwachsenen.

Wir haben in dieser Arbeit vielfach Gas- und Kraftwechsel als identisch oder doch als fast ganz gleich hingestellt; das ist nicht ganz richtig. Rubner (8b) in erster Linie hat stets davor gewarnt, aus dem Gaswechsel, namentlich in kurzen Experimenten, den Kraftwechsel zu berechnen. Wir haben die principielle Richtigkeit seiner Einwände stets anerkannt. Eines der wesentlichsten von ihm geäusserten Bedenken besteht darin, dass das calorische Aequivalent des Sauerstoffes verschieden sei, je nach der zur Verbrennung gelangenden Substanz; zwischen den Werthen bei Oxydation von Muskelfleisch, Fett, Rohrzucker sei das Verhältniss wie 100:109:118·6. Nach neueren Untersuchungen sind die Differenzen aber wesentlich geringer. Einerseits ist das calorische Aequivalent für Muskelfleisch grösser, als es Rubner angegeben hat (Zuntz), andererseits das für Stärke und Glykogen kleiner als für Rohrzucker, der ja jenen beiden gegenüber nur wenig in Betracht kommt. — Dass thatsächlich im nüchternen Zustand der in Frage kommende calorische Werth des O_2 nicht innerhalb sehr weiter Grenzen schwankt, soll folgende Berechnung erweisen. Wir entnehmen die hier benutzten Zahlen einer Arbeit von Zuntz.[1]

Darnach beträgt der respiratorische Quotient und der calorische Werth eines Cubikcentimeters O_2 bei Verbrennung von

Muskelsubstanz	0·793	und	4·476	Cal.
Fett	0·707	„	4.686	„
Stärke	1·000	„	5·047	„

„Die Zunahme des respiratorischen Quotienten um 0·293 bedingt also, so lange nur Fett und Stärke (Glykogen) in Betracht kommen, eine Zunahme der Energieentwickelung für jeden Cubikcentimeter verbrauchten Sauerstoffes um 0·361 Cal.; für ein Wachsen des respiratorischen Quotienten um 0·01 haben wir also eine Zunahme des Wärmewerthes um 0·00123 Cal.“ Kommen also nur diese beiden Stoffe zur Verbrennung, so entspricht

einem respiratorischen Quotienten =	1·000	0·950	0·900	0·850	0·800	0·750	0·707
ein calorischer Werth für 1^{ccm} O_2 =	5·047	4·986	4·924	4·863	4·801	4·740	4·686

Nun betheiligt sich aber die diesen Zahlen entsprechende „Mischung von Fett und Stärke“ nur zu 85 Procent an dem Gesammtumsatz im

[1] Pflüger's *Archiv.* Bd. LXVIII. S. 201 ff.; vgl. dazu auch die ausführlichen Darlegungen von Zuntz und Hagemann, *Untersuchungen über den Stoffwechsel des Pferdes.* Berlin 1898. S. 236 ff.; die dort gefundenen Zahlen gelten allerdings nur für das Pferd.

Hunger bezw. im nüchternen Zustand, 15 Procent entfallen auf Verbrennung von Muskelsubstanz; dieser Procentsatz ist ziemlich constant. Bei einer Combination, in der 15 Procent des Gesammtverbrauches von O_2 auf Muskelsubstanz und 85 Procent auf die verschiedenen obigen Mischungen von Fett und Stärke entfallen, erhalten wir nach einer leicht aufzustellenden Gleichung folgende Zahlen.

Es entspricht

einem respirat. Quotienten von	0·969	0·937	0·884	0·842	0·799	0·756	0·720
ein calor. Werth von 1 ccm O_2 =	4·961	4·909	4·857	4·805	4·752	4·700	4·654

Der höchste und niedrigste Werth des unter diesen Bedingungen in Betracht kommenden respiratorischen Quotienten verhalten sich wie $\frac{4\cdot961}{4\cdot645} = \frac{107}{100}$.

Thatsächlich fanden wir in unseren Versuchen mit verschwindender Ausnahme für den respiratorischen Quotienten nur Werthe zwischen 0·750 und 0·900, für die der calorische Werth des O_2 4·693 und 4·877 betragen würde $\left(\text{Verhältniss} = \frac{104}{100}\right)$; ziehen wir als Mittel den Factor für den respiratorischen Quotienten von 0·825 mit 4·785 zur Berechnung, so würden die Fehlergrenzen nur ± 2 Procent betragen.

Mit diesem Factor 4·785 wäre die verbrauchte O_2-Menge zu berechnen, um die für den Zeitraum und die Bedingungen unserer Versuche statthabende Wärmeproduction zu finden.

Wir selbst verzichten hier auf eine Durchführung dieser Umrechnung, deren sonstige Fehlerquellen wir nicht verkennen; zu einer approximativen Bestimmung und zum Vergleich mit den experimentell gewonnenen Zahlen anderer Autoren aber dürfte eine solche Umrechnung immerhin von Werth sein.

Die bisherige Tabelle giebt mit ihren Relationszahlen pro Kilogramm nur eine rohe Vorstellung über die verschiedene Intensität des Gaswechsels bei verschiedenem Alter. In Folgendem werden wir zunächst die Berechnung des Gaswechsels bezogen auf die Körperoberfläche, bringen und hinterher einen directen Vergleich ziehen zwischen dem Gaswechsel in verschiedenen Lebensaltern bei gleichem Gewicht und gleicher Oberfläche der betreffenden Individuen.

2. Der Gaswechsel, bezogen auf die Einheit der Körperoberfläche.

Nach Rubner's (8) Forschungen ist der Kraftwechsel und mithin auch annähernd der Gaswechsel eine Function der Körperoberfläche und von ihr abhängig, dergestalt, dass pro Quadratmeter der Körperoberfläche verschieden grosse Individuen einer Species gleichen Umsatz zeigen. Dieses

Gesetz soll nach Rubner auch gültig sein für die verschiedenen Altersstufen; Kinder und Greise sollen nach ihm pro Quadratmeter annähernd den gleichen Umsatz zeigen, wie Erwachsene.

Welche inneren Ursachen diesem Gesetze zu Grunde liegen, ob die behauptete Abhängigkeit eine directe oder indirecte ist, haben wir hier nicht zu erörtern; wir wollen bloss prüfen, ob unsere Zahlen mit dieser Annahme übereinstimmen oder nicht. — Eine ausführliche kritische und theoretische Erörterung der obigen Lehre findet sich in v. Hoesslin's (23) gedankenreichem Aufsatze: „Ueber die Ursache der scheinbaren Abhängigkeit des Umsatzes von der Grösse der Körperoberfläche".

Wir führen in Folgendem die Reduction des Gaswechsels auf den Quadratmeter der Körperoberfläche für unsere Individuen durch. Zur Berechnung bedienen wir uns der Meeh'schen Formel $O = C\sqrt[3]{G^2}$, wobei wir für die Constante C den Durchschnittswerth von 12·312 benutzen. Inwiefern wir durch Einsetzen der von Meeh ermittelten, für die einzelnen Altersclassen verschiedenen Werthe für C etwas andere Resultate erhalten würden, werden wir weiter unten besprechen.

Die folgende Tabelle V giebt für die männlichen Individuen die Körperoberfläche in Quadratmetern, die Mengen Sauerstoff und Kohlensäure, die pro Quadratmeter auf das einzelne Individuum entfallen, sowie die Relationswerthe für letztere, wobei wir, wie früher, die Werthe für unsere drei Normalmänner gleich 100 einsetzen.

a) Männliches Geschlecht.

Die Tabelle V zeigt sofort das auffallende Resultat, dass der Gasumsatz pro Quadratmeter für die Kinder erheblich höher und für die Greise niedriger ist, als für erwachsene Männer; während für die letzteren innerhalb der verschiedenen Grössenclassen das Rubner'sche Gesetz annähernd gilt, ist das für Kinder und Greise nicht der Fall. Es betragen pro Quadratmeter (und Minute) die Werthe für:

	O_2	CO_2	Relationszahlen O_2	Relationszahlen CO_2
Männer . .	111—129 ccm	82—105 ccm	100—115	100—115
ältere Knaben	128—159 „	105—133 „	114—142	115—146
jüngere „	154—179 „	122—150 „	137—163	134—164
Greise . . .	87—103 „	63—86 „	78—108	69—108.

Je jünger das Individuum, um so grösser sind die entsprechenden Werthe. Die Relationszahlen der obigen Tabelle zeigen, dass bei einem Gewichte von $11^1/_2$ und $14^1/_2$ kg der Gaswechsel für die Einheit der Körperoberfläche auf über 160 Procent der Normalwerthe steigt, und dass er bei

Tabelle V.

Der Gaswechsel männlicher Induviduen pro Minute und Quadratmeter Körperoberfläche.

	Nr.	Alter Jahre	Länge cm	Gewicht kg	Körperoberfläche qm	pro Quadratm. O_2 ccm	pro Quadratm. CO_2 ccm	Relationszahlen O_2	Relationszahlen CO_2
Knaben	1	$2^1/_2$	?	11·5	0·627	179	150	160	164
	2	6	110	14·5	0·732	182	147	163	162
	3	6	110	18·4	0·858	163	131	145	144
	4	7	112	19·2	0·873	172	148	154	163
	5	7	110	20·8	0·931	178	147	159	162
	6	9	115	21·8	0·961	154	130	137	143
	7	11	129	26·5	1·094	154	122	137	134
	8	10	131	30·6	1·205	159	133	142	146
	9	14	142	36·1	1·345	140	117	125	129
	10	14	141·5	36·8	1·362	135	114	121	125
	11	16	149	39·3	1·423	137	113	122	124
	12	17	154	40·0	1·440	138	120	123	132
	13	14	149	43·0	1·511	146	119	130	131
	14	17	154	44·3	1·541	138	130	123	143
	15	16	160	57·5	1·834	128	105	114	115
	16	16	170	57·5	1·834	132	109	119	120
Männer	1	24	148	43·2	1·516	129	97	115	107
	2	30	153	50·8	1·689	112	93	100	102
	3	26	153	53·0	1·737	126	105	112	115
	4	56	170	56.5	1·813	122	93	109	102
	5	32	161	58·0	1·845	120	91	107	100
	6	43	161	65·0	1·990	111	82		
	7	25	167	67·5	2·041	113	94	}100	}100
	8	22	167	67·5	2·041	113	98		
	9	29	175	82·7	2·337	127	96	113	105
	10	22	176	88·3	2·441	119	97	106	106
Greise	1	71	164	47·8	1·622	101	80	90	88
	2	70	165	60·0	1·887	100	86	89	95
	3	78	162	68·5	2·061	87	63	78	69
	4	77	172	69·3	2·077	103	82	92	90
	(5	64	160	70·4	2·099	121	98	108	108)
„Normalwerthe“	Mittel der 3 Männer Nr. 6, 7, 8	22—43	165	66·7	2·024	112	91	100	100

einem auffallend rüstigen Greise von 78 Jahren auf 78, bezw. 69 Procent fallen kann! Der Umsatz des letzteren beträgt noch nicht die Hälfte von dem des zweijähriger Knaben!

Wir haben in vorstehender Tabelle V für sämmtliche Individuen den gleichen Werth von 12.312 für C eingesetzt; würden wir statt dessen die einzelnen von Meeh für die verschiedenen Gewichtsclassen eruirten Werthe von C benutzen, so würden die von uns aus unserer Tabelle ermittelten Differenzen nicht kleiner, sondern grösser werden. Thatsächlich beträgt der Werth C für die Individuen unter 20 kg (im Mittel der unter einander wenig abweichenden Messungen Meeh's Nr. 1, 2, 3, 5, 6, 7,[1] 11·98, für die Knaben von 28 bis 60 kg (Nr. 8, 9, 10, 11 von Meeh) 12·85 und für die erwachsenen Männer (Nr. 12 bis 16 von Meeh) 12·53. Es ist mithin unter Benutzung dieser einzelnen Werthe die Körperoberfläche bei Männern im Durchschnitt um 2 Procent grösser, bei kleineren Knaben um 3 Procent kleiner, bei grösseren Knaben um 4 Procent grösser als unsere Tabelle angiebt. Umgekehrt verhalten sich natürlich die Werthe für den Gaswechsel; und so würden die Differenzen in dem auf die Einheit der Oberfläche bezogenen Gaswechsel zwischen den Männern und kleineren Kindern sich noch um mehrere Procente erhöhen (um etwa 6 Procent), für die mittleren Knaben allerdings etwas (um 2 Procent) erniedrigen.

Wollte man selbst die aus unseren Versuchen berechneten Werthe unserer „Normalmänner“ nicht als richtig gelten lassen, weil ihre Träger zufällig den niedrigsten Gaswechsel unter den Männern zeigten, so würde auch eine etwas andere Berechnung der „Normalwerthe“ an den Resultaten nichts Wesentliches ändern. Wenn wir das Mittel aller 7 Männer von Nr. 4 bis 10 unserer Tabelle ziehen (56·5 bis 88·3 kg), so erhalten wir statt der von uns zur Berechnung gezogenen Werthe von

112 ccm O_2, 91 ccm CO_2 pro Quadratmeter als Mittel von 6—8,
nunmehr
118 „ „ 93 „ „ „ „ „ „ „ 4—10,

d. h. Werthe, die nur um 5, bezw. 2 Procent über den von uns angenommenen liegen. Auch bei Benutzung dieser etwas höheren Zahlen bleiben unsere Schlussfolgerungen zu Recht bestehen.

b) Weibliches Geschlecht.

Wir führen die gleiche Berechnung durch für das weibliche Geschlecht. Leider liegen für dasselbe keine Messungen der Körperober-

[1] Den äusserst niedrigen Werth für Nr. 4, der nach Meeh's Angabe durch eine ungewöhnlich kräftige Entwickelung und fehlerhafte Proportion des betreffenden Kindes bedingt ist, lassen wir dabei noch ausser Spiel.

fläche vor, und sind wir gezwungen, bei der Berechnung den für das männliche Geschlecht ermittelten Werth für die Constante $C = 12 \cdot 312$ zu benutzen. Für kleinere Mädchen, deren Bau sich nicht sehr wesentlich von dem der Knaben unterscheidet, dürfte diese Zahl wohl Geltung haben, desgleichen für die kleinen dürftigen Frauen und Greisinnen, deren Fettpolster ein minimales war; für erwachsene, vollentwickelte Frauen mit ihrem reichlicheren Fettpolster aber dürfte die Constante C mit $12 \cdot 312$ zu hoch und die auf diese Weise berechnete Körperoberfläche sicher zu gross ausfallen, da sie bei gleichem Gewichte zumeist kleiner sind als bei Männern und ihre Oberfläche sich mehr der Kugelgestalt nähert.[1]

Die folgende Tabelle VI ist genau wie die entsprechende für die Männer angeordnet.

Die Tabelle VI zeigt uns das gleiche Resultat wie die Tabelle V. Der Gaswechsel der Kinder ist erheblich höher als der der Frauen, und derjenige der Greisinnen ist abermals geringer.

Pro Quadratmeter betragen die Werthe für:

			Relationszahlen	
	O_2	CO_2	O_2	CO_2
Frauen (excl. Nr. 6 und 15) . . .	113—139 ccm	93—108 ccm	93—114	95—106
Mädchen	128—165 „	108—135 „	105—135	107—135
Greisinnen . . .	87—121 „	12—94 „	71—99	74—96.

Die „Relationszahlen“ erreichen bei den Mädchen freilich nicht so hohe Beträge, wie bei den Knaben. Die Gründe dafür haben wir schon oben erörtert. Es fehlen unter den Kindern die allerkleinsten, die die höchsten Werthe aufweisen würden; und anderentheils sind die Normalwerthe 3 Weibern entnommen, deren Gaswechsel unseres Erachtens eher etwas höher liegt als beim Durchschnitt. Würden wir beispielsweise die Normalwerthe berechnen für die 6 Frauen (Nr. 9 bis 14), so würden wir erhalten:

statt 122 ccm O_2, 98 ccm CO_2 pro Quadratmeter bei Nr. 11 bis 13,
nur 120 „ „ 97 „ „ im Mittel bei Nr. 9 bis 14.

Diese Differenz ist freilich nicht sehr gross. Sie würde wesentlich grösser werden, wenn wir, ähnlich wie bei den Männern, als Vergleichsperson eine „normale“ Frau von höherem Gewichte (Nr. 14) mit 68 kg wählen. (Die Vergleichspersonen der Männer wogen etwa 67 kg.) Im Allgemeinen

[1] Die durch die Entwickelung der Mammae beim Weibe bedingte, nur geringe Vergrösserung der Oberfläche kommt nicht wesentlich in Betracht, da sie beim Manne durch die relativ grössere Entwickelung der (auch relativ längeren) Extremitäten und durch das Vorhandensein der äusseren Genitalien weit übercompensirt wird.

Tabelle VI.

Der Gaswechsel weiblicher Individuen
pro Minute
und Quadratmeter Körperoberfläche.

	Nr.	Alter	Länge	Gewicht	Körperoberfläche	pro Quadratm.		Relationszahlen	
						O_2	CO_2	O_2	CO_2
		Jahre	cm	kg	qm	ccm	ccm		
Mädchen	1	7	107	15·3	0·759	165	133	135	135
	2	6½	?	18·2	0·852	158	129	130	131
	3	12	129	24·0	1·024	132	121	108	123
	4	12	128	25·2	1·058	128	105	105	107
	5	13	138	31·0	1·215	141	126	116	128
	6	11	141	35·0	1·317	142	119	117	121
	7	14	143	35·5	1·330	141	116	116	118
	8	12	145 ?	40·2	1·445	137	107	113	109
	9	11	149	42·7	1·488	142	114	117	116
Frauen	1	40	135(?)	31·0	1·215	126	104	103	106
	2	38	133	32·2	1·246	128	104	105	106
	3	35	142	37·9	1·389	126	96	103	98
	4	25	139	39·0	1·416	139	105	114	107
	5	21	147	47·2	1·608	120	97	98	99
	(6	57	? (z. kl.)	47·4	1·613	105	76	86	78)
	7	20	159	49·0	1·649	116	103	95	105
	8	28	157	51·2	1·698	124	101	102	103
	9	18	152	54·0	1·759	125	103	103	105
	10	17	156	54·0	1·759	115	94	94	96
	11	28	156	61·3	1·914	132	108	}	}
	12	20	167	61·0	1·908	114	93	}100	}100
	13	26	156 ?	62·7	1·943	120	94	}	}
	14	22	159	68·2	2·055	113	93	93	95
	(15	27	169	76·5	2·219	105	76	86	78)
Greisinnen	1	75	s. klein	30·3	1·196	107	82	88	84
	2	74	„	39·4	1·426	121	90	99	92
	3	75	?	41·2	1·469	104	94	85	96
	4	71	145	49·5	1·660	94	76	77	78
	5	83	146	51·0	1·693	113	86	93	88
	6	83	klein	53·5	1·748	102	81	83	83
	7	86	150	59·3	1·872	87	72	71	74
„Normalwerthe“	Mittel d. 3 Weiber Nr. 11. 12. 13	20—28	160	61·67	1·922	122	98	100	100

findet ja auch, wie aus den Tabellen hervorgeht, bei erwachsenen Individuen ein geringes Absinken des Gaswechsels für die Einheit der Körperoberfläche mit steigendem Gewichte statt.

Auf jeden Fall können wir, auch wenn wir von jeder Correctur absehen, aus unseren zwei Tabellen V und VI folgenden Schluss ableiten:

Im jugendlichen Alter ist der Gaswechsel und der Kraftumsatz nicht nur bei der Berechnung auf die Gewichts-, sondern auch bei einer solchen auf die Oberflächeneinheit grösser, im Senium geringer als im Mannesalter.

Das Lebensalter übt also an und für sich, ganz abgesehen von der Gewichts- und Oberflächenentwickelung, die freilich von grösserer Bedeutung sind, einen maassgebenden Einfluss auf den Umsatz aus.

Das hat zum ersten Male v. Hoesslin (23) in seiner schon citirten Arbeit (S. 377) ausgesprochen. „Die Verschiedenheit der Grösse *a* (der Wärmemenge pro Quadratmeter Oberfläche) in Jugend und Alter kann wohl nur auf eine (einstweilen in ihrem Wesen unbekannte) Verschiedenheit des Zellprotoplasmas zurückgeführt werden.“ Bewiesen haben diese Lehre auf Grund zahlreicher eigener Versuche Sondén und Tigerstedt. Wir befinden uns mit ihnen in vollster Uebereinstimmung. Wenn auch die von den skandinavischen Forschern gewählte Versuchsanordnung von der unserigen etwas abweicht und hinter dieser für unsere rein theoretischen Betrachtungen an Zweckmässigkeit zurücksteht, worauf wir weiter unten zurückkommen werden, so legen wir doch Werth darauf, mit einer etwas anderen Methode zu dem gleichen Resultate gekommen zu sein, wie jene Autoren.

3. Der Gaswechsel gleich grosser und gleich schwerer Individuen im Kindes-, Mannes- und Greisenalter.

Wir sind im Stande, noch auf eine andere, uns viel eleganter erscheinende Weise den Nachweis zu führen, dass der Gaswechsel in der That mit dem Alter absinkt.

Wir hatten von vornherein, beim Beginn unserer Arbeit, die Absicht gehabt, gleich grosse und gleich schwere Individuen im Kindes-, Mannes- und Greisenalter mit einander in Parallele zu stellen; bei der Durchführung dieser Idee sind wir vom Zufall, der uns, namentlich beim weiblichen Geschlecht, zahlreiche besonders kleine und leichte Individuen zuführte, sehr begünstigt worden.

Die auf diese Weise gewonnenen Zahlen sind direct unter einander vergleichbar. Sie erlauben uns, den Einfluss des Alters auf die Intensität des Gaswechsels für sich allein zu studiren, ganz losgelöst von dem Abhängigkeitsverhältniss, in dem der Umsatz von der Gewichts- und Oberflächenentwickelung steht; letztere ist eben bei dieser Anordnung innerhalb der einzelnen Gruppen gleich schwerer Individuen annähernd gleich und brauchten wir sie somit in dieser Tabelle nicht mit anzuführen.

Es entfällt natürlich, da unsere leichtesten Weiber 31 kg und unser kleinster Mann 43 kg wogen, der Vergleich mit den jüngsten Kindern.

Wir haben sowohl für das männliche, wie für das weibliche Geschlecht mehrere Gruppen gebildet, innerhalb deren das Gewicht der zu vergleichenden Individuen bei verschiedenem Lebensalter annähernd gleich ist. Solcher Gruppen finden sich bei den Frauen vier, bei den Männern drei Bei den zur Berechnung herangezogenen Erwachsenen und Kindern haben wir, soweit Individuen der betreffenden Gewichtsclasse in unserer Tabelle vorvorkommen, keinerlei Ausschaltungen vorgenommen, wohl aber bei den Greisen. Hier wurden weggelassen der eine 64jährige Mann („Greis" Nr. 5 der Tabelle I), weil bei demselben unseres Erachtens das Greisenalter noch nicht eingetreten war, sowie zwei alte Weiber, bei denen wir nur über je einen Versuch (mit zu hohen Werthen) verfügen (Nr. 5 und 6 der Tabelle III).

Die Tabelle VII bringt neben der Bezeichnung und Classificirung der Individuen nach Alter, Gewicht und Länge einmal die absoluten Zahlen des Gaswechsels, daneben aber auch, da ja die Gewichte innerhalb der einzelnen Gruppen nicht absolut gleich sind, die Berechnung auf das Kilogramm, ferner die Relationszahlen der letzteren Werthe, wobei diejenigen für die Erwachsenen in jeder einzelnen Gruppe gleich 100 gesetzt werden.

Die Zusammenstellung der Tabelle VII ergiebt ein ausserordentlich klares und schlagendes Resultat: ausnahmslos ist in allen 7 Gruppen der Gaswechsel der Greise bei annähernd gleichem Gewichte und Grösse viel niedriger und der der Kinder um etwas höher, als derjenige der erwachsenen Individuen.

Im Durchschnitt aller 7 Gruppen ist der Sauerstoffverbrauch bei den Greisen um 20 Procent, die Kohlensäureausathmung um 18 Procent niedriger, als bei den Erwachsenen, bei den Kindern um 8 und 18 Procent höher. Die Differenz zwischen dem Kindes- und dem Mannesalter tritt in dieser Zusammenstellung nicht so sehr hervor, aus einem leicht ersichtlichen Grunde: es konnten ja nur grössere Kinder bei diesem Vergleiche benutzt werden, deren Umsatz sich dem der Erwachsenen schon einigermaassen nähert. Man sieht ja auch in dieser Tabelle deutlich, dass der Umsatz jüngerer und kleinerer Kinder (Gruppe A I und B I) den der Erwachsenen gleicher Grösse um erheblichere Procente übertrifft als derjenige grösserer Kinder (Gruppe A II und B II).

Tabelle VII.

Der Gaswechsel der Kinder, Erwachsenen und Greise bei gleichem Gewicht und Längenwachsthum (Oberfläche).

Gruppe	Art und Nummer der Individuen	Alter Jahre	Gewicht kg	Länge cm	pro Minute O_2 ccm	pro Minute CO_2 ccm	pro Min. u. Kilo O_2 ccm	pro Min. u. Kilo CO_2 ccm	Relationszahlen pro Kilo O_2	Relationszahlen pro Kilo CO_2	Bemerkungen
	A. Weibliches Geschlecht.										
A I	1 Mädchen 5	13	31·0	138	171·7	153·1	5·54	4·94	112	122	ziemlich mager
	2 Frauen 1. 2	38—40	31·6	133—135	156·6	128·1	4·96	4·06	100	100	sehr mager
	1 Greisin 1	75	30·3	?	128·6	98·6	4·25	3·26	86	80	„ „ und marantisch
A II	2 Mädchen 8. 9	11—12	41·1	145—149	204·3	161·8	4·97	3·94	103	108	gut entwickelt, nicht mager
	2 Frauen 3. 4	25—35	38·5	139—142	186·5	140·7	4·85	3·66	100	100	mager
	2 Greisinnen 2. 3	74. 75	40·3	?	162·8	133·2	4·04	3·31	81	90	„ leidlich rüstig
A III	2 Frauen 1. 8	20. 28	50·1	157—159	201·2	170·7	4·01	3·41	100	100	geringes Fettpolster
	1 Greisin 4	74	49·5	145	156·6	126·5	3·16	2·55	79	84	ziemlich mager; sehr rüstig
A IV	3 Frauen 11.12.13	20. 26. 28	61·7	155—167	234·1	188·4	3·79	3·05	100	100	gutes normales Fettpolster
	1 Greisin 7	86	59·3	150	163·8	135·2	2·75	2·27	73	74	leidliches Fettpolster; sehr rüst.
	B. Männliches Geschlecht.										
B I	2 Knaben 13. 14	14. 17	43·7	149—154	216·6	189·4	4·97	4·35	110	128	ziemlich mager
	1 Mann 1	24	43·2	148	195·8	146·9	4·53	3·40	100	100	„ „
	1 Greis 1	71	47·8	164	163·2	129·0	3·42	2·70	75	79	recht mager; rüstig
B II	2 Knaben 15. 16	16	57·5	160—170	238·9	195·7	4·16	3·40	108	115	mässiges Fettpolster
	2 Männer 4. 5	32. 56	57·3	161—162	221·6	168·4	3·87	2·94	100	100	„ „
	1 Greis 2	70	60·0	165	187·6	161·6	3·13	2·70	81	91	sehr ger. Fettpolster; sehr rüst.
B III	3 Männer 6. 7. 8	22—43	66·7	161—167	227·7	185·0	3·42	2·77	100	100	spärl. Fettpolster; sehr gut train.
	2 Greise 3. 4	77. 78	68·9	162—172	196·4	149·5	2·85	2·17	83	78	sehr spärl. Fettpolster; ausserordentl. rüst. u. muskelkräftig

Tabelle VII. (Fortsetzung.)
Differenz im Gaswechsel bei Kindern und Greisen gegenüber den Erwachsenen.

Gruppe	Greise		Kinder	
	O_2 Proc.	CO_2 Proc.	O_2 Proc.	CO_2 Proc.
A I	− 14	− 20	+ 12	+ 22
A II	− 19	− 10	+ 3	+ 8
A III	− 21	− 16		
A IV	− 27	− 26		
B I	− 25	− 21	+ 10	+ 28
B II	− 19	− 9	+ 8	+ 15
B III	− 17	− 22		
Mittel	− 20	− 18	+ 8	+ 18

Wir müssen zunächst den möglichen Einwand zurückweisen, dass die Abnahme des Gaswechsels mit dem steigenden Lebensalter in unseren Versuchen bedingt gewesen sei durch eine grössere Ruhe der älteren Individuen, namentlich der Greise. Ihr Bewegungsdrang ist ja sicher ein geringerer als bei den Erwachsenen und Kindern. Thatsächlich aber konnten wir diesen durch „Trainirung" unserer Versuchspersonen stets fast ganz ausschliessen oder auf ein Minimum herabdrücken, auch bei jüngeren Kindern. Dass wir bei Erwachsenen, namentlich den 3 Männern der Gruppe B I, ein Minimum des Umsatzes erreicht haben, werden wir weiter unten eingehend erörtern. Zum Theil waren unsere Greise eher schwieriger als leichter zu unseren Versuchen zu erziehen als Kinder und Erwachsene. Sie fanden sich schwerer mit den geringen Unannehmlichkeiten des Versuchesab, so dass wir einen Zustand grösserer Ruhe und Muskelentspannung für sie nicht zugeben können.

Es erübrigt uns noch, den Gaswechsel in den verschiedenen Lebensaltern zu dem **Protoplasmagehalte** des Körpers in Beziehung zu setzen. Wir gehen wohl nicht fehl, wenn wir dem als todtes Reserve- und Heizmaterial im Bindegewebe und Nervensysteme eingelagerten Fette (wie auch dem Glykogen) jeden eigenen Umsatz ganz absprechen, wenn wir den Knochen und dem Bindegewebsgerüste nur einen geringen zuerkennen und den grössten Betrag des Kraftumsatzes und des Gaswechsels den protoplasmareichsten Geweben, den Muskeln und Drüsen zutheilen. Dass die „Gewichtseinheit des Protoplasmas" (wenn wir von einer solchen sprechen dürfen), des Trägers thierischer Functionen, im kindlichen Alter einen erheblich höheren Umsatz zeigt als in der Zeit voller Reife, geht ja aus den absolut hohen Zahlen der Kinder klar hervor. Fraglich könnte nur erscheinen, ob nicht das ja nur mässige Absinken des Gaswechsels im Greisenalter bedingt sei durch ein relatives Zurücktreten des Protoplasmagehaltes, vor Allem der Drüsen und Muskeln in höheren Jahren. Thatsächlich erscheint ja das Bindegewebe bei alten Leuten mehr entwickelt, die Drüsen kleiner, die Muskeln härter und weniger succulent. Dem steht aber die Abnahme des Fettpolsters gegenüber; in unserer Tabelle VII hatten, wie die Notizen besagen, die alten Leute zumeist weniger Fett am Körper wie die jüngeren.

Wir gehen wohl nicht fehl, wenn wir den Satz aussprechen, dass das Protoplasma im Alter einen geringeren Umsatz besitzt als in der Zeit völliger Reife.

4. Der Gaswechsel beim männlichen und weiblichen Geschlecht.

Wir haben nunmehr einen Vergleich zu ziehen zwischen dem Gaswechsel bei beiden Geschlechtern.

Wie auch sonst, stellen wir männliche und weibliche Individuen von annähernd gleichem Gewichte zusammen, sind jedoch gezwungen, da wir bei beiden Geschlechtern nicht stets Personen von gleichem Gewichte zur Verfügung haben, mehrere Individuen in eine Gruppe zusammenzufassen. Namentlich für den Vergleich zwischen Frauen und Männern macht sich der beregte Uebelstand für unsere Zusammenstellung sehr fühlbar geltend, so daß wir hier eigentlich nur drei wirklich gut vergleichbare Gruppen (e, f, g) haben. Noch erheblicher sind die Differenzen des Körperbaus für das Greisenalter. Bei den Mädchen haben wir in Gruppe h noch zwei jugendliche Weiber von 17 und 18 Jahren eingereiht und sie der entsprechenden Gruppe zweier jungen Männer von 16 Jahren gegenübergestellt. Diese Einbeziehung ist gerechtfertigt, da es sich bei diesen jungen Weibern um gut entwickelte Individuen handelte, die bereits die volle Geschlechtsreife erlangt hatten, deren vollständiges Breiten- und Längen-Wachsthum jedoch wohl noch nicht abgeschlossen war, genau so wie bei den entsprechenden beiden jungen Männern. Demgegenüber kommt in den beiden Gruppen f und g der Mädchen und Knaben die Zeit unmittelbar vor und während der Pubertät zum Ausdruck. Die folgende Tabelle zeigt neben einander den Gaswechsel beider Geschlechter auf die Gewichtseinheit bezogen; die „Relationszahlen" weisen nach, wie viel Procente der Gaswechsel weiblicher Individuen von dem der Männer beträgt (vgl. Tab. VIII).

Die Tabelle zeigt ein recht klares und deutliches Bild. Bei den jüngeren Kindern (Gruppe b bis e) ist der Gaswechsel der Mädchen etwas kleiner als bei den Knaben, im Verhältniss von je 91 Procent für Sauerstoff und

Tabelle VIII.

Der Gaswechsel weiblicher und männlicher Individuen pro Kilo.

	Weibliches Geschlecht							Männliches Geschlecht							Relationszahlen der weiblichen Individuen in Proc. der männlichen		
	Gruppe	Nr. der Individuen	Gewicht kg	Alter Jahre	Länge cm	pro Kilo O_2 ccm	pro Kilo CO_2 ccm	Gruppe	Nr. der Individuen	Gewicht kg	Alter Jahre	Länge cm	pro Kilo O_2 ccm	pro Kilo CO_2 ccm	O_2	CO_2	
Kinder	a	—	—	—	—	—	—	a	1	11·5	$2^1/_2$	?	9·76	8·16	—	—	
	b	1	15·3	7	107	8·19	6·60	b	2	14·5	6	110	9·21	7·39	89	89	
	c	2	18·2	$6^1/_2$	?	7·42	6·02	c	3—6	20·1	7	112	7·57	6·41	98	94	
	d	3. 4	24·6	12	128·5	5·50	4·80	d	7	26·5	11	129	6·24	5·04	88	95	91. 91
	e	5	31·0	13	138	5·54	4·42	e	8	30·6	10	131	6·28	5·23	88	84	
	f	6. 7	35·3	$12^1/_2$	142	5·32	4·41	f	9. 10	36·5	14	142	5·11	4·30	104	103	
	g	8. 9	41·1	$11^1/_2$	147	4·96	3·94	g	11—14	41·7	16	152·5	4·96	4·28	100	92	99. 96
	h	(Fr.) 9.10	54·0	$17^1/_2$	154	3·91	3·21	h	15. 16	57·5	16	165	4·16	3·40	94	94	
															94	93	
Erwachsene	a	1. 2	31·6	38—40	134	4·96	4·06	a	—	—	—	—	—	—	—	—	
	b	3. 4	38·5	28—35	143	4·85	3·66	b	—	—	—	—	—	—	—	—	
	c	—	—	—	—	— } 4·36	— } 3·49	c	1	43·2	24	148	4·53	3·40	96	103	Nr. 3–8 der Frauen
	d	5. 7. 8	48·7	20—28	147—159	4·03	3·37	d	—	—	—	—	—	—	—	—	
	e	9. 10	54·0	17—18	152—156	3·91	3·21	e	2. 3. 4	53·4	26—56	159	3·93	3·17	100	101	
	f	11.12.13	61·7	20—28	155—167	3·79	3·05	f	5	58·0	32	161	3·81	2·90	100	105	
	g	14	68·0	22	159	3·40	2·80	g	6. 7. 8	66·7	22—43	165	3·42	2·77	100	101	
	h	15	76·5	27	169	3·04	2·20	h	—	—	—	—	—	—	—	—	
	i	—	—	—	—	—	—	i	9. 10	85·5	22—29	176	3·45	2·71	—	—	
															99	103	
Greise	a	4	49·5	71	145	3·16	2·55	a	1	47·8	71	164	3·42	2·70	92	94	
	b	7	59·3	86	150	2·75	2·27	b	2	60·0	70	165	3·13	2·70	88	84	
															90	89	

Kohlensäure; bei den grösseren Individuen im Kindesalter ist er annähernd gleich (99 und 96 Procent); im Durchschnitt aller sieben Gruppen beträgt der Gaswechsel bei den Mädchen 94 bezw. 93 Procent von dem der Knaben.

Für das Mannesalter stehen uns eigentlich nur drei gut vergleichbare Gruppen (e, f, g) zur Verfügung. Wir haben ausserdem noch die Gruppe c (1 Mann) mit der combinirten Gruppe b und d) (5 Weiber) in Vergleich gebracht, obgleich diese Combination bei den weit auseinanderliegenden Gewichten der betreffenden Frauen nicht ganz einwandsfrei ist. In allen diesen vier Gruppen zeigt sich der Gaswechsel bei Erwachsenen beider Geschlechter fast genau gleich; im Mittel der vier Gruppen beträgt der Gaswechsel des Weibes 99 bezw. 103 Procent von dem des Mannes.

Bei den beiden verglichenen Alten (Greisen und Greisinnen) ist eine Differenz von 10 und 11 Procent zu Ungunsten der Weiber vorhanden.

Im Allgemeinen ist also der Gaswechsel weiblicher Individuen bei gleichem Lebensalter in mittleren Jahren annähernd gleich demjenigen ebenso schwerer männlicher Personen; bei Kindern und Greisen ergiebt sich eine geringe Differenz (um 5 bis 10 Procent) zu Ungunsten des weiblichen Geschlechtes.

Wesentlich günstiger gestalten sich für dieses die Verhältnisse, wenn wir einen anderen Maassstab als den des Gewichtes dem Vergleiche zu Grunde legen.

Eine Umrechnung des Gaswechsels statt auf das Kilo auf die Einheit der **wirklichen** Körperoberfläche würde das oben berechnete Verhältniss zu Gunsten des weiblichen Geschlechtes verschieben. Wir versagen uns hier eine genaue Umrechnung auf diese Einheit, weil wir hier ja nur weibliche und männliche Individuen gleichen Gewichtes mit einander in Beziehung setzen; somit würden die Relationszahlen ebenso ausfallen wie in Tabelle VIII, da die Oberfläche der Frauen rechnerisch ebenso gross ist wie die gleich schwerer Männer; nämlich wenn wir für sie die Constante C der Meeh'schen Formel ebenso wie bei den Männern $= 12 \cdot 312$ setzen würden. Thatsächlich muss dieser Wert, wie wir bereits oben ausgeführt haben, für die Frauen kleiner sein als $12 \cdot 312$. In der Tabelle VIII ist fast ausnahmslos die Grösse der weiblichen Individuen geringer als die gleich schwerer männlicher Personen. (Besonders erhebliche Differenzen finden wir in Gruppe g und h der Kinder, g der Erwachsenen und in der Rubrik a und b der Greise [$-5 \cdot 5$, -11, -6, -19, -15 (!) ^{cm} bei den Weibern].)

Wäre der Wert von C für die Frauen bekannt, so würden bei der Berechnung auf die Einheit der Körperorberfläche die Relationszahlen, die wir bei der Beziehung auf die Einheit des Gewichtes gefunden haben, sich zweifelsohne zu Gunsten des weiblichen Geschlechtes erhöhen.

Und das Gleiche ist der Fall, wenn wir, wie das schon oben bei der Erörterung des dem Greisenalter zukommenden Gaswechsels geschehen, den letzteren auf die Gewichtseinheit des lebenden Protoplasmas beziehen. Die Menge des letzteren zu bestimmen, sind wir ja vollkommen ausser Stande. Selbst eine Feststellung des im Körper enthaltenen Stickstoffes, oder die kaum ausführbare des Gehaltes an „Eiweiss" würde für unseren Zweck uns keine verwerthbaren Zahlen ergeben. — Thatsächlich aber unterliegt es wohl kaum einem Zweifel, dass bei dem erheblich grösseren Fettreichthum des Weibes jedenfalls die Musculatur an dem Aufbau ihres Körpers einen geringeren Anteil nimmt als beim Mann. Die „Gewichtseinheit des Protoplasmas" würde somit beim weiblichen Geschlecht keinen geringeren, eher sogar einen noch etwas höheren Umsatz zeigen als beim männlichen.

II. Theil.

Vergleich mit den Untersuchungen früherer Autoren.

Von früheren Forschern haben sich vor allen Dingen Scharling (2), ferner Andral und Gavarret (3), sowie Speck (4) mit dem Gaswechsel in verschiedenen Lebensaltern und bei den beiden Geschlechtern systematisch beschäftigt; das weitaus grösste und beste Material haben vor vier Jahren Sondén und Tigerstedt (4) beigebracht. Ausser diesen werden wir jedoch zahlreiche andere Untersuchungen zu berücksichtigen haben, so namentlich solche von Pettenkofer-Voit (5), Lewin (6), Forster (7), Rubner (8), von Zuntz (9) und seinen Schülern (Löwy (11), Katzenstein (10) u.s.w.), von Johannson (12) u. A. m.

Ein Vergleich unserer Zahlen mit denen verschiedener früherer Autoren, die allerdings grösstentheils bloss über Kohlensäureabgabe berichten, erfordert eine kleine Umrechnung, da in jenen Versuchen die Werthe zumeist in Grammen für eine Stunde pro Kilo wiedergegeben sind.[1] Die so angegebenen Zahlen sind mit 60 mal 1·966 (dem Gewicht eines Liters CO_2) = 118 zu dividiren, um sie mit den unseren vergleichbar zu machen, die auf eine Minute und auf Kubikcentimeter ausgerechnet sind (oder unsere Zahlen sind mit diesem Factor zu multipliciren).

Die Zusammenstellung unserer Zahlenwerthe mit den meisten unserer Vorgänger zeigt sofort das zunächst auffallende Resultat, dass die unserigen

[1] Wenn uns auch mit Ausnahme der Arbeiten von Scharling sowie Andral und Gavarret alle anderen Originalarbeiten zugängig gewesen sind, so entnehmen wir die von ihnen gewonnenen Zahlen zumeist der Arbeit von Sondén und Tigerstedt, da sie in deren Arbeit bereits einheitlich berechnet sind.

erheblich kleiner sind, als die früher gefundenen. Wir müssen diesen Unterschied erst erklären und den Nachweis erbringen, dass unsere niedrigen Zahlen unter den gewählten Versuchsbedingungen den thatsächlichen Verhältnissen entsprechen, dass sie nicht etwa durch Mängel unserer Methodik oder fehlerhafte Handhabung derselben bedingt sind.

Rechtfertigung unserer Werthe.

Wir haben, wie in allen früheren Untersuchungen, so auch hier ausnahmslos den Zustand absoluter Muskelruhe und vollständiger Nüchternheit untersucht. Die Begründung dafür haben wir an anderer Stelle ausführlich niedergelegt und auch in dieser Arbeit auf S. 316 kurz wiedergegeben.

Die erheblichen Differenzen zwischen unseren Zahlen und denen früherer Autoren müssen wir darauf beziehen, dass in deren Versuchen zwar auch ein ruhiger Zustand gewählt wurde, dass aber diese „Ruhe“ im gewöhnlichen Sinne des Wortes (bequemes Sitzen und die dabei stattfindenden leichten Bewegungen) von derjenigen erheblich abweicht, die wir zu erzielen bemüht waren, und die wir thatsächlich auch fast durchweg erreicht haben.

Wir wollen zunächst mit einigen Worten die Kohlensäurezahlen unserer „Normalmänner“ mit ihren anscheinend so sehr niedrigen Werthen zu rechtfertigen suchen. Für dieselben hatten wir im Durchschnitt 185 ^{ccm} CO_2 pro Minute bei rund 67 ^{kg} Gewicht ermittelt, das sind 21·8 ^{grm} CO_2 für die Stunde; dem gegenüber finden wir bei Sondén und Tigerstedt (S. 73) für den Erwachsenen 34 bis 38 ^{grm} CO_2, bei Rubner[1] für 70 ^{kg} 33 bis 38 ^{grm} CO_2; ähnliche Werthe kommen in den Versuchen Voit-Pettenkofer's vor, sowie bei den erwachsenen Personen Scharling's, und zumeist noch höhere bei Andral und Gavarret, die leider die Gewichte ihrer Versuchspersonen nicht notirt haben.

Dass aber die von uns seit Jahren gewählte Versuchsanordnung richtig ist und unsere Zahlen thatsächlichen Verhältnissen entsprechen, dafür können wir die schlagendsten Beweise den Arbeiten Johannson's und denen von Sondén und Tigerstedt entnehmen. Diese Autoren sind sich gleich uns darüber vollkommen klar gewesen, dass der im gewöhnlichen Leben als „Ruhe“ bezeichnete Zustand erheblich abweicht von dem vollständiger Muskelruhe. Sie haben die Differenz zwischen diesen beiden Zuständen, die wir auf Grund des Vergleiches unserer Zahlen mit anderen

---

[1] *Archiv für Hygiene.* Bd. XXIX. S. 45.

nur schätzen[1] konnten, durch eigene, sehr zahlreiche, vorzügliche Untersuchungsreihen genau bestimmt. Johannson (12) hat den Zustand grösster willkürlicher Muskelruhe in Experimenten an sich selbst untersucht. Er nennt diesen Zustand „vorsätzliche Muskelruhe", und meint, dass dieser nur bei der nöthigen Intelligenz und Selbstbeherrschung der Versuchsindividuen zu erzielen sei. Es ist das genau der gleiche Zustand, den wir bei unseren 3 Aerzten leicht und sicher, und auch bei fast allen anderen Individuen durch stete Wiederholung der Versuche fast durchweg erreicht haben. So sind Johannson's Zahlen mit den unseren direct vergleichbar.

Er fand in zwei vorzüglich durchgeführten, gut übereinstimmenden Reihen im Mittel 21·5 ^{grm} CO_2 in der Stunde; das ist die gleiche Zahl, die wir berechneten (21·8). Auf das Kilogramm und die Minute entfallen bei ihm (73 ^{kg}) 2·45 ^{ccm} CO_2, bei uns (66·7 ^{kg}) 2·77 ^{ccm} CO_2. Ueber seine Körperconstitution finden wir in seinen Arbeiten keinen Vermerk; wir wissen nicht, ob er ebenso muskelkräftig gewesen, wie unsere Individuen, oder nicht vielmehr einen etwas höheren Fettreichthum besessen hat. Auf jeden Fall können wir aus Johannson's Zahlen entnehmen, dass unsere niedrigen Werthe nicht durch Fehler der Versuchsanordnung und der Technik bedingt sind.

Ferner haben, und zwar schon vor ihm, Sondén und Tigerstedt das Minimum des Gaswechsels durch Untersuchungen im Schlafe an verschiedenen Individuen ermittelt. Löwy (11) und Magnus-Levy (14) hatten ja im Gegensatze zu früheren Forschern (Pettenkofer, Voit, Lewin u. A.) behauptet, dass der Gaswechsel im Schlafe von dem im wachen Zustande bei völliger Ruhe sich nicht wesentlich unterscheide, und Johannson's zahlreiche Versuche haben das über allen Zweifel sicher gestellt. Thatsächlich findet sich kaum ein Unterschied zwischen dem Gaswechsel bei „vorsätzlicher Muskelruhe" und dem im Schlafe, und so können wir die von Sondén und Tigerstedt (13) an von schlafenden Menschen gewonnenen Zahlen mit den unserigen direct vergleichen.

Wir stellen die von diesen Autoren für den Schlaf erhaltenen Mittelwerthe (S. 140), wie ihre Minima (S. 150), auf 1 Minute und 1 ^{kg} in Cubikcentimeter umgerechnet, zusammen mit unseren Werthen im wachen Zustande bei vollkommener Ruhe. (Tabelle IX.)

Die im Schlafe von Sondén und Tigerstedt erhaltenen Minimalwerthe liegen zum Theil etwas niedriger, als die von uns im wachen Zustande gefundenen; die Mittelwerthe im Schlafe liegen unseren Zahlen recht

[1] Vgl. Magnus-Levy, Pflüger's *Archiv*. Bd. LV. S. 110 Anmerkung; statt „willkürlicher Bewegung" muss es dort natürlich, wie es ja auch aus dem Sinne jener Beschreibung hervorgeht, heissen „unwillkürliche Bewegungen".

nahe. Wir entnehmen aus dieser für physiologische Daten recht guten Uebereinstimmung eine weitere Stütze für die annähernde Richtigkeit der von uns erhaltenen Zahlen.

Tabelle IX.

CO_2-Abgabe im Schlaf (Sondén und Tigerstedt) und in „vorsätzlicher Muskelruhe“ (Magnus-Levy und Falk).

		Nr.[1]	CO_2-Abgabe im Schlaf				Nr.[2]	CO_2-Abgabe „in vorsätzlicher Ruhe“		
			Alter Jahre	Gewicht kg	pro Kilo u. Min. ccm CO_2 Minim.	pro Kilo u. Min. ccm CO_2 Mittel		Alter Jahre	Gewicht kg	pro Kilo u. Min. ccm CO_2
Sondén und Tigerstedt	Knaben	1	11	32·1	4·83	5·36	8.	10	30·6	5·23
		2	12	38·3	4·45	4·80	9. 10	14	36·5	4·30
		3	18	57·0	2·93	3·31	15. 16	16	57·5	3·40
	Mädchen	4	20	71·2	2·93	3·22				
		5	22	72·7	2·53	2·89	8	22	67·5	2·97
		6	30	63·0	2·60	2·94	6	43	65·0	2·50
		7	32	69·5	2·72	3·07	7	25	67·5	2·85
	Greise	9	69	66·6	2·33	2·45	1	71	47·8	2·70
		10	78	59·0	2·40	2·75	4	77	69·3	2·44
		11[3]	84	61·3	2·56	2·92	7[3]	86	59·3	2·27
	Mittel	4—7	20—32	69·1	2·70	3·04	6·78	22—43	66·7	2·77
Lewin[4]			?	76·0	—	2·95				

Sondén und Tigerstedt haben, gleich den meisten ihrer Vorgänger, in ihren anderen Versuchen, und zwar „aus praktischen Gesichtspunkten“, wie sie ausdrücklich hervorheben, den Ruhezustand im gewöhnlichen Sinne des Wortes untersucht; sie sagen aber selbst (S. 149): „Wenn es gilt, zu untersuchen, welchen Einfluss das Lebensalter und die Körpergrösse an und für sich auf die Grösse des Stoffwechsels ausüben, dürften Versuche über den Stoffwechsel im Schlafe am meisten befriedigend sein, denn da befindet sich ja die Versuchsperson in der grössten möglichen Muskelruhe.“ Diese Uebereinstimmung des Gedankenganges bei den schwedischen Forschern und bei uns ist für beide Theile befriedigend.

---

[1] Die Ziffern beziehen sich auf die Tabelle S. 150 von Sondén und Tigerstedt.
[2] Die Ziffern beziehen sich auf unsere Tabellen I und II.
[3] Weibliches Individuum.
[4] Angaben nach Sondén und Tigerstedt S. 149.

Dieser Zustand „vorsätzlicher Muskelruhe" ist auch bei Speck, dessen grosse Verdienste dadurch keinerlei Einschränkung erfahren, nicht erreicht, da er in sitzender Stellung während des Versuches seine Apparate beobachten und controliren musste. Er fand in den Versuchen, die er auf S. 215 seines Buches als seine Normalreihen aufführt, für sich 285 ccm O_2 und 234 ccm CO_2, also bei 62 kg Gewicht 4·60 ccm O_2 und 3.77 ccm CO_2 pro Kilo; das sind rund 30 Procent mehr als bei uns. Auch bei zahlreichen Versuchen aus dem Zuntz'schen Laboratorium (Katzenstein, Löwy u. A.) liegen, obgleich die Versuche theilweise im nüchternen Zustande und fast immer in der „Ruhe" gemacht sind, die Zahlen etwas höher als bei uns. In diesen Versuchsreihen ist es den Autoren zumeist nicht so intensiv darum zu thun gewesen, das Minimum des Stoffumsatzes zu erreichen; sie konnten sich damit begnügen, ihm einigermaassen nahe zu kommen, da ihre Absicht meist dahin ging, erhebliche und sehr grosse Abweichungen von der Norm zu studiren (Abkühlungs- und Arbeitsversuche). Auch hier treten wir jenen Autoren nicht zu nahe, wenn wir für unsere theoretischen Betrachtungen unseren Zahlen eine grössere Bedeutung vindiciren als den ihren.[1]

Von anderen Autoren findet Eykmann (15) mit der von uns benutzten Methode Werthe, die nur etwas höher sind, als unsere. Das Mittel seiner Werthe an 11 Europäern in den Tropen (S. 70) ist nach Umrechnung auf 64 kg (vrgl. die Details auf S. 68 bis 70 seiner Arbeit):

245·7 ccm O_2 und 193·4 ccm CO_2 pro Minute,

oder

3·84 „ „ „ 3·02 „ „ „ „ und Kilo,

denen er einen ähnlichen Durchschnitt für Europäer in Deutschland, aus Zahlen von Geppert, Löwy, Katzenstein und Magnus-Levy berechnet, gegenüberstellt.

Wir erwähnen noch, dass Johannson (12) (S. 119) den Zustand „vorsätzlicher Muskelruhe" von dem „gewöhnlicher Muskelruhe" und von dem „der Ruhe im gewöhnlichen Sinne des Wortes" unterscheidet. Der Gaswechsel in diesen drei Zuständen verhielt sich bei ihm wie 66 : 77 : 100 oder wie 100 : 117 : 150; er ist also in dem letztgenannten

[1] Uebrigens finden sich in Loewy's Arbeit (Pflüger's *Archiv.* Bd. XLIII) Zahlen, die den unseren recht nahe liegen, so z. B. für einen kräftigen, musculösen Mann von 67·5 kg im Mittel 222·9 ccm O_2 und 202·7 ccm CO_2, das sind 3·30 ccm O_2 und 3·0 ccm CO_2 pro Kilo, ferner für einen schwächlichen Mann von 60·5 kg 3·53 ccm O_2 und 3·04 ccm CO_2. — In seiner späteren Arbeit finden sich höhere Werthe. Wir können an dieser Stelle natürlich nicht alle Zahlen früherer Autoren (Henrijean, Frédericq, Geppert, Hanriot, Richet u. s. w.), die wir wohl kennen, aufnehmen und im Einzelnen erörtern.

Tabelle X.

Vergleich zwischen den Werthen von Sondén und Tigerstedt und unseren über die CO_2-Abgabe.

	Nr.	Sondén und Tigerstedt[1] Gewicht kg	Sondén und Tigerstedt[1] pro Kilo u. Minute ccm CO_2	Nr.	Magnus-Levy und Falk Gewicht kg	Magnus-Levy und Falk pro Kilo u. Minute ccm CO_2	Relationszahlen Procent
Knaben	1	20·1	9·73	4. 5. 6	20·6	6·37	153
	2	27·5	10·22	7	26·5	5·04	203
	4. 6	30·9	9·19	8	30·6	5·23	178
	7	34·1	8·45	9. 10	36·5	4·30	197
	9. 10	44·9	8·32	13. 14	43·7	4·35	191
	12	55·5	6·90	15. 16	57·5	3·40	203
Männer	14. 15. 16	67·8	4·71	6. 7. 8	66·7	2·77	170
Mädchen	1	21·8	9·60	2	18·2	6·02	160
	2	26·6	7·20	3. 4	24·6	4·80	150
	3	31·0	7·16	5	31·0	4·94	145
	4	36·2	6·30	6. 7	35·3	4·41	143
	5	39·5	5·90	8	40·2	3·84	156
	6	44·3	5·60	9	42·0	4·03	139
Frauen	9	53·9	4·26	9. 10	54·0	3·21	133
	10. 11	60·5	4·64	11. 12. 13	61·7	3·05	152
	Scharling[2]			Speck[3]			
	Knabe	22·0	7·83	Knabe	38·0	5·20	
	Jüngling	58·0	5·01	Jüngling	55·0	4·80	
	Mann	66·0	4·28	Mann	62·0	3·80	
	„						
	Mädchen	25·0	7·08	Mädchen	25·0	5·90	
	„	56·0	3·83	„	47·0	4·10	
				„	51·5	4·30	
				Frau	58·0	3·40	

[1] Berechnet und zusammengestellt aus den Tabellen bei Sondén und Tigerstedt S. 77 und 90.

[2] Ebenda S. 54.

[3] Ebenda S. 57.

Zustande bei ihm um die Hälfte höher als in dem ersten. Doch ist diese Differenz bei verschiedenen Individuen in verschiedenen Lebensaltern jedenfalls nicht constant in dem Sinne, dass es erlaubt wäre, durch einen Abzug von $^1/_3$ des Werthes von den Zahlen, die Sondén und Tigerstedt u. A. ermittelt haben, den Minimum-Gaswechsel zu berechnen.

Wir geben in der nebenstehenden Tabelle X eine Uebersicht der von Sondén und Tigerstedt und der von uns ermittelten Werthe für die CO_2-Ausscheidung pro Kilo bei den verschiedenen Altersclassen. Der letzte Stab in dieser Tabelle zeigt, um wie viel Procent die Werthe der skandinavischen Autoren die unseren übertreffen.

Aus der Tabelle X geht hervor, dass die Differenz zwischen den beiderseitigen Resultaten, die im Allgemeinen auf die Verdauungsarbeit und die geringe Muskelthätigkeit in den „Ruheversuchen" von Sondén und Tigerstedt zurückzuführen ist, in den diversen Gruppen verschiedene Werthe zeigt, dass sie beim männlichen Geschlecht viel grösser ist als beim weiblichen. Daraus werden sich eine Reihe Unterschiede in den Resultaten erklären, zu denen wir, im Gegensatze zu Sondén und Tigerstedt, gekommen sind. Scharling's und Speck's Zahlen, die wir auch in unsere Tabelle aufgenommen haben, stehen in der Mitte zwischen unseren und denen von Sondén und Tigerstedt.

Nachdem wir somit die verschiedene Grössenordnung der in der Litteratur niedergelegten Zahlenwerthe erörtert und beleuchtet und die unserigen gegen etwaige Einwände sichergestellt haben, wollen wir nun die Schlüsse, zu denen wir gekommen sind, mit denen unserer Vorgänger in Parallele setzen. Wir werden uns dabei zumeist auf den Vergleich mit Sondén und Tigerstedt beschränken können, da ihre Untersuchungen die weitaus zahlreichsten sind und die Verdienste früherer Autoren bei ihnen eine sorgfältige und gerechte, historische und kritische Würdigung bereits erfahren haben.

Vergleich unserer Resultate mit den früher erhaltenen.

Wir stellen zunächst die Punkte voran, in denen wir trotz verschiedener Versuchsanordnung mit den früheren Autoren übereinstimmen.

Es war längst bekannt und von allen früheren Untersuchern (Scharling, Andral, Gavarret, Forster, Speck u. A.[1]) hervorgehoben, dass der Gaswechsel und der Kraftumsatz bei Kindern, auf die Gewichtseinheit bezogen, weit erheblicher sei, als bei den Erwachsenen. Das wird ja auch von den schwedischen Forschern und ebenso von uns selbstverständlich

[1] Wir führen hier nur solche Autoren auf, die den Gasumsatz gemessen, nicht solche, die ihn, wenn auch richtig, aus der Nahrungsaufnahme berechnet haben.

bestätigt. Rubner hat darauf hingewiesen, dass man aus diesem Ueberwiegen des auf die Gewichtseinheit bezogenen Gaswechsels im kindlichen Lebensalter eine grössere, nur durch das jugendliche Alter bedingte Intensität des Gaswechsels bei Kindern nicht herleiten dürfe; der Kraftumsatz sei nicht eine Function des Gewichtes und des Lebensalters, sondern eine solche der Körperoberfläche und abhängig von den durch die Entwickelung derselben bedingten Wärmeverlusten; pro Quadratmeter der Körperoberfläche sei der Gas- und der Kraftwechsel in den verschiedenen Lebensaltern und bei verschiedenen Körpergrössen gleich.

Sondén und Tigerstedt haben die Unrichtigkeit dieses Satzes nachgewiesen. Sie fanden die Kohlensäureabgabe, auf die Körpereinheit bezogen, bei Kindern viel grösser als bei Erwachsenen. Bei ihren jüngsten Altersclassen im männlichen Geschlechte fanden sie die Relationszahlen gleich 147, 167, 157 und 153 (2) verglichen mit dem Erwachsener von 67 ^{kg} Gewicht,[1] und ähnlich beim weiblichen Geschlechte; je jünger das betreffende Individuum, um so grösser ist der auf die Oberflächeneinheit bezogene Gaswechsel.

Auch für das Greisenalter soll nach Rubner das Gesetz der Abhängigkeit des Gaswechsels von der Körperoberfläche zu Recht bestehen.[2] Das aus der Erfahrung genugsam bekannte geringere Nahrungsbedürfniss der Greise ist nach ihm nur durch das niedrigere Körpergewicht und die geringere Arbeitsleistung bedingt, so dass man nicht berechtigt sei, „hieraus etwa auf einen aus unbekannten Gründen verminderten Stoffverbrauch zu schliessen“. Diese Erklärung des thatsächlichen Minderverbrauches der Greise ist aber nur zum Theil richtig. Sondén und Tigerstedt konnten an der Hand ihrer Versuche an drei älteren Individuen im Zustande gewöhnlicher Muskelruhe wie im Schlafe beweisen, dass der Gaswechsel der Greise in der That niedriger sei als derjenige Erwachsener und der Kinder (S. 90 und 150). v. Hoesslin hat das bereits ausgesprochen. Sie aber haben zum ersten Male den Nachweis geführt, dass in der That das Lebensalter einen wesentlichen und maassgebenden Einfluss auf den Gaswechsel ausübt und diesen unabhängig von der Entwickelung des Gewichtes und der Körperoberfläche beeinflusst.

Wir schliessen uns in diesem Punkte den schwedischen Autoren rückhaltslos an und verweisen nochmals auf das überaus schlagende Resultat unserer Tabelle VII auf S. 340, in der einzig und allein der Einfluss des Lebensalters auf den Gaswechsel zum Ausdruck hommt.

---

[1] Wir berechnen hier die Relationszahlen Sondén's und Tigerstedt's nicht, wie sie, auf ihre schwersten Individuen, sondern auf „Normalmänner“ von 67 ^{kg} Gewicht.

[2] Leyden's *Handbuch der Ernährungstherapie.* S. 179.

Dass unsere Relationszahlen nicht überall vollkommen übereinstimmen mit denen Sondén's und Tigerstedt's, ist aus der verschiedenen Versuchsanordnung erklärlich, aber für diese Betrachtung belanglos.

Wohl aber macht sich die Verschiedenheit der Versuchsbedingungen bei jenen Autoren und uns für einige andere Betrachtungen und Schlüsse geltend.

Sondén und Tigerstedt hatten aus ihren Versuchen gefolgert ad 1, dass der Gaswechsel in der Pubertätszeit beim männlichen Geschlechte, selbst bei geringerem Gewichte, absolut erheblich grösser sei als im Mannesalter (S. 75), und ferner 2., dass der Gaswechsel beim weiblichen Geschlechte wesentlich geringer sei als beim männlichen, zum mindesten bei jüngeren Individuen (S. 93 ff.). Bei letzteren sei die Kohlensäureausscheidung um 31 bis 56 Procent höher, als beim weiblichen Geschlechte (bei der Berechnung auf die Gewichtseinheit und ähnlich bei der Berechnung auf die Einheit der Körperoberfläche).

Wir besprechen zunächst den zweiten Punkt. Wir befinden uns hier in entschiedenem Gegensatze zu den schwedischen Autoren. Wir konnten an der Hand unserer Tabelle VIII auf S. 343 mit Sicherheit beweisen, dass der Gaswechsel weiblicher Individuen, auf das Kilogramm bezogen, nur bei einzelnen Altersclassen für das weibliche Geschlecht geringer sei, und zwar um nicht mehr als etwa 5 bis 10 Procent. Die Differenz der Resultate ist leicht zu erklären. Wir glauben aus dem Vergleiche unserer Zahlen mit denen Sondén's und Tigerstedt's (vergl. Tabelle X) den Schluss ziehen zu dürfen, dass bei den jüngeren Altersclassen die „Ruhe" (im gewöhnlichen Sinne des Wortes) bei den Mädchen eine erheblich grössere gewesen sei, als bei den Knaben, und dass nur dadurch in jenen Versuchen für sie ein geringerer Gaswechsel erzielt worden sei.[1] Es entspricht das den Erfahrungen des täglichen Lebens, denen zu Folge Mädchen viel leichter zum „Stillsitzen" gebracht werden können und überhaupt weniger in- und extensive Bewegungen lieben als Knaben. Letztere sind erheblich schwerer zu der gleichen Ruhe zu bringen als Mädchen. Bei den erwachsenen Männern hingegen, die sich besser beherrschen, kann ein annähernder Ruhezustand etwa in gleichem Betrage erzielt werden wie bei Frauen, und so unterscheidet sich denn auch in den Versuchen der schwedischen Autoren ebenso wie bei uns der Gaswechsel erwachsener Männer nicht wesentlich von dem der Frauen.

Für praktische Zwecke (Ernährung, Ventilation der Lufträume und Anderes) kommt der durch die stärkeren Bewegungen bedingte, thatsächlich grössere Nahrungsbedarf des männlichen Geschlechtes, namentlich

[1] Das geben auch Sondén und Tigerstedt zum Theil zu.

der Knaben, wesentlich in Betracht; die theoretische Betrachtung hingegen erweist, dass das weibliche Geschlecht in der Intensität seines Gaswechsels nicht hinter dem männlichen zurücksteht.

Für Knaben in den Pubertätsjahren haben Sondén und Tigerstedt ein erhebliches Ueberwiegen der von dem einzelnen Individuum umgesetzten Gasmenge über die Werthe ausgewachsener und viel schwererer Männer gefunden. Im Alter von 13 bis 17 Jahren finden sie (S. 73) 41 bis 45 grm CO_2 pro Stunde bei einem Gewichte von 44 bis 55 kg, während erwachsene Individuen von 65 bis 84 kg nur 34 bis 38 grm CO_2 producirten. Auch dieses Plus glauben wir nicht, wie die schwedischen Autoren, durch die grössere „Lebensenergie" in jenem Alter (schnellerer Längen- und Gewichtszuwachs) erklären zu müssen, sondern führen es auf einen in jenem Alter auch in der Ruhe besonders gesteigerten Bewegungsdrang zurück. Die von unseren, in den Pubertätsjahren befindlichen Knaben umgesetzten absoluten Gasmengen übersteigen die der erwachsenen Normalmenschen nicht, oder nicht wesentlich; sie sind bei unseren Knaben Nr. 12 bis 14 (Gewicht 40 bis 44 kg) geringer und bei Nr. 15 und 16 (Alter 16 Jahre, Gewicht 57.5 kg) annähernd gleich denen erwachsener Männer:

			O_2	CO_2
Knaben	40 bis 44 kg	16 Jahre	206.4	178·3
„	57.5 kg	16 „	238·9	195·7
Männer	67·0 „	22 bis 42 Jahre	227·7	185·0.

Wir können speciell den unter Nr. 15 angeführten Knaben mit dem unter Nr. 8 angeführten jungen Manne vergleichen, da es sich um dasselbe Individuum handelt. Im ersten Versuche war er 16 Jahre alt und wog 57·5 kg, in dem späteren 6 Jahre älter und 10 kg schwerer. Er hat als Sohn von Prof. Zuntz zu zahlreichen Respirationsversuchen gedient, war daher vorzüglich geübt, und beanspruchen daher diese Zahlen eine besondere Beweiskraft. Es fanden sich in der Pubertätszeit:

235·6 ccm O_2 und 192·2 ccm CO_2;

nach Erlangung der vollständigen Reife:

231·3 ccm O_2 und 200·2 ccm CO_2,

d. h. ziemlich die gleichen Werthe. Es wird also in den späteren Stadien der Pubertätszeit der Gaswechsel bereits erreicht, der dem völlig ausgereiften Zustande entspricht. Da aber mit dem Erreichen der Pubertät Längen- und Gewichtszunahme noch nicht abgeschlossen sind, so sinkt naturgemäss bis zum Ende des Wachsthumes der auf das Kilogramm (wie auch auf den Quadratmeter) bezogene Gasumsatz, und zwar in unserem Falle von 4·10 ccm O_2 und 3·34 ccm CO_2 auf 3·43 bezw. 2·97 ccm (pro Kilo).

Für die Verschiedenheit der Intensität des Gaswechsels in den verschiedenen Lebensaltern wird natürlich nicht das Alter als solches ausschliesslich maassgebend sein, sondern die körperliche Entwickelung, die dem betreffenden Individuum zukommt. So dürfen wir beispielsweise aus den Zahlen für ein ungewöhnlich entwickeltes Mädchen von 11 Jahren, welches 149 cm lang war und 42 kg wog, dessen Menstruation bereits ein halbes Jahr später eintrat, nicht Werthe für ein 11jähriges Mädchen berechnen, sondern etwa für ein 13- bis 14jähriges, da dieses Mädchen eben in seiner ganzen Entwickelung den körperlichen Zustand eines solchen bereits erreicht hatte. Das Gleiche gilt naturgemäss auch für Kinder, die in ihrer Entwickelung zurückgeblieben sind.

Ebenso dürfen wir nicht erwarten, dass der Gaswechsel älterer Personen alle Mal in dem gleichen Lebensalter absinkt. Wir haben z. B. gefunden, dass ein 64jähriger Mann noch den gleichen Gaswechsel zeigt, wie gleich grosse und gleich schwere jüngere Individuen; wir fanden hingegen bei einem Manne von 70 Jahren und einer Frau von 71 Jahren dieses Absinken bereits deutlich ausgesprochen. Im Gegensatze zu jenem 64jährigen Manne fanden wir bei einer Frau von 57 Jahren (Nr. 6 unserer Tab. III) den Gaswechsel so niedrig, dass wir ihn auf das Senium beziehen zu müssen glaubten. Auch Speck sah seinen Gaswechsel nach dem 50. Lebensjahre absinken.[1] Im Allgemeinen wird wohl das Absinken des Gaswechsels im höheren Alter Hand in Hand gehen mit dem Eintreten des Greisenalters im gewöhnlichen Sinne des Wortes; dass es aber, selbst bei recht rüstigen Individuen, nicht ausbleibt, zeigen unsere Versuche an der alten Frau Nr. 7, und vor allem die an den 78jährigen Manne Nr. 3. Trotzdem der letztere noch vorzüglich conservirt, sehr fettarm und recht muskelkräftig war, stand sein Gaswechsel (179 ccm O_2 und 129 ccm CO_2) um etwa 24, bezw. 32 Procent hinter demjenigen gleich schwerer jugendlicher Männer zurück.

---

[1] Wie constant übrigens sonst im Mannesalter im Lauf der Jahre der Gaswechsel eines Menschen bleibt (Magnus-Levy-Johannson), dafür können wir noch ein gutes Beispiel aufnehmen. Prof. Z. hatte

im Jahre 1889—1892	einen Gaswechsel von	220·6 ccm O_2	und	162·5 ccm CO_2
„ „ 1897	„ „	„ 218·2 „ „	„	167·8 „ „

(bei Johannson S. 112).

Er hatte im Lauf dieser Jahre nur einige (4) Kilo Fett angesetzt.

III. Theil.

Der Gaswechsel der Säuglinge.

Wir besitzen über denselben keine eigenen Untersuchungen. Unsere Versuchsmethode ist ja für diese kleinsten Kinder überhaupt nicht anwendbar. Es liegen aber eine Reihe von Angaben in der Litteratur vor, so dass ein Vergleich des ersten Lebensalters mit dem späteren wenigstens möglich ist. Forster (7) hat zuerst die Kohlensäureausscheidung eines Säuglings (von 14 und 60 Tagen) unter natürlichen Bedingungen im Pettenkofer'schen Apparate während 3 Stunden untersucht und darüber kurze Notizen veröffentlicht. Persönlicher liebenswürdiger Mittheilung von Seiten des Hrn. Prof. Forster verdanke ich folgende genaueren Zahlen. Sein Mädchen schied, bei ziemlicher Ruhe in der Pause zwischen zwei Mahlzeiten aus:

im Alter von:	bei einem Gewichte:	in der Stunde:	pro Kilo und Stunde:	in der Minute:	pro Minute und Kilo:
14 Tagen	2·70 kg	2·52 grm CO_2	0·93 grm CO_2	21.40 ccm CO_2	7.89 ccm CO_2
60 „	3·78 „	3.68 „ „	0.97 „ „	31.07 „ „	8·22 „ „ .

Rubner und Heubner (17) fanden im Mittel einer sechstägigen, fast ununterbrochenen Untersuchung mit der gleichen Methode für ein Kind von 9 Wochen und 5·235 kg Gewicht[1] pro Stunde 4·72 grm CO_2, für die Minute und das Kilo also 7·64 ccm. Annähernd ebenso hoch scheint, so weit sich das aus der zweiten vorläufigen Mittheilung von Heubner (18) übersehen lässt, der Gaswechsel für ein Kind von 7 Monaten und 7·63 kg Gewicht gewesen zu sein, während bei dem dritten atrophischen Kinde (von $3^1/_2$ Monaten und 2·95 kg Gewicht) der Werth etwa 30 bis 35 Procent für das Kilo höher gewesen zu sein scheint. Einige Zahlen für den Gaswechsel der Säuglinge lassen sich auch aus der Arbeit v. Recklingshausen's (19) berechnen, doch sind seine Werthe unter einander so abweichend, dass ich dieselben zur Berechnung nicht heranziehen möchte. Sehr zahlreiche Versuche über CO_2-Abgabe und O_2-Aufnahme hat Scherer (20) an Säuglingen verschiedenen Alters bis zu 77 Tagen gemacht, und zwar nach dem Princip von Regnault und Reiset. Seine Versuche wurden theils im Sommer, theils im Winter angestellt. Wir glauben, dass die Sommerversuche mit ihrer mittleren Temperatur den natürlichen Ver-

---

[1] Rubner und Heubner haben ihre Berechnung für das „darmreine“ Kind mit 5 kg durchgeführt. Das thatsächliche mittlere Gewicht in ihrer Reihe betrug aber nach ihren Angaben 5·235 kg, und dieses haben wir für unsere Rechnung benutzt.

hältnissen besser entsprechen und richtigere Werthe ergeben als die Winterversuche, bei denen die Temperatur, nicht etwa im Aussenraume, sondern (wie aus den Versuchsprotocollen hervorgeht) in dem Respirationskasten selbst erheblich unter der Säuglingen zuträglichen Norm war. Wir werden daher nur die ersteren berücksichtigen.

Auffallend ist in Scherer's Versuchen freilich Eines, nämlich der ungewöhnlich niedrige respiratorische Quotient, der in den meisten Sommerversuchen unter 0.727 sinkt bis herab zu 0·627 (im Winter liegen sogar alle Werthe unterhalb 0·598!). Da anderweitige ähnliche Versuche[1] über O_2- und CO_2-Wechsel noch nicht vorliegen, so wissen wir nicht, ob diese Zahlen der Wirklichkeit entsprechen, oder einem Fehler der Methodik ihren Ursprung verdanken. Sollten diese Zahlen wirklich richtig sein, so können wir in ihrer Erklärung jedenfalls nicht mit Scherer übereinstimmen, der sie ganz allgemein darauf zurückführt, dass „der Assimilationsprocess den Dissimilationsprocess bei Neugeborenen erheblich überwiege".

Ein starkes Absinken des respiratorischen Quotienten können wir nach unseren jetzigen Kenntnissen nur so erklären, dass entweder die Kohlehydrate vom Körper nicht verbrannt werden (Diabetes), oder aber, dass Kohlehydratgruppen (Glykogen u. s. w.) aus Eiweiss (und Fett?) gebildet und am Körper zurückgehalten werden;[2] da, wo umgekehrt aus Kohlehydraten Fett gebildet und am Körper angesetzt wird, steigt im Gegentheile der respiratorische Quotient, unter Umständen weit über 1·0 (Hanriot [32], Magnus-Levy [14], Bleibtreu [29]).

Die Brustkinder Scherer's erhielten in der Muttermilch eine Nahrung, an deren Calorien und Kohlenstoffgehalt der Milchzucker etwa annähernd zur Hälfte betheiligt war. Da sicher im Laufe des Wachsthumes im Körper erheblich mehr Fett und Eiweiss zur Aufspeicherung kommt als Kohlehydratgruppen, so wäre für den nicht hungernden Säugling im Allgemeinen ein respiratorischer Quotient über 0·85 zu erwarten. Wenn somit, wie wir vermuthen, die Scherer'schen Zahlen nicht richtig sein sollten, dann ist entweder die Kohlensäure zu niedrig oder der Sauerstoff zu hoch bestimmt. Bei der grossen Genauigkeit der Kohlensäurebestimmung halten wir letzteres für wahrscheinlicher, und wollen wir somit nur die Kohlensäurewerthe seiner Kinder in den Sommerversuchen hier be-

---

[1] Bei Mensi, dessen Arbeit wir erst bei der Correctur entdeckten (Maly's *Jahresbericht.* Bd. XXIV. S. 472), finden sich allerdings ähnliche Zahlen und ähnliche respiratorische Quotienten. Das Original war uns nicht zugänglich.

[2] Winterschlaf der Thiere; beim Menschen sind niedrige respiratorische Quotienten bisher beobachtet gelegentlich am normalen nüchternen Menschen, beim schweren Diabetes und bei hysterischem Schlaf (?).

sprechen. Wir geben zunächst einige Mittelwerthe aus seinen Versuchen, die wir aus seiner Tabelle II (S. 488) selbst combinirt haben. Es betragen die Werthe:

Tabelle XI.

Die Kohlensäureproduction des Säuglings pro Minute und Kilo.

Autor	Alter	Gewicht grm	pro Kilo und Minute CO_2 ccm
Scherer	1— 9 Std.	2994	5·39
„	9—24 „	3085	5·40
„	2— 3 Tage	2770	7·20
„	4— 6 „	2997	7·08
„	6—18 „	2841	8·09
„	19—77 „	2759	10·28
Forster	14 „	2700	7·89
„	60 „	3780	8·22
Rubner und Heubner	ca. 66 „	5235	7·64

Aus Scherer's Analysen geht hervor, dass, auf das Kilogramm berechnet, die Kohlensäureausscheidung mit dem Alter bis zum 77. Lebenstage (so weit reichen seine Versuche) zunimmt. Bis zum 6. Tage bleibt der Kohlensäurewerth pro Kilogramm und Minute unter 7·20 ccm, um später aber bei den meisten Kindern anzusteigen. (Vielfach handelt es sich übrigens bei diesen um recht dürftige Kinder.) Wir finden also bei Forster 7·89 bis 8·22, bei Rubner 7.64 ccm pro Minute und Kilogramm und bei Scherer bis zum 6. Lebenstage noch niedrigere Zahlen. Werthe von der gleichen Höhe finden wir aber bei den von uns untersuchten kleinsten Knaben Nr. 1 und 2 (8·16, 7·39 ccm CO_2). Das Gesetz, das dem jüngeren und leichteren Individuum einen grösseren Gaswechsel für die Gewichtseinheit zuspricht, gilt jedenfalls nicht ohne Weiteres für die allerersten Lebensmonate des Säuglings im Vergleich zu der darauf folgenden Zeit der ersten Kinderjahre.

Uebrigens sind aber die Zahlen bei den Säuglingen nicht mit denen unserer Kinder direct zu vergleichen, weil in ihnen — und das gilt auch für den besten jener Versuche, dem über 6 Tage sich erstreckenden von Rubner und Heubner — das Kind mit seiner normalen Verdauungsarbeit und mit den natürlichen Bewegungen zur Untersuchung kam. Diese beiden Umstände lassen sich ja selbstverständlich beim Säuglinge nicht ausschliessen; und wenn auch die Bewegungen des letzteren in liegender

Stellung sich nur auf geringe Veränderungen der Körperlage während des Wachens beschränken und keinen erheblichen Kraftaufwand erfordern, so kommen sie doch wohl neben der Verdauungsarbeit mit einem mehr oder minder grossen Antheil an dem Gesammtumsatz zur Geltung. Die Werthe in absoluter Ruhe und im nüchternen Zustande beim Säuglinge, die man ja nicht untersuchen kann, würden sonach wahrscheinlich geringer sein, als bei Kindern in den ersten Jahren nach der Säuglingszeit.

Vergleicht man etwa die oben angegebenen Zahlen des Säuglings mit denen, die Forster,[1] sowie Sondén und Tigerstedt bei älteren „ruhigen" und nicht ganz nüchternen Kindern erhalten haben, so gewinnt unsere Annahme des relativ geringeren Gaswechsels im ersten Säuglingsalter gegenüber des folgenden Jahres eine weitere Stütze.

Wenn unsere Annahme — wir sprechen ausdrücklich nur von einer Annahme, da wir absolut vergleichbare Zahlen zur sicheren Beweisführung nicht besitzen — richtig ist, so glauben wir, eine Erklärung dafür in Folgendem zu finden. Der grösste Antheil an dem Kraft- und Gaswechsel fällt jedenfalls, wie wir bereits oben erörterten, den Drüsen und den Muskeln zu. Der Tonus der letzteren bedingt zu einem wesentlichen Theile die Höhe des Gaswechsels. Wird er ausgeschaltet, so sinkt der Gaswechsel um 35 bis 37 Procent (Roehrig und Zuntz [24a], Pflüger [24b]. Beim Säuglinge ist zu Folge der grossen Entwickelung des Kopfes und der dürftigen der Extremitäten die Musculatur zu einem erheblich geringeren Theile an dem Aufbau des Körpers betheiligt als in den späteren Lebensaltern,[2] und ferner glauben wir für den Säugling eine erheblich geringere Normalmuskelspannung voraussetzen zu dürfen, und zwar einfach aus dem Grunde, weil die Anforderungen an die Musculatur in diesem Alter minimale sind.

Wir halten es für möglich, dass der Tonus der Musculatur beim Säugling nach der Geburt nur langsam zunimmt und eine bedeutende Höhe erst zu jenem Zeitpunkte erreicht, wenn mit den ersten Gehversuchen stärkere Anforderungen an die Musculatur der Beine und des Rumpfes und wohl auch der Arme herantreten; letztere haben ja zur Unterstützung des Körpers in jenem Zeitpunkte ebenfalls eine gegen vorher erhöhte Arbeit zu leisten.

Wir können uns der Aufgabe nicht entziehen, den Vergleich zwischen

---

[1] Pro Kilo und Minute ca. 9·90 ccm CO_2 im Alter von 3 bis 7 Jahren bei „ruhigem Verhalten nach einem kleinen Frühstück" bei einem Nettogewicht von ca. 10 bis 15 kg (persönliche Mittheilung von Prof. Forster).

[2] Nach H. Vierordt (S. 29) beträgt beim Neugeborenen die Musculatur 25 Proc. des Gesammtgewichtes, beim Erwachsenen 43 Proc.; das Gehirn dagegen 12·29 Proc. beim Neugeborenen, beim Erwachsenen nur 2·16 Proc.

Säuglingen und älteren Kindern auch für die Einheit der Körperoberfläche durchzuführen.

Wir haben diese in der folgenden Tabelle XII nach Meeh's Formel mit dem von diesem Autor für den Säugling ermittelten Werth von $C = 11 \cdot 989$ berechnet. In Wirklichkeit dürfte für die älteren, sehr dürftigen Kinder Scherer's dieser Werth zu niedrig und ihre Oberfläche etwas grösser sein, als in der Tabelle angegeben ist, da ihr geringeres Gewicht nur zum Theil durch ihre geringere Grösse, hauptsächlich aber durch ihre grössere Magerkeit bedingt ist. Es sind ja wohl diese dürftigen Spitalkinder seit der Geburt noch etwas gewachsen, und hat sich trotz des geringen Gewichtes ihre Oberfläche gegen den ursprünglichen Werth bei der Geburt etwas vermehrt.

Tabelle XII.

Kohlensäureabgabe pro Quadratmeter Oberfläche und Minute bei Säuglingen und in späteren Altersstufen.

Autor	Alter	Gewicht	Quadratmeter Oberfläche	pro Min. u. Quadratm. Oberfläche ccm CO_2	
Scherer	1— 9 Std.	2994 grm	0·249	65	
	9—24 „	3085 „	0·254	66	
	2— 3 Tage	2770 „	0·237	84	
	4— 6 „	2997 „	0·249	85	
	7—18 „	2841 „	0·240	96	
	19—77 „	2759 „	0·236	120	
Rubner u. Heubner	9 Wochen	5235 „	0·350	114	
Forster	14 Tage	2700 „	0·230	93	
	60 „	3780 „	0·291	107	
Magnus-Levy und Falk	$2^1/_2$ Jahre	11·5 kg	0·627	150	Knabe
	6 Jahre	14·5 „	0·732	147	„
	7—11 Jahre	19·2—26·5 kg	0·873—1·094	122—148	„
	7 Jahre	15·3 kg	0·759	133	Mädchen
	$6^1/_2$—14 J.	18·2—42·7 kg	0·852—1·488	105—129	„
	22—43 J.	66·7 kg	2·024	91	Männer
	20—28 J.	61·7 „	1·922	98	Frauen

Während wir bei Knaben unter 7 Jahren Werthe von 122 bis 150 ccm CO_2 pro Quadratmeter finden und für die kleinsten Mädchen solche von 121 bis 133, ergeben Scherer's Sommerkinder nur 65 bis 96 ccm CO_2 und nur seine letzte Gruppe 120. Auch Rubner's und Heubner's, sowie

Forster's Säuglinge bleiben hinter den von uns gefundenen Zahlen jüngerer Kinder noch deutlich zurück. Dagegen stimmen ihre Werthe annähernd überein, bezw. übertreffen um Einiges die CO_2-Werthe der Erwachsenen bei vollständiger Ruhe und Nüchternheit.

Wir haben es uns an dieser Stelle, wie auch bei der Besprechung des Gaswechsels im Kindesalter versagt, die Zahlen von Camerer zum Vergleich heran zu ziehen. Wir erkennen die Richtigkeit seiner Berechnungen gern an, hielten es aber für nothwendig, überall nur durch den directen Versuch ermittelte Werthe des Gaswechsels zu berücksichtigen. Im Uebrigen sind auch Camerer's werthvolle Untersuchungen, ebenso wie die von Pettenkofer-Voit, Rubner u. A. nur für den Gesammtumsatz und das Nahrungsbedürfniss zu verwerthen und sind für unsere Betrachtungen nicht in Vergleich zu stellen. Dass im Uebrigen Camerer (S. 109) nicht berechtigt war, aus seinen Zahlen im Sinne von Rubner zu schliessen, dass „der Nahrungsbedarf" (und dementsprechend auch der Gaswechsel) „im Grossen und Ganzen proportional der absoluten Grösse der Körperoberfläche sei, und zwar in jedem Alter", haben Sondén und Tigerstedt (S. 218 ff) überzeugend nachgewiesen. Auf Grund eigener Stoffwechselversuche hat auch schon v. Limbeck (22) einen Minderverbrauch im Greisenalter nachzuweisen gesucht. Auch auf seine Arbeiten sind wir aus den oben angeführten Gründen nicht eingegangen.

Schluss.

Das Resultat unserer Untersuchungen lässt sich etwa folgendermaassen zusammenfassen:

1. Der Gaswechsel der Kinder ist, auf die Gewichtseinheit bezogen, grösser als der erwachsener Personen, und zwar in um so stärkerem Maasse, je jünger und leichter das betreffende Individuum ist; nur für das erste Lebensjahr trifft das nicht zu.

2. Im Mannesalter bleibt der Gaswechsel, sofern das Individuum seine Körperzusammensetzung nicht wesentlich ändert, annähernd constant; das kleinere Individuum hat einen relativ (pro Kilogramm) höheren Umsatz als das grössere.

3. Im Greisenalter sinkt der Gaswechsel, auch wenn das Individuum seine Körperzusammensetzung nicht wesentlich ändert; er ist auf das Kilogramm umgerechnet geringer als das (gleich schwerer) Individuen in mittleren Jahren.

4. Auf die Einheit der Körperoberfläche bezogen ist der Gaswechsel bei erwachsenen Individuen verschiedenen Gewichts annähernd

gleich, ganz erheblich höher bei Kindern und niedriger bei Greisen. Auch hier steht das Säuglingsalter wahrscheinlich gegen die folgenden ersten Kinderjahre zurück. Auf welche rechnerischen Einheiten auch immer wir den Gaswechsel beziehen, welche inneren Gründe wir auch für seine verschiedene Grösse zur Erklärung heranziehen, in jedem Falle zeigt sich der Einfluss des Lebensalters auf die Intensität des Gas- und Kraftwechsels. Die Zellen des jungen Individuums besitzen eine ganz andere „Energie" als die des ausgewachsenen, und im Greisenalter sinkt diese Energie weiter herab. In Bezug auf den Gaswechsel zeigt sich also dasselbe, was wir auch sonst im physiologischen Geschehen und in den Leistungen des menschlichen Körpers in den verschiedenen Altersstufen tagtäglich vor Augen sehen.

Die von uns angeführten Sätze bleiben auch dann zu Recht bestehen, wenn wir den Gaswechsel auf die Gewichtseinheit Protoplasma beziehen.

5. Der Gaswechsel des weiblichen Geschlechtes steht hinter dem des männlichen nicht oder nicht wesentlich zurück; namentlich bei erwachsenen Individuen findet sich kein Unterschied.

Bei gleich schweren Männern und Weibern zeigte sich der Gaswechsel, absolut und pro Kilogramm berechnet, etwa gleich. Bei Betrachtung der Körperoberfläche würde bei einem Vergleiche gleich schwerer Männer und Weiber, bei letzteren eher ein grösseres Quantum Sauerstoff und Kohlensäure auf die Oberflächeneinheit entfallen, da weibliche Personen bei gleichem Gewichte zumeist kleiner sind und somit eine kleinere Oberfläche besitzen als die Männer. Auch bei einer, freilich exact nicht durchzuführenden Beziehung des Umsatzes auf die Gewichtseinheit des Protoplasmas würden die Frauen gegenüber den Männern sicher nicht im Nachtheile sein, da an ihrem Körpergewichte im Allgemeinen das Fett mit einem grösseren, die Muskelsubstanz mit einem kleineren Procentsatze betheiligt ist als bei jenen.

Wir halten es für principiell wichtig, im Gegensatze zu den Schlüssen, die man etwa aus den von den unseren theilweise abweichenden Resultaten Sondén's und Tigerstedt's ziehen könnte,[1] mit Sicherheit festgestellt zu haben, dass in Bezug auf den Ruheumsatz eine Inferiorität des weiblichen Geschlechtes nicht existirt. Es ist in den vielfachen Erörterungen der Frauenfrage immer wieder darauf hingewiesen worden, dass die angebliche geistige Inferiorität der Frau auch in ihrem körperlichen Verhalten Analogieen finde und durch die körperliche Minderwerthigkeit bestimmt sei; ihre Musculatur sei schwächer entwickelt, ihr Hirngewicht sei niedriger als das der Männer, und vor einigen Jahren hat auch noch Reinert die

[1] Im Mannesalter finden auch sie kein Zurückbleiben des weiblichen Geschlechtes.

geringere Zahl der rothen Blutkörperchen des Weibes ($4^1/_2$ gegenüber 5 Millionen) in ähnlichem Sinne herangezogen. Mit allen diesen rohen Vergleichen lässt sich unseres Erachtens die Sache der Gegner der Frauenbewegung nicht führen; unsere Untersuchungen liefern jedenfalls für solche Argumentation keinen brauchbaren Anhalt.

Wir müssen ganz allgemein und nicht nur im Hinblick auf die „Beweisführung" in der Frauenfrage gegen die Methode Einspruch erheben, aus der unseren Sinnen unmittelbar zugänglichen groben Organisation allgemeine Schlüsse auf die Leistungsfähigkeit eines Organismus zu ziehen.

Wir wollen das hier bloss im Hinblick auf die grobe Muskelkraft kurz erörtern.

Für gewöhnlich wird angenommen, dass der sehr muskelkräftige, körperlich ausdauernde Mensch einen wesentlich höheren Verbrauch auch in der Ruhe zeige, als der schwächliche. Da der erste ja mehr Musculatur besitzt, so erscheint diese Annahme ja zunächst nicht ungerechtfertigt. Zweifelhaft bleibt aber, ob etwa auch die „Gewichtseinheit der Musculatur" im ersteren Falle einen höheren Ruheumsatz besitzt. Man hat sich zu Gunsten dieser Annahme auf Loewy's Angaben[1] berufen, wo in der That die zwei kräftigsten Individuen auffallend hohe Werthe zeigen. Aber bei demselben Autor finden sich an anderen Stellen[2] Notizen, denen zu Folge das nicht der Fall ist (sehr kräftiger, musculöser Mann von 67 ^{kg} mit 3·30 ^{ccm} O_2 und 3·00 ^{ccm} CO_2).

Am geeignetsten zur Entscheidung dieser Frage wären Versuche an Athleten. Ueber solche verfügen wir nicht. Trotzdem sprechen unsere Resultate entschieden gegen die obige Annahme. Unsere beiden jungen Aerzte (7 und 8) und der unter 10 angeführte P. S., ein wahrer Riese, zeigten trotz einer das Durchschnittsmaass weit überragenden und grosser Leistungen fähigen Musculatur einen Umsatz, der den anderer Männer nicht übertraf, eher dahinter zurückblieb. Der Umsatz pro Gewichtseinheit der Musculatur wäre bei ihnen eher kleiner als bei anderen Männern. Es braucht also die Maschine, die grössere Arbeit leistet, in der Ruhe nicht stärker angeheizt zu sein als die unvollkommenere; aus dem Zustand der Ruhe, in der ein gleich grosser Verbrauch an Heizmaterial statthat, darf also auch hier nicht auf gleich grosse Arbeitsleistung bei voller Inanspruchnahme der Maschine geschlossen werden.

Wir haben uns noch mit einigen Worten über den Zusammenhang zwischen dem Gaswechsel und der Temperatur in den verschiedenen Lebensaltern zu äussern.

---

[1] Pflüger's *Archiv.* Bd. XLVI.
[2] *Ebenda.* Bd. XLIII.

Kinder haben eine etwas höhere Temperatur als Erwachsene; das Gleiche galt bisher auch für Greise, bis Chelmonski (27)[1] neuerdings das Gegentheil mit Sicherheit nachwies In früheren Zeiten war man vielfach — ich erinnere an die Erörterungen über das Zustandekommen der erhöhten Temperatur im Fieber — geneigt, die Erhöhung (bezw. Erniedrigung) der Eigenwärme als von einer Erhöhung bezw. Verminderung des Wärmeumsatzes abhängig zu erklären.

Das ist nicht zulässig. Wir müssen zunächst daran festhalten, dass da, wo es sich um constante Einstellung auf irgend eine, auch solche von der Norm abweichende Temperatur handelt, die Wärmeabgabe mit der Production gleichen Schritt halten muss. (Wir sehen hier ab von den Veränderungen des Wärmeumsatzes im Fieber während desjenigen Zeitraumes, in dem die Temperatur noch steigt, oder noch sinkt). Nun kann aber der Körper einerseits bei einer von der Norm nicht abweichenden Wärmeproduction und -Abgabe sich auf verschiedene Temperaturgrade einstellen (Fieber), und andererseits kann er auch die normale Temperatur bewahren, wenn innerhalb gewisser Grenzen sein Umsatz sich ändert. (Gleichbleiben der Temperatur bei mässiger Arbeitsleistung.)

Der Gedanke, die verschiedene Eigenwärme Erwachsener, Greise und Kinder in Beziehung zu setzen zu deren verschiedenem Wärmeumsatz, ist also ganz unzulässig. Chelmonski hat in einer allerdings nur „hypothetischen Erklärung“ diesen Fehler begangen und die von ihm nachgewiesene geringere Temperatur der Greise durch eine erhöhte Wärmeabgabe zu erklären versucht.[2] Das Vorhandensein einer solchen suchte er mit theoretischen Gründen zu beweisen. — Das Gegentheil ist durch Sondén-Tigerstedt und unsere directe Untersuchung erwiesen: Greise haben einen erniedrigten Gaswechsel, somit Verminderung der Wärmeproduction und somit auch (da ja ihre Temperatur sich nicht, oder im Laufe von Decennien nur um wenige $^1/_{10}$ Grade ändert) eine verminderte Wärmeabgabe!

Zur theoretischen Erörterung kann unseres Erachtens (immer abgesehen von den Stadien eines Temperaturanstieges oder -abfalles) nicht die Frage kommen, ob Veränderungen des Wärmeumsatzes zu constanten Aenderungen der Temperatur führen; das ist eben nicht der Fall, sondern nur die Frage, ob bei einer Alteration des Wärmehaushaltes die Aenderung der Production eine gleiche der Abgabe nach sich führt, oder umgekehrt.

---

[1] In allerletzter Zeit von Loebl-Wien (28) bestätigt.

[2] Die von ihm angenommene geringere Regulationsfähigkeit der Wärmeabgabe, die die stärkeren Temperaturschwankungen und die geringere Resistenz der Greise bedingt, in kürzeren Zeiträumen geben wir als richtig zu.

„Ist im Greisenalter die Verminderung der Wärmeabgabe das primäre, maassgebende Moment oder ist es die Abnahme der Wärmeproduction?“

Wir entscheiden uns aus allgemeinen Gründen für die letztere Annahme. Eine Steigerung der Wärmeproduction bis zum Sechs- und Zehnfachen des Betrages kann zu jeder beliebigen Zeit willkürlich vom Menschen herbeigeführt und Stunden lang innegehalten werden (tagelanges Fahren der Berufswettradler!); die Wärmeabgabe passt sich der erhöhten Wärmeproduction dabei auf die Dauer an. Auch einer Verminderung der Wärmeproduction (innerhalb gewisser enger Grenzen) folgt eine verminderte Wärmeabgabe.

Künstlichen primären Veränderungen der Wärmeabgabe (abkühlende bezw. Schwitzbäder u. A. m.) aber passt sich die Wärmeproduction nicht stets unmittelbar und leicht an.

Wir haben in dieser Arbeit ein annähernd gleichmässig gewonnenes Material von Zahlen niedergelegt und daraus allgemeine Schlüsse gezogen. Wir glauben und hoffen, dass die letzteren, soweit sie von bisherigen Anschauungen abweichen, in der Zukunft Bestätigung finden. Für unsere einzelnen Zahlen absolute Gültigkeit in Anspruch nehmen zu wollen, liegt uns vollständig fern, dazu ist die Breite physiologischer Schwankungen zu gross und die Spärlichkeit des von uns benutzten Materiales zu erheblich.

In dem Ausbau der nun seit über ein Jahrhundert bearbeiten Lehre vom menschlichen Gaswechsel sind ja nur selten principiell neue und wichtige Gesichtspunkte zur Geltung gekommen; vielfach handelt es sich ja nur um eine genauere Feststellung und grössere Präcisirung physiologischer Constanten u. s. w.; ebenso wie beispielsweise auf dem Gebiete der Physik die Forscher noch heute bemüht sind, mit neuen Methoden gewisse Grundwerthe ihrer Wissenschaft immer wieder von Neuem zu messen und der Wahrheit näher zu bringen (Gewicht der Erde u. s. w.). Wir halten es für wünschenswerth, dass durch die fortschreitende Arbeit mit den zur Zeit vorhandenen Methoden auch unsere Zahlen weiterer Prüfung und, wenn nöthig, einer Correctur unterzogen werden; wir hoffen, dass neue Methoden die Arbeit auf diesem Gebiet weiter führen. Die Schaffung einer solchen nach dem Pettenkofer'schen Prinzip, die es erlauben soll, neben der Kohlensäureausscheidung auch den Sauerstoffverbrauch des Menschen unter ganz natürlichen Bedingungen direct zu messen, ist die Absicht von Professor Zuntz. Wir bringen unserem Lehrer, dem wir diese Zeilen zu seinem 25 jährigen Professoren-Jubiläum widmen, den Wunsch dar, dass es ihm gelingen möge, im Interesse der Wissenschaft seine Idee bald zu verwirklichen.

Litteraturverzeichniss.

1. Sondén und Tigerstedt, Untersuchungen über die Respiration und den Gesammtstoffwechsel des Menschen. *Skandinavisches Archiv für Physiologie.* 1895. Bd. VI. S. 1 ff.

2. Scharling, *Annalen der Chemie und Pharm.* 1843. Bd. XLV. S. 218 ff. Citirt nach Sondén und Tigerstedt.

3. Andral et Gavarret, *Annales de chemie et pharmacie.* 1843. 3. Série. T. VIII. p. 130 ff. Citirt nach Sondén und Tigerstedt.

4. Speck, *Physiologie des menschlichen Athmens.* Leipzig 1892.

5. Pettenkofer und Voit, und Voit vgl. Voit, Physiologie des allgemeinen Stoffwechsels u. s. w. in Hermann's *Handbuch der Physiologie.* 1881. Bd. VI.

6. L. Lewin, Respirationsversuche am schlafenden Menschen. *Zeitschrift für Biologie.* 1881. Bd. XVII. S. 71.

7. J. Forster, Ueber die Kohlensäureausscheidung bei Kindern. *50. Versamml. deutscher Naturforscher und Aerzte.* 1877. S. 355; sowie *Handbuch der Hygiene.* Leipzig 1882. Bd. I. S. 76.

8. Rubner, a) Ueber den Einfluss der Körpergrösse auf Stoff- und Kraftwechsel. *Zeitschrift für Biologie.* 1883. Bd. XIX. S. 535. — b) Calorimetrische Untersuchungen. Theil II. *Ebenda.* 1885. Bd. XXI. S. 337 ff. — c) *Biologische Gesetze.* Marburg 1887. — d) Physiologie der Nahrung und Ernährung. Leyden's *Handbuch der Ernährungstherapie.* 1897. — e) und Lewascheff, Ueber den Einfluss der Feuchtigkeitsschwankungen u. s. w. *Archiv für Hygiene.* 1892. Bd. XXIX. S. 1; sowie zahlreiche andere Arbeiten.

9. N. Zuntz, Ueber den Stoffverbrauch des Hundes bei Muskelarbeiten. Pflüger's *Archiv.* Bd. LXVIII. S. 191 ff. — N. Zuntz und Hagemann, *Untersuchungen über den Stoffwechsel des Pferdes u. s. w.* Berlin 1898. (Hier S. 2 eine Zusammenstellung der meisten Arbeiten aus N. Zuntz' Laboratorium.)

10. Katzenstein, Ueber die Einwirkung der Muskelthätigkeit auf den Stoffverbrauch des Menschen. Pflüger's *Archiv.* 1891. Bd. IL. S. 330.

11. Loewy, Verschiedene Arbeiten, vgl. in erster Reihe die in Pflüger's *Archiv.* Bd. XLIII. S. 515 u. Bd. XLVI. S. 189.

12. Johannson, Ueber die Tagesschwankungen des Stoffwechsels u. s. w. *Skand. Archiv für Physiologie.* 1898. Bd. VIII. S. 85 ff.

13. Tigerstedt, Das Minimum des Stoffwechsels beim Menschen. *Nordisches medic. Archiv.* Festband XXXVII für Axel Key.

14. A. Magnus-Levy, Ueber die Grösse des respiratorischen Gaswechsels unter dem Einfluss der Nahrungsaufnahme. Pflüger's *Archiv.* 1892. Bd. LV. S. 1 ff.

15. Eykmann, Ueber den Gaswechsel der Tropenbewohner u. s. w. *Ebenda.* 1896. Bd. LXIV. S. 57.

16. Geppert, Die Einwirkung des Alkohols auf den Gaswechsel des Menschen. *Archiv für experimentelle Pathologie und Pharmacie.* Bd. XXII. S. 367.

17. Rubner und Heubner, Die natürliche Ernährung eines Säuglings. *Zeitschrift für Biologie.* 1898. Bd. XXXVI. S. 1 ff.

18. Heubner, Betrachtungen über Stoff- und Kraftwechsel des Säuglings. *Berliner klinische Wochenschrift.* 1899. S. 1 ff.

19. v. Recklinghausen, Ueber die Athmungsgrösse der Neugeborenen. Pflüger's *Archiv.* Bd. LXII. S. 451.

20. Scherer, Die Respiration der Neugeborenen und Säuglinge. *Jahrbuch für Kinderheilkunde.* 1896. Bd. XLIII. S. 471 ff.

21. Camerer, *Der Stoffwechsel des Kindes.* Tübingen 1894.

22. Limbeck, Untersuchungen zur Lehre vom Stoffwechsel im Greisenalter. *Zeitschrift für klin. Med.* Bd. XXVI. S. 437.

23. J. v. Hoesslin, Ueber die Ursache der scheinbaren Abhängigkeit des Umsatzes von der Grösse der Körperoberfläche. *Dies Archiv.* 1888. Physiol. Abthlg. S. 323 ff.

24. a) Röhrig und Zuntz, Zur Theorie der Wärmeregulation. Pflüger's *Archiv.* Bd. IV. S. 57 ff. — b) Pflüger, Ueber Wärme und Oxydation der lebendigen Materie. *Ebenda.* Bd. XVIII. S. 302 ff.

25. K. Vierordt, *Physiologie des Kindesalters.* Tübingen 1877.

26. H. Vierordt, *Anatomisch-physiologische und physikalische Tabellen.* II. Aufl. Jena 1893.

27. Chelmonski, Die Körpertemperatur bei Greisen. Ziemssen's *Archiv.* Bd. LXI. S. 206.

28. Loebl, Körpertemperatur im Greisenalter. *Wiener medic. Wochenschrift.* 1899. Nr. 16.

29. Bleibtreu, Fettmast und respiratorischer Quotient. Pflüger's *Archiv.* Bd. LVI. S. 464.

30. A. Magnus-Levy, Ueber den respiratorischen Gaswechsel u. s. w. *Berliner klinische Wochenschrift.* 1895. Nr. 30.

31. Meeh, Oberflächenmessungen des menschlichen Körpers. *Zeitschrift für Biologie.* Bd. XV. S. 425.

32. Hanriot, Sur l'assimilation des hydrates de carbone. *Comptes rendus etc.* 1892. p. 391.

Tabellen der einzelnen Respirationsversuche.

Protocoll-Nr.	Datum	Dauer des Versuches Minuten	Exspirationsluft O_2-Menge ccm	Exspirationsluft O_2-Deficit Proc.	Exspirationsluft CO_2-Plus Proc.	Resp.-Quot. in 1/1000	O_2-Verbrauch ccm	Ausgeschiedene CO_2 ccm	pro Kilo O_2 ccm	pro Kilo CO_2 ccm	Gewicht kg	Respirations-Frequenz	Puls-Frequenz
A. Knaben.													
I. Curt Stehle. $2^1/_2$ Jahre, 11.5 kg.													
57	20. II. 1895	18	4093	2·72	2·25	825	111·4	91·9	9·69	8·00	11·5	—	—
59	21. „ „	28	4287	2·64	2·19	831	112·9	93·8	9·82	8·13	11·5	—	—
61	22. „ „	17	4488	2·51	2·14	855	112·4	96·0	9·77	8·34	11·5	38	120
	3 Versuche		**4289**	**2·62**	**2·19**	**837**	**112·2**	**93·9**	**9·76**	**8·16**	**11·5**	**38**	**120**
II. Max Nicolai. 6 Jahre, 110 cm, 14·5 kg.													
670	15. XII. 1896	21	3640	3·92	3·06	779	143·0	111·5	9·93	7·74	14·4	15	96
674	17. „ „	25	4076	3·41	2·77	813	139·0	113·1	9·66	7·86	14·4	17	108
678	19. „ „	30	3671	3·74	2·94	786	137·3	107·9	9·54	7·46	14·4	17	108
682	22. „ „	25	3498	3·52	2·90	824	123·1	101·5	8·32	6·86	14·8	13	96
688	25. „ „	14	3588	3·50	2·86	817	125·6	102·6	8·60	7·03	14·6	16	92
	5 Versuche		**3696**	**3·62**	**2·91**	**804**	**133·6**	**107·3**	**9·21**	**7·39**	**14·5**	**16**	**100**
III. Fritz Hasche. 6 Jahre, 110 cm, 18·4 kg.													
199	18. X. 1896	20	4696	3·08	2·38	773	144·6	111·8	7·86	6·07	18·4	—	—
204	21. „ „	49	4496	3·02	2·47	817	135·7	110·7	7·38	6·02	18·4	—	—
205	22. „ „	58	4254	3·41	2·67	784	145·1	113·6	7·89	6·18	18·4	—	—
208	24. „ „	46	3833	3·50	2·98	852	134·1	114·2	7·29	6·21	18·4	—	—
	4 Versuche		**4320**	**3·24**	**2·62**	**806**	**139·9**	**112·6**	**7·61**	**6.12**	**18·4**	—	—

IV. Georg Hofrichter. 7. Jahre, 112 cm, 19·2 kg.

147	21. IX. 1895	49	5433	2·81	2·52	896	152·5	136·4	7·94	7·11	19·2	—	92
153	24. „ „	46	4774	3·17	2·62	828	151·0	125·0	7·87	6·51	19·2	20	—
158	26. „ „	46	4746	3·23	2·75	852	153·1	130·4	7·98	6·79	19·2	—	—
		3 Versuche	**4984**	**3·06**	**2·62**	**859**	**152·2**	**130·6**	**7·93**	**6·80**	**19·2**	**20**	**92**

V. Karl Wesenberg. 7 Jahre, 110 cm, 20·8 kg.

237	10. XII. 1895	57	6027	2·85	2·47	869	171·4	148·9	8·24	7·16	20·8	—	—
241	13. „ „	40	5597	2·96	2·35	794	165·7	131·5	7·97	6·33	20·8	—	—
244	16. „ „	38	5326	3·00	2·43	810	160·0	129·6	7·69	6·23	20·8	—	—
		3 Versuche	**5650**	**2·93**	**2·42**	**824**	**165·7**	**136·7**	**7·97**	**6·57**	**20·8**	—	—

VI. Ernst John. 9 Jahre, 115 cm, 21.8 kg.

74	15. VIII. 1895	43	4215	3·54	3·16	890	149·5	132·9	7·02	6·24	21·3	22	96
82	20. „ „	38	3509	4·22	3·37	799	148·2	118·3	6·73	5·37	22·0	—	96
90	23. „ „	58	3657	4·04	3·27	810	147·6	119·6	6·71	5·43	22·0	16	92
100	27. „ „	58	3834	3·83	3·38	883	146·8	129·5	6·67	5·89	22·0	18	—
		4 Versuche	**3804**	**3·89**	**3·29**	**845**	**148·0**	**125·1**	**6·79**	**5·73**	**21·8**	**18**	**94**

VII. Paul Oettinger. 11 Jahre, 129 cm, 26·5 kg.

179	9. X. 1896	46	5318	3·29	2·51	761	175·2	133·3	6·61	5·03	26·5	—	—
185	11. „ „	53	5187	3·03	2·58	851	157·0	133·5	5·92	5·04	26·5	—	—
188	12. „ „	56	5007	3·28	2·68	816	164·3	134·1	6·20	5·06	26·5	—	—
		3 Versuche	**5171**	**3·20**	**2·59**	**809**	**165·5**	**133·6**	**6·24**	**5·04**	**26·5**	—	—

VIII. Adolf Tirok. 10 Jahre, 131 cm 30·6 kg.

239	12. XII. 1895	53	5512	3·45	3·22	934	190·3	177·8	6·41	5·99	29·7	16	—
242	14. „ „	57	4765	3·84	3·26	850	182·9	155·6	6·10	5·19	30·0	—	—
245	17. „ „	60	5148	3·66	2·98	814	188·6	153·5	6·29	5·12	30·0	—	—
247	19. „ „	32	5181	3·88	3·03	781	201·0	157·0	6·59	5·15	30·5	—	—
250	21. „ „	32	4901	4·02	3·17	789	197·0	155·4	6·35	5·01	31·0	—	—
		5 Versuche	**5101**	**3·76**	**3·13**	**833**	**192·0**	**159·9**	**6·28**	**5·23**	**30·6**	**16**	—

Protocoll-Nr.	Datum	Dauer des Versuches Minuten	Exspirationsluft O_2-Menge ccm	O_2-Deficit Proc.	CO_2-Plus Proc.	Resp.-Quot. in $^1/_{1000}$	O_2-Verbrauch ccm	Ausgeschiedene CO_2 ccm	pro Kilo O_2 ccm	CO_2 ccm	Gewicht kg	Respirations-Frequenz	Puls-Frequenz
				IX. Otto Graf. 14 Jahre, 142 cm, 36·1 kg.									
744	20. II. 1897	41	5928	3·27	2·59	794	193·2	153·5	5·52	4·38	35·0	20	76
745	22. „ „	44	5539	3·43	2·94	857	190·0	162·7	5·43	4·65	35·0	16	76
749	24. „ „	40	5839	3·34	2·84	849	195·2	165·8	5·45	4·63	35·8	17	68
751	26. „ „	45	5460	3·29	2·58	785	179·1	140·7	4·98	3·91	36·0	20	68
754	1. III. „	44	5503	3·33	2·84	853	183·5	156·6	4·96	4·23	37·0	14	72
758	3. „ „	41	5906	3·14	2·70	861	185·4	159·7	5·01	4·32	37·0	17	76
762	5. „ „	26	5998	3·18	2·67	840	190·7	160·2	5·15	4·33	37·0	18	80
		7 Versuche	**5739**	**3·28**	**2·74**	**834**	**188·1**	**157·0**	**5·21**	**4·37**	**36·1**	**17**	**74**
				X. Emil Kammler. 14 Jahre, 141·5 cm, 36·8 kg.									
498	15. VIII. 1896	51	4145	4·44	4·06	914	184·0	168·3	5·11	4·67	36·0	8	96
504	19. „ „	48	4320	3·83	3·20	837	165·5	138·4	4·60	3·84	36·0	15	88
514	25. „ „	25	4242	4·45	3·56	800	188·8	151·0	5·05	4·04	37·4	14	92
519	27. „ „	50	4602	4·32	3·56	824	199·0	164·1	5·28	4·35	37·7	16	88
		4 Versuche	**4327**	**4·26**	**3·60**	**844**	**184·3**	**155·5**	**5·01**	**4·23**	**36·8**	**13**	**92**
				XI. Karl Klemmt. 16 Jahre, 149 cm, 39.3 kg.									
844	3. V. 1897	29	6489	2·89	2·42	837	187·5	157·0	4·81	4·02	39·0	20	68
848	5. „ „	42	5798	3·22	2·67	828	186·8	154·7	4·79	3·97	39·0	16	72
850	6. „ „	43	5694	3·42	2·89	845	194·7	164·5	4·99	4·22	39·0	15	72
853	8. „ „	40	6126	3·30	2·70	820	202·0	165·6	5·11	4·19	39·5	17	88
859	12. „ „	30	6054	3·32	2·66	801	201·0	161·0	5·01	4·01	40·15	17	96
		5 Versuche	**6032**	**3·23**	**2·67**	**826**	**194·4**	**160·6**	**4·94**	**4·08**	**39·3**	**17**	**80**

XII. Richard Diezel. 17 Jahre, 154 cm, 40·0 kg.

408	19. V. 1896	48	5207	3·71	3·31	890	193·4	172·2	4·83	4·31	40·0	14	50
410	20. „ „	48	5184	3·84	3·37	877	199·1	174·6	4·98	4·37	40·0	14	62
427	1. VI. „	50	5438	3·71	3·20	863	201·5	173·8	5·04	4·35	40·0	18	54
		3 Versuche	**5276**	**3·75**	**3·29**	**876**	**198·0**	**173·5**	**4·95**	**4·34**	**40·0**	**15**	**56**

XIII. Alfons Noak. 14 Jahre, 149 cm, 43·0 kg.

768	9. III. 1897	47	6488	3·50	2·77	791	227·2	179·7	5·48	4·33	41·5	19	62
770	11. „ „	40	6252	3·48	3·02	868	217·8	189·1	5·12	4·45	42·5	19	60
773	13. „ „	40	5703	3·86	3·14	813	220·3	179·3	5·06	4·12	43·5	12	64
784	25. „ „	42	5551	3·90	3·04	780	216·3	168·6	4·85	3·78	44·6	16	60
		4 Versuche	**5998**	**3·67**	**2·99**	**813**	**220·4**	**179·2**	**5·13**	**4·17**	**43·0**	**16**	**62**

XIV. Karl Weine. 17 Jahre, 154 cm, 44·3 kg.

605	3. XI. 1896	50	6107	3·57	3·35	938	217·9	204·5	4·92	4·62	44·3	17	92
607	5. „ „	48	5856	3·56	3·35	943	207·5	195·7	4·68	4·42	44·3	14	96
		2 Versuche	**5982**	**3·57**	**3·35**	**940**	**212·7**	**200·0**	**4·80**	**4·52**	**44·3**	**16**	**94**

XV. L. Z. 16 Jahre, 160 cm, 57·5 kg.

—	1891	ca. 1 St.	—	—	—	880	231·2	204·0	4·02	3·55	57·5	—	—
—	„	„	4580	5·25	3·94	750	240·0	180·4	4·17	3·13	57·5	—	—
		2 Versuche	—	—	—	**810**	**235·6**	**192·2**	**4·10**	**3·34**	**57·5**	—	—

XVI. Otto Bergmann. 16 Jahre, 170 cm, 57·5 kg.

648	1. XII. 1896	25	9190	2·59	2·27	876	238·0	208·6	4·14	3·63	57·5	25	88
651	3. „ „	47	8316	3·04	2·55	840	252·8	212·5	4·40	3·70	57·5	22	96
656	5. „ „	25	7413	3·18	2·38	748	235·7	176·4	4·10	3·07	57·5	20	92
		3 Versuche	**8306**	**2·92**	**2·40**	**821**	**242·2**	**199·2**	**4·21**	**3·46**	**57·5**	**22**	**92**

Protocoll-Nr.	Datum	Dauer des Versuches Minuten	Exspirationsluft O₂-Menge ccm	Exspirationsluft O₂-Deficit Proc.	Exspirationsluft CO₂-Plus Proc.	Resp.-Quot. in 1/1000	O₂-Verbrauch ccm	Ausgeschiedene CO₂ ccm	pro Kilo O₂ ccm	pro Kilo CO₂ ccm	Gewicht kg	Respirations-Frequenz	Puls-Frequenz
	B. Männer.												
	I. Ruder. 24 Jahre 148 cm, 43.2 kg.												
522	29. VIII. 1896	24	5760	3·48	2·58	741	200·4	148·6	4·65	3·46	43·0	20	76
526	1. IX. „	49	5423	3·53	2·68	759	191·2	145·2	4·40	3·34	43·5	18	68
	2 Versuche		**5591**	**3·51**	**2·63**	**750**	**195·8**	**146·9**	**4·53**	**3·40**	**43·2**	**19**	**72**
	II. Lehmann. 30 Jahre, 153 cm, 50.8 kg.												
793	1. IV. 1897	38	6356	3·00	2·50	832	191·0	158·9	3·76	3·13	50·75	15	64
797	5. „ „	43	5689	3·07	2·67	872	174·6	152·3	3·44	3·00	50·8	13	60
800	7. „ „	21	5762	3·40	2·83	832	195·9	163·1	3·85	3·21	50·8	12	68
804	9. „ „	40	5846	3·33	2·73	820	194·8	159·8	3·84	3·15	50·8	12	64
807	10. „ „	41	5715	3·34	2·59	774	190·6	147·7	3·75	2·91	50·8	12	72
	5 Versuche		**5874**	**3·23**	**2·66**	**826**	**189·4**	**156·4**	**3·73**	**3·08**	**50·8**	**13**	**64**
	III. Rutter. 26 Jahre, 153 cm, 53.0 kg.												
721	2. II. 1897	44	5515	3·99	3·37	845	220·0	186·1	4·15	3·51	53·0	9	68
722	3. „ „	23	5066	4·28	3·39	792	216·8	171·7	4·09	3·24	53·0	8	64
727	8. „ „	45	6044	3·66	3·20	880	221·1	193·7	4·17	3·65	53·0	8	68
725	6. „ „	44	5449	4·04	3·30	817	220·3	179·8	4·16	3·39	53·0	7	76
	4 Versuche		**5518**	**3·98**	**3·31**	**833**	**219·5**	**182·8**	**4·14**	**3·45**	**53·0**	**8**	**68**
	IV. Wenzel. 56 Jahre, 170 cm, 56.5 kg.[1]												
	1891—93. 41 Versuche		—	—	—	**766**	**222·0**	**168·5**	**3·93**	**2·98**	**56·5**	—	—

V. Butter. 32 Jahre, 160 cm, 58 kg.

23	29. V. 1895	74	5381	4·24	2·83	668	228·4	152·6	3·94	2·63	58·0	16	76
36	4. VI. „	62	5865	3·65	3·13	845	214·0	183·8	3·69	3·17	58·0	—	—
	2 Versuche		**5623**	**3·94**	**2·99**	**760**	**221·2**	**168·2**	**3·81**	**2·90**	**58·0**	—	—
	1897 3 Versuche[2]		—	—	—	**820**	**220·4**	**181·6**	**3·82**	**3·20**	**56·5**	—	—

VI. Prof. Z.[3] 43 Jahre. 161 cm, 65.0 kg.

	1891—93. 3 Versuche		—	—	—	**740**	**220·6**	**162·5**	**3·39**	**2·50**	**65·0**	—	—

VII. Dr. M. L. 26 Jahre, 167 cm 67.5 kg.

—	28. VI. 1890	—	6600	3·78	3·27	0·87	249·6	215·5	3·70	3·19	67·5	—	56
—	20. III. 1891	—	4550	4·99	3·90	0·78	227·0	177·0	3·36	2·62	67·5	—	60
—	24. „ „	—	4800	4·60	3·80	0·83	221·0	183·0	3·27	2·71	67·5	—	64
—	10. XII. „		4740	4·80	4·08	0·85	227·5	193·2	3·37	2·86	67·5	—	60
	4 Versuche		**5180**	**4·47**	**3·71**	**0·83**	**231·3**	**192·2**	**3·43**	**2·85**	**67·5**	—	**60**

VIII. L. Z. 22 Jahre, 167 cm, 67.5 kg.

—	1896	—	—	—	—	0·88	222·3	195·0	3·29	2·89	67·5	—	—
—	„	—	—	—	—	0·85	240·3	205·3	3·56	3·04	67·5	—	—
	2 Versuche		—	—	—	**0·86**	**231·3**	**200·2**	**3·43**	**2·97**	**67·5**	—	—

IX. Spiller. 30 Jahre, 175 cm, 82.7 kg.

672	16. XII. 1896	25	6588	4·38	3·20	731	288·5	210·8	3·52	2·57	82·0	14	80
679	19. „ „	50	6997	4·29	3·29	767	300·3	230·2	3·62	2·77	83·0	13	88
681	21. „ „	50	7274	4·18	3·23	774	304·0	235·3	3·65	2·83	83·0	15	80
	3 Versuche		**6953**	**4·28**	**3·24**	**757**	**297·6**	**225·4**	**3·60**	**2·72**	**82·7**	**14**	**82**

X. Paul Schmidt. 21 Jahre, 176 cm, 88.3 kg.

972	31. VII. 1897	40	7117	4·15	3·34	811	290·1	235·9	3·28	2·67	88·3	9	64
979	4. VIII. „	40	6591	4·32	3·39	786	284·6	223·9	3·22	2·54	88·3	15	72
993	14. „ „	40	7067	4·04	3·49	865	285·5	247·0	3·23	2·80	88·3	16	64
998	18. „ „	40	6631	6·63	3·68	796	306·5	244·0	3·47	2·76	88·3	15	60
	4 Versuche		**6850**	**4·26**	**3·47**	**814**	**291·7**	**237·4**	**3·30**	**2·69**	**88·3**	**14**	**64**

[1] Die 41 Einzelversuche s. Pflüger's *Archiv* Bd. LV. S. 24. [2] Versuch von Dr. Stüve. [3] Die Notizen der einzelnen Versuche sind abhanden gekommen.

Protocoll-Nr.	Datum	Dauer des Versuches Minuten	Exspirationsluft O₂-Menge ccm	Exspirationsluft O_2-Deficit Proc.	Exspirationsluft CO_2-Plus Proc.	Resp.-Quot. in $^1/_{1000}$	O_2-Verbrauch ccm	Ausgeschiedene CO_2 ccm	pro Kilo O_2 ccm	pro Kilo CO_2 ccm	Gewicht kg	Respirations-Frequenz	Puls-Frequenz
	C. Greise.												
	I. Andreas Krehl. 71 Jahre, 164 cm, 47·8 kg.												
695	7. I. 1897	45	6131	2·77	2·27	819	169·8	139·1	3·54	2·90	48·0	19	70
698	9. I. „	47	5906	2·87	2·22	772	169·8	131·1	3·57	2·76	47·5	18	72
699	11. I. „	50	5902	2·63	2·13	808	155·5	125·7	3·31	2·67	47·0	17	68
701	13. I. „	50	6258	2·72	2·15	791	170·4	134·8	3·55	2·81	48·0	19	72
703	16. I. „	47	5859	2·64	2·03	771	154·6	119·2	3·22	2·48	48·0	18	68
704	18. I. „	50	6187	2·57	2·00	780	159·0	124·1	3·31	2·58	48·0	18	64
	6 Versuche		**6040**	**2·70**	**2·13**	**790**	**163·2**	**129·0**	**3·42**	**2·70**	**47·8**	**18**	**68**
	II. Berbig. 70 Jahre, 165 cm, 60 kg.												
822	21. IV. 1897	23	6492	2·82	2·45	869	183·1	159·1	3·06	2·66	59·9	20	64
825	22. „ „	40	6551	2·91	2·44	837	190·9	159·8	3·19	2·67	59·9	19	64
835	26. „ „	40	6695	2·90	2·48	858	193·9	166·5	3·23	2·77	60·0	18	68
846	4. V. „	40	6437	2·83	2·50	883	182·6	160·9	3·04	2·68	60·0	17	60
	4 Versuche		**6544**	**2·86**	**2·46**	**862**	**187·6**	**161·6**	**3·13**	**2·70**	**60·0**	**18**	**64**
	III. Kiekebusch. 78 Jahre, 162 cm, 68·5 kg.												
492	12. VIII. 1896	25	7543	2·43	1·81	745	183·3	136·5	2·68	1·99	68·5	17	56
496	14. „ „	24	6821	2·45	1·79	731	167·1	122·1	2·44	1·78	68·5	22	64
503	18. „ „	50	7111	2·42	1·62	670	172·6	115·2	2·52	1·68	68·5	23	80
518	27. „ „	50	7029	2·58	1·91	741	181·7	134·5	2·65	1·96	68·5	18	62
523	29. „ „	48	7484	2·53	1·84	729	189·3	138·0	2·76	2·01	68·5	22	70
	5 Versuche		**7200**	**2·48**	**1·79**	**725**	**178·8**	**129·3**	**2·61**	**1·89**	**68·5**	**20**	**66**

IV. Hugo Walsleben. 77 Jahre, 172 cm, 69·30 kg.

878	26. V. 1897	42	8668	2·44	1·99	813	211·9	172·5	3·07	2·50	69	17	76
888	31. „ „	44	8264	2·48	2·02	819	205·0	167·4	2·97	2·43	69	17	72
891	2. VI. „	20	9287	2·42	1·82	752	224·7	169·0	3·21	2·40	70	19	128
		3 Versuche	**8706**	**2·45**	**1·94**	**795**	**213·9**	**169·6**	**3·08**	**2·44**	**69·3**	**18**	**90**

V. Herrmann. 64 Jahre, 160 cm, 70·4 kg.

642	27. XI. 1896	50	6575	4·00	3·20	800	263·0	210·5	3·76	3·01	70·0	12	84
685	5. XII. „	50	6177	4·07	3·30	812	250·9	203·8	3·57	2·90	70·2	11	72
659	8. „ „	45	5798	4·21	3·43	815	244·4	199·2	3·46	2·82	70·6	10	72
664	10. „ „	50	6385	4·01	3·28	818	256·4	209·7	3·61	2·98	71·0	11	72
		4 Versuche	**6234**	**4·07**	**3·30**	**811**	**253·7**	**205·5**	**3·60**	**2·92**	**70·4**	**11**	**76**

D. Mädchen.

I. Antonie Konrad. 7 Jahre, 107 cm, 15·2 kg.

248	18. XII. 1896	30	6848	1·80	1·48	823	123·3	101·4	8·22	6·76	15·0	—	—
254	30. „ „	45	5736	2·08	1·68	813	119·1	96·6	7·73	6·27	15·4	—	—
257	2. I. 1897	45	5745	2·31	1·82	788	133·0	104·8	8·64	6·81	15·4	—	—
		3 Versuche	**6110**	**2·05**	**1·65**	**806**	**125·1**	**100·9**	**8·19**	**6·60**	**15·3**	—	—

II. Dina Münzenmayer. $6^1/_2$ Jahre, ? cm, 18.2 kg.

25	30. V. 1895	51	3790	3·66	2·98	815	138·8	113·0	7·63	6·27	18·2	—	80
32	3. VI. „	53	3667	3·57	2·92	818	130·7	106·9	7·18	5·87	18·2	—	—
39	6. „ „	50	3028	4·50	3·61	802	135·5	108·8	7·44	5·97	18·2	—	—
		3 Versuche	**3495**	**3·87**	**3·14**	**811**	**135·0**	**109·6**	**7·42**	**6·02**	**18·2**	—	**80**

III. Auguste Minke. 12 Jahre, 129 cm, 24·0 kg.

119	7. IX. 1896	53	3208	3·96	3·57	901	126·9	114·3	5·38	4·84	23·6	17	74
121	9. „ „	50	3755	3·65	3·67	1006	136·7	137·8	5·69	5·74	24·0	13	—
127	11. „ „	50	3618	3·75	3·53	941	135·7	127·7	5·58	5·25	24·2	16	76
132	13. „ „	51	3495	4·05	3·34	825	141·6	116·8	5·85	4·83	24·2	—	—
		4 Versuche	**3519**	**3·84**	**3·53**	**918**	**135·2**	**124·2**	**5·63**	**5·18**	**24·0**	**15**	**76**

Protocoll-Nr.	Datum	Dauer des Versuches Minuten	Exspirationsluft O₂-Menge ccm	O₂-Deficit Proc.	CO₂-Plus Proc.	Resp.-Quot. in ¹/₁₀₀₀	O₂-Verbrauch ccm	Ausgeschiedene CO₂ ccm	pro Kilo O₂ ccm	pro Kilo CO₂ ccm	Gewicht kg	Respirations-Frequenz	Puls-Frequenz
				IV. Frida Wegener. 12 Jahre, 128 cm, 25·2 kg.									
128	11. IX. 1895	58	3017	4·47	3·63	812	134·7	109·5	5·34	4·34	25·2	16	—
138	16. „ „	54	3361	4·03	3·36	835	135·3	113·0	5·37	4·48	25·2	—	—
	2 Versuche		**3194**	**4·22**	**3·48**	**824**	**135·0**	**111·3**	**5·36**	**4·42**	**25·2**	**16**	—
				V. Emma Gleisberg. 13 Jahre, 138 cm, 31 kg.									
88	21. VIII. 1895	53	4345	3·89	3·52	904	169·0	152·7	5·46	4·93	31·0	16	—
93	24. „ „	56	3909	4·45	3·81	858	173·7	148·9	5·60	4·80	31·0	—	—
98	26. „ „	52	4339	3·98	3·63	913	172·5	157·6	5·56	5·08	31·0	—	—
	3 Versuche		**4198**	**4·09**	**3·65**	**892**	**171·7**	**153·1**	**5·54**	**4·94**	**31·0**	**16**	—
				VI. Helene Schede. 11 Jahre, 141 cm, 35·0 kg.									
382	1. V. 1896	47	5472	3·48	2·97	852	190·5	162·3	5·45	4·64	35·0	11	—
393	8. „ „	50	5421	3·41	2·81	824	184·7	152·3	5·28	4·35	35·0	20	—
	2 Versuche		**5446**	**3·45**	**2·89**	**838**	**187·6**	**157·3**	**5·36**	**4·49**	**35·0**	**16**	—
				VII. Frida Thormann. 14 Jahre, 143 cm, 35·5 kg.									
861	13. V. 1897	48	4957	3·85	3·16	819	191·1	156·6	5·38	4·41	35·5	18	100
866	17. „ „	48	4755	4·00	3·21	801	190·4	152·6	5·36	4·30	35·5	15	92
872	20. „ „	23	4947	3·75	3·14	837	185·5	155·3	5·23	4·37	35·5	14	84
879	26. „ „	48	4691	3·89	3·22	826	182·7	151·0	5·15	4·25	35·5	15	84

IX. Martha Pohle. 11 Jahre, 149 cm, 42.0 kg.

207	23. X. 1895	56	5705	3·79	2·91	766	215·9	165·4	5·14	3·94	42·0	28	90
209	24. „ „	53	5989	3·52	2·89	821	210·8	173·1	5·02	4·12	42·0	—	96
214	26. „ „	50	5466	3·78	3·10	820	206·3	169·2	4·91	4·03	42·0	—	92
		3 Versuche	**5720**	**3·69**	**2·96**	**802**	**211·0**	**169·2**	**5·02**	**4·03**	**42·0**	?	**88**

E. Frauen.

I. Bertha Karaus. 40 Jahre, ? cm, 31 kg.

233	5. XII. 1895	32	5638	2·79	2·23	799	157·0	125·5	5·06	4·05	31·0	—	—
235	7. „ „	43	5053	3·00	2·33	776	151·8	117·7	4·90	3·80	31·0	19	—
236	9. „ „	55	6048	2·51	2·26	902	151·8	136·7	4·90	4·41	31·0	20	—
		3 Versuche	**5580**	**2·75**	**2·27**	**825**	**153·5**	**126·6**	**4·95**	**4·09**	**31·0**	**19**	—

II. Frau Günther. 38 Jahre, 133 cm, 32.2 kg.

676	18. XII. 1896	20	3973	4·29	3·36	783	170·4	133·5	5·29	4·15	32·2	12	88
684	22. „ „	37	4102	3·61	3·12	866	148·1	128·2	4·63	4·00	32·2	11	80
686	28. „ „	29	4478	3·59	2·83	788	160·7	126·7	5·00	3·94	32·2	14	88
		3 Versuche	**4184**	**3·82**	**3·10**	**812**	**159·7**	**129·5**	**4·97**	**4·03**	**32·2**	**13**	**84**

III. Wilhelmine Spriegardt. 35 Jahre, 142 cm, 37·9 kg.

321	6. III. 1896	47	5420	3·22	2·46	764	174·5	133·3	4·67	3·56	37·4	20	—
323	7. „ „	50	5185	3·20	2·57	804	166·1	133·5	4·44	3·57	37·4	22	—
325	9. „ „	50	5204	3·34	2·51	751	173·9	130·6	4·65	3·49	37·4	21	—
337	19. „ „	47	4975	3·60	2·70	750	179·1	134·3	4·74	3·55	37·8	21	—
346	28. „ „	49	4862	3·71	2·84	764	178·3	136·3	4·65	3·56	38·3	20	—
354	10. IV. „	52	5231	3·47	2·53	728	181·3	132·1	4·65	3·39	39·0	21	—
		6 Versuche	**5136**	**3·42**	**2·60**	**760**	**175·5**	**133·3**	**4·63**	**3·52**	**37·9**	**21**	—

Protocoll-Nr.	Datum	Dauer des Versuches Minuten	Exspirations- O_2-Menge ccm	Exspirations- O_2-Deficit Proc.	Exspirations- CO_2-Plus Proc.	Resp.-Quot. in $^1/_{1000}$	O_2-Verbrauch ccm	Ausgeschiedene CO_2 ccm	pro Kilo O_2 ccm	pro Kilo CO_2 ccm	Gewicht kg	Respirations-Frequenz	Puls-Frequenz
	IV. Ottilie Kurzbach. 25 Jahre, 139 cm, 39·0 kg.												
262	8. I. 1896	53	4991	3·89	2·76	709	194·3	137·7	4·98	3·53	39·0	—	—
263	9. I. „	25	5761	3·41	2·66	780	196·5	153·2	5·04	3·93	39·0	—	—
264	10. I. „	61	5458	3·69	2·81	761	201·3	153·3	5·16	3·93	39·0	—	—
		3 Versuche	**5403**	**3·66**	**2·74**	**750**	**197·4**	**148·1**	**5·06**	**3·80**	**39·0**	—	—
	V. Luise Graubering. 21 Jahre, 147 cm, 47·2 kg.												
292	13. II. 1896	54	5402	3·78	2·91	770	203·9	156·9	4·34	3·34	47·0	—	—
297	18. „ „	58	5233	3·53	2·97	840	188·2	158·1	3·97	3·34	47·4	—	—
309	25. „ „	51	4804	3·93	3·22	821	188·6	154·7	4·00	3·28	47·2	—	—
		3 Versuche	**5180**	**3·74**	**3·03**	**810**	**193·6**	**156·6**	**4·10**	**3·32**	**47·2**	—	—
	VI. Frau Gundlach. 57 Jahre, ? cm, 57·4 kg.												
67	11. VIII. 1895	61	5233	3·34	2·31	691	174·6	120·7	3·68	2·55	47·4	20	96
68	12. „ „	67	5033	3·45	2·50	724	173·3	125·5	3·66	2·65	47·4	20	—
70	14. „ „	71	4185	3·79	2·85	751	158·3	118·8	3·34	2·50	47·4	20	—
75	16. „ „	58	5542	3·10	2·28	737	171·6	126·4	3·62	2·67	47·4	20	—
		4 Versuche	**4998**	**3·39**	**2·46**	**726**	**169·5**	**123·2**	**3·58**	**2·60**	**47·4**	**21**	**96**

VII. Marie Widmann. 20 Jahre, 158·5 cm, 49·0 kg.

VIII. Helene Müller. 28 Jahre, 15[illegible] cm, 51·2 kg.

163	30. IX. 1895	—	6177	3·48	2·85	819	214·7	175·8	4·19	3·43	51·2	—	—
169	3. X. „	—	5968	3·56	2·87	808	212·2	171·3	4·15	3·35	51·2	21	—
178	8. „ „	—	6128	3·35	2·77	827	205·3	169·8	4·01	3·31	51·2	20	—
	3 Versuche		**6091**	**3·46**	**2·83**	**818**	**210·8**	**172·0**	**4·12**	**3·36**	**51·2**	**20**	—

IX. Hedwig Schade. 18 Jahre, 152 cm, 54 kg.

72	15. VIII. 1895	52	5260	4·24	3·62	854	223·0	190·4	4·13	3·52	54·0	20	80
502	18. „ 1896	48	5420	3·99	3·17	794	216·5	171·8	4·01	3·18	54·0	17	74
	2 Versuche		**5330**	**4·12**	**3·40**	**824**	**219·8**	**181·1**	**4·07**	**3·35**	**54·0**	**18**	**78**

X. Marie Klewe. 17 Jahre, 156 cm, 54·0 kg.

326	10. III. 1896	50	4780	4·13	3·49	846	197·7	167·0	3·66	3·09	54·0	12	—
328	11. „ „	49	5035	4·13	3·41	826	207·2	171·1	3·84	3·17	54·0	13	—
330	14. „ „	50	4697	4·29	3·37	785	201·3	158·0	3·73	2·93	54·0	16	—
	3 Versuche		**4837**	**4·18**	**3·42**	**819**	**202·1**	**165·4**	**3·74**	**3·06**	**54·0**	**14**	—

XI. Emma Spletzer. 28 Jahre, 156 cm, 61·3 kg.

771	11. III. 1897	20	7446	3·49	2·76	791	259·9	205·5	4·26	3·37	61·0	11	60
776	16. „ „	20	5756	4·44	3·60	811	255·6	207·2	4·18	3·38	61·2	6	64
785	25. „ „	25	6776	3·74	2·88	770	253·4	195·2	4·12	3·17	61·5	6	60
794	1. IV. „	49	7184	3·46	3·12	904	248·2	224·2	4·05	3·66	61·2	6	65
798	5. „ „	24	6009	4·10	3·30	805	246·4	198·3	4·02	3·24	61·2	5	60
	5 Versuche		**6634**	**3·81**	**3·11**	**816**	**252·7**	**206·1**	**4·12**	**3·36**	**61·3**	**6**	**62**

XII. Lina Wedegärtner. 20 Jahre, 167 cm, 61 kg.

9	20. V. 1895	53	5373	4·11	3·30	802	220·8	177·0	3·62	2·90	61·0	—	60
13	22. „ „	54	4938	4·30	3·43	800	211·6	169·0	3·48	2·77	61·0	—	—
19	26. „ „	60	5843	3·73	3·17	850	217·9	185·2	3·57	3·03	61·0	—	—
	3 Versuche		**5385**	**4·03**	**3·29**	**817**	**216·8**	**177·0**	**3·55**	**2·90**	**61·0**	—	**60**

XIII. Schwester Marie. 26 Jahre, 155 cm, 62·7 kg.

55	19. VI. 1895	64	6247	3·73	2·92	782	232·9	182·1	3·71	2·90	62·7	18	80

Protocoll-Nr.	Datum	Dauer des Versuches Minuten	Exspirationsluft O_2-Menge ccm	Exspirationsluft O_2-Deficit Proc.	Exspirationsluft CO_2-Plus Proc.	Resp.-Quot. in $^1/_{1000}$	O_2-Verbrauch ccm	Ausgeschiedene CO_2 ccm	pro Kilo O_2 ccm	pro Kilo CO_2 ccm	Gewicht kg	Respirations-Frequenz	Puls-Frequenz
XIV. Anna Schlutius. 22 Jahre, 159 cm, 68·2 kg.													
317	4. III. 1896	52	6595	3·65	2·98	814	241·0	196·2	3·53	2·88	68·2	27	—
319	5. „ „	52	6117	3·79	3·01	793	231·7	183·9	3·40	2·70	68·2	22	—
320	6. „ „	49	6185	3·61	3·10	860	223·2	191·8	3·27	2·81	68·2	22	—
	3 Versuche		**6300**	**3·68**	**3·03**	**822**	**232·0**	**190·6**	**3·40**	**2·80**	**68·2**	**23**	—
XV. Brunhilde Kück. 27 Jahre, 169 cm, 76·5 kg.													
357	14. IV. 1896	47	5433	4·41	3·16	717	239·5	171·9	3·13	2·25	76·5	20	—
358	15. „ „	41	5688	3·96	2·89	730	225·3	164·4	2·95	2·15	76·5	18	—
	2 Versuche		**5565**	**4·18**	**3·02**	**723**	**232·4**	**168·2**	**3·04**	**2·20**	**76·5**	**19**	—
F. Greisinnen.													
I. Frau Kirrstein. 75 Jahre, ? cm, 30·3 kg.[1]													
155	25. IX. 1895	43	5098	2·49	2·01	806	126·9	102·2	4·19	3·37	30·3	—	—
159	27. „ „	47	5171	2·52	1·84	731	130·3	95·1	4·30	3·14	30·3	—	—
	2 Versuche		**5135**	**2·51**	**1·92**	**768**	**128·6**	**98·6**	**4·25**	**3·26**	**30·3**	—	—
II. Frau Helbig. 74 Jahre, ? cm, 39·4 kg.[1]													
78	17. VIII. 1895	24	6611	2·42	1·92	793	160·0	126·9	4·06	3·22	39·4	—	—
80	19. „ „	49	7274	2·39	1·76	737	173·9	128·0	4·41	3·25	39·4	—	—
85	21. „ „	47	7235	2·51	1·82	721	182·0	131·1	4·62	3·33	39·4	—	—
	3 Versuche		**7040**	**2·44**	**1·83**	**750**	**172·0**	**128·7**	**4·36**	**3·27**	**39·4**	—	—

	III. Frau Kullmann. 75 Jahre, ? cm, 41·2 kg.[2]												
18	26. V. 1895	33	6986	2·07	1·96	947	144·4	136·5	3·52	3·33	41·2	—	—
24	20. „ „	47	6460	2·52	2·15	850	162·7	138·6	3·92	3·34	41·2	—	—
	2 Versuche		**6723**	**2·29**	**2·05**	**898**	**153·6**	**137·6**	**3·73**	**3·34**	**41·2**	—	—
	IV. Frau Klein. 71 Jahre, 145 cm, 49.5 kg.												
729	9. II. 1897	21	5666	2·63	2·03	772	149·0	115·0	3·01	2·32	49·5	17	88
731	11. „ „	20	6279	2·40	2·12	883	150·7	133·1	3·04	2·69	49·5	20	100
734	13. „ „	48	5838	2·75	2·18	793	160·4	127·2	3·24	2·57	49·5	18	80
735	15. „ „	43	6115	2·50	2·02	806	153·1	123·5	3·09	2·49	49·5	19	84
739	17. „ „	45	6185	2·72	2·14	787	168·4	132·6	3·40	2·69	49·5	19	80
742	19. „ „	40	6134	2·57	2·07	806	157·8	127·3	3·19	2·57	49·5	18	84
	6 Versuche		**6036**	**2·59**	**2·10**	**807**	**156·6**	**126·5**	**3·16**	**2·55**	**49·5**	**18**	**84**
	V. Frau Schmidt. 83 Jahre, 146 cm, 51 kg.												
508	21. VIII. 1896	45	5998	3·19	2·42	760	191·3	145·4	3·75	2·85	51·0	22	80
	VI. Frau Hoffmann. 83 Jahre, 145 cm, 53·5 kg.												
171	3. X. 1895	24	6336	2·82	2·23	790	179·0	141·3	3·35	2·64	53·5	23	—
	VII. Frau Schonemann. 86 Jahre, 150 cm, 59.3 kg.												
764	6. III. 1897	41	6582	2·52	2·09	829	166·2	137·9	2·84	2·36	58·5	21	72
766	8. „ „	36	6670	2·39	2·09	873	159·5	139·4	2·73	2·38	58·5	20	72
769	10. „ „	44	6271	2·47	1·87	757	154·8	117·3	2·62	1·98	58·5	20	68
780	19. „ „	34	7136	2·25	1·91	849	160·6	136·3	2·68	2·27	60·0	18	60
783	24. „ „	43	7106	2·13	1·90	894	151·2	135·3	2·52	2·25	60·0	21	72
790	29. „ „	42	6724	2·46	2·01	820	165·2	135·9	2·75	2·26	60·0	20	76
795	2. IV. „	41	6535	2·67	2·07	775	174·5	135·3	2·91	2·26	60·0	20	72
799	6. „ „	41	7165	2·49	2·01	805	178·7	144·0	2·95	2·36	61·0	22	68
	8 Versuche		**6784**	**2·41**	**1·99**	**825**	**163·8**	**135·2**	**2·75**	**2·27**	**59·3**	**20**	**70**

[1] Sehr klein. [2] Klein.

Berichtigung und Ergänzung zu dem Aufsatze „Beitrag zur Lehre vom Stoffwechsel der Wiederkäuer“.[1]

Von

Dr. **O. Hagemann**,
Professor der Thierphysiologie an der Landw.-Akademie zu Bonn-Poppelsdorf.

Aeussere, von mir unabhängige Umstände nöthigten mich, die Berechnung und Niederschrift der Versuchsergebnisse in ganz kurzer Zeit vorzunehmen.

In Folge dessen ist mir denn auch bei der S. 138 gemachten Energieaufstellung insofern ein Fehler unterlaufen, als ich vergessen habe, die Energie, welche den Körper in Form von Sumpfgas (CH_4) verlässt, von den Einnahmen in Abzug zu bringen.

Wird die Sumpfgasausscheidung als 17·1 grm pro Tag betragend angesehen, dann gehen mit diesem Gase $17 \cdot 1 \times 13 \cdot 26 = 227$ Cal. Energie fort.

Es stehen also nicht, wie S. 138 berechnet, 2210, sondern nur 1983 Cal, für Respirationszwecke und Fettansatz zur Verfügung. Da für den als aufgenommen berechneten Sauerstoff 1773 Cal. in Anspruch genommen sind, so standen für Fettansatz nur $1983 - 1773 = 210$ Cal. entsprechend 22·1 grm Fett zur Disposition.

Ferner bemerke ich, um Missverständnissen vorzubeugen, ausdrücklich dass der „Nüchternwerth“, von dem S. 140 These 2 die Rede ist, durchaus kein Nüchternwerth im Sinne der Physiologie, also ein absoluter Nüchternwerth, ist, sondern dass es sich um einen Werth 8 bis 10 Stunden nach der letzten Nahrungsaufnahme handelt. In diesem Zustande ist der wiederkäuende Hammel immer noch in mittlerer Verdauungsthätigkeit, da seine Eingeweide stets mit Futtermassen angefüllt sind.

Der Energieumsatz dieses Zustandes nun wird durch die Steigerung der Verdauungsarbeit in den ersten Stunden nach Aufnahme des betreffenden Futters stärker und dann abklingend schwächer, im Mittel um rund 5·5 Procent gesteigert.

---

[1] *Dies Archiv.* 1899. Physiol. Abthlg. Suppl. S. 111—140.

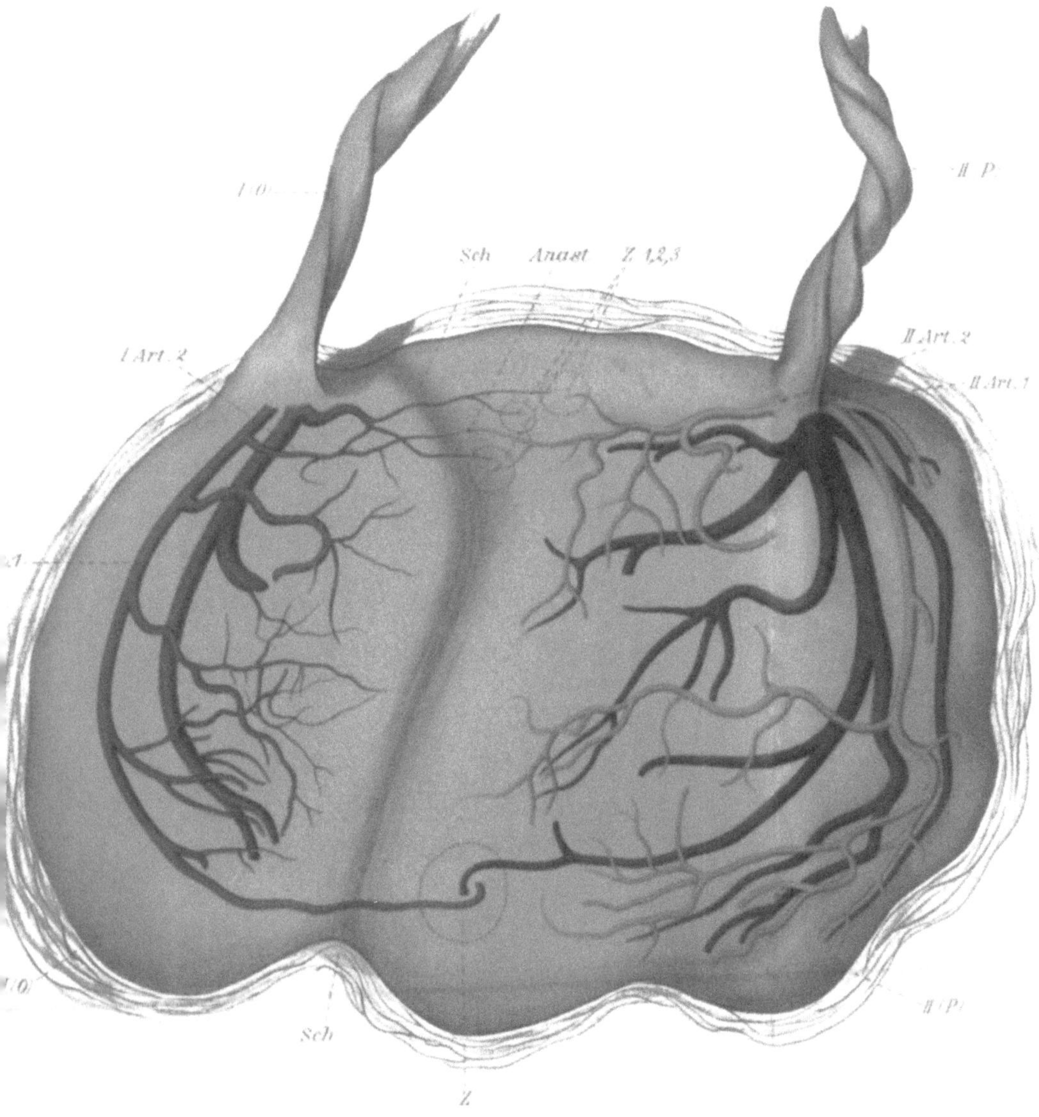

ula Guenther del. ½ natürl. Grösse

Verlag Veit & Comp. Leipzig
Lith. Anst. v. E. A. Funke, Leipzig

Kolibri 360 GmbH
Ferdinand-Jühlke-Straße 7
99095 Erfurt, Deutschland
produktsicherheit@kolibri360.de